Thieme

physiolehrbuch Krankheitslehre

Neurologie für Physiotherapeuten

Michel Jesel

369 Abbildungen
11 Tabellen

Georg Thieme Verlag
Stuttgart · New York

Prof. Dr. med. Michel Jesel
40, Rue d'Altkirch
F-67100 Strasbourg

Bibliografische Information Der Deutschen Bibliothek
Die Deutsche Bibliothek verzeichnet diese Publikation in der Deutschen Nationalbibliographie; detaillierte bibliographische Daten sind im Internet über
http://dnb.ddb.de abrufbar

Zeichnungen: Martin Hoffmann, Thalfingen
Umschlaggestaltung: Thieme Verlagsgruppe
Umschlagfoto: Studio Nordbahnhof, Stuttgart

Wichtiger Hinweis: Wie jede Wissenschaft ist die Medizin ständigen Entwicklungen unterworfen. Forschung und klinische Erfahrung erweitern unsere Erkenntnisse, insbesondere was Behandlung und medikamentöse Therapie anbelangt. Soweit in diesem Werk eine Dosierung oder eine Applikation erwähnt wird, darf der Leser zwar darauf vertrauen, dass Autoren, Herausgeber und Verlag große Sorgfalt darauf verwandt haben, dass diese Angabe **dem Wissensstand bei Fertigstellung des Werkes** entspricht.
Für Angaben über Dosierungsanweisungen und Applikationsformen kann vom Verlag jedoch keine Gewähr übernommen werden. **Jeder Benutzer ist angehalten**, durch sorgfältige Prüfung der Beipackzettel der verwendeten Präparate und gegebenenfalls nach Konsultation eines Spezialisten festzustellen, ob die dort gegebene Empfehlung für Dosierungen oder die Beachtung von Kontraindikationen gegenüber der Angabe in diesem Buch abweicht. Eine solche Prüfung ist besonders wichtig bei selten verwendeten Präparaten oder solchen, die neu auf den Markt gebracht worden sind. **Jede Dosierung oder Applikation erfolgt auf eigene Gefahr des Benutzers.** Autoren und Verlag appellieren an jeden Benutzer, ihm etwa auffallende Ungenauigkeiten dem Verlag mitzuteilen.

Rüdigerstraße 14
D-70469 Stuttgart
Unsere Homepage: http://www.thieme.de

Printed in Germany

Satz: A–Z Satztechnik, Mannheim
Druck: Grafisches Centrum Cuno, Calbe

ISBN 3-13-132111-3 1 2 3 4 5 6

Vorwort

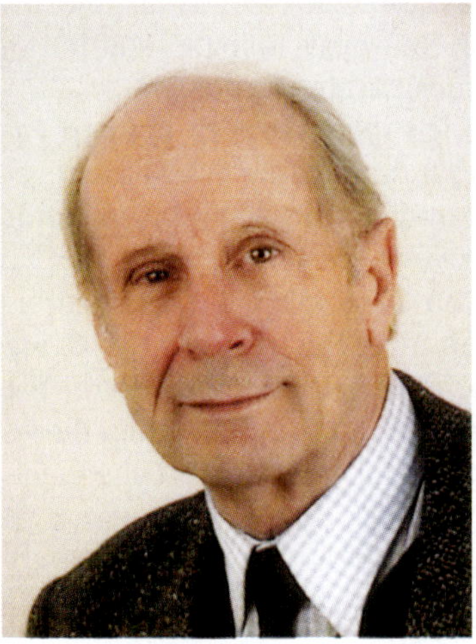

Prof. Dr. med. Michel Jesel

Dieses physiolehrbuch zur Speziellen Krankheitslehre Neurologie ist für Studierende der Physiotherapie und ihre theoretische Ausbildung auf dem Gebiet der Neurologie bestimmt. Die in diesem Buch vermittelten Inhalte entsprechen den Ausbildungsrichtlinien für Physiotherapeuten in Deutschland wie auch in Frankreich und anderen europäischen Ländern.
Die Inhalte sind in vier 4 Hauptteile gegliedert:
Neuroanatomischer Überblick,
Untersuchungsmethoden und Semiotik,
Pathologie des peripheren Nervensystems und der Muskeln,
Pathologie des zentralen Nervensystems, der Hirn- und Spinalhäute.
Physiotherapeuten benötigen für ihre praktische Tätigkeit neurologisches Wissen.
In diesem physiolehrbuch wurde Vieles schematisiert und vereinfacht dargestellt, um das Verstehen, Lernen und Behalten der Studierenden zu erleichtern.
Der Schwerpunkt dieses Buches liegt auf den klinischen Unterschungsmethoden und auf den klar erkennbaren klinischen Zeichen der einzelnen Erkrankungen.
Die klinischen Untersuchungsmethoden sind für alle Ärzte wie Physiotherapeuten die gleichen; dies gilt für den diagnostischen und den funktionellen Befund.
Die Anamnese und die klinisch neurologische Untersuchung der Patienten führen zum Erkennen funktioneller Beeinträchtigungen. Die klinischen pathologischen Feststellungen sollen dabei unwiderlegbar sein.
In der Neurologie ist die klinische Diagnose alleine oft nicht ausreichend. Gezielte Zusatzuntersuchungen ergänzen den klinischen Befund. Die Elektrophysiologie wurde in diesem Buch in den Vordergrund gestellt. Sie erlaubt, pathologische Vorgänge zu verstehen, besonders auf den Gebieten der peripheren Lähmungen und der progredienten Muskelatrophien. Sie ermöglicht ein frühzeitiges Einschätzen der Prognose, was für die physische Behandlung und die Behandlungsplanung – besonders auch für die Physiotherapie – unentbehrlich ist. Die im Buch gewählten Beispiele elektrophysiologischer Untersuchungsresultate sollen dazu beitragen, deren praktischen Nutzen – im Sinne der Diagnostik und Prognostik – zu verstehen.
Die neurologische Ausbildung der Physiotherapeuten ist die Voraussetzung einer guten Zusammenarbeit mit den Ärzten.
Der Arzt ist für die Verordnung der Physiotherapie verantwortlich. Jede seiner Verordnungen soll präzise Informationen zur Erkrankung des Patienten geben, damit die Physiotherapeuten ihren funktionellen Befund und ihre Behandlung entsprechend gestalten und eine informationsreiche Rückmeldung an den Arzt geben können.
Physiotherapeuten sollen mithilfe dieses physiolehrbuchs lernen, die neurologischen Erkrankungen und die ärztlichen Verordnungen zu verstehen, und so die Therapie für die Patienten, die ihnen anvertraut werden, sinnvoll und wirksam gestalten.
Das Entstehen dieses Lehrbuches verdanke ich meinen Schülern der Physiotherapie, hier möchte ich besonders Herrn Jochen Schomacher danken. Meine Schüler haben mich zu dieser Arbeit veranlasst und angespornt. So habe ich mich viele Jahre lang mit dem Inhalt des Neurologieunterrichts beschäftigt und dabei aktiv mit Physiotherapeuten in Deutschland

und Frankreich zusammengearbeitet. Viele von ihnen sowie auch Medizinstudenten haben aktiv zur didaktischen Gestaltung und zur Auswahl der Inhalte der einzelnen Kapitel beigetragen. Kritiken und Anregungen sind auch weiterhin willkommen!

Ich bedanke mich bei meinen ehemaligen Lehrern der medizinischen Fakultät von Straßburg, Prof. F. Thiébaut und Prof. F. Isch, die sich für meine Ausbildung auf dem Gebiet der Neurologie sowie der physikalischen und rehabilitativen Medizin eingesetzt haben.

Ich bedanke mich auch bei all denen, die mir bei der Bearbeitung dieses Buches behilflich waren: die Leiter und Physiotherapielehrer des Ausbildungsinstituts der Massokinésithérapie von Straßburg und der Physiotherapieschule von Willstätt-Eckartsweier; die Kollegen des Bürgerspitals von Straßburg, Professor C. Maillot (Institut der Anatomie), Dr. F. Daemgen (Abteilung Elektrophysiologie), Dr. Selall und Dr. Metz (Abteilung Neuropsychologie) und Dr. M. Mohr (Institut für Anatomopathologie).

Weiter möchte ich mich herzlich bei den Patienten bedanken, die mir die Erlaubnis gegeben haben, sie zu fotografieren und diese Fotos für Unterrichtszwecke zu verwenden.

Einen besonderen Dank gilt Frau Rosi Haarer-Becker und allen ihrer Mitarbeitern des Georg Thieme Verlags. Frau R. Haarer-Becker hat sich mit Begeisterung für das Entstehen dieses Buches eingesetzt und dazu große Hilfe geleistet.

Professeur Emérite Dr. med. Michel Jesel
Straßburg, März 2004

Inhaltsverzeichnis

Teil III Pathologie des peripheren Nervensystems und der Muskeln.................................... 125

Teil IV Pathologie des ZNS, der Hirn- und Spinalhäute ... 233

I Neuroanatomie

Teil I Neuroanatomie

Der erste Teil des Lehrbuchs ist ein Kompendium der Neuroanatomie, der durch die Lehrbücher der Neuroanatomie ergänzt werden soll. Neuroanatomische Kenntnisse sind für das Verständnis der Zusammenhänge zwischen Funktionsstörungen, Reiz- oder Ausfallssymptome und strukturellen Läsionen des Nervensystems unentbehrlich. Es werden beschrieben:

- Neurone und Bindegewebe, die das Nervensystem bilden
- Aufbau und Funktionen des zentralen und peripheren Nervensystems
- Hirn- und Rückenmarkhäute sowie Liquorsystem
- Arterielle Versorgung des Gehirns
- Somatomotorische und somatosensible Innervation
- Arterielle Versorgung des Segments und des Marks

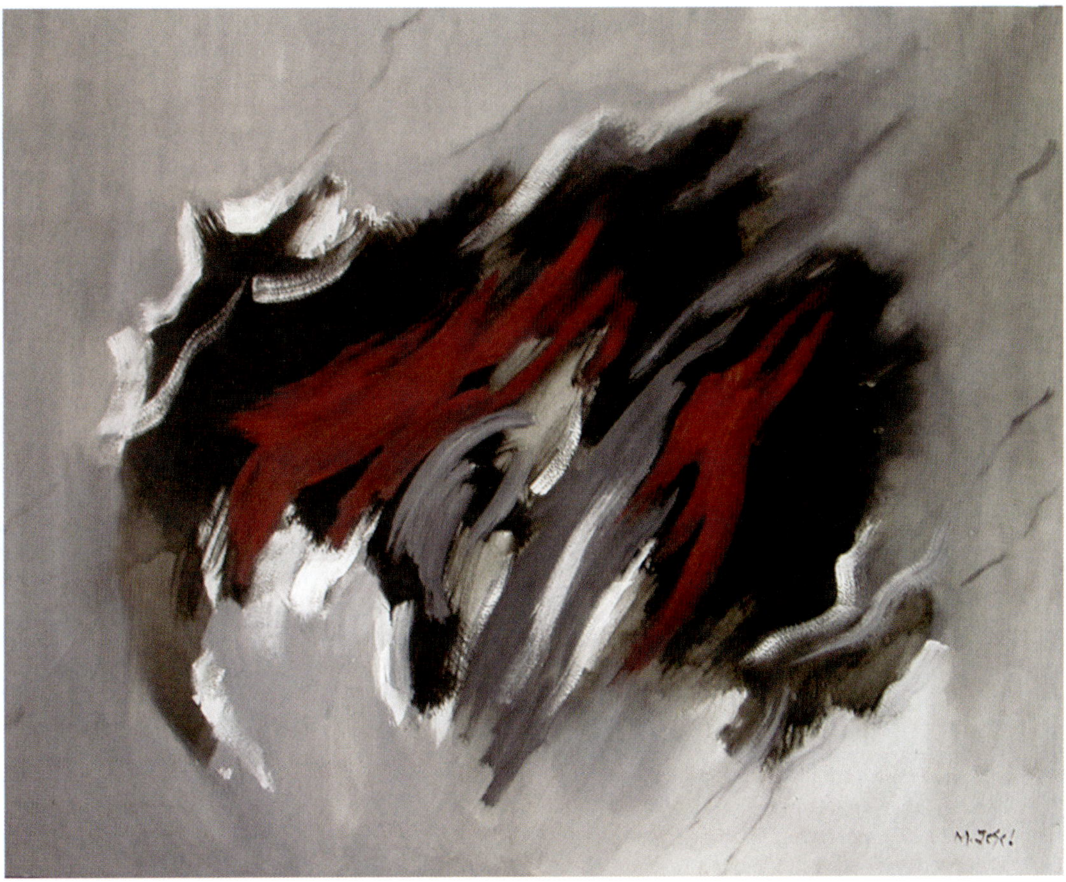

1 Nervensystem

Das Nervensystem kann in ein somatisches und ein autonomes System unterteilt werden.

Das somatische Nervensystem umfasst das zentrale (ZNS) und das periphere (PNS) Nervensystem. Es verbindet den Gesunden mit der Umwelt.

Das autonome Nervensystem verfügt über 2 Innervationssysteme: Orthosympathikus (Sympathikus) und Parasymathikus. Diese kontrollieren und adaptieren die Vitalfunktionen des Körpers.

Das Nervensystem besteht aus Neuronen mit Zellkörpern und Fasern sowie aus Bindegewebe.

1.1 Nervenzellen und Nervenfasern

Die anatomisch-physiologische Einheit des Nervensystems ist das *Neuron*. Die Zahl der Neurone eines Menschen liegt bei der Geburt fest, da Neurone sich nicht vermehren können. Es gibt afferente und efferente Neurone. Die einen leiten sensible Informationen zum ZNS, die anderen ziehen aus dem ZNS und haben eine motorische oder sekretorische Funktion. Im ZNS sind noch Assoziationsneurone mit kurzen (Interneurone) oder langen Fasern vorhanden.

Ein Neuron besteht aus einem Zellkörper (Soma oder Perikaryon) der für die Funktion des Neurons unentbehrlich ist. Der Zellkörper hat Fortsätze. Die einen sind zum Empfang von Informationen. Es handelt sich entweder um einen langen Fortsatz (sensible Faser) oder um mehrere kurze Fortsätze (Dendriten). Die anderen sind zur Fortleitung des Erregungszustands der Zelle (Axon, Neurit oder Nervenfaser) bestimmt.

Die Nervenfaser leitet den Erregunszustand in eine bestimmte Richtung. Es gibt marklose und markhaltige Fasern. In markhaltigen Fasern ist das Axon von einer aus Myelin (Lipoproteid) bestehenden Markscheide umringt. Im peripheren Nervensystem wird die Markscheide von Schwann-Zellen und im zentralen Nervensystem von Oligodendrozyten produziert. Diese Markscheide ist regelmäßig von Ranvier-Knoten unterbrochen um die saltatorische Fortleitung des Erregungzustands zu ermöglichen. Dadurch leiten markhaltige Fasern viel schneller als marklose Fasern.

Die Nervenfasern enden mit distalen Endknöpfchen (boutons terminaux) wo sich Vesikel mit einer bestimmten Transmittersubstanz befinden. Diese wird in der Zelle gebildet und durch ein Axontransport durch Neurotubuli längst der Nervenfaser zum Endknöpfchen geleitet. Synthese des Neurotransmitters findet auch im Endknöpfchen statt. Das Endknöpfchen ist in Kontakt mit einer Synapse.

Eine Synapse ist die Schaltstelle an der der Erregungszustand der Nervenfaser mit Hilfe einer chemischen Übertragung durch einen Neurotransmitter an ein anderes Neuron oder Ausführungsorgan (Muskel oder Drüse) weitergegeben wird. Die Synapse besteht aus der präsynaptischen Membran des Endknöpfchens, dem synaptischen Spalt und der postsynaptischen Membran. Eine Transmittersubstanz wird in den synaptischen Spalt ausgeschüttet und kann so eine bestimmte Wirkung auf die Rezeptoren der postsynaptischen Membran ausüben. Erregende, exzitatorische, oder hemmende, inhibitorische, Wirkungen hängen von der Art des Neurotransmitters und der Rezeptoren der postsynaptischen Membran ab.

Myasthenia gravis: *Die synaptische Übertragung durch das Azetylcholin von den Nerven- auf die quer gestreiften Muskelfasern kann aufgrund eines immunologischen Prozesses, der die Rezeptoren der postsynaptischen Membran der Muskelfasern blockiert, behindert werden. Es entsteht eine anormale Ermüdbarkeit der Muskeln.*

1.2 Bindegewebe

Das Nervensystem enthält auch Bindegewebe. Im ZNS wird das Stütz- und Hüllgewebe durch die Neuroglia gebildet. Makrogliazellen, *Astrozyten*, (Astroglia) ernähren die Nervenzellen, Mikrogliazellen (Abräumzellen) sind aufgrund ihrer Phagozytenfunktion für Abräumprozesse nach Gewebeläsionen zuständig.

Im PNS sind die Nervenfasern vom Endoneurium umringt und durch das Perineurium in Bündeln, *Faszikel*, zusammengefasst. Die oberflächliche Scheide des Nervs ist das Epineurium. Unter diesem befinden sich in lockerem Bindegewebe Fett, Blut- und Lymphgefäße.

1.3 Zentrales Nervensystem

Das ZNS besteht aus 4 Teilen (**Abb. 1.1**):
- Großhirn;
- Kleinhirn;
- Hirnstamm;
- Mark.

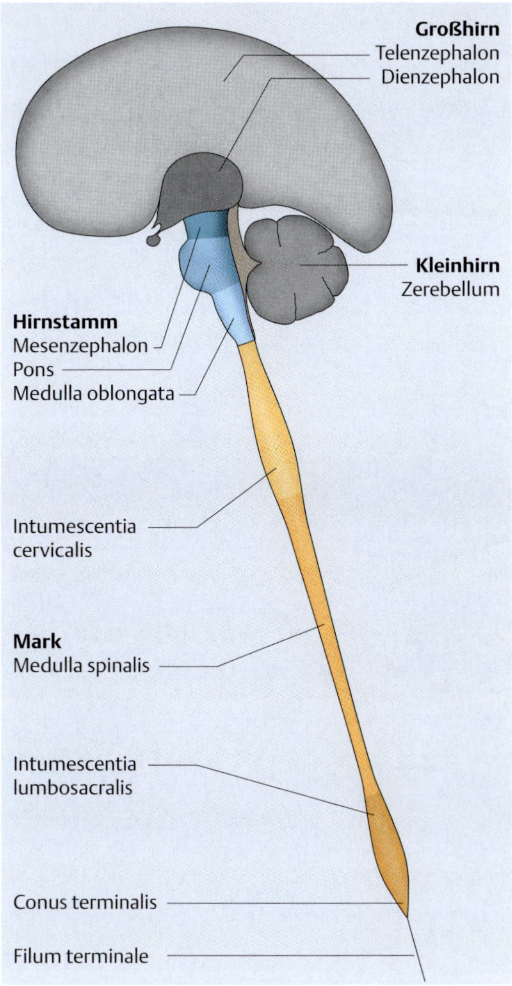

Abb. 1.1 ZNS mit Großhirn, Kleinhirn, Hirnstamm und Mark.

1.3.1 Großhirn (Vorderhirn)

Das Vorderhirn besteht aus dem Endhirn (Telenzephalon) und dem Zwischenhirn (Dienzephalon).

Telenzephalon

Das Telenzephalon wird von der rechten und der linken zerebralen Hemisphäre gebildet, die durch die Fissura longitudinalis cerebri voneinander getrennt sind.

Beim Rechtshänder wird die linke als dominante Hemisphäre bezeichnet, da auf dieser Seite die Sprachzentren lokalisiert sind. Beide Hemisphären sind durch Kommissurenfasern miteinander verbunden (z. B. den Balken – Corpus callosum).

Auf der Hemisphärenoberfläche können 4 Lappen mit folgenden Hauptfunktionen unterschieden werden (**Abb. 1.2a–b**):
- Frontallappen (Lobus frontalis): Gedankentätigkeit, Integration der Willkürmotorik;
- Parietallappen (Lobus parietalis): Integration der bewussten Sensibilitäten;
- Okzipitallappen (Lobus occipitalis): Integration der Sehfunktion;
- Temporallappen (Lobus temporalis): Integration der Hörfunktion.

Die Gehirnlappen sind durch tiefe Furchen (Fissuren oder Sulci) unterteilt:
- Sulcus lateralis;
- Sulcus centralis;
- Sulcus parietooccipitalis;
- Sulcus calcarinus.

Die letzten beiden Furchen sind besser auf der medialen Seite der Hemisphäre zu sehen. Auf jedem Lappen befinden sich kleinere Furchen, die die verschiedenen Windungen (Gyri) begrenzen (Abb. 1.2a–b). Die Lappen einer Hemisphäre sind durch Assoziationsfasern miteinander verbunden.

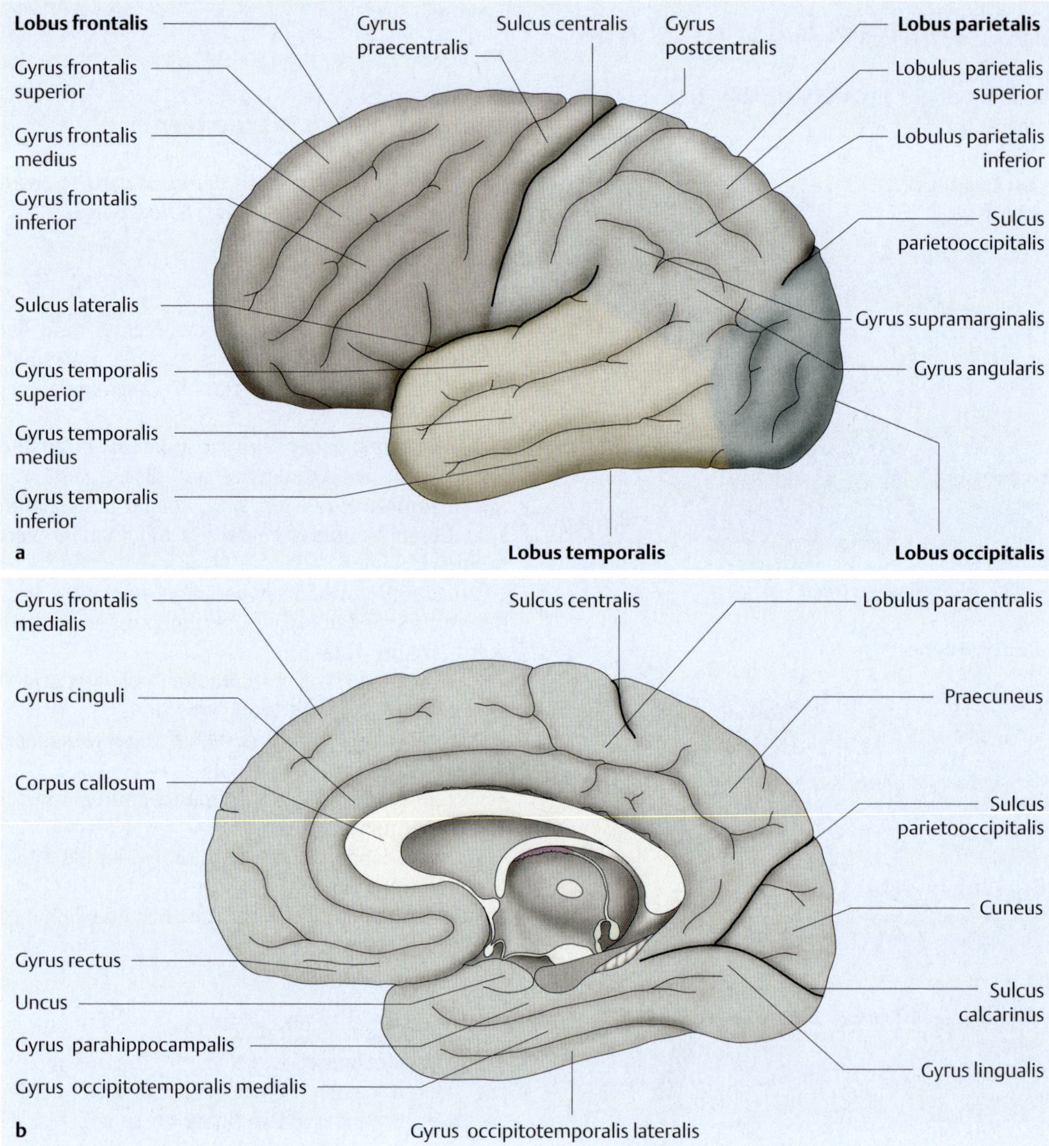

Abb. 1.2a–b Hemisphärenoberfläche des Großhirns (nach Duus 1995). **a** Windungen der lateralen Seite. **b** Windungen der medialen Seite der zerebralen Hemisphäre.

Auf der Oberfläche der Hemisphäre befindet sich die graue Substanz der Hirnrinde (Cortex cerebri) mit Häufungen von Zellen. Die Hirnrinde unter Berücksichtigung von Struktur und Funktion kann in spezifische Felder unterteilt werden. Jedes Feld (Area) ist nummeriert (Brodmann-Hirnkarte), wobei sich primäre, sekundäre und tertiäre Hirnareale unterscheiden lassen. Im Folgenden wird die Hierarchie dieser Hirnareale beispielhaft dargestellt.

Aus der Peripherie kommen die somatosensiblen oder speziellen Sinnesreize (**Abb. 1.3**), wie z.B. die Hör- oder Sehinformationen an primären Hirnfeldern an:

- Somatosensibles Projektionsfeld: Areae 1, 2 und 3 (Gyrus postcentralis im Parietallappen);
- Visuelles Projektionsfeld: Area 17 (im Okzipitallappen);
- Akustisches Projektionsfeld: Area 41 (Gyrus Heschl im Temporallappen).

Integration: *In diesem Zusammenhang bedeutet Integration das wahrzunehmen und zu erkennen, was zu spüren, zu sehen oder zu hören ist. Dies geschieht durch den Vergleich mit früher erworbenen und gespeicherten Informationen.*

- Integration der Somästhesie: Areae 5 und 7 (Parietallappen);
- Integration der Sehfunktion: Areae 18 und 19 (Okzipitallappen);
- Integration der Hörfunktion (akustische Integration): Areae 42 und 22 (Temporallappen).

Ein tertiäres Integrationszentrum (**Abb. 1.3**) befindet sich an der Grenze zwischen Parietal-, Okzipital- und Temporallappen. Hier kommt es zur Integration aller somatosensiblen, visuellen und akustischen Informationen. Auf der dominanten Hemisphäre (linke Hemisphäre bei Rechtshändern) im Gyrus supramarginalis und Gyrus angularis (Area 39–40) befindet sich ein multimodales Assoziationszentrum,

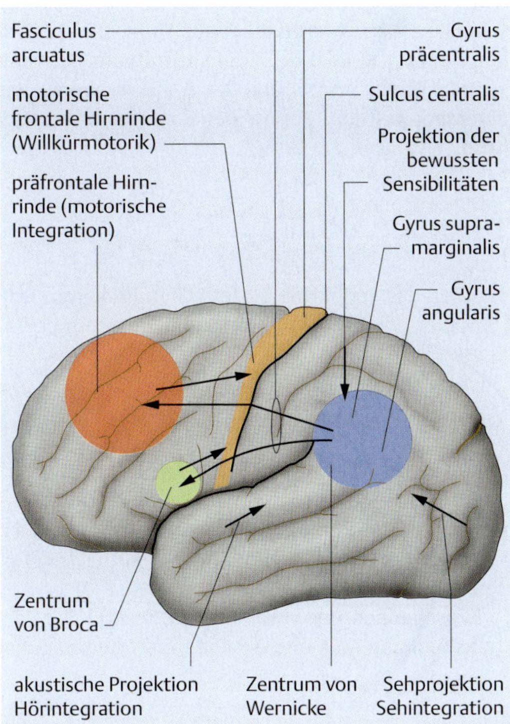

Abb. 1.3 Verbindungen zwischen primären, sekundären und tertiären Hirnarealen. Auf der bei Rechtshändern linken dominanten Hemisphäre kommt es zur Verbindung durch den Fasciculus arcuatus zwischen dem Wernike-Zentrum (Gyrus supramarginalis und angularis) und der präfrontalen Hirnrinde.

das für die Sprache bestimmt ist. Hier ist das Lexikon lokalisiert. Dieses tertiäre Zentrum (Wernicke-Zentrum) ist durch die im Fasciculus arcuatus verlaufenden Assoziationsfasern mit der präfrontalen Hirnrinde (Areae 6 u. 8) und dem Broca-Sprachzentrum (Areae 44 u. 45) verbunden.

Die präfrontale Hirnrinde, die ein motorisches Integrationszentrum zur Bewegungsmotivation ist, steht in Kontakt mit der motorischen Hirnrinde im Gyrus präcentralis (Area 4). Hier befindet sich das somatomotorische Ausführungszentrum. So werden gezielte willkürliche Bewegungen oder Sprechbewegungen in Gang gesetzt.

Auf der nichtdominanten Hemisphäre (rechte Hemisphäre bei Rechtshändern) gibt es auch ein multimodales Assoziationszentrum für die Wahrnehmung der linken Körperhälfte und des Raumes auf der linken Seite.

Dienzephalon

Das Zwischenhirn liegt zwischen den zerebralen Hemisphären und hat 4 Etagen:

- *Epithalamus*: Schaltstelle für Bahnen zwischen olfaktorischen Zentren und Hirnstamm;
- *Thalamus dorsalis*: Schaltstelle zwischen dem 2. und 3. Neuron der bewussten Sensibilitäten;
- *Thalamus ventralis*: extrapyramidale Zentren sind der Nucleus subthalamicus (*Corpus Luys*) und der Globus pallidus;
- *Hypothalamus*: Regulationszentrum der vegetativen und endokrinen Funktionen (Letztere durch die Hypophyse).

1.3.2 Kleinhirn (Zerebellum)

Das Kleinhirn hat einen zentralen Teil, den Wurm *(Vermis)* und 2 laterale *zerebelläre Hemisphären.* Es befindet sich hinter dem Hirnstamm, mit dem es durch 3 Kleinhirnstiele *(Pedunculi cerebelli)* verbunden ist.

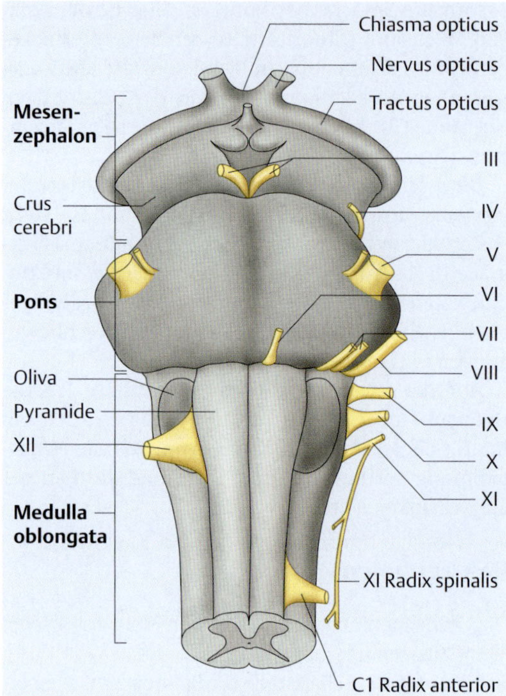

Abb. 1.4 Hirnstamm mit Kranialnerven III – XII (ventrale Ansicht; nach Bossy 1990).

1.3.3 Hirnstamm (Truncus cerebri)

Der Hirnstamm besteht aus folgenden von kranial nach kaudal verlaufenden 3 Teilen (**Abb. 1.4**):

- Mittelhirn *(Mesenzephalon)*: durch die ventralen Pedunculi cerebri *(Crus cerebri)* und die dorsale Vierhügelplatte *(Lamina quadrigemina)* ist dieser Teil gut zu erkennen. In der Vierhügelplatte befindet sich die Schaltstelle der Sehbahnen (im Colliculus superior) und der akustischen Bahnen (im Collicus inferior).
- Brücke *(Pons)*.
- Verlängertes Mark *(Medulla oblongata)*.

1.3.4 Rückenmark (Medulla spinalis)

Das Rückenmark wird von kranial nach kaudal durch 8 zervikale, 12 thorakale, 5 lumbale und 5 sakrale Segmente gebildet (Kap. 2). Im zervikalen und lumbosakralen Abschnitt sind Erweiterungen des Marks *(Intumescentiae cervicalis* und *lumbosacralis)* zu erkennen. Nach kaudal hin wird das Mark schmaler *(Conus terminalis;* auf Höhe des 1. Lendenwirbels). Kaudal des Conus terminalis befinden sich die *Cauda equina* und das *Filum terminale*, das das Mark auf dem Periost des Steißbeins befestigt (**Abb. 1.1**).

1.4 Vegetatives Nervensystem

Das vegetative Nervensystem hat eine autonome Funktion, da es nicht dem Willen untersteht. Es besteht aus 2 Innervationssystemen, dem Orthosympathikus und dem Parasympathikus.

Es kontrolliert und adaptiert die Funktion von Herz, Atem, Blutkreislauf und Verdauung (Peristaltik und Drüsensekretion) sowie Vasomotorik, Metabolismus (Ana- und Katabolismus), Körpertemperatur, Stoffwechsel (Gesamtheit aller lebensnotwendigen Reaktionen im Organismus), Ausscheidungsverfahren (z.B. Harn und Faeces), Energieumsatz und sexuelle Funktion. Die Ausführung erfolgt durch Rezeptoren der glatten Muskeln des Auges, der Arterien, der Eingeweide, Herz und Lunge, Drüsen und Schleimhäuten.

Die Sympathikuszentren befinden sich im Mark, die Parasympathikuszentren im Hirnstamm *(kranialer Parasympathikus)* und im Mark *(sakraler Parasympathikus)*. Alle autonomen Zentren werden von der Formatio reticularis des Hirnstamms und vom Hypothalamus kontrolliert (**Abb. 1.5a-b**). Der Hypothalamus kontrolliert nicht nur das vegetative Nervensystem, sondern auch die Hypophyse und dadurch das endokrine System. Hypothalamus und Hypophyse werden vom limbischen System beeinflusst.

1.4.1 Sympathikus

Der Sympathikus besteht aus einem somatischen und einem viszeralen Sympathikus, deren Zellkörper sich in der Pars intermediolateralis der grauen Substanz der Marksegmente (C8) T1–L2 (L3) befinden.

Zwischenneurone verbinden die Zentren der Pars intermediolateralis und der Pars intermediomedia-

Abb. 1.5a–b Vegetatives Nervensystem (nach Bossy 1990). **a** Kontrolle der autonomen Zentren der Pars intermedioventralis in der grauen Substanz des Rückenmarks durch Hypothalamus und Formatio reticularis des Hirnstamms. **b** In der Pars intermedia der grauen Substanz der Marksegmente befinden sich die 2 Säulen des autonomen Nervensystems: Pars intermediolateralis der Segmente (C8) T1–L2 (L3) und Pars intermediomedialis der Segmente C1–S5. In der Pars intermedioventralis der Segmente S2–S4 sind die Zellen des sakralen Parasympathikus lokalisiert.

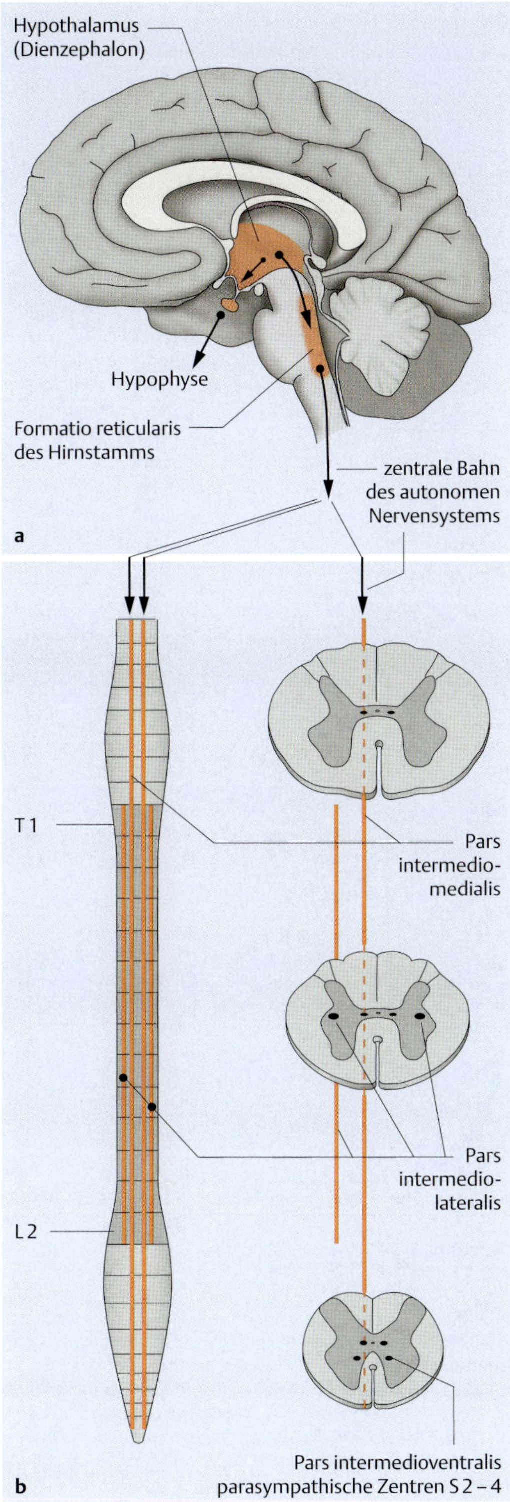

lis (**Abb. 1.6**). Letztere stellt eine autonome Säule dar, die durch das gesamte Mark hindurchzieht und in allen Segmenten vorhanden ist. Der kraniale Teil der Säule ist mit dem Hirnstamm und dem Hypothalamus verbunden (**Abb. 1.5a–b**).

Efferente Fasern des somatischen Sympathikus des Marks

Die markhaltigen efferenten präganglionären Fasern (**Abb. 1.6**) verlassen das Mark mit den Radices ventrales und begleiten den Spinalnerv durch das

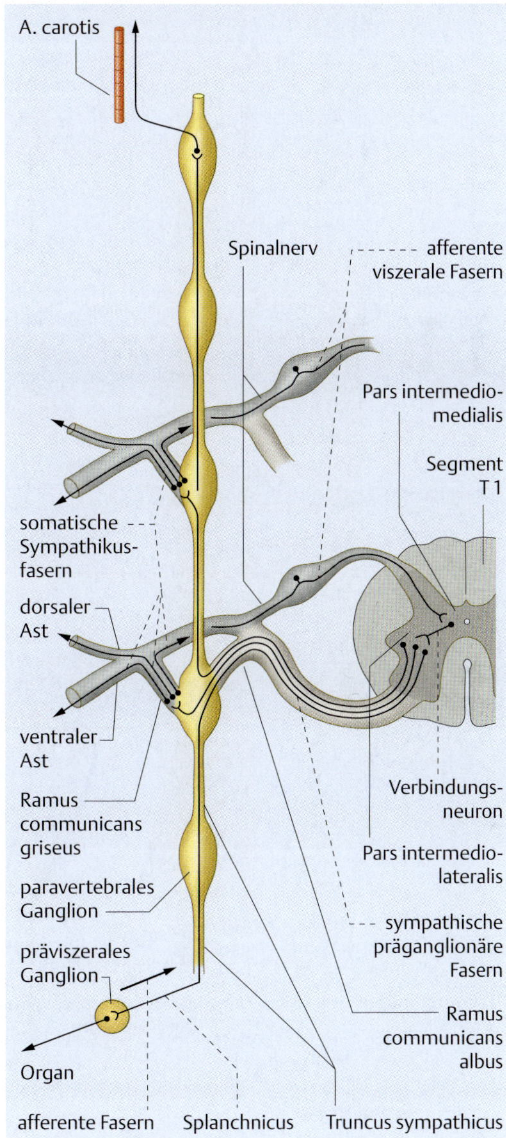

Abb. 1.6 Somatischer und viszeraler Sympathikus mit efferenten und afferenten Fasern.

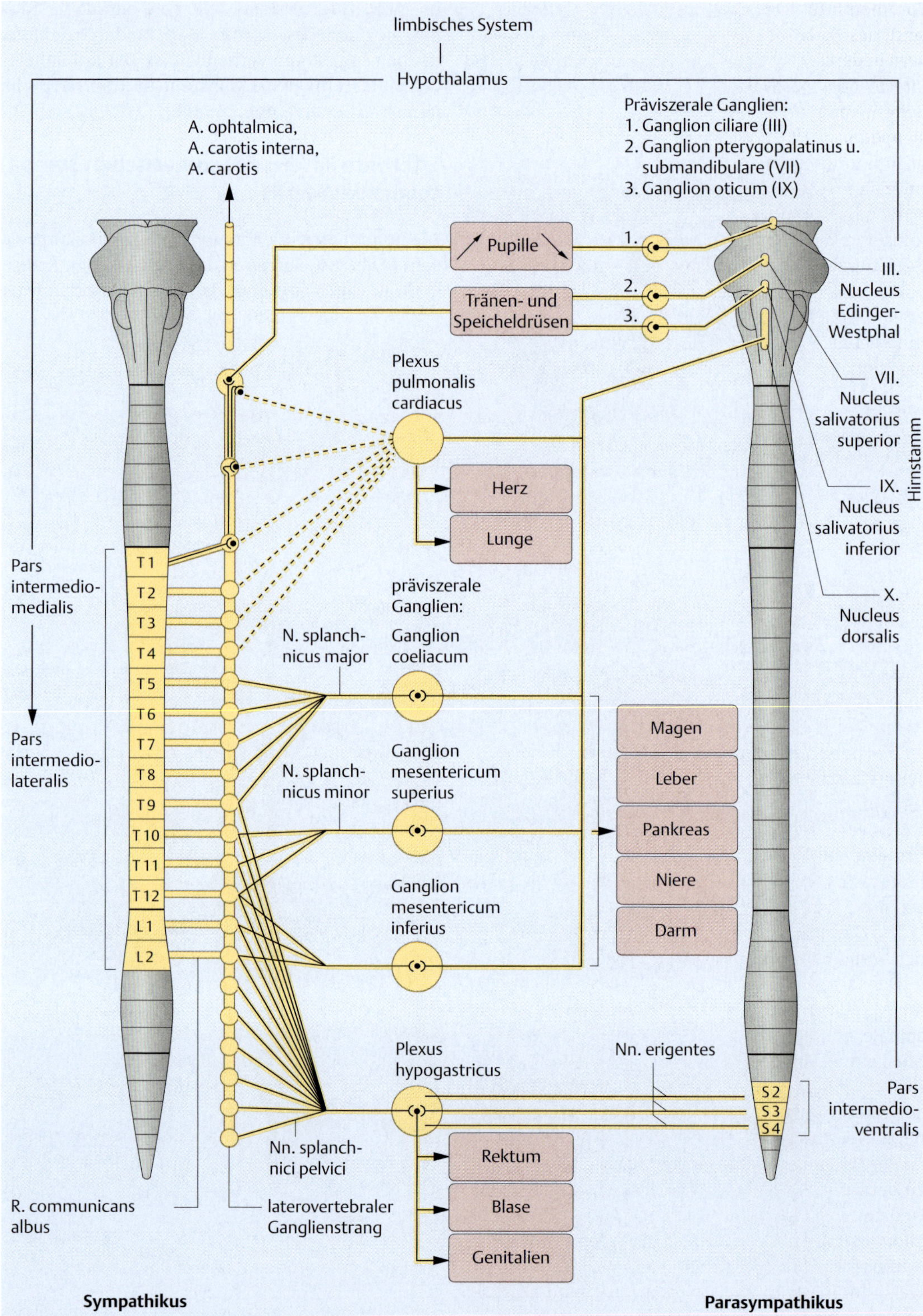

Abb. 1.7 Vegetative Innervation mit Darstellung der 2 Innervationssysteme Sympathikus und Parasympathikus (modifiziert nach Kahle 2001).

Foramen intervertebrale hindurch. Auf der Außenseite des Foramens ziehen die präganglionären Fasern in den *R. communicans albus* und erreichen den latero- oder paravertebralen Ganglienstrang, auch Seitenstrang oder Grenzstrang genannt *(Truncus sympathicus)*. Dieser besteht aus *vegetativen Ganglien* und Rami interganglionares, die die Ganglien miteinander verbinden (**Abb. 1.7**).

Es gibt 3 Paar zervikaler (superius, medius und inferius oder stellatum), 10–11 Paar thorakaler, 4 Paar lumbaler und 4 Paar sakraler Ganglien.

Für einige präganglionäre Fasern kommt es im entsprechenden vegetativen Ganglion zur Synapse mit mehreren postganglionären Neuronen (1 präganglionäre Faser/10 oder mehr postganglionäre Fasern; (**Abb. 1.6**).

Andere präganglionäre Fasern ziehen im Truncus sympathicus nach kranial oder kaudal, aber die Synapse mit den postganglionären Neuronen befindet sich immer im Ganglion des Truncus sympathicus.

Die postganglionären marklosen Fasern ziehen durch den R. communicans griseus zum Spinalnerv zurück und begleiten die verschieden Nervenäste, den Dorsal- und den Ventralast des Spinalnervs. Einige kehren in den Spinalkanal zurück, andere werden durch Arterien zur Peripherie geleitet (Kap. 8, Sympathische Innervation des glatten M. dilatator pupillae durch das Centrum ciliospinale des Segments T1).

Die postganglionären Fasern für die periphere sympathische Innervation oberhalb von T1 oder unterhalb von L2 werden durch den Truncus sympathicus verteilt. Die Spinalnerven (C8) T1–L2 (L3) haben einen R. communicans albus und einen R. communicans griseus. Alle anderen Spinalnerven besitzen nur einen R. communicans griseus.

Die Übertragung auf die Endorgane erfolgt durch das *Noradrenalin (adrenerge Übertragung)*.

Der somatische Sympathikus innerviert den glatten M. dilatator pupillae des Auges (Centrum ciliospinale des Segments T1 des Marks), die glatten Muskeln der Blutgefäße *(Vasomotorik)*, die Mm. arrectores pilorum der Haut sowie die Schweißdrüsen der Haut (*Schweißsekretion*: ausnahmsweise cholinerge Übertragung).

Die *Nebennieren* sind als sympathische Ganglien zu betrachten. Präganglionäre Fasern erreichen die Nebennieren, wo es zur Umschaltung auf postganglionäre Neuronen kommt, die das Noradrenalin in Adrenalin umwandeln. Adrenalin wird beispielsweise in Stresssituationen in die Blutbahn ausgeschüttet, um die Sympathikusdominanz zu steigern.

Efferente Fasern des viszeralen Sympathikus des Marks

Die markhaltigen efferenten präganglionären Fasern verfolgen denselben Weg bis zum Truncus sympathicus (**Abb. 1.6**).

- Für die sympathische Innervation von Lungen und Herz liegt die Synapse mit den postganglionären Neuronen in Ganglien des Truncus sympathicus (3 zervikale Ganglien und obere thorakale Ganglien; **Abb. 1.7**).
- Für die sympathische Innervation der Organe der Bauchhöhle und des kleinen Beckens befindet sich die Synapse mit den postganglionären Neuronen in präviszeralen Ganglien. Die präganglionären Fasern werden im Truncus sympathicus weitergeleitet, verlassen aber den Ganglienstrang und bilden die Nn. splanchnici. Diese begeben sich zu den *präviszeralen Ganglien*, wo es zur Synapse mit postganglionären Neuronen kommt.
- Für die sympathische Innervation von Magen, Leber, Pankreas, Niere und Darm findet sich die Synapse in *präviszeralen Ganglien*, längs der Aorta *(Ganglion coeliacum, Ganglion mesentericum superius et inferius)*.
- Für die Innervation der Organe des kleinen Beckens liegt die Synapse in präviszeralen Ganglien des kleinen Beckens *(Plexus hypogastricus)*.
- Die marklosen postganglionären Fasern innervieren das Organ (Kap. 9, Innervation der Blase und des Mastdarms). Die Übertragung auf Rezeptoren der glatten Muskeln dieser Hohlorgane geschieht durch das Noradrenalin.

Afferente autonome Fasern

Von der Peripherie kommen afferente viszerale Fasern (**Abb. 1.6**), die sich den sympathischen Nerven anschließen. Sie ziehen von den peripheren Organen durch die Radices posteriores (die Zellkörper befinden sich im Ganglion spinalis) in die Pars intermediomedialis der verschiedenen Segmente.

Die Pars intermediomedialis (**Abb. 1.6**) steht in Verbindung mit der Pars intermediolateralis. So können in präzisen Abschnitten des Rumpfs (*Head-*

Zonen; **Abb. 1.8**), Schmerzen entstehen (z.B. periartikuläre Schmerzen am Proc. xiphoideus bei einer Ösophagusdysfunktion) oder lokale Schmerzen und trophische Störungen der Haut.

Die von der Peripherie kommenden viszerosensiblen Informationen werden durch die aufsteigenden medullären Sensibilitätsbahnen hirnwärts geleitet. Auf diese Weise können z.B. sexuelle Empfindungen, Harn- und Defäkationsdrang oder auch viszerale Schmerzen wahrgenommen werden.

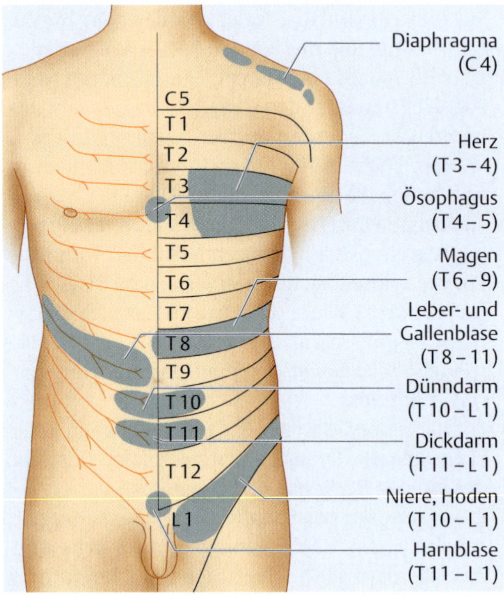

Abb. 1.8 Head-Zonen.

1.4.2 Parasympathikus

Hier werden ein kranialer und ein sakraler Parasympathikus unterschieden.

Kranialer Parasympathikus

Aus den parasympathischen Zentren *(Nuclei)* des Hirnstamms (**Abb. 1.7**) ziehen die Fasern in der Peripherie zu präviszeralen Ganglien wo die Umschaltung auf postganglionäre Neurone erfolgt.

- Nucleus accessorius autonomicus (Edinger-Westphal): die Fasern begleiten den III. Kranialnerv, der sie zum Ganglion ciliare in der Augenhöhle leitet. Die postganglionären Neurone innervieren die glatten inneren Augenmuskeln, M. sphincter pupillae und M. ciliaris.
- Nucleus salivatorius superior: die mit dem VII. Kranialnerv ausziehenden Fasern erreichen das Ganglion pterygopalatinum zur Tränensekretion und die submandibularen und sublingualen Ganglien zur Speichelsekretion (Kap. 17).
- Nucleus salivatorius inferior: die mit dem IX. Kranialnerv ausziehenden Fasern erreichen das Ganglion oticum zur Speichelsekretion.
- Nucleus dorsalis: die Fasern, die den X. Kranialnerv begleiten, erreichen präviszerale Ganglien zur parasympathischen Innervation der Organe im Brustkorb und in der Bauchhöhle.
- Einige präganglionäre Fasern begeben sich bis zum Organ, wo sie in den terminalen *intramuralen Ganglien* in einer Synapse enden.

Der Neurotransmitter im Endorgan ist das Azetylcholin (cholinerge Übertragung).

Sakraler Parasympathikus

Die parasympathischen Zentren des Marks befinden sich in der Pars intermedioventralis der grauen Substanz der sakralen Segmente S2–S4. Die präganglionären Fasern begleiten die Cauda equina im lumbalen Spinalkanal und begeben sich im kleinen Becken zum Plexus pudendus. Von dort ziehen die Fasern zum *Plexus hypogastricus inferior,* wo auf postganglionäre Neurone umgeschaltet wird. Diese bilden die *Nn. pelvici* zur Innervation im kleinen Becken, des Mastdarms, der Blase und der Genitalien.
Einige Fasern verlaufen zu den terminalen *intramuralen Plexus* dieser Organe, wo auf postganglionäre Neurone umgeschaltet wird (Kap. 9).

Die wichtige Funktion des sakralen Parasympathikus besteht aus der Miktion, der Defäkation und der Erektion (Die Erregung des sakralen Parasympathikus provoziert die Erektion durch Blutfüllung der Penisschwellkörper. Die Erregung des Sympathikus L1/L2 führt zur Ejakulation).

1.4.3 Allgemeine Dominanz von Sympathikus oder Parasympathikus

Bei einer allgemeinen Dominanz von Sympathikus oder Parasympathikus können folgende klinische Zeichen beobachtet werden:

Sympathikus-Dominanz
Im Fall einer erhöhten körperlichen Leistung oder bei Erregung in Stresssituationen kommt es zur Steigerung des Blutdrucks, Beschleunigung der Herz- und Atemfrequenz, Sträuben der Haare, Steigerung der Schweißsekretion und Erweiterung der Pupille, Hemmung der Magen- und Darmperistaltik sowie Dämpfung der Glandulae- und Schleimhautsekretionen.

Parasympathikus-Dominanz
Sie führt zur Verlangsamung der Herz- und Atemfrequenz, Verengung der Pupille, Steigerung der Magen- und Darmperistaltik und der verschiedenen Sekretionen sowie Förderung der Defäkation und der Miktion.

1.5 Peripheres Nervensystem

Das PNS besteht aus Kranial- oder Hirnnerven *(Nn. craniales)*, die sich in Höhe des Schädels befinden und aus Spinalnerven *(Nn. spinales)*, die rechts und links längs der Wirbelsäule und dem Kreuzbein austreten. Die Nerven enthalten efferente und afferente Fasern.

1.5.1 Kranialnerven

Bei den Kranialnerven handelt es sich um 12 Hirnnervenpaare. Die ersten beiden Kranialnervenpaare befinden sich am vorderen Teil des Schädels und können als vorgeschobene Hirnteile bezeichnet werden: N. olfactorius (I.) und N. opticus (II.).

N. olfactorius (I. Kranialnerv)

Der N. olfactorius, Kranialnerv I, führt afferente, spezielle Sensibilitätsfasern des Geruchssinns von den Rezeptoren der Riechschleimhaut der Nasenhöhle zum Temporallappen zur Geruchsempfindung und zur Wahrnehmung des Geruchs. Er warnt vor ungenießbaren Speisen und vor ätzenden Gasen. Durch die Verbindung mit dem retikulären System des Hirnstamms, kann der Geruchssinn Speichel- und Magensekretionen auslösen. Durch die Verbindung mit dem limbischen System kann der Geruchssinn das Sexualverhalten beeinflussen.

> ***Pathologischer Reizzustand:*** *olfaktorische Halluzinationen durch fokale epileptische Anfälle (z. B. bei Hirntumoren).*
> ***Olfaktorische Ausfälle:*** *Es gibt progrediente inkomplette oder komplette Ausfälle (Hyposmie oder Anosmie) durch ein olfaktorisches Meningeom (oft von einer heteronymen, horizontalen, unteren Hemianopsie begleitet; Kap. 8) und akute Ausfälle durch Abriss der olfaktorischen Fasern in Höhe der Lamina cribrosa nach Schädeltraumen.*

N. opticus (II. Kranialnerv)

Der Nerv führt afferente spezielle Sensibilitätsfasern der Sehfunktion (Kap. 8). Hierbei handelt es sich um eine zentrale Bahn, weshalb der Nerv bei der Multiplen Sklerose (zentrale Entmarkungskrankheit) mitbetroffen sein kann (Kap. 8 und 34).

Die 10 anderen Kranialnervenpaare (**Abb. 1.4**) befinden sich in Höhe des Hirnstamms:

- Mesenzephalon: N. oculomotorius (III.) und N. trochlearis (IV.);
- Pons: N. trigeminus (V.), N. abducens (VI.), N. facialis (VII.) und N. cochleovestibularis (VIII.) ;
- Medulla oblongata: N. glossopharyngeus (IX.), N. vagus (X.), N. accessorius (XI.) und N. hypoglossus (XII.).

Sie haben jeweils motorische, sensible und sekretorische Funktionen. Die somatomotorischen Fasern der an der Motorik beteiligten Kranialnerven werden immer von afferenten propriozeptiven Fasern begleitet.
Die Kranialnerven III–IV–VI sind für die Augenmotorik verantwortlich (Einzelheiten zur Pathologie siehe Kap. 8).

N. oculomotorius (III. Kranialnerv)

Er ist für die Motorik der Augen zuständig und enthält folgende Fasern:

- *Efferente motorische Fasern* zur Hebung (M. rectus superior), Senkung (M. rectus inferior) und Adduktion (M. rectus medialis) des Auges sowie zur Hebung (gemeinsam mit dem M. rectus superior) und Wendung des Auges schräg nach oben rechts oder links (M. obliquus inferior) und zur Hebung des oberen Lids (M. levator palpebrae);
- *Efferente parasympathische Fasern*, die vom Nucleus oculomotorius accessorius autonomicus (Edinger-Westphal) zum Ganglion ciliare in der Orbita ziehen, wo sich die Synapse befindet. Die postganglionären Neuronen innervieren die glatten inneren Augenmuskeln: M. ciliaris, dessen Kontraktion eine Verminderung der Linsenspannung (Rundung der Linse) verursacht und M. sphincter pupillae, der die Pupille verengt (Kap. 8.3).

N. trochlearis (IV. Kranialnerv)

Durch *efferente motorische Fasern* innerviert er den M. obliquus superior, der das Auge (gemeinsam mit dem M. rectus inferior) senkt und schräg nach unten rechts oder links wendet.

N. trigeminus (V. Kranialnerv)

Er leitet efferente motorische und afferente sensible Fasern:

- *Efferente motorische Fasern* für die Kaumotorik (Mm. masseter, temporalis, pterygoidei lateralis und medialis, tensor veli palatini, mylohyoïdeus, venter anterior des M. digastricus) und für die akustische Akkommodation (M. tensor tympani im Mittelohr, Kap. 7);
- *Afferente somatosensible Fasern,* die für die Sensibilität des Gesichts, des Auges (Kornealreflex: eine leichte Berührung der Kornea führt zum Schließen des Auges durch die reflektorische Kontraktion des M. orbicularis oculi, vom VII. Kranialnerv innerviert), der Nase und der Mundhöhle (N. ophthalmicus, N. maxillaris und N. mandibularis) zuständig sind. Die Zellen der afferenten Fasern befinden sich im Ganglion Gasseri. Die afferenten Sensibilitätsfasern erreichen die Nuclei des Pons (taktile Empfindungen), des Pons und der 3. kranialen zervikalen Segmente des Marks (Schmerz- und Temperaturempfinden). Das 2. Neuron zieht zum Thalamus. Die Fasern der Schmerz- und Temperaturempfindungen begleiten im Hirnstamm den Lemnicus spinalis (lateralis) und die taktilen Fasern, den Lemnicus medialis. Vom Thalamus erreichen die Fasern die parietale Hirnrinde.

Pathologischer Reizzustand: *Die idiopathische Trigeminusneuralgie bei älteren Patienten lässt sich an einem einseitigen Gesichtsschmerz erkennen, der plötzlich einsetzt, zuerst rhythmisch, dann viele Sekunden lang mit einer fast unerträglichen Intensität anhält und plötzlich verschwindet. Die Schmerzattacken wiederholen sich und werden oft durch Kauen, Sprechen oder Berührung von Triggerpunkten ausgelöst. Sensibilitätsausfälle zwischen den Schmerzattacken treten nicht auf. Häufig wird keine präzise Ursache festgestellt (von einer leichten Nervenkompression z. B. durch eine Gefäßschlinge wurde berichtet). Medikamente (Carbamazepin) oder chirurgische Eingriffe auf das Ganglion Gasseri sind erfolgreich. Trigeminusneuralgien kommen auch bei Multipler Sklerose vor.*

Schmerzen und Lähmungen *im Bereich des V. Kranialnervs können durch raumfordernde Prozesse hervorgerufen werden. In diesem Fall werden motorische, reflektorische (Masseter-, Korneal- u. Blinzelreflex) und Sensibilitätsausfälle festgestellt.*

N. abducens (VI. Kranialnerv)

Er führt *efferente motorische Fasern* zum M. rectus lateralis zur Abduktion des Auges.

N. facialis (VII. Kranialnerv)

Gemeinsam mit dem N. intermedius enthält er folgende Fasern (Pathologie des VII. Kranialnervs siehe Kap. 17):

- *Efferente motorische Fasern* für die Gesichtsmuskeln und den M. stapedius (im Mittelohr);
- *Efferente parasympathische Fasern* vom Nucleus salivatorius superior zur Speichelsekretion durch die Glandulae submandibularis et sublingualis und zur Tränensekretion durch die Glandula lacrymalis (Tränendrüse, Nasen- und Gaumendrüsen);
- *Afferente spezielle Sensibilitätsfasern des Geschmacks* von den vorderen 2 Drittel der Zunge;
- *Afferente somatosensible Fasern* aus dem äußeren Ohr, Gehörgang und der Membrana tympani.

N. cochleovestibularis (N. statoacusticus; VIII. Kranialnerv)

Er führt *spezielle Sensibilitätsfasern* der Hörfunktion *(kochleäre Funktion)* und afferente Fasern zur Adaptation der Gleichgewichtsfunktion (*vestibuläre Funktion;* Pathologie siehe Kap. 7).

N. glossopharyngeus (IX. Kranialnerv)

Der Nerv enthält folgende Fasern:

- *Efferente motorische Fasern* vom Nucleus ambiguus für die Motorik des Pharynx (M. stylopharyngeus und Rr. pharyngii, die gemeinsam mit Ästen des N. vagus den weichen Gaumen und den Pharynx innervieren);
- *Efferente parasympathische Fasern* aus dem Nucleus salivatorius inferior für die Speichelsekretion durch die Glandula parotis, Glandulae buccales et labiales;
- *Afferente spezielle Sensibilitätsfasern des Geschmacks vom* hinteren Zungendrittel;
- *Afferente somatosensible Fasern* vom Mittelohr, Teilen der Zunge und des Pharynx;
- *Afferente Fasern* von den Mechanorezeptoren des Sinus caroticus zur Regulation des Blutdrucks und den Chemorezeptoren des Glomus caroticum zur Regulation der Herzschlagfrequenz.

Pathologischer Reizzustand: *Die idiopathische Glossopharyngeusneuralgie bei älteren Patienten ist an Schmerzattacken im Bereich des IX. Kranialnervs (Zungengrund, Tonsillargegend und Hypopharynx mit Schmerzausstrahlungen ins Ohr) zu erkennen. Die Schmerzattacken werden durch Schlucken, Husten, Reden oder Herausstrecken der Zunge ausgelöst. Motorische oder sensible Ausfälle treten nicht auf. Die Behandlungsmethoden entsprechen denen bei Trigeminusneuralgien.*

N. vagus (X. Kranialnerv)

Der Nerv führt folgende Fasern:

- *Efferente motorische Fasern* aus dem Nucleus ambiguus für die Motorik des Pharynx und des Larynx (N. recurrens);
- *Efferente parasympathische Fasern* aus dem Nucleus dorsalis für die Organe des Brustkorbs und der Bauchhöhle;
- *Afferente somatosensible Fasern* vom Pharynx, Larynx und der Zungenbasis.

Lähmungen *des X. und IX. Kranialnervs sind oft assoziiert und verursachen funktionelle Schluck- und Phonationsstörungen (Lähmung des N. recurrens) sowie motorische Ausfälle des Gaumensegels und des Pharynx, sensible und reflektorische Ausfälle (Gaumen- und Würgreflex sind auf der Seite der Lähmung nicht auslösbar). Während der Phonation verschiebt sich die Rachenhinterwand zur gesunden Seite (Kulissenphänomen). Die Geschmacksausfälle (IX) werden oft durch den N. facialis kompensiert. Dabei kann es sich um vaskuläre Läsionen der Medulla oblongata (z. B. Wallenberg-Syndrom, Kap. 7) oder um periphere Nervenlähmungen (progrediente Nervenkompression durch Tumoren oder Nervenschädigung z. B. nach Schädelbasisfraktur) handeln.*

N. accessorius (XI. Kranialnerv)

Der Nerv ist ein rein motorischer Nerv. Seine Radix spinalis zieht aus dem Vorderhorn der Segmente C1–C3 in den Schädel und verbindet sich mit der aus dem Nucleus ambiguus kommenden Radix cranialis. Der Nerv teilt sich in einen R. cranialis, der zum X. Kranialnerv zieht, und einen R. spinalis, der den N. accessorius mit den *efferenten motorischen Fasern* für die Motorik des Pharynx und des Larynx sowie für die Motorik des Halses durch die Innervation der Mm. sternocleidomastoideus und trapezius bildet (Pathologie siehe Kap. 21).

N. hypoglossus (XII. Kranialnerv)

Er enthält *efferente motorische Fasern* für die Motorik der Zunge (M. hyoglossus, M. genioglossus, M. styloglossus, Eigenmuskeln des Zungenkörpers).

Die ***Lähmung*** *des N. hypoglossus führt zu einer einseitigen Atrophie der Zungenmuskeln. Beim Herausstrecken weicht die Zunge auf die gelähmte Seite ab. Ein EMG-Befund ist indiziert.*

1.5.2 Spinalnerven

Es gibt 30 Paar Spinalnerven, und zwar 8 zervikale (C), 12 thorakale (T), 5 lumbale (L) und 5 sakrale (S) Paare.

Die Spinalnerven befinden sich im Foramen intervertebrale der Wirbelsäule und des Kreuzbeins und werden durch mehrere Radices ventrales und dorsales gebildet.

- *Radices ventrales:* enthalten die efferenten motorischen Fasern der Alpha- und Gamma-Motoneuronen. Die thorakolumbalen Spinalnerven (C8) T1–L2 (L3) leiten dazu noch die efferenten Fasern des Sympathikus und die sakralen Spinalnerven S2–S4, die efferenten Fasern des Parasympathikus.
- *Radices dorsales:* führen vom Spinalnerven zum Hinterhorn alle afferenten somatischen Sensibilitätsfasern und viszeralen Fasern. Der Zellkörper dieser afferenten Fasern befindet sich im Ganglion spinalis, der Radix posterior.

Kaudal des Conus terminalis (kaudal des 2. Lumbalwirbels) bilden die Spinalnerven die *Cauda equina.*

Beim Austreten der Spinalnerven aus dem Foramen intervertebrale teilen sie sich in einen dorsalen *(R. dorsalis)* und einen ventralen Ast *(R. ventralis).*

Rames dorsales

Die dorsalen Äste innervieren die paravertebralen Strukturen, Knochen und Gelenke, Haut und besonders die zervikalen, thorakalen und lumbalen paravertebralen Muskeln (z. B. bildet der R. dorsalis von C2 den N. occipitalis major, der die Rückseite der Schädelhaut innerviert und einseitige zervikookzipitale Schmerzen auslösen kann).

Rames ventrales

Die ventralen Äste innervieren den Rumpf und die Extremitäten. Sie bilden von kranial nach kaudal Nerven und Plexus.

- Die ventralen Äste C1–C4 sind an der Bildung des N. accessorius (XI. Kranialnerv), des Plexus cervicalis und des N. phrenicus (C3) C4–(C5) beteiligt.

- Der N. accessorius innerviert die Mm. sternocleidomastoideus und trapezius;
- Der *Plexus cervicalis* innerviert die Mm. rectus capitis anterior und lateralis, longus capitis und colli, scalenus anterior und medius, thyrohyoideus und geniohyoideus, omohyoideus, sternothyroideus und sternohyoideus. Sensibilitätsäste innervieren die Haut des Halses oberhalb der Klavikula und teilweise das Hinterhaupt (N. occipitalis minor).
- Der N. phrenicus (Kap. 20) innerviert das Zwerchfell *(Diaphragma)*.
  - Die ventralen Äste C5–T1 bilden den Plexus brachialis zur Innervation der oberen Extremität (Kap. 21).
  - Die ventralen Äste des thorakalen Marks T1 – T12 (Nn. inercostales) innervieren die Interkostal- und Bauchmuskulatur.
  - Die ventralen Äste L1–S5 bilden die Plexus lumbalis, sacralis und pudendus zur Innervation der unteren Extremitäten und des Beckenbodens (Kap. 21).
  - Der *Plexus coccygeus* (S5) innerviert den M. coccygeus und das Dermatom S5.

Arterielle Versorgung der Spinalnerven

Die Spinalnerven werden durch radikuläre oder radikulomedulläre Arterien versorgt.

1.6 Hirn- und Rückenmarkshäute

Das ZNS ist von Hirn- und Rückenmarkshäuten umgeben, die von außen nach innen jeweils aus 3 Schichten aufgebaut sind (**Abb. 1.9a–b**):

- Harte Hirnhaut *(Dura mater);*
- Spinngewebshaut *(Arachnoidea);*
- Weiche Hirnhaut *(Pia mater).*

1.6.1 Dura mater

Die Dura mater liegt im Schädel dem Knochen an. Im Spinalkanal befindet sich zwischen dem knöchernen Spinalkanal und der Dura mater ein Zwischenraum *(Cavum epidurale)* mit Fett und vielen Venen-

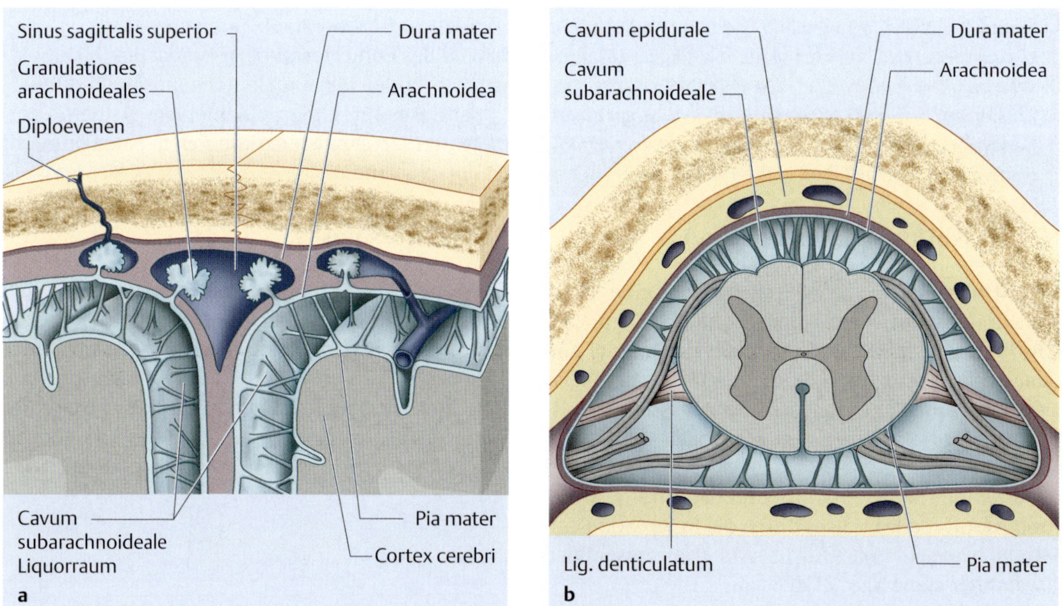

Abb. 1.9a–b Hirn- und Spinalhäute (nach Duus 1995). **a** Hirnhäute: Der Liquor befindet sich im Cavum subarachnoideale. Die partielle Resorption des Liquors erfolgt durch die Granulationes arachnoideales. **b** Spinalhäute und Lig. denticulatum des Marks.

plexus (*Plexus venosus vertebralis internus*). Die Dura mater umgibt die Spinalnerven im Foramen intervertebrale.

Bei einer Entzündung der Spinalhäute kann es zu Läsionen mehrerer Spinalnerven kommen, z. B. bei der ***Lyme-Krankheit*** *(akute Meningoradikulopathie, die durch Borrelia burgdorferi nach Zeckenbiss hervorgerufen wird).*

Kaudal des Conus terminalis (in Höhe des Wirbelkörpers L1) bildet die Dura mater den Duralsack, der die Cauda equina enthält.

Eine Lumbalpunktion zur Analyse des Liquors ist ohne Gefahr in Höhe des lumbalen Duralsacks möglich.

1.6.2 Pia mater

Die Pia mater liegt direkt auf der Oberfläche des gesamten ZNS (Gehirn und Rückenmark).

1.6.3 Arachnoidea

Die Arachnoidea liegt der Innenfläche der Dura mater an. Zwischen Arachnoidea und Pia mater befindet sich der Subarachnoidealraum *(Cavum subarachnoideale)* mit dem Liquor cerebrospinalis.

Im Schädel können sich extradurale Hämatome zwischen dem Schädelknochen und der Dura mater sowie subdurale Hämatome im Spalt zwischen der Durainnenfläche und der Arachnoidea bilden.

1.7 Liquor cerebrospinalis und Ventrikelsystem

Das ZNS ist vom *Liquor cerebrospinalis* umgeben, der in den *Plexus choroidei* der Ventrikel produziert wird. Er gleicht Quellwasser und enthält weniger als 1 Zelle/mm^3 sowie nur wenig Eiweiß (0,22 g/l).

Das Ventrikelsystem besteht aus den *Seitenventrikeln I* und *II*, die in den Hemisphären des Großhirns liegen, sowie dem *III.* und *IV. Ventrikel* (**Abb. 1.10**). Der Liquor fließt vom I. und II. Ventrikel durch das *Foramen interventriculare* (Foramen Monro) in den III. Ventrikel, von dort durch den *Aquaeductus cerebri* in den IV. Ventrikel zwischen Hirnstamm und Kleinhirn und dann nach außen in die *Cisterna cerebellomedullaris* durch eine mittlere Öffnung *(Apertura mediana bzw.* Magendi) und 2 laterale Öffnungen *(Aperturae laterales* bzw. Luschka). Auf diese Weise umgibt der Liquor das gesamte ZNS.

Im Liquorraum des lumbalen Spinalkanals wird der Liquor in die venöse Blutbahn abgeleitet. An der Resorption des Liquors sind auch die *Granulationes arachnoideales* beteiligt (Abfluss in Diploevenen oder in venöse Sinus im Schädel **s. Abb. 1.9a**).

Missbildungen am zervikokranialen Übergang *(Arnold-Chiari), die den Abfluss des Liquors in den äußeren Liquorraum behindern, können eine Erweiterung des ganzen Ventrikelsystems (Hydrocephalus internus) verursachen.*
In Fällen einer Liquorblockade besteht die Möglichkeit, dass sich der Liquor einen Weg durch das zervikale Mark bahnt, wo sich Kanäle in der zentromedullären grauen Substanz bilden können (Syringomyelie; Kap. 3 u. 25).

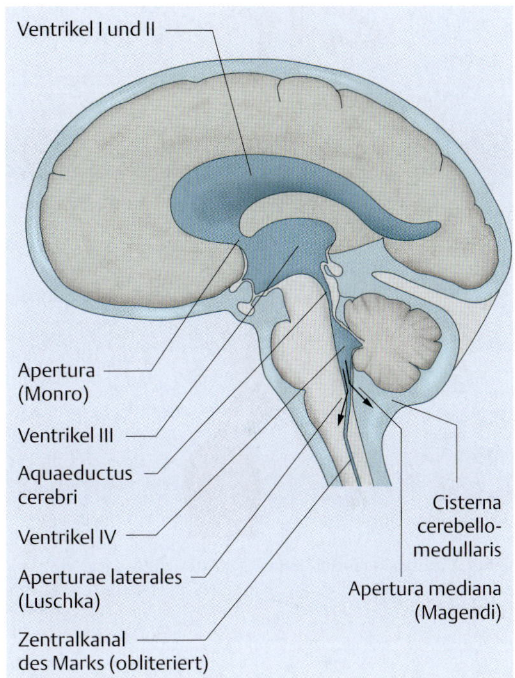

Abb. 1.10 Ventrikelsystem. Der Liquor fließt aus den Ventrikeln durch die Apertura mediana (Magendi) sowie die 2 Aperturae laterales (Luschka) in die Cisterna cerebellomedullaris und umgibt das gesamte ZNS.

1.8 Arterielle Versorgung von Groß- und Kleinhirn sowie Hirnstamm

Das ZNS im Schädel wird durch die extrakraniellen A. carotis, A. carotis interna und A. vertebralis versorgt (**Abb. 1.11**). Die A. vertebralis zieht durch einen knöchernen Kanal im Proc. transversus *(Foramen processus transversi)* der zervikalen Wirbel (C1–C6) hindurch. Dort kann sie durch eine zervikale Arthrose komprimiert werden.

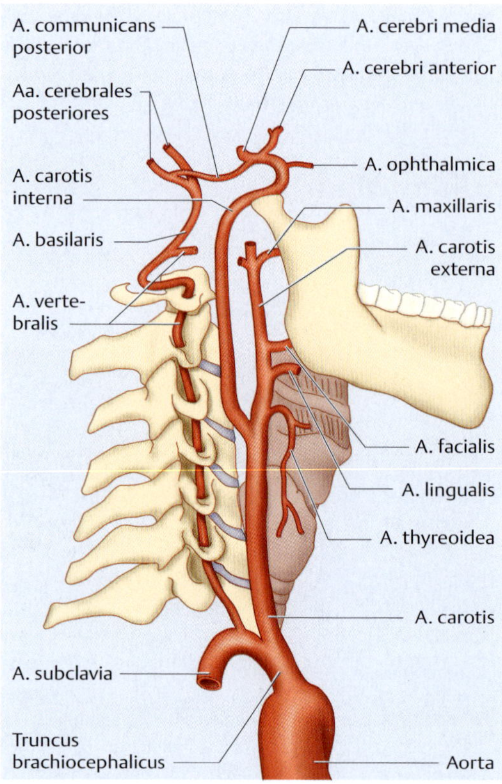

Abb. 1.11 Extrakranieller Verlauf der Arterien (A. carotis interna u. A. vertebralis) zur Versorgung des ZNS im Schädel (nach Duus 1995).

1.8.1 Arterielle Versorgung der Hemisphären

Die arterielle Versorgung der zerebralen Hemisphäre erfolgt durch die Aa. cerebri anterior et media aus der A. carotis interna und die A. cerebri posterior aus dem Truncus basilaris. Zwischen den beiden Aa. cerebri anteriores befindet sich die *A. communicans anterior*. Die A. carotis interna und die A. cerebri posterior sind durch die *A. communicans posterior* verbunden. So entsteht der *Circulus arteriosus cerebri* (Willisii; **Abb. 1.12**).

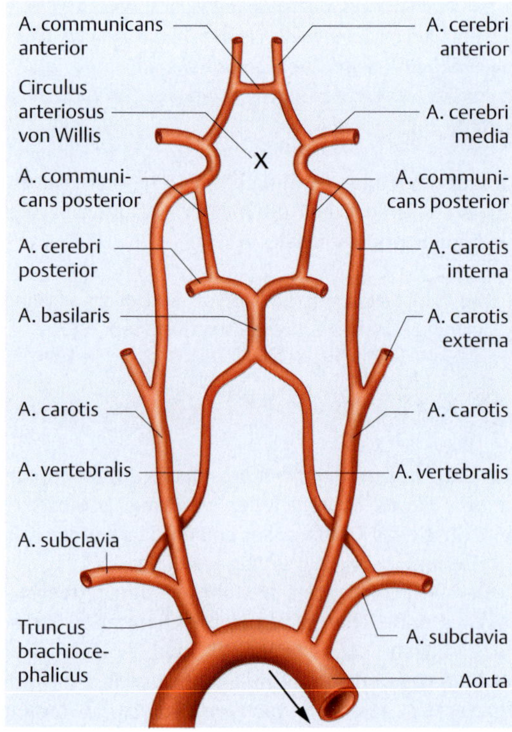

Abb. 1.12 Bildung des Circulus Willisii durch die Aa. communicantes posteriores und die A. communicans anterior.

A. choroidea anterior

Sie entspringt aus der A. carotis interna (oder A. cerebri media) und versorgt Teile des Sehsystems (Tractus opticus, Corpus geniculatum laterale und Anteile der Sehstrahlungen), Genu und vorderes Drittel des dorsalen Schenkels der Capsula interna (Pyramidenbahn) sowie Teile der extrapyramidalen Zentren (Nucleus caudatus und Pallidum) und des Mittelstamms (Substantia nigra, Nucleus ruber).

A. cerebri media

Die Arterie gibt folgende Endäste ab (**Abb. 1.13a–b**):

- *A. orbitofrontalis, A. prärolandica, A. rolandica, A. parietalis anterior.* Die oberflächlichen Äste der A. cerebri media versorgen die faziobrachiale moto-

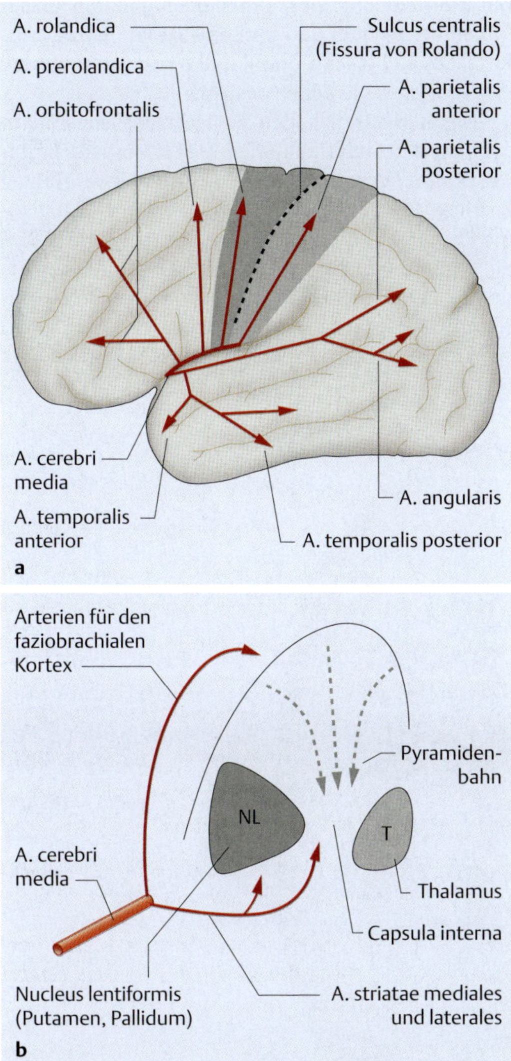

Abb. 1.13a–b a A. cerebri media mit den terminalen kortikalen Ästen auf der Außenseite der zerebralen Hemisphäre. **b** A. cerebri media mit den zentralen Ästen (frontale Ansicht).

rische Großhirnrinde (Willkürmotorik des Gesichts und der oberen Extremität).

- *Rr.* striae *mediales et laterales* (tiefe zentrale Äste der A. cerebri media) für das Striatum und die Capsula interna (Genu und vorderes Drittel des dorsalen Schenkels).
- *A. parietalis posterior, A. angularis, Aa. temporalis anterior et posterior* (Außenseite des Temporallappens).

A. cerebri anterior

Die Arterie hat als Endäste die *A. orbitalis, A. frontopolaris, A. pericallosa, A. callosomarginalis* und *A. parietalis interna* (**Abb. 1.14**). Sie versorgt die frontoparietale Innenseite der Hemisphäre und besonders die krurale motorische Hirnrinde (Willkürmotorik der unteren Extremität).

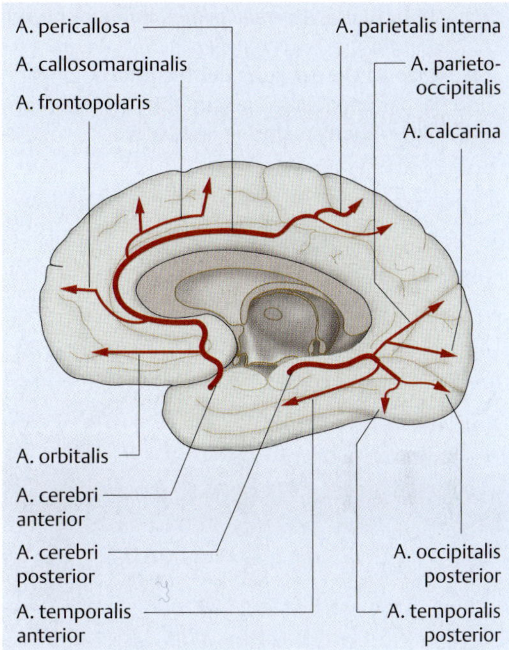

Abb. 1.14 A. cerebri anterior und A. cerebri posterior auf der Innenseite der zerebralen Hemisphäre mit den terminalen Ästen.

A. cerebri posterior

Sie versorgt den hinteren Teil und besonders die Innenseite der Hemisphäre durch die Aa. temporalis anterior et posterior, A. occipitalis posterior, A. calcarina und A. parietooccipitalis.

1.8.2 Arterielle Versorgung des Hirnstamms und des Kleinhirns

Die Versorgung erfolgt durch die beiden Aa. vertebrales und die A. basilaris, die folgende Endäste abgeben (**Abb. 1.15**):

- A. vertebralis: *A. cerebelli inferior posterior* (Wallenbergsyndrom; Kap.7);
- Truncus basilaris: *A. cerebelli inferior anterior* (und A. labyrinthi) und *A. cerebelli superior*; Aa. paramedianae zur Versorgung der Medulla oblongata und Aa. paramedianae und circumferentes brevis und longus zur Versorgung der Brücke.

Das arterielle Blut fließt durch die Kapillaren zu den Venen im Schädel und im Spinalkanal. Astrozytenfortsätze stehen mit den Kapillaren in Verbindung und ernähren die Zellen des ZNS.

„Die Kapillaren haben ein geschlossenes, nicht gefenstertes Endothel und eine geschlossene Basalmembran. Dadurch kommt es zu einer selektiven Barriere für zahlreiche Substanzen oder Medikamente, die am Eindringen von der Blutbahn durch die Kapillarwand in das Hirngewebe gehindert werden“ (Kahle 1986). Es wird von der *Blut-Hirn-Schranke* gesprochen.

Lymphgefäße kommen im ZNS nicht vor.

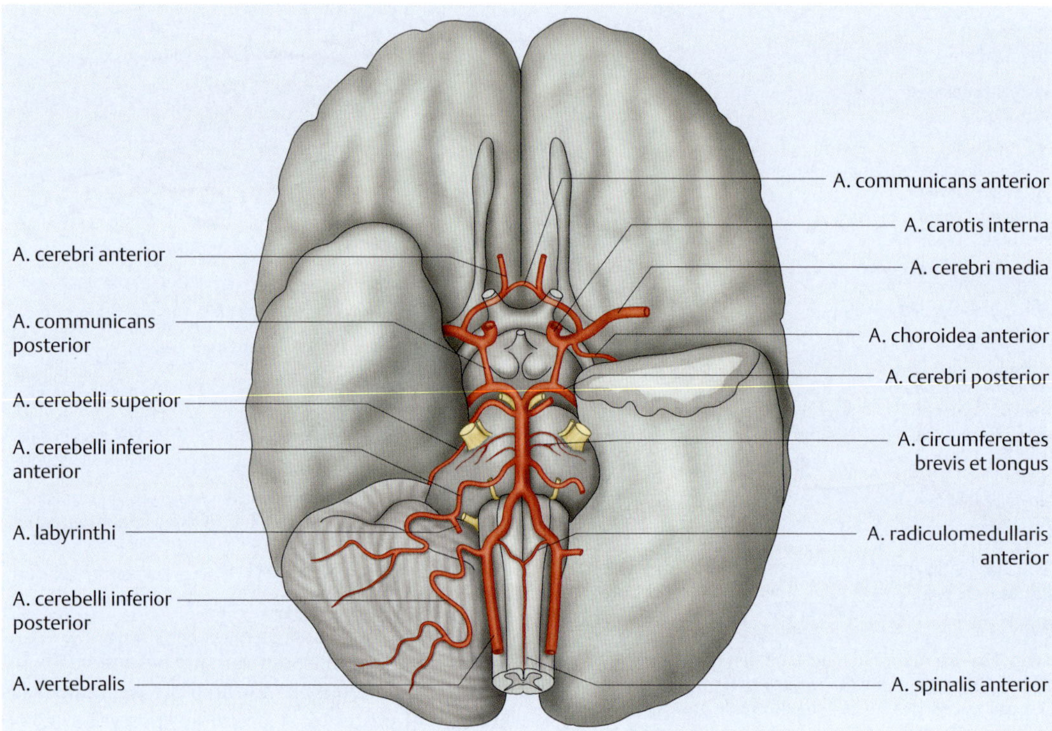

Abb. 1.15 Arterien des Kleinhirns und des Hirnstamms mit den terminalen Ästen (nach Duus 2001).

2 Segment und segmentale Innervation

Die Kenntnisse der segmentalen motorischen und sensiblen Innervation sowie der arteriellen Versorgung von Segment und Mark sind von grundlegender Bedeutung bei der Untersuchung von Patienten mit spontanen oder traumatischen Läsionen des Marks (akute Myelopathien). Die Analyse der motorischen und sensiblen segmentalen Ausfälle erlaubt es, die Topographie der lädierten Markstrukturen, die durch eine Unterbrechung der arteriellen Versorgung entstehen, zu erkennen.

2.1 Medulläres Segment

Das Mark kann in Segmente eingeteilt werden, die durch die Lage der Spinalnervenpaare abgegrenzt sind. Jedes Segment besteht aus der grauen und der weißen Substanz (**Abb. 2.1**).

2.1.1 Graue Substanz

Die graue Substanz liegt zentromedullär. In ihr befinden sich viele Zellkörper und Gefäße. Die lateralen Teile der grauen Substanz werden von dorsal nach ventral in Hinterhorn, Pars intermedia mit Seitenhorn und Vorderhorn eingeteilt. Sie werden durch die Commisura grisea verbunden.

Hinterhorn

Zum Hinterhorn führen alle afferenten Fasern der Sensibilitäten (somatische und viszerale Afferenzen), deren Zellen sich im Ganglion spinalis auf der Radix posterior befinden (**Abb. 2.2**). Die Klassifizierung der somatosensiblen Fasern wurde durch den Durchmesser und die experimentelle Leitgeschwindigkeit bestimmt, diese liegt bei 0,5–120 m/s:

- *Gruppe Ia* (A-Alpha-Fasern; 17 µm): markhaltige Fasern von den anulospiralen Endigungen der Muskelspindeln;

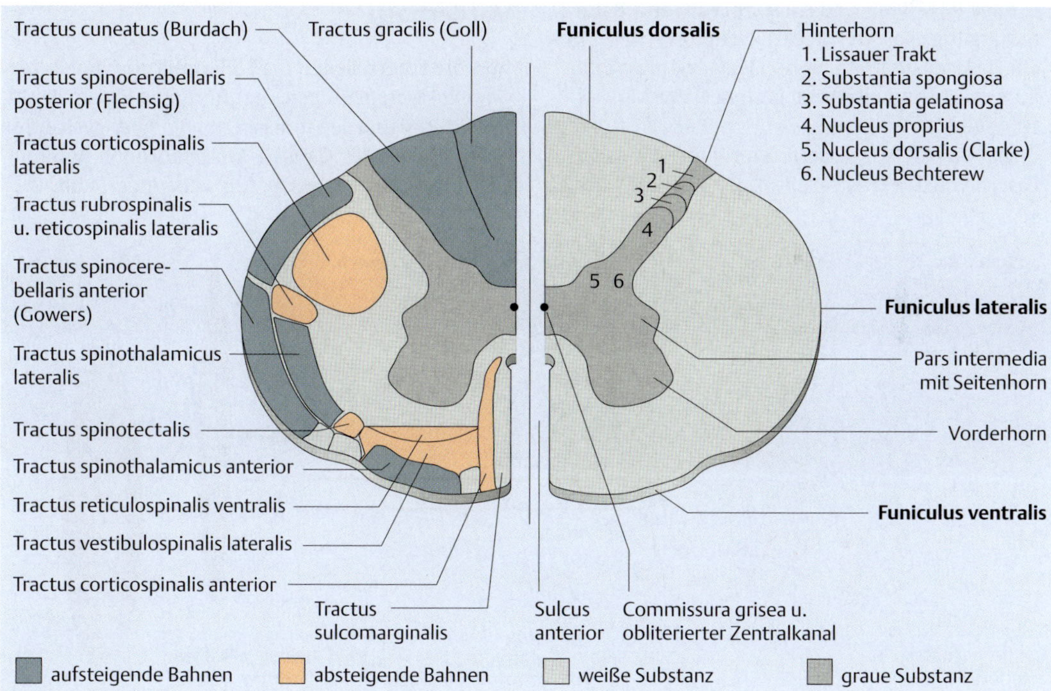

Abb. 2.1 Zervikales Segment: graue Substanz, aufsteigende und absteigende Bahnen im Hinterstrang und im Vorderseitenstrang (modifiziert nach Duus 1995).

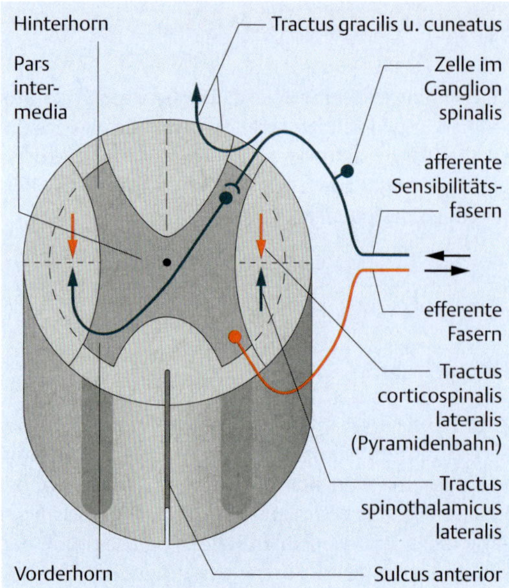

Abb. 2.2 Vereinfachte Darstellung des medullären Segments.

- *Gruppe Ib* (A-Alpha-Fasern; 16 µm): markhaltige Fasern von den Golgi-Sehnenorganen und von den Fasern der taktilen Hautsensibilität;
- *Gruppe II* (A-Beta- und A-Gamma-Fasern; 8 µm): markhaltige Fasern von den Rezeptoren der taktilen Hautsensibilität und den Flower-spray-Endigungen (Terminaisons en bouquet) der Muskelspindeln;
- *Gruppe III* (A-Delta-Fasern; 3 µm): meist marklose Fasern von den Hautrezeptoren für Schmerz (präziser Schmerz), Temperatur, grobes Berührungs- und Druckgefühl;
- *Gruppe IV* (C-Fasern; 0,5–2 µm): marklose Fasern der Hautrezeptoren für Schmerz (dumpfer Schmerz), Temperatur und grobes Berührungsgefühl.

Im Hinterhorn (**Abb. 2.1)** können von dorsal nach ventral folgende Strukturen unterschieden werden (Kap. 3.1):

- *Tractus dorsolateralis* (Lissauer-Trakt) ;
- *Substantia spongiosa* (Nucleus dorsomarginalis);
- Substantia gelatinosa;
- *Nucleus proprius*;
- *Nucleus dorsales (Clarke und Bechterew)*, wo die Fasern der unbewussten Tiefensensibilität enden (Sehenorgane und Muskelspindeln).

Pars intermedia

In der Pars intermedia befinden sich die *Pars intermediolateralis* (T1–L2) und die *Pars intermediomedialis* (C1–S5) des Sympathikus.

Im sakralen Mark (S2–S4) ist die *Pars intermedioventralis* des Parasympathikus lokalisiert (Kap. 1, Abb. 1.5b).

Vorderhorn

Im Vorderhorn liegen die Zellkörper der *Alpha-* und *Gamma-Motoneuronen.* Die efferenten Fasern der Alpha-Motoneuronen innervieren die quer gestreiften Muskeln, die der Gamma-Motoneuronen den quer gestreiften Muskelteil der Muskelspindel (**Abb. 2.3**).

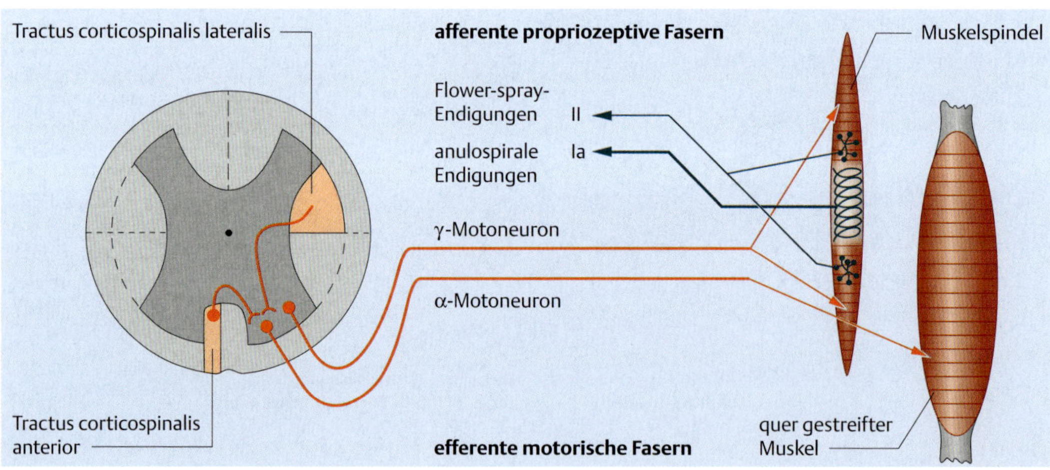

Abb. 2.3 Efferente Fasern des Segments – Alpha- und Gamma-Motoneurone. Alpha-Motoneurone innervieren die quer gestreiften Muskeln und Gamma-Motoneurone den quer gestreiften Teil der Muskelspindel. Aus den Anulospiralendigungen und den Flower-spray-Endigungen der Muskelspindeln ziehen die afferenten propriozeptiven Ia–II Fasern zum Mark (Verbindung mit dem Alpha-Motoneuron).

Commissura grisea

Die Commissura grisea verbindet die lateralen Teile der grauen Substanz. Im Zentrum findet sich ein obliterierter Kanal der von Ependymzellen umgeben ist. Aus diesen können zentromedulläre Tumore entstehen (Ependymome).

2.1.2 Weiße Substanz

Die weiße Substanz befindet sich in der Peripherie des Segments und lässt sich in einen dorsalen (*Funiculus dorsalis*), einen lateralen (*Funiculus lateralis*) und einen ventralen Strang (*Funiculus ventralis)* unterteilen. Hier befinden sich die Bahnen (*Tractus*, **Abb. 2.2**) mit der Bündelung vieler Nervenfasern mit gleichem Verlauf.

Dorsaler Strang

Im dorsalen Strang (rechts und links der Mittellinie), befinden sich der *Tractus gracilis* (Goll) und der *Tractus cuneatus* (Burdach). Diese aufsteigende Bahnen leiten die Fasern der taktilen Sensibilität und der bewussten Tiefensensibilität der Knochen (*Pallästhesie*) und Gelenke (*Kinästhesie*).

Lateraler Strang

- In der Tiefe liegen dorsal die absteigenden Bahnenn die an der pyramidalen und extrapyramidalen Motorik beteiligt sind: Pyramidenbahn (*Tractus corticospinalis lateralis*), absteigende Bahn der Willkürmotorik, deren Fasern in Verbindung mit dem Alpha-Motoneuron (direkt, 5% und durch Zwischenneurone, 95%) stehen, sowie *Tractus reticulospinalis lateralis* und *Tractus rubrospinalis*.
- In der Tiefe liegt ventral im lateralen Strang die aufsteigende Bahn der Sensibilität für Schmerz und Temperatur: *Tractus spinothalamicus lateralis*.
- In der Peripherie des lateralen Strangs befinden sich die Bahnen der unbewussten Tiefensensibilität der Muskeln und Sehnen die bis zum Vermis des Kleinhirns (Kap. 6) geleitet werden:
  - *Tractus spinocerebellaris dorsalis* (Flechsig): enthält die propriozeptiven Fasern der unteren Extremität und des kaudalen Teils des Rumpfes. Die propriozeptiven Fasern der oberen Extremität und des kranialen Teils des Rumpfes begeben sich zum Nucleus cuneatus lateralis (Monakow) in der Medulla oblongata. Nach Umschaltung in diesem Nucleus, bilden sie den *Tractus cuneocerebellaris* und verfolgen den gleichen Weg bis zum Vermis des Kleinhirns
  - *Tractus spino-cerebellaris ventralis* (Gowers).

Ventraler Strang

Im ventralen Strang, befinden sich der *Tractus spinothalamicus ventralis*: aufsteigende Bahn der protopathischen Sensibilität, die direkte Pyramidenbahn (*Tractus corticospinalis anterior*) und extrapyramidale Bahnen (*Tractus vestibulospinalis lateralis* auch deiterospinalis genannt und *Tractus reticulospinalis ventralis*)

Im zervikalen Mark neben dem Sulcus anterior, ist der *Tractus sulcomarginalis* lokalisiert. Dieser enthält Fasern des Tractus reticulospinalis, den Tractus vestibulospinalis medialis, den Tractus tectospinalis sowie den kaudalen Teil des Fasciculus longitudinalis medialis. Diese Bahnen sind an der konjugierten Wendung der Augen und Drehung des Kopfes beteiligt. (**s. Abb. 2.1**)

Zusammenfassung

Als wichtigste Bahnen zur klinischen Lokalisation von Läsionen des Rückenmarks, kann man den Tractus gracilis und cuneatus im Hinterstrang, den Tractus corticospinalis lateralis (Pyramidenbahn) und den Tractus spinothalamicus lateralis im lateralen Strang bezeichnen (**Abb. 2.2**).

Die Grenze zwischen dem dorsalen und ventralen Teil des Marks entspricht dem Ansatz des Lig. denticulatum (Kap.1, Abb. 1.9b). Diese anatomische Feinheit ist wichtig für die Ausführung der Kordotomie des Tractus spinothalamicus lateralis zur Linderung von Schmerzen.

Funktion	Muskeln	C4	C5	C6	C7	C8	T1	Plexus-Nerv-Innervation
Myotome C5–6								
Stabilisation	Mm. levator scapulae, rhomboideus	□	■	■				Plexus brachialis
der Skapula	M. serratus anterior		■	■				
	M. pectoralis minor					■	■	
Außenrotation	M. infraspinatus		■	■				N. suprascapularis
des Oberarms	Mm. teres minor, deltoideus, p. spinalis		■	■				N. axillaris
Abduktion	M. supraspinatus		■	■				N. suprascapularis
des Oberarms	M. deltoideus, p. acromialis		■	■				N. axillaris
Flexion des Oberarms	M. coracobrachialis		■	■				N. musculocutaneus
Flexion des Unterarms	Mm. biceps brachi, brachialis		■	■				
	M. brachioradialis		■	■				N. radialis
Supination des	M. biceps brachii		■	■				N. musculocutaneus
Unterarms	M. supinator		■	■				N. radialis
radiale Ext. der Hand	M. ext. carpi radialis longus		■	■				
Myotom C7 (C6–8)								
Adduktion-	M. pectoralis major				■			Plexus brachialis
Innenrotation	M. latissimus dorsi				■			
des Oberarms	M. teres major				■			
Pronation d. Unterarms	M. pronator teres			■	□			N. medianus
radiale Flexion	M. flexor carpi radialis			□	■			(Radix lateralis)
der Hand	M. palmaris longus			□	■			
Extension des	M. triceps brachii				■			N. radialis
Unterarms	M. anconaeus				■			
Extension der Hand	M. ext. carpi radialis brevis				■			
	M. ext. carpi ulnaris				■	□		
Ext. P1 F (Finger) 2–5	M. ext. digitorum communis				■	□		
Ext. P (Phalanx) 1 F2	M. ext. digiti indicis				■	□		
Extension P1 F5	M. ext. digiti quinti				■	□		
Extension P2 F1	M. extensor pollicis longus				■	□		
Extension P1 F1	M. extensor pollicis brevis				■	□		
Abduktion F1	M. abductor pollicis longus				■	□		
Myotom C8 (T1)								
Flexion P3 F2–3	M. flexor digit. profundus F2–3					■	□	N. medianus
Flexion P2 F2–3	M. flexor digit. superficialis F2–5					■	□	(Radix medialis)
Flexion P1 F2–3	Mm. lumbricales 1–2					■	□	
Flexion P2 F1	M. flexor pollicis longus					■	□	
Flexion P1 F1	M. flexor pollicis brevis, c. superficialis					■	□	
Abduktion F1	M. abductor pollicis brevis					■	□	
Opposition F1	M. opponens pollicis					■	□	
Myotom T1 (C8)								
ulnare Flexion d. Hand	M. flexor carpi ulnaris					□	■	N. ulnaris
Flexion P3 F4–5	M. flexor digit. profundus F4–5					□	■	
Flexion F5	M. flexor digiti quinti					□	■	
Abduktion F5	M. abductor digiti quinti					□	■	
Opposition F5	M. opponens digiti quinti					□	■	
Abduktion F2–5	Mm. interossei dorsales					□	■	
Adduktion F2–5	Mm. interossei palmares					□	■	
Flexion P1 F2–5	Mm. interossei + lumbricales					□	■	
Ext. P2-3 F2–5	Mm. interossei + lumbricales					□	■	
Flexion P1 F1	M. flexor pollicis brevis, caput prof.					□	■	
Adduktion F1	M. adductor pollicis					□	■	
Myotome C8–T1								
Pronation d. Unterarms	M. pronator quadratus					■	■	N. medianus

Abb. 2.4 Segmentale motorische Innervation der oberen Extremität.

2.2 Segmentale Innervation

Zu jedem Segment gehört ein Teil Willkürmotorik (*Myotom;* **Abb. 2.4, Abb. 2.5**), ein Teil Sensibilität (*Dermatom;* **Tab. 2.2**), ein Teil des Innervationsgebiets des somatischen (*Sklerotom*) und des viszeralen Sympathikus (*Enterotom*).

Funktion	Muskeln	L2	L3	L4	L5	S1	S2	Plexus-Nerv-Innervation
Myotome L 2–4								
Flexion des Oberschenkels	M. psoas							Plexus lumbalis
	M. iliacus	■	■	■				N. femoralis
	M. tensor fasciae latae				■			N. glutaeus superior
	M. sartorius	■	■	■				N. femoralis
	M. rectus femoris	■	■	■				N. femoralis
Flexion-Adduktion-Innenrotation des Oberschenkels	Mm. adductores	■	■	■				N. obturatorius
Extension des Unterschenkels	M. quadriceps	■	■	■				N. femoralis
Dorsalflexion-Supination des Fußes	M. tibialis anterior			(■)	■			N. peronaeus communis
Myotom L 5								
Dorsalflexion des Fußes und der Zehe	M. tibialis anterior			(■)	■			N. peronaeus communis
	M. ext. digitorum longus				■			
	M. ext. digitorum brevis				■			
	M. peronaeus longus				■			
	M. peronaeus brevis				■			
Add.-Supination d. Fußes	M. tibialis posterior				■			N. tibialis
Flexion-Innenrotation des Unterschenkels	M. semimembranosus				■			N. ischiaticus
	M. semitendinosus				■			
Abduktion des Oberschenkels	M. glutaeus medius				■			N. glutaeus superior
Myotome S 1 (S 2)								
Plantarflexion des Fußes	M. triceps surae					■	■	N. tibialis
Plantarflexion der Zehe	M. flexor digitorum longus					■	■	
	M. flex. digitorum brevis					■	■	
	M. flexor hallucis longus					■	■	
	Plantarmuskeln					■	■	
Flexion-Außenrotation des Unterschenkels	M. biceps femoris					■	■	N. ischiadicus
Extension des Oberschenkels	M. glutaeus maximus					■	■	N. glutaeus inferior
Myotome L 2–4 / S 1–2								
Außenrotation des Oberschenkels	M. sartorius	■	■	■				N. femoralis
	M. obturatorius externus	■	■	■				N. obturatorius
	Mm. gemilli sup. + inf.					■	■	Plexus sacralis
	M. quadratus femoris					■	■	
	M. obturatorius internus					■	■	
	M.piriformis					■	■	
Myotome L 2–5								
Innenrotation des Oberschenkels	M. tensor fasciae latae				■			N. glutaeus superior
	M. glutaeus minimus				■			N. glutaeus superior
	Mm. adductores	■	■	■				N. obturatorius

Abb. 2.5 Segmentale motorische Innervation der unteren Extremität.

Myotome

Die quer gestreiften Muskeln werden vom Alpha-Motoneuron innerviert, dessen Zellkörper sich im Vorderhorn der grauen Substanz befindet. Das Axon ist von einer dicken Markscheide für die saltatorische Erregungsfortleitung umgeben und führt zur motorischen Endplatte der Muskelfaser. Dort findet eine chemische Übertragung der Impulse durch das Azetylcholin statt.

Die Alpha-Motoneurone innervieren die paravertebralen Muskeln (dorsaler Ast der Spinalnerven) und die Muskeln des Rumpfes und der Extremitäten (ventraler Ast der Spinalnerven).

Zur Differenzierung der Myotome werden entweder Muskeln oder Muskelsynergien (Muskelfunktionen) des Rumpfes und der Extremitäten angegeben (**Tab. 2.1**).

Tabelle 2.1 Segmentale motorische Innervation des Rumpfes und der Extremitäten

C1–C2–C3	M. sternocleidomastoideus M. trapezius zervikale Muskeln (Plexus cervicalis superior)
C4	Zwerchfell (N. phrenicus)
C5–T1	Segmentale Innervation der oberen Extremität
C5–C6	Stabilisation der Skapula Außenrotation des Oberarms Abduktion des Oberarms Flexion u. Supination des Unterarms Radiale Extension der Hand
C7 (C8)	Adduktion und Innenrotation des Oberarms 3 Musculi von der Radix lateralis des N. medianus innerviert (C6–C7) M. pronator teres M. flexor carpi radialis M. palmaris longus Extensionssynergien des N. radialis: Extension des Unterarms Radiale u. ulnare Extension der Hand (C6–C7–C8) Extension des 1. Gliedes der Finger 2–5 (C7–C8) Extension u. Abduktion des Daumens (C7–C8)
C8 (T1)	Flexion der Finger 1–3 Handmuskeln des N. medianus (alle Musculi von der Radix medialis des N. medianus innerviert)
T1 (C8)	Flexion des Finger 4 u. 5 Handmuskeln des N. ulnaris
C8–T1	M. pronator quadratus M. pectoralis minor
T2–T12	Segmentale Innervation des Rumpfes
T2–T6	Obere interkostale Muskeln (Einatmungsfunktion)
T7–T12	Untere interkostale u. Bauchmuskeln (Ausatmungsfunktion)
L1–S2	Segmentale Innervation der unteren Extremität
L2–L3–L4	Flexion, Adduktion u. Innenrotation des Oberschenkels Extension des Unterschenkels M. tibialis anterior (L4–L5)
L5	Dorsalflexion von Fuß u. Zehen M. tibialis posterior mediale Gruppe der ischiokruralen Muskeln (M. semimembranosus u. M. semitendinosus) M. glutaeus medius
S1–S2	Plantarflexion von Fuß u. Zehen laterale Gruppe der ischiokruralen Muskeln (M. biceps femoris) M. glutaeus maximus
S2–S5	Segmentale Innervation des Beckenbodens
	Beckenbodenmuskeln (M. levator ani, quer gestreifte Mm. sphincter ani und urethrae)

Dermatome

Die Dermatome werden von kranial nach kaudal geprüft (**Tab. 2.2**). Dabei ist es ratsam, zuerst die Schmerzempfindung zu untersuchen, besonders wenn das Niveau einer lateromedullären Läsion (Tractus spinothalamicus lateralis) oder die Topographie eines segmentalen Ausfalls nach einer zentromedullären Läsion (Commissura grisea) lokalisiert werden soll.

Sklerotome und Enterotome

Die Sklerotome des somatischen und die Enterotome des viszeralen Sympathikus sind für eine präzise Lokalisationsdiagnose weniger geeignet.

Tabelle 2.2 Dermatome – systematische Prüfung der Schmerzempfindung (u. Temperaturempfindung) von C2–S5

C1	kein Dermatom
C2	Rückseite des Schädels
C3–C4	laterale u. vordere Seite des Halses (bis zum Akromion u. zur Klavikula)
C5	laterale Seite des Oberarms
C6	radialer Rand des Unterarms u. Daumen
C7	Finger 2–4
C8	Finger 5 u. ulnarer Rand der Hand
T1	ulnarer Rand des Unterarms
T2	mediale Seite des Oberarms
T3	unterhalb des Ludwig-Winkels (Angulus sterni zw. Manubrium u. Corpus sterni)
T6	Proc. xiphoideus
T10	Nabel
T12	oberhalb der Leiste
L1–L2–L3	Vorderseite des Oberschenkels
L4	mediale Seite des Unterschenkels (N. saphenus)
L5	medialer Rand des Fußes u. großer Zeh
S1	lateraler Rand des Fußes (N. suralis) Rückseite des Unterschenkels (N. cutaneus surae medialis)
S2	Rückseite des Oberschenkels (N. cutaneus femoris posterior)
S3–S4–S5	perianale Gegend

2.3 Arterielle Versorgung des Segments

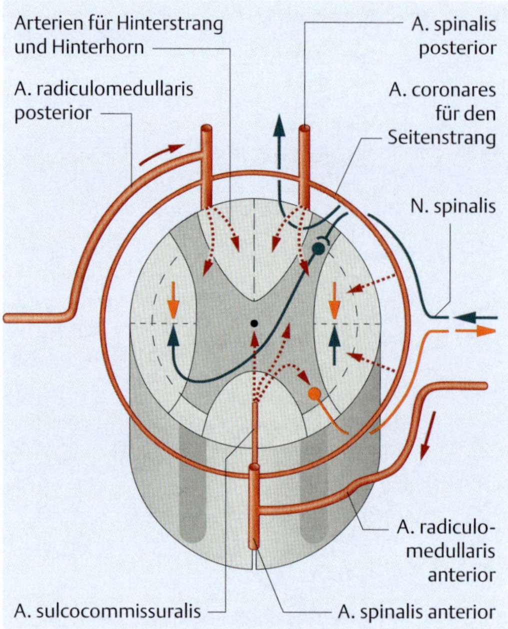

Abb. 2.6 Arterielle Versorgung des Marksegments.

Die arterielle Versorgung des Segments erfolgt durch die 3 spinalen Arterien: A. spinalis anterior und die beiden Aa. spinales posteriores (**Abb. 2.6**).

Die *A. spinalis posterior* versorgt durch kleine Arterien das Hinterhorn und den Hinterstrang. Aus der *A. spinalis anterior* entspringen die *Aa. sulcocommissurales,* die manchmal auf einer und manchmal auf beiden Seiten das Vorderhorn, die Commissura grisea, die Basis des Hinterhorns und die Pars intermedia eines oder mehrerer angrenzender Segmente versorgen.

Zwischen den Aa. spinales posteriores und der A. spinalis anterior wird das Mark von kreisförmigen Arterien *(Vaso corona medullaris)* umringt. Diese versorgen durch kleine Arterien den Seitenstrang, besonders die Pyramidenbahn und den Tractus spinothalamicus lateralis.

Durch diese Arterien fließt das Blut bis zu Kapillaren der Segmente und dann wieder zurück durch Venen, deren Aufbau dem der Arterien entspricht. Die arterielle Versorgung der Segmente ist also horizontal.

2.4 Arterielle Versorgung des Rückenmarks

Die Aa. spinales werden durch die Aa. radiculomedullares gebildet (**Abb. 2.7**). Letztere haben ihren Ursprung außerhalb der Wirbelsäule. Da sie die Spinalnerven begleiten, dringen sie durch das Foramen intervertebrale in den Spinalkanal ein:

- *Aa. radiculomedullares posteriores:* bilden die beiden Aa. spinales posteriores;
- *Aa. radiculomedullares anteriores:* bilden die A. spinalis anterior. Ihre Anzahl, die Seite und die Höhe des Eintretens in den Spinalkanal sind sehr variabel.

Die Kompression einer A. radiculomedullaris anterior führt häufig zu zentromedullären Ischämien im Bereich der A. sulcocommissuralis. Daher ist es wichtig, die ventrale arterielle Versorgung des Rückenmarks zu kennen. Es besteht ein guter Zusammenhang zwischen der Klinik und der anatomischen Beschreibung dieser ventralen radikulomedullären Arterien.

Arterielle Versorgung des zervikalen Marks

Das zervikale Mark wird durch die aus der A. subclavia ausziehenden *Aa. vertebralis*, *thyrocostocervicalis* (diese gibt auch die 3 ersten Aa. intercostales ab), *cervicalis profunda* und *A. cervicalis ascendens* versorgt (**Abb. 2.8**). Letztere geht in die A. vertebralis über.

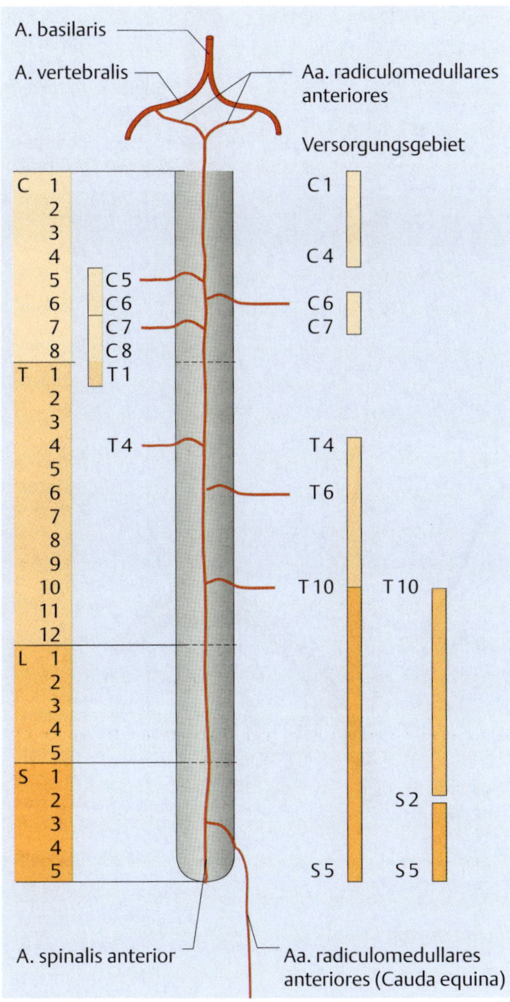

Abb. 2.7 Arterielle Versorgung des Rückenmarks durch die Aa. radiculomedullares anteriores.

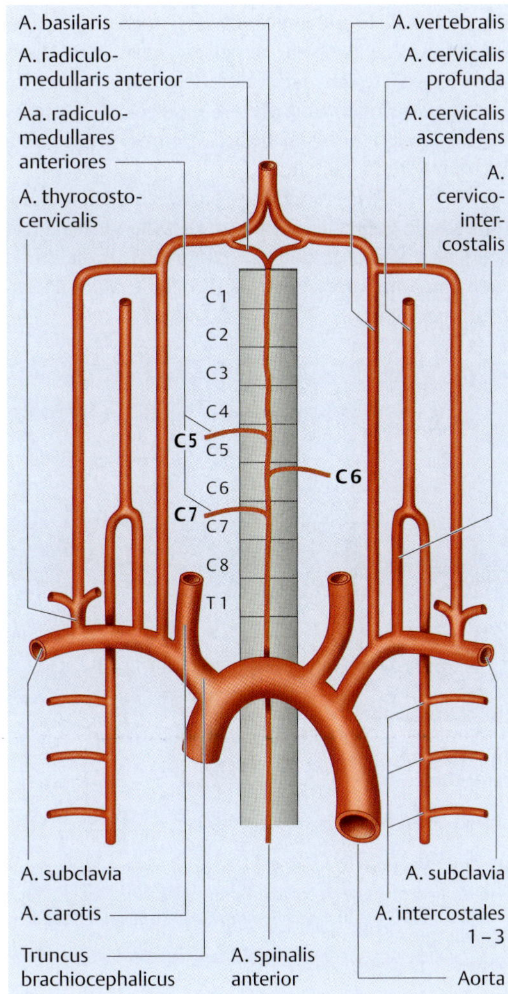

Abb. 2.8 Ursprung der Aa. radiculomedullares anteriores für das zervikale Mark.

Der obere Teil der A. spinalis anterior entsteht aus der Vereinigung der Aa. radiculomedullares anteriores, die aus der A. vertebralis rechts und links entspringen.

Weiter kaudal treten die Aa. radiculomedullares anteriores mit den Spinalnerven C5 (oft von rechts), C6 (oft von links) oder C7 (oft von rechts) in den Spinalkanal ein:

- A. radiculomedullaris anterior C5: versorgt die Segmente C5–C6;
- A. radiculomedullaris anterior C6: versorgt die Segmente C6–C7;
- A. radiculomedullaris anterior C7: versorgt die Segmente C7, C8 und T1, oft auf beiden Seiten.

Arterielle Versorgung des thorakalen Marks

Das thorakale Mark von ca. T4–T10 wird durch radikulomedulläre Arterien versorgt (**Abb. 2.9**). Diese sind Nebenäste der parietalen Arterien, die aus der Aorta entspringen und die Aa. intercostales bilden. Die parietalen Arterien besitzen einen proximalen Ast, den R. dorsospinalis.
Der R. dorsalis versorgt die paravertebralen Muskeln. Der R. ventralis zieht zum Foramen intervertebrale und versorgt den Spinalnerv *(A. radicularis)* oder den Spinalnerv und das thorakale Mark *(A. radiculomedullaris)*.

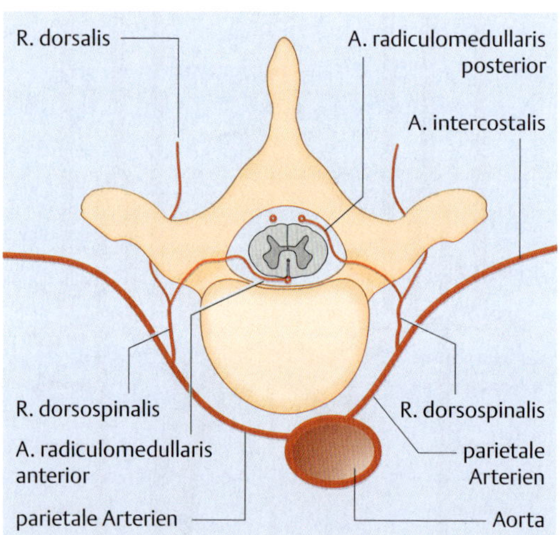

Abb. 2.9 Thorakale A. parietales und proximaler R. dorsospinalis. Der R. dorsalis versorgt die paravertebralen Muskeln. Aus dem R. spinalis entspringt eine A. radicularis oder eine A. radiculomedullaris.

Arterielle Versorgung des kaudalen thorakalen Marks und des lumbosakralen Marks

Die Segmente von ca. T10 – S5 werden durch Nebenäste der thorakalen, lumbalen und sakralen parietalen Arterien versorgt (**Abb. 2.10**). Die parietalen Arterien entspringen aus der Aorta und deren Endästen:

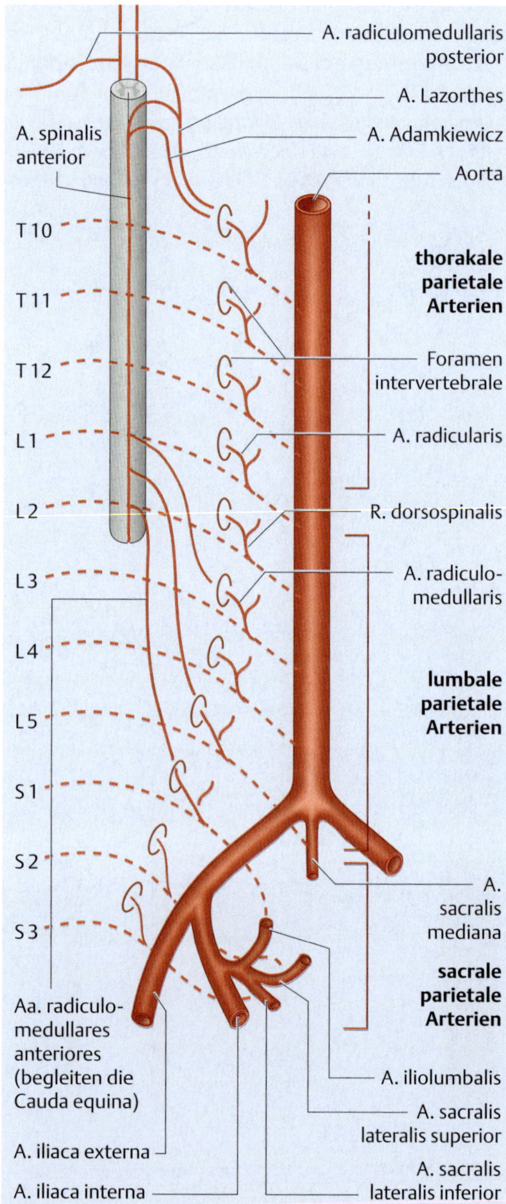

Abb. 2.10 Arterielle Versorgung des lumbosakralen Marks durch die Aa. radiculomedullares Adamkiewicz oder Lazorthes.

- Die parietalen Arterien T10–L4 kommen direkt von der Aorta.
- Die 5. lumbale parietale Arterie zieht aus der A. sacralis mediana.
- Die sakralen parietalen Arterien kommen von der A. iliaca interna, der A. iliolumbalis oder den Aa. sacrales laterales superior oder inferior.

Das lumbosakrale Mark (oft T10–S5) wird in den meisten Fällen durch die A. Adamkiewicz oder die A. Lazorthes versorgt. Diese werden von den parietalen Arterien der Aorta gebildet.

Die *A. Adamkiewicz* ist eine A. radiculomedullaris anterior und zieht in den meisten Fällen in Höhe von T10 in den Spinalkanal und bildet dann die A. spinalis anterior, die bis zum Conus terminalis des Marks verläuft. Sie versorgt den ventralen Teil des gesamten lumbosakralen Marks.

Kommt es zu einem Verschluss dieser Arterie, entsteht eine ventrale Nekrose (ventraler Infarkt) des lumbosakralen Marks mit einem bilateralen kompletten dissoziierten Ausfall der Sensibilität für Schmerz und Temperatur in den Dermatomen T10 – S5. In diesem Fall bleibt der Hinterstrang erhalten. Die taktile Sensibilität und die Tiefensensibilität der Knochen und Gelenke (Körperbild) sind unversehrt.

Die *A. Lazorthes* bildet die A. spinalis anterior und gleichzeitig die Aa. spinales posteriores.

Bei einem Verschluss dieser Arterie betrifft die Nekrose (Infarkt) den gesamten ventralen und dorsalen Teil des lumbosakralen Marks. Es entsteht ein bilateraler globaler kompletter Ausfall aller Sensibilitäten (globale Anästhesie) in den Dermatomen T10 – S5.

In einigen Fällen werden lumbosakrale Segmente oder der Conus terminalis (S2–S5) des Marks durch aufsteigende radikulomedulläre Arterien versorgt, die von unten nach oben durch die lumbosakralen Spinalnerven der Cauda equina bis zum Mark geleitet werden.

Bei einer lumbosakralen Nekrose durch Verschluss der A. Adamkiewicz oder A. Lazorthes können z. B. die sakralen Segmente des Conus terminalis S2–S5 total oder partiell erhalten bleiben. Dies ist von Vorteil, da es nicht zur Zerstörung des sakralen Parasympathikus S2–S4 kommt. Die automatischen Funktionen Miktion, Defäkation und Erektion können erhalten bleiben (Kap. 30).

Glossar zur Neuroanatomie

Azetylcholin. Neurotransmitter der synaptischen Übertragung z. B. von Nervenfasern auf Muskelfasern

Borrelia burgdorferi (Lyme-Borreliose). Die von Burgdorfer beschriebene schraubförmige Bakterie der Familie der Spirochaetaceae. Sie wird durch Zeckenbiss übertragen und ist der Erreger der Lyme-Krankheit. Häufige akute Fälle dieser Krankheit, eine akute Meningoradikulopathie, kamen in Lyme (ein Ort in den USA im Staat Connecticut) vor

Capsula interna (Innere Kapsel). weiße Markschicht in Höhe der zerebralen Hemisphäre, zwischen dem lateralen Linsenkern (Nucleus lentiformis, ein Nucleus des extrapyramidalen Systems) und der medial gelegenen Thalamus und Nucleus caudatus. Sie wird gebildet von einem Crus anterius (ventraler Schenkel), einem Crus posterius (dorsaler Schenkel) und vom Genu in der Mitte. Durch die Kapsel ziehen auf- und absteigende Bahnen. Der Tractus corticonuclearis zieht durch das Genu und der Tractus corticospinalis für die obere und untere Extremität befindet sich im vorderen Drittel des dorsalen Schenkels

Carbamazepin. hemmt die Übertragung des Schmerzreizes im spinalen Trigeminuskern

Defäkation. physiologische Entleerung des Mastdarms

Flower-spray-Endigungen: Rezeptoren die sich im Muskelspindel befinden. Aus diesen Rezeptoren begeben sich die afferenten propriozeptiven II Fasern zum Hinterhorn der grauen Substanz des Segments

Funiculus (posterior, lateralis und anterior des Marks). Markstrang mit einer Gruppe von Bahnen

Gate control. Barriere im Hinterhorn zur Kontrolle der Schmerzafferenzen.

Gyrus angularis. bogenförmige Windung am hinteren Ende des Sulcus temporalis superior

Gyrus präcentralis. motorische Area 4 vor dem Sulcus centralis

Gyrus supramarginalis. bogenförmige Windung am hinteren Ende des Sulcus lateralis

Hypophyse. (Hirnanhangsdrüse) neuroendokrines Organ, eng verbunden mit dem Hypothalamus, sekretiert Hormone die in die Blutbahn abgegeben werden zur Kontrolle der gesamten endokrinen Funktionen des Körpers (z. B. der Funktion der Thyroidea)

Immunologischer Prozess. Autoimmunkrankheit mit Bildung von Antikörper die gegen körperliche Substanzen gerichtet sind, wie z. B. gegen die Markscheiden der markhaltigen Nervenfasern im peripheren oder zentralen Nervensystem

Kordotomie. Durchtrennung einer Bahn, z. B. des Tractus spinothalamicus lateralis in Fällen von unerträglichen Schmerzen

Lamina cribrosa. median gelegene Knochenplatte zwischen Nasenhöhle und vorderer Schädelgrube mit Löcher für den Durchtritt der olfaktorischen Fasern

Limbisches System. auch emotionales Gehirn genannt, besteht aus einem ringartigen Komplex auf der medialen Hemisphärenfläche, bestehend aus Kernen und Bahnen. Es ist in Verbindung mit den olfaktorischen Zentren und dem Hypothalamus (beeinflusst dadurch das vegetative und endokrine System)

Miktion. physiologische Entleerung der Harnblase

Multimodales Assoziationszentrum. Zentrum das mehrere Modalitäten von Informationen erhält und integriert (tertiäre Integration)

Muskelspindel. besteht aus quer gestreiften Muskelfasern (intrafusale Fasern) die durch Streckung oder Verkürzung des Muskels intrafusale Rezeptoren reizen. Diese befinden sich im äquatorialen Teil der Fasern. Es sind anulospiralige-Endigungen (→propriozeptive afferente Ia-Fasern) und Flower-spray-Endigungen (→propriozeptive afferente II-Fasern)

Nucleus caudatus. Kern des extrapyramidalen Systems im Telenzephalon

Oligodendrozyten. Zellen der Neuroglia, bemarkt mehrere Axone im ZNS

Pallidum (Globus pallidus): medialer Teil des Linsenkerns (im Dienzephalon).

Phagozyten. Fresszellen oder Abräumzellen mit Aufnahme von Gewebetrümmer in das Zellinnern zum intrazellulären Abbau

Piloarrektion. Aufrichten der Haare durch die Mm. arrectores pilorum nach Sympathikus-Reiz

Plexus choroideus. gefäßreiche Bildung der Piamater in den intrazerebralen Ventrikel die für die Sekretion des Liquor cerebrospinalis bestimmt ist

Präfrontale Hirnrinde. Areae 8-9 vor der prämotorischen Hirnrinde: Areae 6-7 und dem Gyrus präcentralis, Area 4

Ranvier-Knoten. ringförmige Einschnürungen der Markscheide markhaltiger Nervenfasern die die salatorische Erregungsfortleitung ermöglichen

Schwannzelle. Zelle die das Axon umhüllt und die Markscheide mit ihren Lamellen um das Axon bildet

Synergie (normale Synergie). Elementare willkürliche zielgerichtete Bewegung die von mehreren Muskeln die die gleiche Funktion haben ausgeführt wird (z.B. Außenrotation des Oberarms im Schultergelenk). Globale Synergie ist eine Bewegung die aus Einzelbewegungen besteht (z.B. den Fuß auf einen Schemel stellen erfordert die Flexion des Oberschenkels im Hüftgelenk und die Extension des Unterschenkels im Kniegelenk)

Synergie (pathologische Synergie bei zentraler spastischer Lähmung). Massenaktivierung der spastischen Muskeln einer Extremität mit Verstärkung des spastischen Musters (Syncinésies globales oder d'imitation)

Trigger-Punkte. Druckbelastung von Punkten die Schmerzen auslösen, wie z.B. Trigeminusneuralgie (Kap. 1) oder pseudoradikuläre Schmerzen (Kap. 16)

Windung der zerebralen Hermisphäre. Gyrus, zwischen Furchen lokalisierter Teil der Hirnrinde

Übungsfragen zur Neuroanatomie

Wiederholen und vertiefen Sie die Inhalte und bereiten Sie sich auf das Examen vor. (Die Seitenzahlen in Klammern nennen Ihnen die Fundstellen für die Antworten.)

Welches sind die 4 Hauptteile des zentralen Nervensystems und welche Bestandteile gehören zu den einzelnen Teilen? (Seite 5–8)

Was bedeutet der Begriff Integration der Großhirnrinde bei der Bearbeitung somatischer und spezieller Sensibilitätsinformationen? (Seite 6–7)

Beschreiben Sie die anatomische Organisation sowie die Funktionen des somatischen Sympathikus. (Seite 8–11)

Beschreiben Sie die anatomische Organisation sowie die Funktionen des viszeralen Sympathikus. Welches ist die klinische Bedeutung der Head-Zonen? (Seite 11–12)

Beschreiben Sie die Hirn- und Spinalhäute. Wo bildet sich im Schädel das extradurale- oder subdurale Hämatom? (Seite 16–17)

Produktion, Zirkulation und Resorption des Liquor cerebrospinalis? In welchem Fall kann es zu einem Hydrozephalus internus kommen? (Seite 17)

Welches sind die Bestandteile des medullären Segments? Beschreiben Sie die arterielle Versorgung des Segments? (Seite 21–23 u. 28)

Myotome der oberen Extremität. Nennen Sie die Muskeln oder Muskelsynergien von jedem einzelnen Myotom. (Seite 24 u. 26)

Myotome der unteren Extremität. Nennen Sie die Muskeln oder Muskelsynergien von jedem einzelnen Myotom. (Seite 25 u. 26)

An welchen Stellen sind die Dermatome am Rumpf und an den Extremitäten lokalisiert? (Seite 27)

II Befunderhebung

Teil II Befunderhebung

Die funktionelle Untersuchung beim Patienten ist für den Physiotherapeuten die Voraussetzung der Auswahl der besten Behandlungstechniken. Der Physiotherapeut soll in der Lage sein die wichtigen Funktionen zu prüfen und pathologische Vorgänge zu verstehen. In diesem Teil werden pathologische Feststellungen (Semiotik) dargestellt und erklärt. Die Prüfung betrifft:

- die bewussten Sensibilitäten;
- die Gestikfunktionen der Extremitäten sowie die posturale Steh- und Gehfunktion;
- die Hör- und Gleichgewichtsfunktion;
- die Sehfunktion und die Augenmotorik;
- die Blasen- und Mastdarmfunktion;
- die höheren Funktionen.

Die vom Arzt ausgeführte elektrophysiologische Untersuchung soll die klinische Untersuchung ergänzen. Mehrere Untersuchungsmethoden stehen zur Verfügung. Die Elektrophysiologie ermöglicht es, den Schweregrad peripherer Lähmungen zu ermitteln und frühzeitig ihren Verlauf zu bestimmen. Der Physiotherapeut soll in der Lage sein die ihm mitgeteilten elektrophysiologischen Resultate zu verstehen.

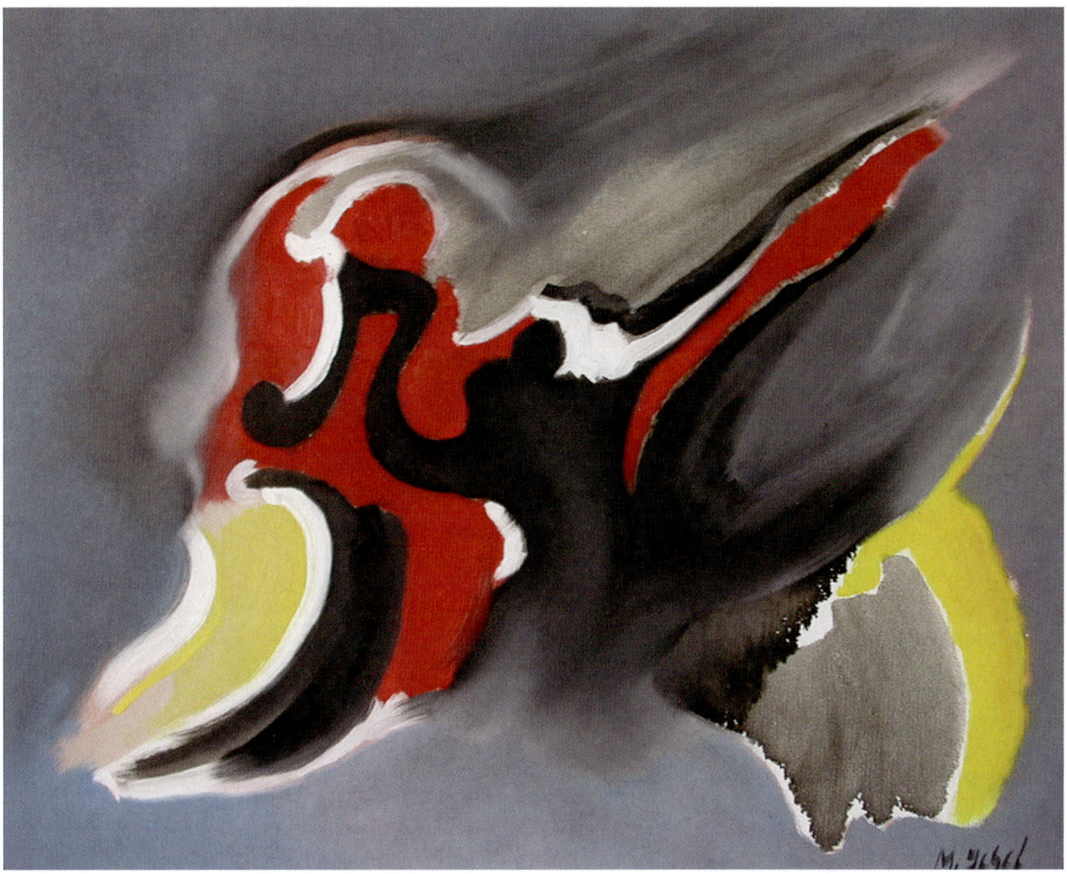

3 Klinische Prüfung der Somästhesie – Reiz- und Ausfallssymptome

Im Folgenden werden die Prüfung der bewussten Sensibilitäten *(Somästhesie)* sowie die Reiz- und Ausfallerscheinungen und deren Ursachen beschrieben.

3.1 Klassifizierung der Sensibilitäten

Die Sensibilitäten des Körpers *(somatische Sensibilitäten)* können in Oberflächen- *(Haut-* oder *exterozeptive)* und Tiefensensibilitäten *(propriozeptive)* eingeteilt werden. Die afferenten Fasern der Sensibilitäten kommen von der Peripherie zum Hinterhorn der grauen Substanz des Marksegments und bilden im Mark die verschiedenen aufsteigenden Bahnen (**Abb. 3.1**). Die Sensibilitätsbahnen leiten die peripheren Empfindungen zur Integration in die parietale Hirnrinde.

Oberflächensensibilitäten

- Sensibilität für *Schmerz-* und *Temperaturempfindungen*: ist für die Erhaltung der Unversehrtheit des Körpers verantwortlich. Sie führt zum Fluchtreflex.
- *Protopathische Sensibilität* (grobes Berührungs- und Druckgefühl): wird in der Literatur zur Neuroanatomie und -physiologie erwähnt, ist aber für die klinische Untersuchung und die neurologische Diagnose nicht geeignet. Diese Sensibilität erlaubt keine präzise Lokalisation.
- *Taktile Sensibilität* (feines Tastgefühl): wird als epikritische Sensibilität bezeichnet. Ihre Funktion besteht in der diskriminierenden Analyse (Diskrimination) und der Wahrnehmung dessen, was mit der Haut (besonders der Hand) spürbar ist. Die globale Funktion ist die *Hylognosie* (hylo = Materie, gnosie = erkennen).

Tiefensensibilitäten

Zweierlei Tiefensensibilitäten werden unterschieden:

- Die bewusste Tiefensensibilität der Knochen *(Pallästhesie)* und Gelenke *(Kinästhesie)*, die sich direkt prüfen lässt. Diese Sensibilität führt zur Wahrnehmung des Körperbildes.

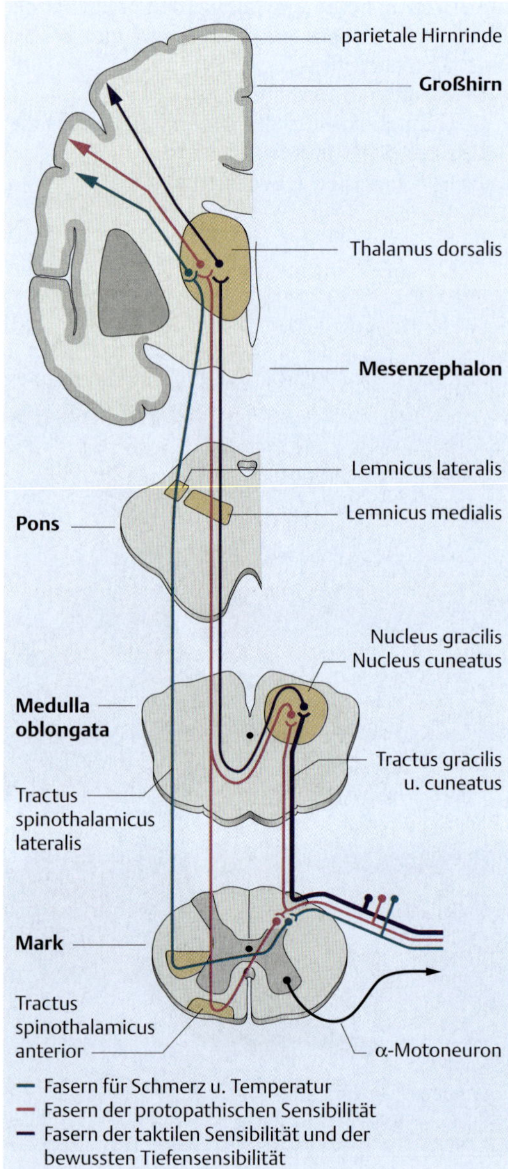

Abb. 3.1 Aufsteigende Bahnen der bewussten Sensibilität (nach Duus 1995).

- Die unbewusste Tiefensensibilität der Muskeln und Sehnen kann nicht direkt geprüft werden. Sie wird über den Tractus spinocerebellaris posterior (Flechsig), den Tractus cuneocerebellaris und den Tractus spinocerebellaris anterior (Gowers) zum Vermis des Kleinhirns geleitet. Damit zählt sie nicht zur Somästhesie.

Zusammenfassung

Die *Somästhesie* gliedert sich in die Sensibilität für Schmerz und Temperatur, die taktile Sensibilität und die Pallästhesie und Kinästhesie. Die taktile Sensibilität, die Pallästhesie und die Kinästhesie haben als globale Funktion die *Stereognosie* (stereo: Form des Gegenstands, gnosie: erkennen), d.h. die Wahrnehmung mit der Hand des Symbols eines Gegenstands nach Analyse von dessen physischen und räumlichen Eigenschaften.

3.2 Anatomischer Überblick

3.2.1 Sensibilität für Schmerz und Temperatur

Die Schmerz- und Temperaturempfindungen werden über 3 Neurone zur parietalen Hirnrinde geleitet. Die Rezeptoren *(Nozi-* und *Thermozeptoren)* befinden sich in Form freier Nervenendigungen in der Haut. Die Nervenfasern des 1. Neurons haben entweder keine (C-Fasern) oder nur schmale Markscheiden (A-Delta-Fasern). Sie leiten langsam, sodass es nicht möglich ist, ihre Leitgeschwindigkeit mit einer elektrophysiologischen Untersuchung zu messen.

Diese kurzen radikulären Fasern ziehen vom Ganglion spinalis zum Hinterhorn. Dort liegt die Synapse mit dem 2. Neuron, das die Mittellinie des Segments in der Commissura grisea überquert und auf der Gegenseite den Tractus spinothalamicus lateralis im Seitenstrang des Marks bildet. Die Fasern ziehen im *Lemnicus spinalis* des Hirnstamms bis zum Thalamus (außerhalb des Lemnicus medialis). Dort befindet sich die Synapse mit dem 3. Neuron, das im Tractus thalamocorticalis zur parietalen Hirnrinde führt.

Die Areae 1, 2, 3 sind Projektionsfelder der sensiblen Afferenzen, die Areae 5 und 7 Integrationsfelder, in denen die Wahrnehmung der Empfindungen stattfindet.

Eine besondere Schmerzbahn ist der Tractus spinotectalis, der zum Mittelhirndach führt und die reflektorische Verengung der Pupille (Kontraktion des glatten M. sphincter pupillae) auslöst, die bei einem Schmerzreiz der Haut hervorgerufen wird.

3.2.2 Protopathische Sensibilität

Die protopathische Hautsensibilität erlaubt ein grobes Berührungs- und Druckgefühl. Die Fasern verlaufen von der Peripherie zum Hinterhorn. Das 2. Neuron teilt sich in homolaterale Fasern, die im Hinterstrang nach kranial ziehen, und in Fasern, die über die Mittellinie kreuzen und auf der Gegenseite den Tractus spinothalamicus ventralis (oder anterior) im Vorderstrang des Marks bilden.

Diese Fasern durchqueren den Hirnstamm im *Lemnicus medialis* und erreichen den Thalamus. Von dort aus zieht das 3. Neuron im Tractus thalamocorticalis zur parietalen Hirnrinde.

3.2.3 Taktile Sensibilität und bewusste Tiefensensibilität

Die taktile Sensibilität und die bewusste Tiefensensibilität werden zusammen über 3 Neurone zur parietalen Hirnrinde geleitet. Die Hautrezeptoren der taktilen Sensibilität sind die *Mechanorezeptoren* (eingekapselte Endorgane):
- Merkel-Tastscheiben;
- Meissner-Tastkörperchen;
- Haarmanschetten;
- Vater-Pacini-Lamellenkörperchen.

Die Rezeptoren der Tiefensensibilität der Knochen und Gelenke sind die *Propriozeptoren.*

Aus allen diesen Rezeptoren kommen dicke markhaltige A-Alpha- und A-Beta-Fasern, die durch die saltatorische Erregungsfortleitung eine Geschwindigkeit von 50–70 m/s erreichen.

Die Zellkörper des 1. afferenten Neurons befinden sich im Ganglion spinalis der Radix posterior.

> ***Traumatischer Ausriss der Radix posterior aus dem Mark:*** *Dabei können die peripheren Sensibilitätsfasern erhalten bleiben. So besteht die Möglichkeit, die sensible Leitgeschwindigkeit an der komplett gelähmten oberen Extremität zu messen.*

Die langen radikulären Fasern verlaufen zum Hinterhorn und zum Hinterstrang, wo sie den Tractus gracilis aus den Fasern der unteren Extremität und des Rumpfes bis zu T3 und den Tractus cuneatus aus den Fasern der oberen Extremität und des Halses bilden. Im Hinterhorn kommt es zu Abzweigungen von Fasern, die für die Hemmung der synaptischen Schmerzübertragung bestimmt und zur Bildung der Reflexbogen mit dem Alpha-Motoneuron gekoppelt sind.

Die aufsteigenden Fasern ziehen auf der homolateralen Seite des Marks bis zu den Nuclei gracilis und cuneatus, die sich im kaudalen Abschnitt der Medulla oblongata befinden. Hier liegt die Synapse mit dem 2. Neuron, das die Mittellinie überquert und im *Lemniscus medialis* des Hirnstamms den Thalamus erreicht.

Im Thalamus liegt die Synapse mit dem 3. Neuron, das im Tractus thalamocorticalis zur parietalen Hirnrinde zieht, wo die Sensibilitätsintegration stattfindet.

Propriozeptive afferente Fasern der Knochen und Gelenke werden auch von propriozeptiven Fasern von Muskeln und Sehnen zur Wahrnehmung der Muskelkraft und der Muskeldehnung begleitet.

3.3 Klinische Prüfung der bewussten somatischen Sensibilitäten

Zur Lokalisation der Läsionen ist es wichtig, die Sensibilität für Schmerz und Temperatur, die taktile sowie die Tiefensensibilität der Knochen und Gelenke zu prüfen. Dafür gibt es 2 Möglichkeiten: die analytische und die globale Prüfung.

> *Die Sensibilitäten werden ohne Augenkontrolle geprüft. Es ist jedoch wichtig, dem Patienten vor dem Schließen der Augen zu erklären, worum es geht. Dieser Befund ist rein subjektiv. Er kann nur gelingen, wenn der Patient zur Mitarbeit motiviert ist.*

3.3.1 Analytische Prüfung der Sensibilitäten

> *Die Prüfung der Schmerz- und Temperaturempfindungen soll sowohl qualitativ (der Patient soll den Reiz empfinden und soll antworten mit: schmerzhaft, kalt, heiß) als auch quantitativ sein (der Patient soll die Stärke des Reizes im Vergleich beurteilen).*

Schmerzempfindungen

Die Schmerzempfindungen werden mithilfe einer spitzen Nadel zuerst getestet. Dazu wird mit einer Nadel auf die Haut gepikst und ein Schmerzreiz ausgelöst. Nach einem einzelnen Stich auf die Haut kommt es zu einem raschen physiologischen Erlöschen der Schmerzempfindung. Daher ist es ratsam, die Haut mehrmals mit der Nadel zu reizen, um das Schmerzgefühl zu bahnen.

> *Ist die Schmerzempfindung vermindert, spürt der Patient erst nach 3, 4 oder mehr Reizen das Schmerzgefühl.*

Temperaturempfindungen

Die Prüfung erfolgt mit 2 Reagenzgläschen, von denen eines mit kaltem (10 °C), das andere mit heißem Wasser (40 °C) gefüllt ist. Mithilfe dieser Reagenzgläschen wird die Haut gereizt.

Taktile Sensibilität

Sie ist für die Diskrimination bestimmt. Durch das Berühren der Haut mit einem stumpfen Gegenstand (ohne Druck) kann diese taktile Empfindung mit verschiedenen Tests geprüft werden:

- *Taktile Lokalisation:* Eine präzise Stelle der Haut wird durch eine leichte Berührung gereizt. Der Patient soll diese Stelle genau angeben oder mit seinem Finger darauf zeigen.
- *Sukzessive taktile Diskrimination:* Mehrere schnell aufeinander folgende taktile Reize werden auf die Haut aufgesetzt, entweder an einer Stelle (der Patient soll sie zählen) oder entlang einer geraden Linie (der Patient soll empfinden, dass die Linie unterbrochen ist).
- *Graphästhesie* oder deplatzierter Kontakt: Der Patient soll einen auf die Haut gezeichneten Kreis oder ein Kreuz erkennen.
- *Taktile Zweipunktdiskrimination:* Die Haut des Patienten wird mit einem stumpfen Gegenstand (Weber-Zirkel oder Makinnon-Dellon-Diskcriminator; **Abb. 3.2**) simultan an 2 Stellen ge-

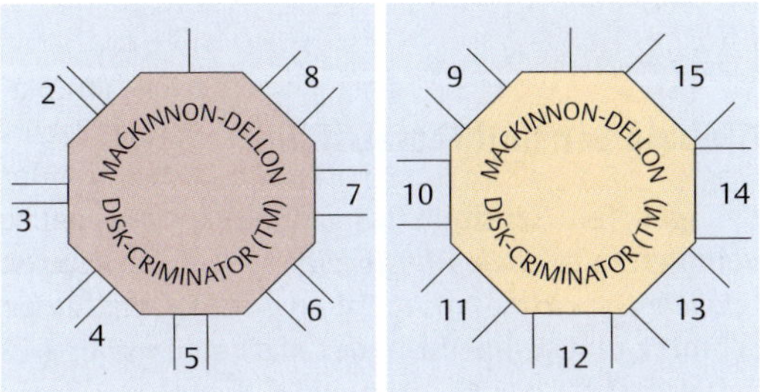

Abb. 3.2 Disk-criminator von Mackinnon-Dellon zur Prüfung der taktilen Zweipunktdiskrimination.

reizt. Die genannten Hilfsmittel haben einen definierten Abstand. Normalerweise können 2 Kontakte auf der Haut getrennt empfunden werden, wenn z. B. der Abstand an den Fingerspitzen 3–4 mm, auf der Rückseite der Hand 2–3 cm oder an der Brust 5–6 cm beträgt. An den Fingerspitzen ist die Zweipunktdiskrimination am feinsten.

Wird eine normale taktile Zweipunktdiskrimination an den Fingerspitzen festgestellt, müssen keine weiteren Tests durchgeführt werden.
Die Unterscheidung zwischen spitz und stumpf (Schmerz- und Tastgefühl) oder heiß und kalt ist nicht für eine neurologische Untersuchung geeignet.

Pallästhesie

Die Prüfung erfolgt mit einer *Stimmgabel n° 128* (**Abb. 3.3**). Diese wird angeschlagen und auf diejenigen Stellen aufgesetzt, an denen sich der Knochen unter der Haut befindet.

Die Prüfung ist ***qualitativ*** (der Patient soll das Vibrationsgefühl empfinden) und ***quantitativ***. Die Pallästhesie wird im Seitenvergleich getestet.

Sie kann auch im Vergleich mit dem Prüfer getestet werden, indem die Stimmgabel nach Erlöschen der Empfindung des Patienten auf den Handrücken des Prüfers aufgesetzt wird, um festzustellen, ob dieser dann noch eine Vibration spürt.

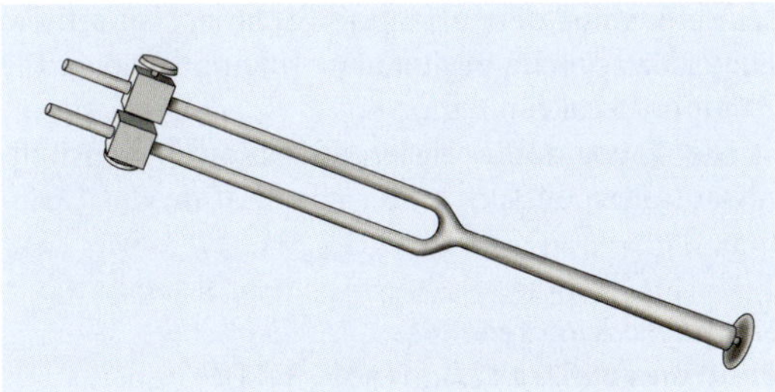

Abb. 3.3 Stimmgabel n° 128 zur Prüfung der Pallästhesie.

Kinästhesie

Sie wird durch ***passive Bewegungen*** z. B. der Finger oder des großen Zehs geprüft. Es ist wichtig, die Glieder lateral anzufassen, damit es nicht zu einem Druckgefühl kommen kann. Der Patient sollte Folgendes empfinden können:

- Die passive Bewegung;
- Die Bewegungsrichtung (nach oben, nach unten);
- Die Endstellung der Glieder (oben oder unten).

An den oberen Extremitäten gibt es einen zusätzlichen Spiegeltest *(Mirroring)*: Dabei schließt der Patient die Augen, und der Prüfer bringt einen Arm in eine neue Stellung. Anschließend soll der Patient diese Stellung mit dem anderen Arm einnehmen.

3.3.2 Globale Prüfung der Sensibilitäten

Die globale Prüfung der Sensibilitäten ist durch die *Hylognosie* und die *Stereognosie* (mit geschlossenen Augen) möglich.

Hylognosie

Zur Prüfung verfügt der Prüfer über eine Zahl an Materialien, die der Patient mit der Hand berühren und dadurch wahrnehmen soll, wie z. B. Holz, Plastik, Papier, verschiedene Qualitäten von Stoffen, feine oder grobe Schmirgelpapiere.

Stereognosie

Dabei geht es um die Wahrnehmung eines vom Prüfer in die Hand des Patienten gelegten Gegenstands. Handelt es sich um einen bekannten Gegenstand (z. B. Schlüssel), kommt es zu einem sofortigen Erkennen (sofortige Integration durch die parietale Hirnrinde). Ist es ein fremder Gegenstand, muss der Patient zuerst die ***physischen*** (Oberflächenbeschaffenheit, Gewicht, Konsistenz) und ***räumlichen Eigenschaften*** (Größe, Breite, Länge, Form) analysieren, um herauszufinden, welcher Gegenstand es sein könnte.

Die Analyse der physischen und räumlichen Eigenschaften des Gegenstands geschieht durch dessen aktive Palpation mit der Hand oder durch das passive Schließen der Hand durch den Prüfer, falls die willkürliche Handmotorik des Patienten erloschen ist.

3.4 Pathologie

3.4.1 Subjektive Zeichen oder Reizsymptome

Subjektive Zeichen (anormale Empfindungen) werden in der Anamnese des Patienten erhoben. Dabei kann es sich um folgende Zeichen handeln:

- *Somatischer Schmerz:* Eine Neuralgie ist z. B. ein Schmerz der durch eine periphere Nervenkompression entstehen kann. Das Schmerzgefühl ist im Innervationsgebiet des peripheren Nervs lokalisiert. Ein akuter radikulärer Schmerz entsteht durch die akute Kompression eines Spinalnervs (z. B. Diskushernie) und hat eine typische Ausstrahlung.
- *Parästhesien* sind spontane Missempfindungen (z. B. Ameisengefühl). Die chronische Kompression des N. medianus im Karpaltunnel führt beispielsweise zu Parästhesien der Hand. Parästhesien der oberen und unteren Extremitäten können nach einem zervikalen Wirbelsäulentrauma mit vorübergehender funktioneller Störung des Hinterstrangs des Marks entstehen.
- *Dysästhesien* sind provozierte Missempfindungen. Beispielsweise hat der Patient beim Barfußgehen auf einem Plastikboden das Empfinden, als würde er auf einem Wollteppich gehen. Hier kommt es zu falschen Informationen durch die Sensibilitätsrezeptoren der Fußsohlen (z. B. bei einer akuten Polyradikuloneuropathie).
- *Hyperästhesie oder Hyperalgesie:* gesteigerte unangenehme taktile oder Schmerzempfindung durch Hautreiz, die besonders bei akuten peripheren axonalen Läsionen zu beobachten sind.
- *Störungen des Körperbilds:* Der Patient erhält falsche Informationen hinsichtlich der Dimensionen (großer oder kleiner Fuß) oder der Stellung seiner Glieder. Die Fehlinformation entsteht nach Schädigung der afferenten propriozeptiven Fasern (z. B. bei einer akuten Polyradikuloneuropathie).

3.4.2 Objektive Zeichen oder Ausfallsymptome

Inkomplette Ausfälle der Sensibilitäten werden als *Hypoästhesie*, komplette als *Anästhesie* bezeichnet. Sie können *global* oder *dissoziiert* sein.

Globale Sensibilitätsausfälle

Bei globalen Sensibilitätsausfällen kommt es zu kompletten *(globale Anästhesie)* oder inkompletten *(globale Hypoästhesie)* Ausfällen der Sensibilität für Schmerz und Temperatur, der taktilen und der Tiefensensibilität der Knochen und Gelenke.

Ursachen globaler Sensibilitätsausfälle:

- *Periphere Nervenläsion:* z. B. nach Durchtrennung aller Sensibilitätsfasern eines peripheren Nervs oder Ausriss aller Spinalnerven (C5–T1) des Plexus brachialis nach einem Motorradunfall.
- *Traumatischer Querschnitt* des Marks: kaudal der Markläsion kommt es zu bilateralen kompletten globalen Sensibilitätsausfällen.
- *Nekrose des Thalamus* durch vaskulären Insult.
- *Nekrose der parietalen Hirnrinde* durch vaskulären Insult.

Dissoziierte Sensibilitätsausfälle

Dissoziierte Sensibilitätsausfälle sind besonders bei Markläsionen zu beobachten, da im Marksegment die Fasern der taktilen und der Tiefensensibilität der Knochen und Gelenke auf der gleichen Seite verbleiben, während die Fasern der Sensibilität für Schmerz und Temperatur auf die Gegenseite kreuzen.

Es gibt zweierlei Möglichkeiten zur Dissoziation: *syringomyelische* und *tabetische* Dissoziation.

Sensibilitätsausfälle mit syringomyelischer Dissoziation

Diese Sensibilitätsausfälle sind durch komplette oder inkomplette Ausfälle der Sensibilität für Schmerz und Temperatur gekennzeichnet **(Abb. 3.4a–b)**. Dabei sind aber die taktile und die Tiefensensibilität der Knochen und Gelenke erhalten (z. B. spürt der Patient den Schmerz an seinem Finger zwar nicht, besitzt aber eine normale taktile Zweipunktdiskrimination).

Die Topographie dieser dissoziierten Sensibilitätsausfällen entspricht der Lokalisation der Läsionen.

Läsionen des Rückenmarks

Zentromedulläre Läsion (Abb. 3.4a)

Bei einer Läsion der *Commissura grisea* sind die Fasern des 2. Neurons, die die Sensibilität für Schmerz und Temperatur leiten, betroffen. Dadurch kommt

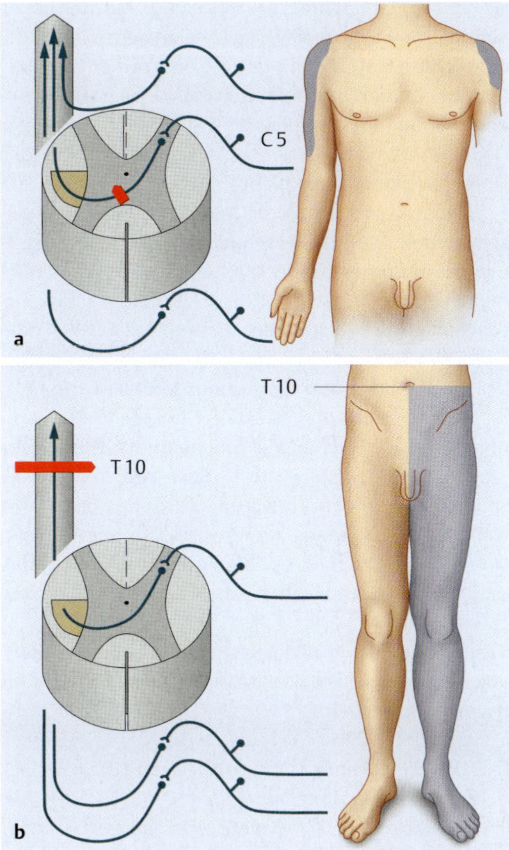

Abb. 3.4a–b Sensibilitätsausfälle mit syringomyelischer Dissoziation. **a** Zentromedulläre Läsion: Unterbrechung des 2. Neurons der Sensibilität für Schmerz und Temperatur in der Commissura grisea des Segments (hier C5). Schmerz und Temperatur im Dermatom C5 fallen rechts total und links partiell aus. **b** Lateromedulläre Läsion: Unterbrechung des Tractus spinothalamicus lateralis rechts in Höhe von T10. Die Sensibilitätsausfälle für Schmerz und Temperatur liegen kaudal der medullären Läsion auf der linken Seite und erstrecken sich bis zum Dermatom S5.

es zu kompletten oder inkompletten Sensibilitätsausfällen der Schmerz- und Temperaturempfindung mit einer *segmentalen Topographie*.

Folgendes wird festgestellt:

- Die Ausfälle sind uni- oder bilateral (in letzterem Fall meistens asymmetrisch verteilt).
- Die Ausfälle können ein oder mehrere Dermatome, das gesamte oder nur einen Teil des Dermatoms betreffen.
- Die Ausfälle sind ganz genau abgegrenzt (auf den Millimeter), weshalb es wichtig ist, die Sensibilität für Schmerz an den verschiedenen Dermatomen von kranial nach kaudal der Reihe nach zu prüfen (Kap. 2.2).
- Eine Hyperalgesie lässt sich nie feststellen!

Ursachen zentromedullärer Läsionen

- Syringomyelie: Ein Degenerationsprozess des zervikalen Marks, der durch eine Missbildung zwischen Mark und Medulla oblongata (Arnold-Chiari-Syndrom) auch zwischen Schädel und zervikaler Wirbelsäule entsteht. Dabei ist das Herausfließen des Liquors durch die Aperturae mediana et laterales behindert, weshalb sich dieser einen Weg durch die graue Substanz des zervikalen Marks bahnt. Dort bilden sich Kanäle, die die Axone des 2. Neurons für Schmerz und Temperatur schädigen (Kap. 25).
- Zentromedulläre Tumoren: Ependymome.
- Zentromedulläre Ischämien und Nekrosen der Commissura grisea im Bereich des distalen Teils der A. sulcocommissuralis. Diese Läsionen können spontan entstehen, z. B. bei einer vorübergehenden Kompression einer A. radiculomedullaris anterior (Kap. 15). Sie können auch posttraumatisch erscheinen. In einigen Fällen entwickelt sich durch die Bildung einer Nekrose ein kleines zentromedulläres Hämatom, weshalb diese Läsion als *Hämatomyelie* bezeichnet wird.

Lateromedulläre Läsion (Abb. 3.4b)

Bei Läsionen des Tractus spinothalamicus lateralis entstehen kaudal des Niveaus der medullären Läsion (das Niveau der Ausfälle wird durch das zuerst betroffene Dermatom angegeben) bis zum Dermatom S5, Sensibilitätsausfälle für Schmerz und Temperatur auf der Gegenseite der lateromedullären Läsion.

Ursachen uni- oder bilateraler lateromedullärer Läsionen:

- Brown-Séquard-Syndrom: klinisches Zeichen einer unilateralen Läsion des thorakalen Marks, z. B. einer lateralen Markkompression durch ein Neurinom oder Meningeom. Die Ausfallssymptome treten progredient ein. Auf der Seite der Markkompression entsteht eine Pyramidenbahnschädigung, die eine progrediente zentrale Lähmung kaudal der medullären Läsion verursacht.
  In manchen Fällen kann auch eine Schädigung des Tractus gracilis mit Ausfällen der taktilen und der Tiefensensibilität der Knochen und Gelenke auf der Seite der zentralen Lähmung entstehen. Auf der Gegenseite kommt es kaudal des Niveaus der medullären Kompression zu dissoziierten Ausfällen der Sensibilität für Schmerz und Temperatur bis zu S5.
- Ventrale Nekrose des Marks: Durch den Verschluss der A. Adamkiewicz oder eine traumatische Durchtrennung des ventralen Teils des Marks und der A. spinalis anterior bei einer Wirbelsäulenfraktur in Höhe der Wirbel T12 oder L1

kann sich eine akute ventrale Nekrose des lumbosakralen Abschnitts des Marks entwickeln (siehe Kap. 2.4 und 30.4.3).

Läsionen der Medulla oblongata
Unilaterale Ausfälle der Sensibilität für Schmerz und Temperatur können auch bei einem dorsolateralen Infarkt der Medulla oblongata beobachtet werden. Diese dissoziierten Ausfälle finden sich auf der Gegenseite der Läsion der Medulla oblongata (Kap. 7, Wallenberg-Syndrom).

Sensibilitätsausfälle mit tabetischer Dissoziation

In diesem Fall betreffen die Ausfälle die taktile und die Tiefensensibilität der Knochen und Gelenke, während die Sensibilität für Schmerz und Temperatur erhalten ist.

Derartige dissoziierte Sensibilitätsausfälle durch Läsionen des Hinterstrangs (Tractus gracilis und Tractus cuneatus) haben sensible und motorische Folgen.

Sensible Folgen
Die sensible Folge im Fall einer Läsion des Hinterstrangs des zervikalen Marks ist die *Astereognosie durch Anästhesie der Hand.* Dabei kann der Patient mit seiner Hand den Gegenstand nicht wahrnehmen, weil er durch die Ausfälle der taktilen und der Tiefensensibilität der Knochen und Gelenke die physischen und räumlichen Eigenschaften des Gegenstands nicht mehr analysieren kann.

Sensible und motorische Folgen
Durch Läsionen des Hinterstrangs kann es zu Ausfällen des Körperbildes sowie der Eigenreflexe und der reflektorischen Muskelkontraktion kommen, was zu erklären ist, durch die Unterbrechung der sensiblen Afferenzen des Reflexbogens.

Fallbeispiel: F. Rüdiger, 62 Jahre alt, chronische Lumbalgien. Osteosynthese L3–L4 zur Behandlung einer lumbalen Wirbelsäuleninstabilität mit gutem Erfolg.
Nach der Operation: intermittierende Parästhesien der Füße und bilaterale permanente Parästhesien in den Dermatomen S3–S5 (Damm, äußere Geschlechtsorgane und perianale Gegend).
4. postoperativer Tag: normale Kraft der unteren Extremitäten, aber Ausfall der Achillessehnenreflexe. Normale willkürliche Kontraktion des quer gestreiften M. sphincter ani, aber kompletter Ausfall der automatischen (Husten) und reflektorischen Kontraktion (durch Dehnung) des Muskels. In den Dermatomen S3–S5 normale Schmerzempfindung. Auf der linken Seite kompletter Ausfall der taktilen Sensibilität. Auf der rechten Seite Verminderung der taktilen Sensibilität, aber taktile Diskrimination (sukzessive taktile Diskrimination und Graphästhesie) erhalten. Miktion: Dauerkatheter; Defäkation möglich, spürt aber den Durchgang der Faeces nicht.
8. postoperativer Tag: Parästhesien der Füße sind verschwunden. Die Achillessehnenreflexe bleiben aus. In den Dermatomen S3–S5 links sind die sensiblen Anomalien unverändert. Beim Waschen seines Geschlechtsorgans spürt der Patient das kalte oder heiße Wasser, hat aber durch den Ausfall des kaudalen Körperbildes kein Berührungsgefühl. Miktion/Defäkation normal, spürt aber den Durchgang des Harns und der Faeces nicht. Willkürliche und automatische Kontraktion (Husten) des quer gestreiften M. sphincter ani jetzt normal; reflektorische Kontraktion während des Dehnens des Muskels vermindert. Erektion normal. Durch das Fehlen der sensiblen Empfindungen beim Geschlechtsverkehr kommt es zu keiner Ejakulation.
5 Monate nach der OP: klinischer Befund unverändert. Die neurologischen Anomalien können als definitiv bezeichnet werden.

Erklärung: Es handelt sich um eine akute Läsion des Hinterstrangs des sakralen Marks (S1–S2) S3–S5, sehr wahrscheinlich durch Schädigung einer längs der Cauda equina aufsteigenden A. radiculomedullaris posterior.

Motorische Folgen
Die motorische Folge einer Läsion des Hinterstrangs ist die *propriozeptive Ataxie.* Hierbei handelt es sich um eine motorische Inkoordination durch Ausfälle der Tiefensensibilität der Knochen und Gelenke. So entsteht eine motorische Inkoordination der posturalen und Gestikbewegungen, die durch die Sehfunktion kompensiert wird.

Propriozeptive Steh- und Gehataxie (Störung der posturalen Funktion)

- Der Patient steht und geht breitbeinig.
- Während des Gehens sind seine Augen auf die Füße gerichtet. Er benutzt seine Augen als Hilfsstöcke.
- Sobald der Patient die Augen schließt wird er ganz unsicher und stürzt *(Romberg-Zeichen).*

Propriozeptive Bewegungsataxie (Störung der Gestikfunktion)

Die Bewegungsinkoordination ist durch die beiden folgenden klinischen Zeichen charakterisiert:

- *Instabilität der Hände:* Hält der Patient im Sitzen mit geschlossenen Augen die Arme gestreckt vor sich, beginnen sich seine Hände

langsam zu bewegen. Dies nimmt er jedoch nicht wahr.
- Der Patient kann mit geschlossenen Augen die Richtung der willkürlichen Bewegung nicht finden. Er kann *keine zielgerichtete Bewegungen* mehr ausführen. Dies lässt sich durch einfache Bewegungstests mit geschlossenen Augen feststellen, wie z. B. Finger-Nase- oder Ferse-Knie-Test.

Ursachen von Sensibilitätsausfälle mit tabetischer Dissoziation
Die Ausfälle werden durch Läsionen im Hinterstrang des Marks (Tractus gracilis und Tractus cuneatus) verursacht:
- *Tabes:* spät eintretende neurologische Komplikation nach Lues-Infektion. Tabes ist heute durch die frühzeitige Lues-Behandlung mit Antibiotika selten geworden.
- *Multiple Sklerose:* Entmarkung der Fasern des Tractus gracilis und Tractus cuneatus.
- *Traumen* im Hinterstrang des Marks nach Fraktur der Wirbelsäule (posteriore Wirbelsäulenfrakturen nach Steinschlag bei Bergarbeitern im Vierfüßlerstand) oder nach chirurgischer Entfernung eines bösartigen Tumors des Wirbelbogens der thorakalen Wirbelsäule mit Unterbrechung der arteriellen Versorgung des Hinterstrangs.

Spontane vaskuläre Läsionen des Hinterstrangs sind selten!

- *Kombinierte Sklerose des Marks:* simultane bilaterale Degeneration des Tractus gracilis und Tractus cuneatus und der Pyramidenbahn. Die kombinierte Marksklerose kann mit einer Biermer-Anämie verbunden sein (Avitaminose B12). In diesen Fällen treten folgende Zeichen auf: Patellarreflexe sehr lebhaft, bilaterales Babinski-Zeichen, Achillessehnenreflexe erloschen, Pallästhesie am distalen Teil der unteren Extremitäten stark vermindert oder ausgefallen.
- *Spinopontozerebelläre Atrophien:* siehe Kapitel 35.

Sensibilitätsstörungen durch Läsionen der parietalen Hirnrinde

Ein Infarkt der Areae 1–3 (Gyrus postcentralis) der parietalen Hirnrinde hat globale Sensibilitätsausfälle auf der Gegenseite der Hirnläsion zur Folge. Eine Läsion der somatosensiblen Integrationsareale führt zu perzeptiven Defiziten, d. h. einer Astereognosie durch taktile Agnosie.

Astereognosie durch taktile Agnosie

Zwar erreicht die periphere Sensibilitätsinformation die parietale Hirnrinde, aber die Sensibilitätsintegration ist unmöglich (durch die Schädigung der Assoziationsfelder Areae 5 und 7). Hierbei ist der Patient in der Lage, die physischen und räumlichen Eigenschaften des Gegenstands zu analysieren und zu benennen, findet jedoch das Symbol des Gegenstands nicht *(Asymbolie)*.

4 Befundaufnahme mithilfe passiver Bewegungen – Prüfung des Gelenkstatus und des Grundtonus der Muskeln – Pathologische Feststellungen

Eine passive Bewegung wird von einer fremden Kraft initiiert und bewirkt eine Verlagerung der Glieder der Extremitäten oder des gesamten Körpers. Mit passiven Bewegungen kann im Vergleich zu aktiven Bewegungen ein größeres Bewegungsausmaß erreicht werden. Deshalb sind sie zur Prüfung des Gelenkstatus und des Grundtonus der Muskeln geeignet.

Die Prüfung der passiven Bewegungen ist der 1. Schritt der neurologischen Befundaufnahme.

4.1 Gelenkstatus

4.1.1 Prüfung des Gelenkausmaßes

Das Ausmaß aller Gelenke der Extremitäten und der Wirbelsäule wird systematisch geprüft. Durch die *Goniometrie* (Winkelmessung) lässt sich das Gelenkausmaß genau messen.

An der oberen Extremität muss bei der Prüfung der Beweglichkeit des Schultergelenks die Skapula korrekt stabilisiert werden, um ihre Mitbewegung zu vermeiden. Dies trifft ebenso für die untere Extremität zu. Soll die Beweglichkeit des Hüftgelenks geprüft werden, ist das Becken korrekt zu stabilisieren, um Mitbewegungen der Wirbelsäule zu vermeiden.

An der Wirbelsäule werden systematisch alle passiven Bewegungen geprüft: Flexion, Extension, Lateralflexion rechts und links und Rotation rechts und links. Die passiven Bewegungen der zervikalen Wirbelsäule werden am besten in Rückenlage mit im Überhang gehaltenem Kopf geprüft. Die passiven Bewegungen der thorakalen und lumbalen Wirbelsäule werden im Sitz getestet. Dabei sitzt der Patient im Reitersitz auf dem Prüfungstisch, damit das Becken stabilisiert ist.

4.1.2 Feststellungen

Das Gelenkausmaß kann gesteigert oder vermindert sein.

Gesteigertes Gelenkausmaß

Mögliche Ursachen

- Allgemeine konstitutionelle Gelenkschlaffheit;
- Pathologische Gelenkschlaffheit als Folge eines Gelenktraumas mit Ruptur der Bänder und der Gelenkkapsel (z. B. nach Distorsion des Kniegelenks).

Vermindertes Gelenkausmaß

Hauptursachen

- Gelenksteife;
- Muskelverkürzung.

Gelenksteife

Hierbei handelt es sich um einen pathologischen periartikulären Prozess mit einer Schrumpfung der Kapsel und der Bänder des Gelenks. Passive Bewegungen sind nicht nur vermindert, sondern auch schmerzhaft.

Die Gelenksteife ist reversibel. Durch eine adaptierte Physiotherapie kann ein normales Gelenkausmaß zurückgewonnen werden.

Klinisches Beispiel: Bei Schultergelenksteife kann es zu einer Fehlstellung der Skapula mit einem anormalen Abstehen des medialen Randes kommen (**Abb. 4.1**). Dies kann eine M.-serratus-anterior-

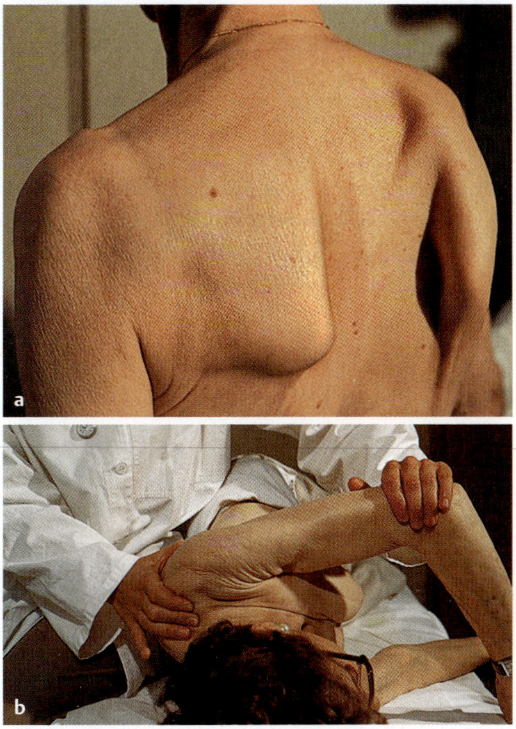

Abb. 4.1 Schultersteife. **a** Mit verstärktem Abstehen des medialen Randes der Skapula, **b** das bei horizontaler Adduktion des Armes verstärkt.

Lähmung vortäuschen. Das Abstehen wird durch die passive horizontale Adduktion des Oberarms noch deutlicher.

Muskelverkürzung

Ein *verkürzter Muskel* lässt sich passiv nicht mehr maximal dehnen. Die Dehnung ist nicht schmerzhaft. Folgende Ursachen kommen in Betracht:

Andauernde Fehlstellungen mit Verkürzung der Muskeln: Dieser Gefahr sind besonders ältere (oft bettlägerige) Patienten in Sitzstellung im Bett mit andauernder Flexion der Hüfte und der Knie und Plantarflexion der Füße ausgesetzt.

Unterbrechung des Tonusgleichgewichts (Muskelbalance) zwischen agonistischen und antagonistischen Muskeln bei peripheren oder zentralen Lähmungen.

Beispiele:

1. Periphere Lähmung des N. peronaeus communis

- Die Dorsalflexoren des Fußes und der Zehen sind gelähmt.
- Der Fuß fällt in Plantarflexion, wodurch sich der M. triceps surae verkürzen kann.
- Es ist ratsam, dem Spitzfuß durch eine Orthese vorzubeugen.

2. Zentrale Lähmung der unteren Extremität

- Die Dorsalflexoren des Fußes und der Zehen sind gelähmt (zentrale Lähmung der Beuger).
- Die Plantarflexoren sind aufgrund der Spastik (pyramidale Muskelhypertonie der Strecker) hyperton.
- Auch hier besteht die Gefahr eines Spitzfußes.

Muskelsklerosen, die durch folgende Ursachen hervorgerufen werden können:

- *Degenerative Prozesse* der Muskelfasern bei Myopathien (Muskeldystrophien) mit Bildung einer Muskelsklerose.

Beispiel: Bei der Dystrophie Typ Duchenne kommt es zu einer Pseudohypertrophie der Wadenmuskeln durch hypertrophische Sklerose des M. triceps surae. Die Folge ist ein Spitzfuß.

- *Entzündliche Prozesse* der Muskelfasern bei Polymyositis oder Dermatomyositis. Auch hier bildet sich im Muskel eine Sklerose (Narbe).
- Organisation eines *Hämatoms* im Muskel bei Blutern.
- *Logen- bzw. Kompartmentsyndrom:* Die Extremitätenmuskeln sind durch Faszien in Logen eingeteilt, die sich nicht dehnen lassen. Normalerweise besteht ein Gleichgewicht zwischen dem arteriellen Blut, das in die Loge hineinfließt, und dem venösen Blut und der Lymphe, die herausfließen. Wird dieses Gleichgewicht aufgrund einer Blo-

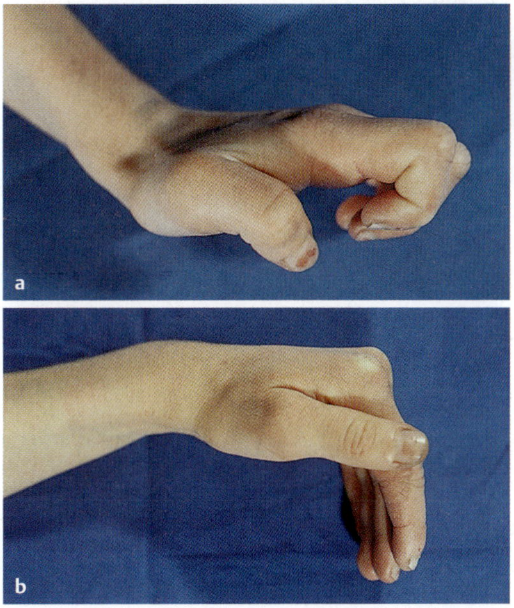

Abb. 4.2a–b Volkmann-Syndrom am Unterarm. **a** Bei der Extension des Handgelenks ziehen die verkürzten Fingerbeuger die Finger in Flexion. **b** Bei der Flexion im Handgelenk ist die Extension der Finger möglich.

ckierung des Abflusses (z. B. beim Volkmann-Syndrom; **Abb. 4.2a–b**) oder eines verstärkten Zuflusses (z. B. nach der chirurgischen Wiederherstellung einer traumatisch durchtrennten Arterie) gestört, entstehen in der Loge ein ischämisches Ödem und in der Loge ein Überdruck. Die Extremität schwillt an, was starke Schmerzen verursacht. Wird nicht frühzeitig eine entlastende Faszienspaltung vorgenommen, kann es zu einer Muskelnekrose kommen, die nach einer gewissen Zeit zur Sklerose führt.

*Die Spätdiagnose eines Logensyndroms ist einfach: Der atrophische Muskel kann sich nicht oder nur schwach aktiv kontrahieren, ist aber verkürzt (***Abb. 4.2a–b***). (Differenzialdiagnose mit einer peripheren Muskellähmung: der gelähmte Muskel ist hyperextensibel).*

4.2 Grundtonus der Muskeln

Grundtonus ist der Tonus eines entspannten Muskels. Voraussetzung für einen normalen Grundtonus der Muskeln ist die Integrität der Reflexbogen.

4.2.1 Klinische Prüfung des Grundtonus

Der Grundtonus der Muskeln ist individuell sehr verschieden. Daher wird der Grundtonus beim Patienten im Seitenvergleich durch die Tonizität, die Extensibilität und die Passivität abgeschätzt.

Tonizität

Sie bezeichnet die Ruhespannung eines Muskels und wird durch das Muskelrelief des entspannten Muskels (Inspektion), die Muskelfestigkeit (Palpation) und die Gelenkstellung abgeschätzt.

Klinische Beispiele:

- Bei einem auf dem Tisch sitzenden Patienten mit entspannt herunterhängendem Unterschenkel entsteht physiologisch ein offener Winkel (> 90°) zwischen Ober- und Unterschenkel.
- Der Fuß eines auf einem Stuhl knienden Patienten fällt nicht senkrecht herunter, sondern es besteht ein offener Winkel von 110–120° zwischen Fuß und Unterschenkel.

Extensibilität

Die Extensibilität entspricht der maximalen Dehnbarkeit eines Muskels (über das Gelenk). Während der Muskeldehnung eines gesunden Muskels wird bei der EMG-Ableitung keine Dehnungsaktivität registriert.

Die maximale Dehnbarkeit ist nur bei einem gesunden uneingeschränkten Gelenk möglich. Aus diesem Grund muss der Dehnbarkeitsprüfung der Muskulatur die Befunderhebung des Gelenkausmaßes vorausgehen.

Zusätzlich ist der genaue Verlauf des Muskels und seiner Anteile (mono- und polyartikuläre) für die Einnahme der korrekten Dehnstellung zu berücksichtigen.

Die maximale Dehnbarkeit wird an der oberen und unteren Extremität Gelenk für Gelenk systematisch geprüft. An der unteren Extremität ist diese Prüfung für die posturale Funktion von großer Bedeutung.

Extensibilität am Hüftgelenk

- Die Dehnbarkeit der Adduktoren oder Abduktoren sowie der Außen- oder Innenrotatoren des Hüftgelenks wird durch passive Abduktions-, Adduktions-, Innen- oder Außenrotationsbewegungen geprüft.
- Die Extensibilität der Hüftbeuger wird in Bauchlage mithilfe der passiven Extension des Oberschenkels mit gestrecktem oder in 90° gebeugtem Knie getestet.
- In Rückenlage erfolgt die Prüfung der Extensibilität der Hüftbeuger mit einer maximalen Flexion des Oberschenkels auf der Gegenseite.
- Die Extensibilität der Hüftstrecker (M. glutaeus maximus) wird in Rückenlage getestet, indem die gebeugten Knien auf die Brust gedrückt werden (**Abb. 4.3a**). Sind dabei die Kniegelenke in Neutral-Null-Stellung, werden der M. glutaeus maximus, die ischiokruralen Muskeln und die Mm. triceps surae gleichzeitig gedehnt. Befinden sich die Füße in einer maximalen Dorsalflexion, dehnt dies die ganze hintere Muskelkette des Rumpfes und der unteren Extremitäten.

Extensibilität am Kniegelenk

Hier lässt sich nur die Extensibilität der Kniestrecker entweder in Bauchlage (M. quadriceps und M. rectus femoris werden gedehnt; **Abb. 4.3b**) oder in Rückenlage mit 90° Flexion der Oberschenkel (nur das

Caput mediale und laterale des M. quadriceps werden gedehnt, M. rectus femoris ist entspannt) testen, indem die Fersen passiv auf das Gesäß gedrückt werden.

Für eine bessere Vergleichsmöglichkeit wird der Test simultan auf beiden Seiten ausgeführt.

Extensibilität am Sprunggelenk

- Die Dehnbarkeit des M. triceps surae wird in Rückenlage mit dem Kniegelenk in Neutral-Null-Stellung geprüft, indem der Fuß passiv dorsalflektiert wird.
- Bei 90° Kniegelenksflexion wird der M. gastrocnemius entspannt, sodass nur die Dehnbarkeit des M. soleus getestet wird.

Passivität

Hierbei handelt es sich um die Fähigkeit der Muskeln, schnelle oder langsame Bewegungen zuzulassen. Diese Prüfung ermöglicht die Abschätzung des Muskelwiderstands.

Bei einem verminderten Widerstand im Fall einer Hypotonie oder Atonie der Muskeln ist die Passivität gesteigert. Bei einem erhöhten Widerstand bei einer Hypertonie ist die Passivität vermindert.

Die Passivität wird durch den Einsatz schneller (Schnelligkeit 3) oder langsamer (Schnelligkeit 1) passiver Bewegungen geprüft. Die Referenzgeschwindigkeit 2 wird durch das Herabfallen einer hochgehaltenen, der Schwere überlassenen Extremität angegeben.

Folgende Bewegungen kommen zum Einsatz:

- Globale passive Bewegungen;
- Langsame oder schnelle alternierende passive Bewegungen;
- Einfache langsame oder schnelle Muskeldehnungen über das Gelenk.

4.2.2 Feststellungen

Der Grundtonus kann vermindert oder gesteigert sein.

Verminderung des Grundtonus

Der Grundtonus kann komplett *(Atonie)* oder inkomplett *(Hypotonie)* ausfallen. Folgende Ursachen sind möglich:

- Periphere Lähmungen;
- Akute zentrale Lähmungen;
- Motorische Inkoordinationen.

Periphere Lähmungen

Bei peripheren Lähmungen, die durch eine Läsion des Alpha-Motoneurons entstehen, ist der Grundtonus vermindert. Die gelähmten Muskeln sind *schlaff*. Die Folgen sind:

- Verminderte *Tonizität:*
  - Der Muskel verliert sein Relief und erscheint abgeflacht.
  - Bei der Palpation ist der Muskel weich.
  - Die Gelenkstellung ändert sich.
- Gesteigerte *Extensibilität*: ein gelähmter Muskel lässt sich anormal dehnen.
- Gesteigerte *Passivität*, da kein Muskelwiderstand vorhanden ist.

Beispiel: Bei schnellem Schütteln der Hand in Extension und Flexion oder des Fußes in Abduktion und Adduktion sind die Schnelligkeit und das Ausmaß der gelähmten Glieder viel größer als auf der gesunden Seite. Bei einem Ausriss der Wurzeln des Plexus brachialis gleicht die schlaffe obere Extremität der eines Hampelmanns.

Klinische Beispiele: Veränderte Gelenkstellung durch Muskelhypotonie

- Bei einem auf dem Tisch sitzenden Patienten mit herunterhängenden Unterschenkeln fällt der Unterschenkel bei einer Hypotonie des M. quadriceps senkrecht herab.

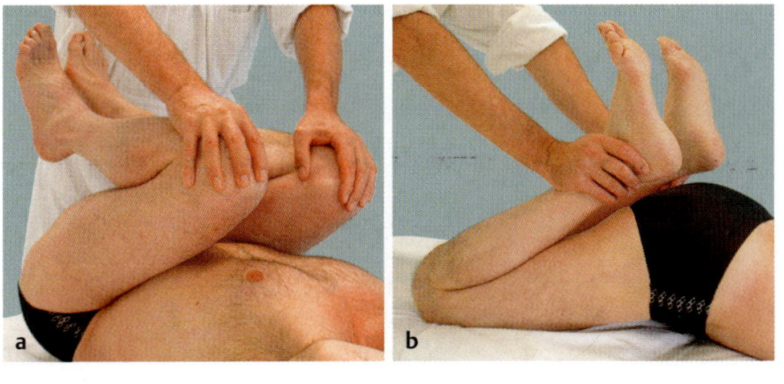

Abb. 4.3a–b Prüfung der Extensibilität an den unteren Extremitäten (mit Vergleich zwischen rechts und links). **a** Extensibilität der Hüftstrecker (M. glutaeus maximus) in Rückenlage. **b** Extensibilität der Kniestrecker (M. quadriceps) in Bauchlage.

- Bei einer radikulären S1-Lähmung mit einer Hypotonie des M. triceps surae fällt bei einem auf dem Stuhl knienden Patienten der Fuß senkrecht in einem Winkel von 90° herab.

Akute zentrale Lähmungen
Im Anfangsstadiums einer akuten zentralen Lähmung, die durch eine Läsion der motorischen Hirnrinde oder der Pyramidenbahn entsteht, fällt der Grundtonus aus. Diese zuerst schlaffe zentrale Lähmung kann später spastisch werden.

Motorische Inkoordinationen
Die propriozeptive Ataxie (Kap. 3) durch Ausfall der Tiefensensibilität der Knochen und Gelenke oder die zerebelläre Ataxie (Kap. 6) werden von einer Verminderung des Grundtonus der Muskeln begleitet.

Steigerung des Grundtonus

Bei peripheren und zentralen Muskelkontrakturen ist der Grundtonus der Muskeln gesteigert. Bei zentraler Muskelkontraktur wird der Begriff *Hypertonie* gebraucht. Für einen gesteigerten Grundtonus kommen folgende Ursachen in Betracht:
- Periphere Muskelkontrakturen;
- Zentrale Muskelhypertonien.

Periphere Muskelkontrakturen
Da sie posttraumatisch auftreten, kann es sich um eine Kontraktur der Unterarmbeuger nach einem Ellbogentrauma, der Hand- und Fingerbeuger nach einem Handgelenktrauma oder der Mm. peronaei nach einem Sprunggelenkstrauma handeln. Spontan kommt es zu einer Fehlstellung aufgrund der Kontraktur, die den Muskel verkürzt.

Diese Fehlstellung kann zwar korrigiert werden, aber die Dehnung des Muskels ist schmerzhaft. Der EMG-Befund zeigt eine anormale Dehnungsaktivität des Muskels (**Abb. 4.4a–b**). *Diese bleibt bestehen, solange der Muskel gedehnt wird. Durch eine lokale Anästhesie und eine Einspritzung von Kortikoidpräparaten ist es möglich, diese Kontraktur zu dämpfen.*

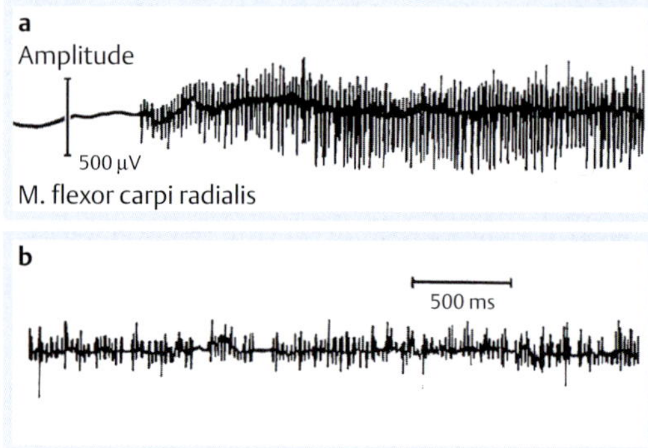

Abb. 4.4a–b Periphere Kontraktur der Handflexoren nach Handgelenkfraktur (Pouteau-Colles-Fraktur). **a** Andauernde EMG-Dehnungsaktivität des M. flexor carpi ulnaris. **b** Verminderung der Dehnungsaktivität des M. flexor carpi ulnaris nach einer lokalen Anästhesie um das Handgelenk herum.

Zentrale Muskelhypertonien
- Sie treten bei einer Störung des ZNS auf.
- Eine pyramidale Hypertonie *(Spastik)* kann eine zentrale Lähmung begleiten (Kap. 27).
- Der *Rigor* ist die extrapyramidale Hypertonie bei Morbus Parkinson (Kap. 33).
- Die extrapyramidale simultane Hypertonie der Agonisten und Antagonisten mit wechselnder Stärke charakterisiert die *Athetose* (Kap. 33).

Eine weitere Klassifizierung der Hypertonien ist die Einteilung in Intentions- und Oppositionshypertonie.
- *Intentionshypertonie:* tritt bei willkürlichen Bewegungen auf (z. B. Intentionsspastik).
- *Oppositionshypertonie:* tritt bei passiven Bewegungen auf und verstärkt sich (z. B. bei einer chronischen Enzephalopathie).

5 Funktionsprüfung mithilfe aktiver Bewegungen – Pathologische Feststellungen

Gestikfunktionen entstehen durch aktive Bewegungen unter Einsatz neuromuskulärer Aktivitäten. Sie können willkürlich, automatisch oder reflektorisch induziert werden.

5.1 Definition und klinische Prüfung der aktiven Bewegungen

Reflektorische Bewegungen

Die reflektorische Bewegung (Reflex) ist eine aktive Muskelkontraktion, die durch einen Reiz ausgelöst wird. Es werden *Eigen-* und *Fremdreflexe* unterschieden.

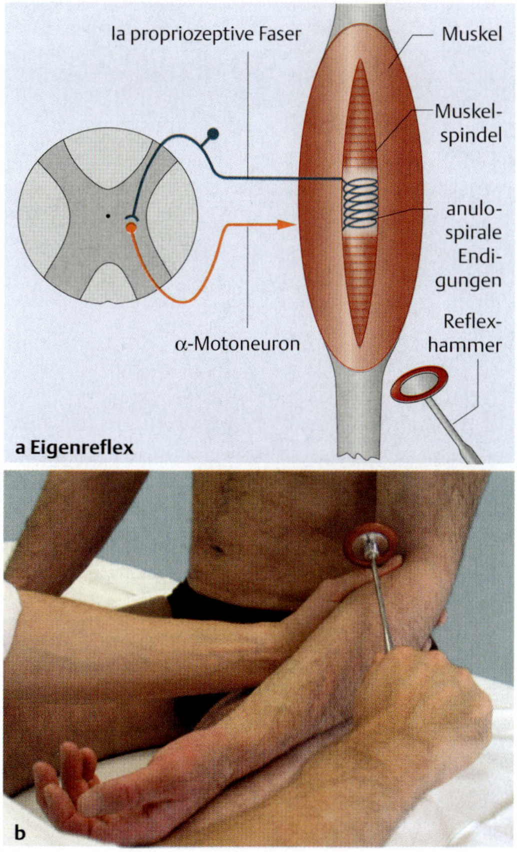

Abb. 5.1a–b Reflexe und Reflexbogen. **a** Monosynaptischer Eigenreflex. **b** Biceps-brachii-Reflex (Daumen des Prüfers liegt auf der Sehne, sodass die Kontraktion sofort gespürt werden kann).

Eigenreflexe

Diese erlauben, die Integrität des Reflexbogens zu prüfen. Aus diesem Grund sollte die segmentale Innervation der Reflexbogen bekannt sein (**Tab. 5.1**).

Eigenreflexe werden folgenderweise ausgelöst: Mit dem Reflexhammer wird auf die Sehne des Muskels geschlagen, wodurch dessen schnelle Dehnung (Stretch) erfolgt. So kommt es zu einem Dehnungsreiz der anulospiralen und Flower-spray-Endigungen der Muskelspindel. Dieser Reiz wird über die propriozeptiven Ia- und II-Fasern zum Hinterhorn des Marks übertragen. Dort liegt die Synapse mit dem Alpha-Motoneuron, das den gedehnten Muskel zur reflektorischen Kontraktion bringt. Die Eigenreflexe sind *monosynaptisch* (**Abb. 5.1a**).

Um einer übermäßigen Spannung des Muskels vorzubeugen, befinden sich in den Sehnen Rezeptoren *(Golgi-Sehnenorgane)*, die die Muskelspannung messen und hemmend (Ib-Fasern) auf die Spannungsentwicklung einwirken. Damit bleibt sie in physiologischen Grenzen. Die Muskelspindel kann als Messfühler der Längenkontrolle des Muskels, die Golgi-Sehnenorgane als Messfühler des Spannungskontrollsystems der Muskeln bezeichnet werden (Duus 1995).

> *Die Eigenreflexe werden systematisch an den oberen und unteren Extremitäten sowie am Rumpf geprüft* (**Abb. 5.2a–f, Abb. 5.3a–d**). *Manchmal ist es nötig, sie durch eine entfernte willkürliche Muskelkontraktion zu bahnen (z. B. Bahnung der Eigenreflexe der unteren Extremität durch den Jendrassik-Handgriff,* **Abb. 5.3a**).

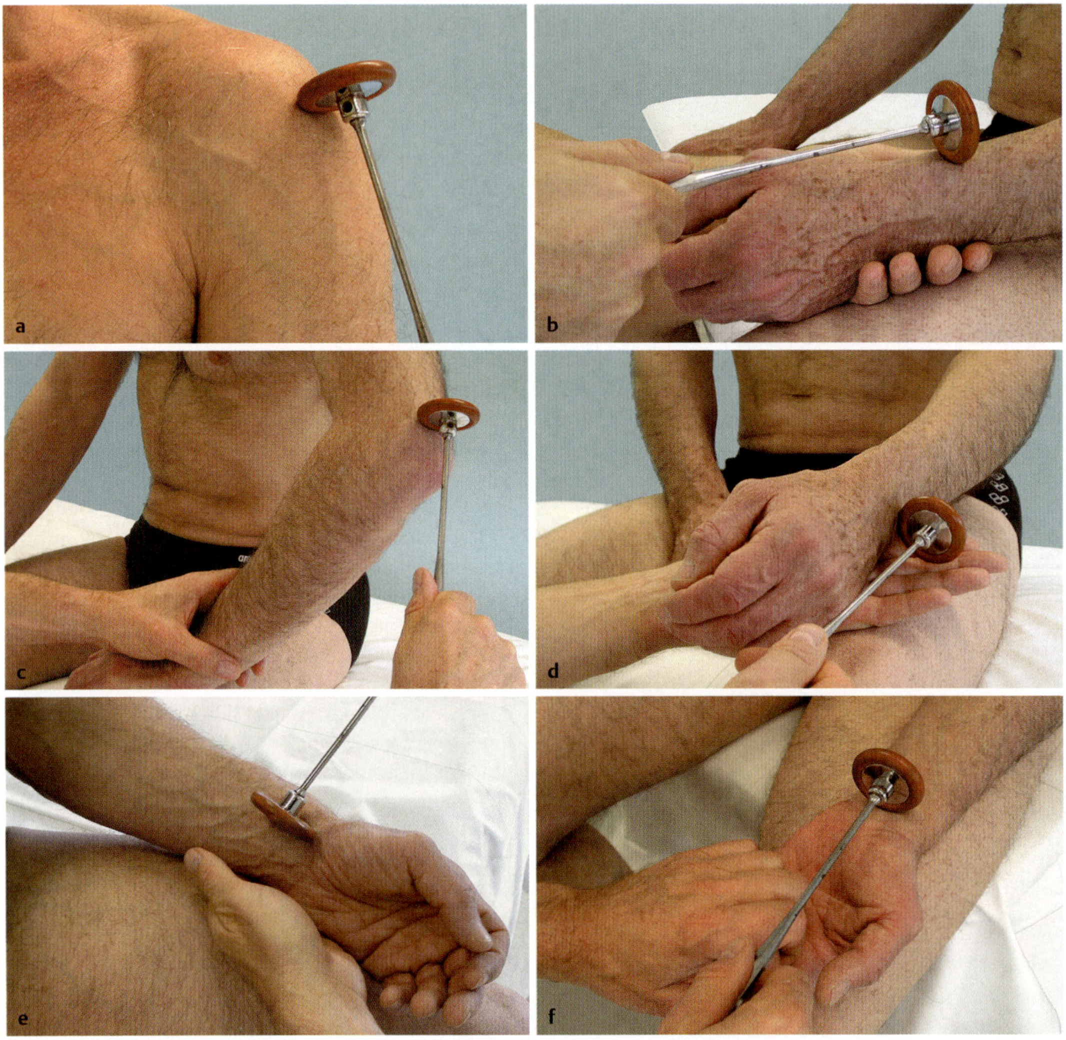

Abb. 5.2a–f Eigenreflexe der oberen Extremität. **a** Delta-Reflex. **b** Brachioradialis-Reflex. **c** Triceps-brachii-Reflex. **d** ulnarer Pronatorenreflex (Schlag horizontal auf den Proc. styloideus ulnae). **e** radialer Pronatorenreflex (Schlag horizontal auf den Proc. styloideus radii). **f** Fingerbeugereflex (Finger wird in Flexion gehalten, sodass eine reflektorische Kontraktion sofort spürbar ist).

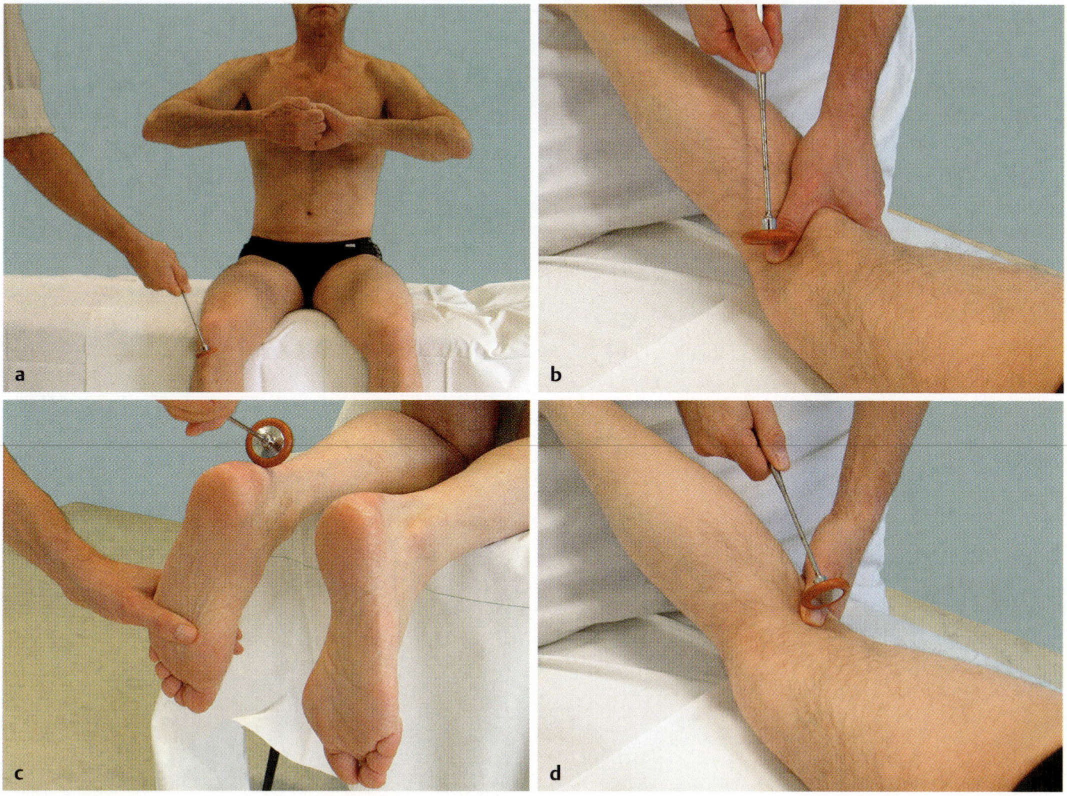

Abb. 5.3a–d Eigenreflexe der unteren Extremität. **a** Patellarsehnenreflex und Jendrassik-Handgriff. **b** Semi-Reflex. **c** Achillessehnenreflex (durch eine leichte passive Dehnung des M. triceps surae gebahnt). **d** Biceps-femoris-Reflex.

Tabelle 5.1 Eigenreflexe

	Reflex	*Muskelkontraktion*	*Reflexbogen*
Obere Extremität	Biceps-brachii-Reflex (**Abb. 5.1b**)	M. biceps brachii	C5–C6
	Delta-Reflex (**Abb. 5.2a**)	M. deltoideus	C5–C6
	Brachioradialisreflex (**Abb. 5.2b**)	M. brachioradialis	C5–C6
	Triceps-brachii-Reflex (**Abb. 5.2c**)	M. triceps brachii	C7
	Pronatorenreflex (**Abb. 5.2d–e**)	Mm. pronator teres et quadratus	C6–C7 C8–T1
	Fingerbeugereflex (**Abb. 5.2f**)	M. flexor digitorum	C8–T1
Untere Extremität	Adduktorenreflex	Mm. adductores	L2–L3–L4
	▪ Quadriceps-femoris- oder Patellarsehnenreflex (**Abb. 5.3a**)	M. quadriceps	L2–L3–L4
	Tibialis-posterior-Reflex	M. tibialis posterior	L5
	Semi-Reflex (**Abb. 5.3b**)	Mm. semitendinosus et semimembranosus	L5
	▪ Triceps-surae- oder Achillessehnenreflex (**Abb. 5.3c**)	M. triceps surae	S1–S2
	Biceps-femoris-Reflex (**Abb. 5.3d**)	M. biceps femoris	S1–S2
	ThorakoabdominalerReflex	obere Bauchmuskeln	T6–T10
	Suprapubischer Reflex	M. rectus abdominis	T6–T12

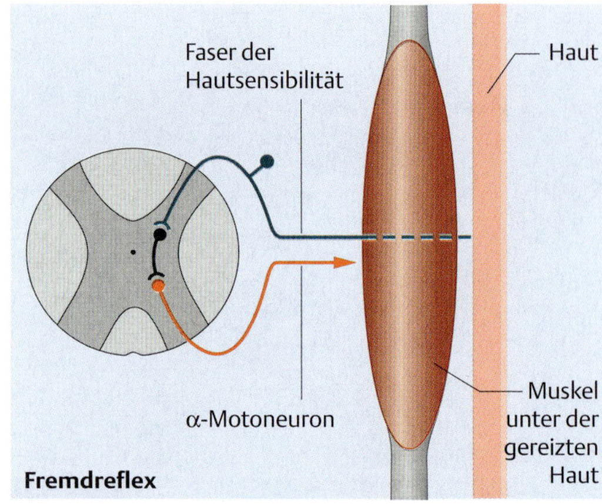

Abb. 5.4 Polysynaptischer Fremdreflex.

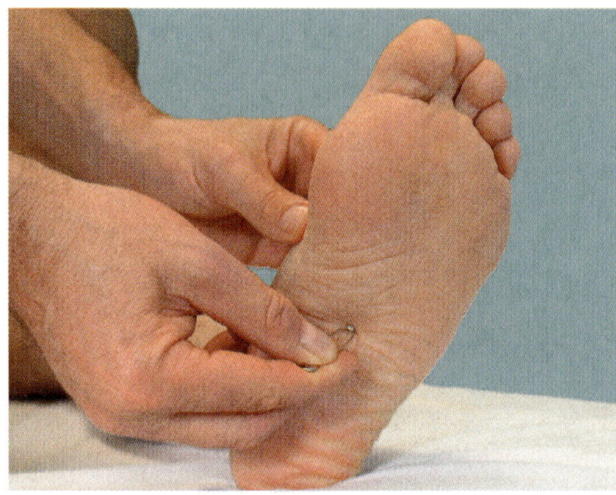

Abb. 5.5 Plantarreflex.

Fremdreflexe **(Tab. 5.2)**

Sie werden durch einen Hautreiz ausgelöst, der über die sensiblen Fasern zum Segment geleitet wird. Fremdreflexe sind *polysynaptisch* (**Abb. 5.4**), da sich zwischen den sensiblen Fasern des Hinterhorns und dem Alpha-Motoneuron ein Zwischenneuron befindet. Der Reiz wird auf das Alpha-Motoneuron übertragen und die reflektorische Kontraktion betrifft den Muskel, der sich unter der gereizten Haut befindet.

Tabelle 5.2 Fremdreflexe

	Reflex	*Muskelkontraktion*	*Reflexbogen*
Rumpf	Oberer Bauchhautreflex	Obere Bauchmuskeln	T6–T8
Rumpf	Mittlerer Bauchhautreflex	Mittlere Bauchmuskeln	T9–T10
Rumpf	Unterer Bauchhautreflex	Untere Bauchmuskeln	T11-T12
Untere Extremitäten	Kremasterreflex	M. cremaster	L1–L2
Untere Extremitäten	Plantarreflex (**Abb. 5.5**)	M. flexor digitorum brevis	S1–S2
Beckenboden	Sphincter-ani-Reflex Analreflex	quer gestreifter M. sphincter ani	S2–S4
Beckenboden	Bulbokavernosus-Reflex	M. bulbocavernosus	S2–S4

Automatische Bewegungen

Automatische Bewegungen sind aktive Bewegungen, die unwillkürlich einsetzen werden. Es werden primäre und sekundäre automatische Bewegungen unterschieden.

- *Primäre automatische Bewegungen:* sind schon beim Neugeborenen vorhanden und erlauben lebensnotwendige Funktionen, wie Atmen, Saugen und Schlucken.
- *Sekundäre automatische Bewegungen* werden erlernt. So lernt der Säugling im 1. Lebensjahr das Sitzen, das Stehen und den Beginn des Gehens. Beim Erwachsenen kommen später neue Bewegungsmuster hinzu (z. B. Radfahren, Autofahren, Sportarten). Diese Bewegungen werden gespeichert, d. h. automatisiert.

Die für die neurologische Untersuchung wichtigen automatischen Bewegungen sind die automatischen *Koordinationsmitbewegungen,* deren Schaltkreise im Mark liegen und deswegen bei einer kompletten zentralen Lähmung erhalten bleiben.

Beispiele: Koordinationsmitbewegungen

- *Obere Extremität:* Beim festen Zudrücken der Faust findet nicht nur die Flexion der Finger, sondern auch eine automatische Extension der Hand statt. Letztere ist für ein optimales Längen-Spannungs-Verhältnis der Fingerbeuger notwendig.
- *Untere Extremität:* Beim Gehen kommt es zu einer automatischen dreifachen Flexion der unteren Extremität (Dorsalflexion des Fußes und der Zehen, Flexion im Kniegelenk und im Hüftgelenk). Sie führt zur notwendigen Verkürzung der unteren Extremität während der Durchschwungphase.

Willkürliche Bewegungen

Willkürliche Bewegungen sind zielgerichtet. Dabei ist jedoch nur der *Befehl* willkürlich, die Ausführung der gewollten Bewegung erfolgt automatisch. Da es sich nicht um willkürliche Kontraktionen von Muskeln handelt, sondern um koordinierte Bewegungen zur Ausführung der Gestik- und gleichzeitig posturalen Funktionen im Gleichgewicht, ist eine motorische Integration erforderlich. Diese kommt in einem *geschlossenen Kreis* mit dem simultanen Einsatz des Ausführungssystems und des Rückkopplungssystems zustande.

Der Befehl entsteht in den Zellen des motorischen Kortex des Frontallappens und wird durch die Pyramidenbahn bis zum Alpha-Motoneuron geleitet. Gleichzeitig erreichen auch die extrapyramidalen und die vestibulären Informationen das Alpha-Motoneuron, das die Muskeln mit einer geplanten Strategie (Ausführungssystem) zur Kontraktion bringt.

Dieser Vorgang wird aus der Peripherie bis zur motorischen Hirnrinde rückgemeldet (Rückkopplungssystem bzw. *Feedback*). Das Feedback geschieht über die Somästhesie, die Tiefensensibilität der Muskeln und Sehnen sowie durch die speziellen sensiblen Funktionen (Sehen, Hören). Beim Gehen mit geschlossenen Augen auf unebenem Boden muss daher der Fuß beim Auftreten zuerst als sensibler Rezeptor eingesetzt werden, um das ZNS über die Bodenbeschaffenheit zu informieren.

Die entstehenden Muskelkontraktionen sind entweder *statische Muskelkontraktionen* ohne Bewegungsausschlag und haben als Funktion die Stabilisierung der Stellungen der Extremitäten und des Rumpfes oder *dynamische Kontraktionen.* Diese haben entweder eine Mobilisationsfunktion durch *konzentrische* Kontraktion mit einer Verkürzung des Muskelkörpers oder eine Bremsfunktion durch *exzentrische* Kontraktion mit einer Verlängerung des Muskelkörpers. Derartige Kontraktionen sind gegen die Schwerkraft oder gegen Widerstand möglich.

In einer *offenen Muskelkette* (proximale Stabilisation der Extremitäten und distale dynamische Bewegungen der Glieder) werden die agonistischen Muskeln beansprucht, während sich die antagonistischen Muskeln der Länge der Agonisten anpassen.

In einer *geschlossenen Muskelkette* dagegen (distale Stabilisierung an Hand oder Fuß und dynamische Bewegungen der proximalen Anteile der Extremitäten und Verlagerung des Rumpfes) kontrahieren die Agonisten und Antagonisten gleichzeitig, gleichgültig ob die Muskelkontraktionen konzentrisch oder exzentrisch sind.

Sind die willkürlichen Bewegungen integriert und gespeichert, können sie sich auch mit einem Feed-forward-Mechanismus entwickeln. In diesem Fall werden die Muskelaktivitäten vom ZNS im Voraus geplant und automatisch eingesetzt (z. B. Gehen mit geschlossenen Augen auf ebenem Boden).

Die willkürlichen Bewegungen haben 3 *Eigenschaften*: Kraft, Richtung und Ausmaß.

Kraft

Die Kraft entsteht durch die Muskelkontraktion. Diese Muskelkraft muss systematisch geprüft werden (Muskeltest).

> *Die globale Kraftprobe ist nur in einer geschlossenen Muskelkette möglich.*

Beispiele für die obere und untere Extremität:

- Obere Extremität: Der Patient bildet mit den beiden ersten Fingern eine Zange und leistet einen maximalen Widerstand gegen den Prüfer (**Abb. 5.6**).
- Untere Extremität: Der Patient wird aufgefordert, auf den Fersen und den Zehenspitzen zu gehen, die Knie zu beugen und sich wieder aufzurichten.

> *Bei der analytischen Kraftprobe wird die Kraft (progressive konzentrische Kontraktion) jedes einzelnen Muskels am Rumpf oder an den Extremitäten geprüft.*

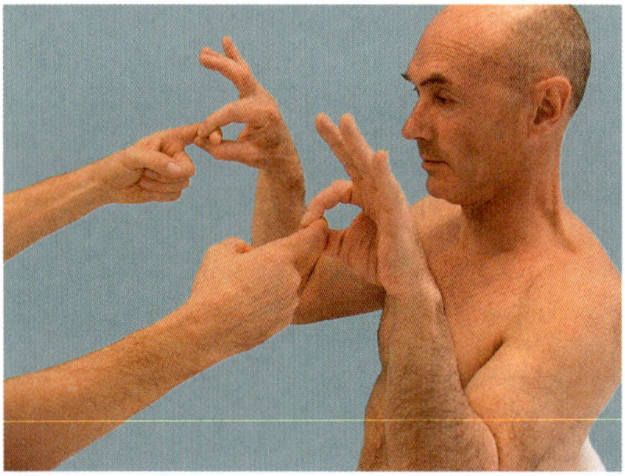

Abb. 5.6 Prüfung der Kraft in der geschlossenen Kette an der oberen Extremität.

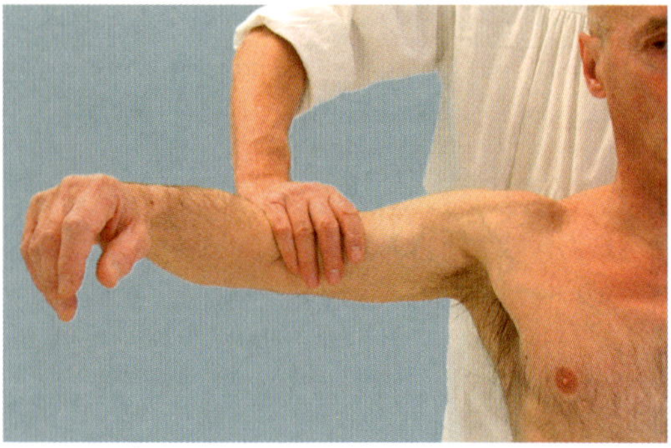

Abb. 5.7 Break-Test, z. B. der Abduktoren des Oberarms in einer 90°-Abduktionsstellung des Oberarms.

Die Kraft wird folgendermaßen bewertet:
0: Keine Muskelkraft; z. B. komplette Lähmung;
1: Es kommt zu einer Muskelkontraktion, die sichtbar oder palpierbar ist; es entsteht jedoch keine Bewegung.
2: Die Bewegung ist unter Ausschluss der Schwerkraft möglich.
3: Die Bewegung ist gegen die Schwerkraft möglich.
4: Die Bewegung ist gegen einen gewissen Widerstand möglich.
5: Normale Kraft entsteht mit einer Bewegung gegen maximalen Widerstand.
Zusätzlich kann noch der *Break-Test* durchgeführt werden. Leistet der konzentrisch kontrahierte Muskel einen maximalen Widerstand (**Abb. 5.7**), wird versucht, durch einen exzentrischen Impuls die Kraft zu brechen. Gelingt das nicht, ist die Kraft normal (Wert 5); gelingt es, wird die Kraft nur mit 4 bewertet. Der Break-Test ermöglicht die zügige Durchführung des Muskeltests der Muskelsynergien.

Richtung

Die Richtung der willkürlichen Bewegung wird durch die Augenkontrolle und die Tiefensensibilität der Knochen und Gelenke angegeben. Fällt die Tiefensensibilität der Knochen und Gelenke (propriozeptive Bewegungsataxie) aus, bleibt zur Kompensation nur noch die Augenkontrolle übrig.

Ausmaß

Ein Finger wird von Punkt 1 nach Punkt 2 geführt. Ist diese Bewegung langsam, werden nur die agonistischen Muskeln eingesetzt. Erfolgt die Bewegung sehr schnell, kommt es zum Zusammenspiel von Agonisten und Antagonisten. Dabei bewirken die Agonisten das sofortige Einsetzen und die Beschleunigung der Bewegung. Die Antagonisten bremsen die schnelle Bewegung ab und halten sie sofort an. Nur wenn das Zusammenspiel physiologisch ist, bleiben die schnellen willkürlichen Bewegungen präzise. Das Bewegungsausmaß wird durch schnelle willkürliche Bewegungen getestet und vom Kleinhirn koordiniert (Kap. 6).

5.2 Klinische Nutzung der aktiven Bewegungen

Die systematische Prüfung der aktiven Bewegungen ermöglicht die klinische Differenzierung zwischen einer peripheren oder einer zentralen Lähmung.

- Periphere Lähmung: wird auch als *globale Lähmung* bezeichnet. Durch die Läsion der Alpha-Motoneurone kann es zu einem inkompletten (Kraft 1–4) oder kompletten (Kraft 0) Ausfall aller willkürlichen, automatischen und reflektorischen Bewegungen kommen.
- Zentrale Lähmung ist eine *dissoziierte Lähmung*. Durch die Zerstörung der motorischen Hirnrinde oder der Pyramidenbahn entsteht ein Ausfall der willkürlichen Bewegungen, wobei die reflektorischen Bewegungen (Eigenreflexe) und die automatischen Koordinationsmitbewegungen erhalten bleiben.

Klinisches Beispiel: Fallhand

- Bei einer globalen kompletten *peripheren Radialislähmung* am Unterarm kommt es zum kompletten Ausfall der willkürlichen Extensionsbewegungen der Hand und der Finger sowie der automatischen Extension der Hand beim Versuch, die Hand zu schließen, und zum Ausfall des Brachioradialisreflexes.
- Bei einer (progredienten) dissoziierten zentralen Lähmung findet ein kompletter Ausfall der willkürlichen Extensionsbewegungen der Hand und der Finger statt. Die automatische Extension der Hand beim Versuch, die Hand zu schließen, bleibt erhalten und der Brachioradialisreflex ist lebhaft.

Klinisches Beispiel: Unilateraler kompletter Ausfall der willkürlichen Dorsalflexion des Fußes und der Zehen

- Bei einer globalen kompletten *peripheren Peronaeus-communis-Lähmung* kommt es zum kompletten Ausfall der willkürlichen Dorsalflexionsbewegungen des Fußes und der Zehen sowie der automatischen Dorsalflexion, die durch den Strümpell-Test hervorgerufen wird. Dabei wird der Patient aufgefordert, eine willkürliche Flexion des Oberschenkels gegen Widerstand auszuführen, um die 3-fache automatische Flexion der unteren Extremität einzuleiten. Tritt die automatische Dorsalflexion des Fußes nicht ein, ist der Test negativ.
- Bei einer dissoziierten kompletten *zentralen Lähmung* der willkürlichen Dorsalflexionsbewegungen des Fußes und der Zehen (z. B. bei einer progredienten Kompression der motorischen Hirnrinde der unteren Extremität durch ein parasagittales Meningeom) ist der Strümpell-Test positiv: Die willkürliche Flexion des Oberschenkels gegen Widerstand löst eine automatische Dorsalflexion des Fußes und der Zehen aus (**Abb. 5.8**).

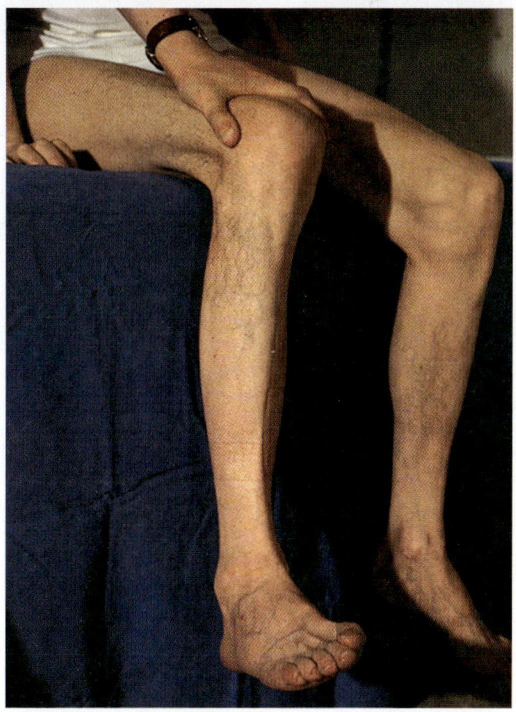

Abb. 5.8 Positiver Strümpell-Test: Automatische Dorsalflexion des Fußes und der Zehen durch willkürliche Flexion des Oberschenkels gegen Widerstand.

5.3 Muskelinkompetenz

Wird die Länge eines normalen Muskels verändert, verliert er an Kraft.
Beispiel: Eine geringe Entspannung des M. glutaeus medius nach chirurgischer Korrektur einer Coxa valga hat folgende Auswirkungen:

- Beeinträchtigung der dynamischen Abduktionsfunktion des Oberschenkels in einer offenen Muskelkette (**Abb. 5.9a**). Die Kraft und das Ausmaß der willkürlichen Abduktionsbewegung sind im Vergleich zur gesunden Seite vermindert.
- Ausfall der lateralen Stabilisationsfunktion der Hüfte in einer geschlossenen Kette, obwohl keine Lähmung des M. glutaeus medius vorliegt. Dies verursacht ein Trendelenburg-Hinken. Somit kommt es in der Standbeinphase des linken operierten Beins zum Absinken des Beckens auf der rechten Gegenseite (**Abb. 5.9b**).

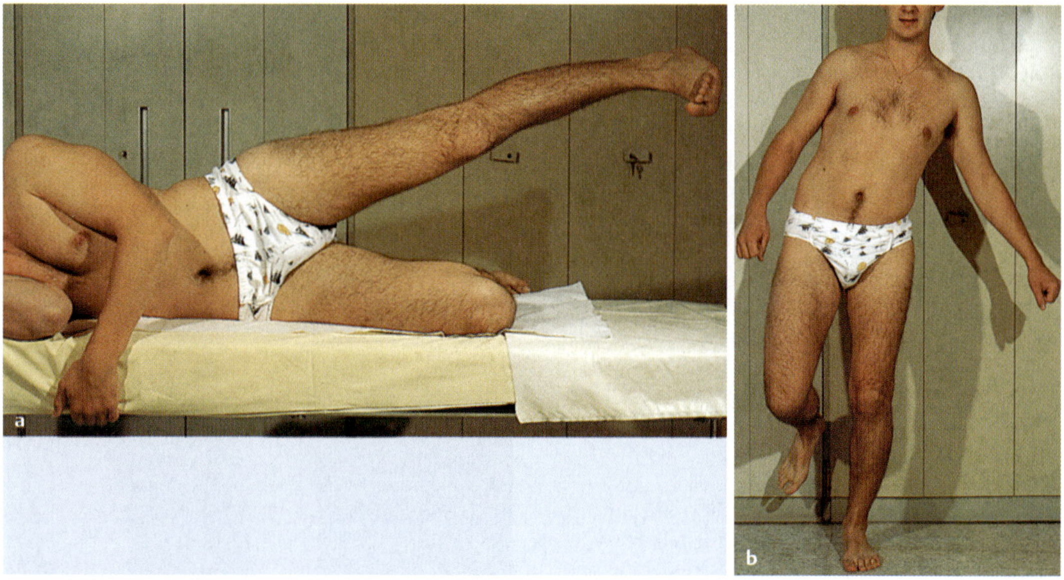

Abb. 5.9a–b Muskelinkompetenz des M. glutaeus medius links nach chirurgischer Korrektur einer Coxa valga. **a** Kraft und Ausmaß der willkürlichen Abduktionsbewegung des Oberschenkels gegen die Schwere sind vermindert. **b** Absinken des Beckens rechts in der Standphase links.

6 Zerebelläre Inkoordination und assoziierte neurologische Anomalien

6.1 Anatomischer Überblick

Das Kleinhirn *(Zerebellum)* liegt hinter dem Hirnstamm und ist an beiden Seiten durch die Kleinhirnstiele *(Pedunculi cerebellares superior, medius* und *inferior)* mit ihm verbunden. Die Kleinhirnstiele werden auch Brachium conjunctivum, Brachium pontis und Corpus restiforme genannt.

Das Kleinhirn besteht aus folgenden 3 Teilen:

- Archicerebellum (Vestibulocerebellum);
- Palaeocerebellum (Spinocerebellum);
- Neocerebellum (Pontocerebellum).

An der Oberfläche des Kleinhirns findet sich die graue Substanz der Kleinhirnrinde *(Cortex cerebelli)*, in der die afferenten Fasern enden. Der ganze Cortex cerebelli ist aus 3 Schichten aufgebaut von innen nach außen):

- Körnerschicht *(Stratum granulosum);*
- *Purkinje-Zellen;*
- Molekularschicht *(Stratum moleculare)*, die sehr dendriten- und neuritenreich ist.

In der weißen Substanz des Kleinhirnzentrums (Marklager bzw. *Corpus medullare)* liegen die Nuklei der efferenten Fasern:

- Nucleus fastigii (Gleichgewicht);
- Nucleus interpositus (zerebelläre Steh- und Gehinkoordination);
- Nucleus dentatus (zerebelläre Bewegungsinkoordination).

6.1.1 Archicerebellum

Dabei handelt es sich um den ältesten Teil des Kleinhirns, der aus dem *Lobus flocculonodularis* besteht. Da es enge Verbindungen mit dem vestibulären Kernkomplex des Hirnstamms besitzt, wird es auch *Vestibulozerebellum* genannt. Das Archicerebellum hat eine Gleichgewichtsfunktion (Kap. 7).

6.1.2 Palaeocerebellum

Das Palaeocerebellum *(Lobus anterior)* bildet den wurmartigen mittleren Teil des Kleinhirns *(Vermis cerebelli)*. Dieser ältere Teil heißt aufgrund seiner Verbindungen mit den aufsteigenden afferenten Bahnen vom Mark *Spinocerebellum*. Es sind die Bahnen der unbewussten Tiefensensibilität, deren Rezeptoren sich in den Muskelspindeln und den Golgi-Sehnenorganen befinden:

Tractus spinocerebellaris dorsalis (Flechsig) und Tractus cuneatus lateralis

Der Tractus spinocerebellaris dorsalis der Medulla spinalis entspringt aus der Clarke-Säule *(Nucleus dorsalis spinalis;* untere Extremität und unterer Teil des Rumpfes). Der *Tractus cuneocerebellaris* entspringt aus dem *Nucleus cuneatus lateralis* der Medulla oblongata (Nucleus accessorius von Monakow; obere Extremität und oberer Teil des Rumpfes). Die Fasern bleiben auf der gleichen Seite und ziehen durch den Pedunculus inferior in den Vermis.

Tractus spinocerebellaris ventralis (Gowers)

Die Neuronen nehmen ihren Ursprung in der Bechterew-Säule und im Zwischenneuronennetz der Motoneuronen. Sie informieren das Kleinhirn über die motorische Programmierung und erlauben dem Kleinhirn, sich diesem Programm anzupassen und es zu koordinieren. Die Fasern kreuzen in jedem Segment zur Gegenseite und ziehen durch den Pedunculus cerebelli superior zum Vermis. Im Vermis kreuzen sie wieder zur Gegenseite. Im Marklager des Kleinhirns erreichen sie den Nucleus interpositus (der durch die Nuclei emboliformis und globulus gebildet wird) direkt oder nach Verbindung mit dem Cortex cerebelli.

Aufsteigende Bahnen, die im Pedunculus superior cerebelli verlaufen, verbinden den Nucleus interpositus mit der Formatio reticularis des Hirnstamms, den Nuclei vestibulares, dem Nucleus ruber, dem Thalamus und mit der motorischen Großhirnrinde.

Durch die absteigenden Bahnen *Tractus vestibulospinalis lateralis*, *Tractus reticulospinalis*, (homolaterale und kontralaterale Bahn), *Tractus rubrospinalis* und schließlich die *Pyramidenbahn* kontrolliert das Palaeocerebellum die posturale Steh- und Gehkoordination (im Gleichgewicht). Die Zerstörung des Vermis hat eine zerebelläre Steh- und Gehinkoordination (zerebelläre Steh- und Gehataxie) zur Folge (**Abb. 6.1**).

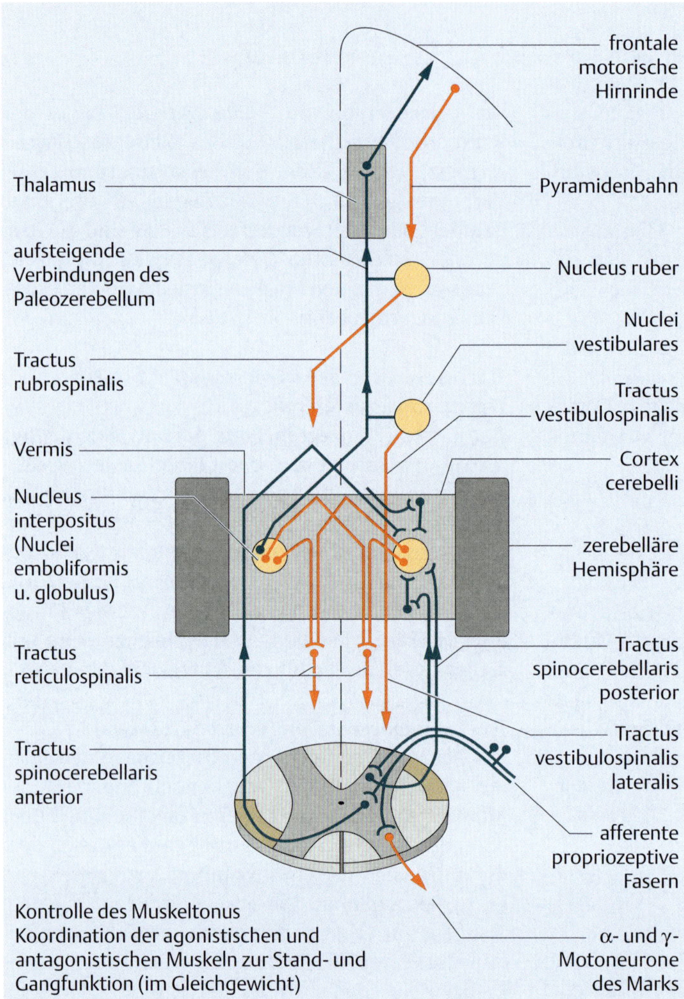

Abb. 6.1 Verbindungen des Palaeocerebellums.

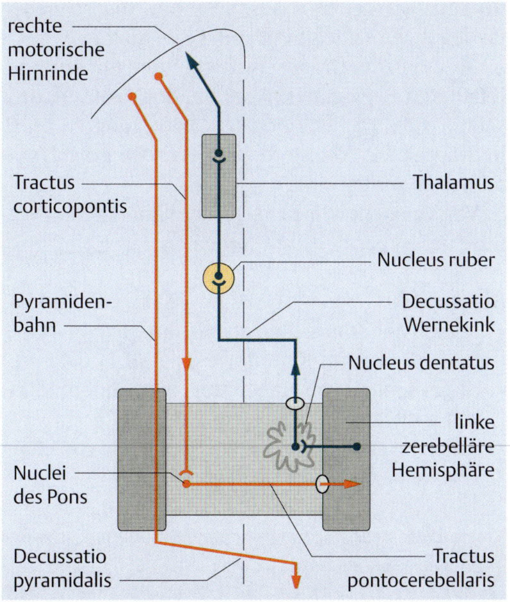

Abb. 6.2 Verbindungen des Neocerebellums; absteigend: Tractus corticopontocerebellaris, aufsteigend: Tractus cerebellodentorubrothalamocorticalis.

6.1.3 Neocerebellum

Das Neocerebellum ist der neuere und größte Teil des Kleinhirns (**Abb. 6.2**). Es besteht aus dem *Lobus posterior* mit den zerebellären Hemisphären. Jede *zerebelläre Hemisphäre* ist mit der kontralateralen motorischen Großhirnrinde verbunden. Die Verbindung zum geschlossenen Kreis wird durch folgende Bahnen hergestellt:

- Absteigende Bahn von der motorischen Großhirnrinde zur kontralateralen zerebellären Hemisphäre: *Tractus corticopontinus* (homolaterale Bahn zum Pons) und *Tractus pontocerebellaris*, der über die Mittellinie kreuzt und durch den Pedunculus cerebellaris medius zur kontralateralen zerebellären Hemisphäre zieht. Daher wird das Neocerebellum auch *Pontocerebellum* genannt.
- Aufsteigende Bahn von der zerebellären Hemisphäre zur kontralateralen motorischen Großhirnrinde: *Tractus cerebellodentorubrothalamocorticalis* (Nucleus dentatus im Marklager des Kleinhirns, Nucleus ruber im Mesenzephalon und Thalamus). Die Kreuzung auf der Mittellinie der Fasern vom Nucleus dentatus zum Nucleus ruber heißt Decussatio Wernekink.

Durch diese Verbindungen hat das Neocerebellum die Möglichkeit, die motorische Großhirnrinde zu kontrollieren, aus der die Pyramidenbahn zieht. Es kontrolliert also die Willkürmotorik der Extremitäten (Koordination der Gestikfunktion).

Die Zerstörung der linken zerebellären Hemisphäre hat eine linksseitige zerebelläre Bewegungsinkoordination zur Folge (linksseitig, weil die von der rechten motorischen Großhirnrinde ausgehenden Befehle durch den Tractus corticospinalis oder Pyramidenbahn auf die linke Körperhälfte übertragen werden).

6.2 Klinische Zeichen der zerebellären Inkoordination

Bei der zerebellären Inkoordination bzw. Ataxie handelt es sich um eine motorische Inkoordination.

Zerebelläre Steh- und Gehinkoordination

Stehinkoordination

Beim Stehen lassen sich folgende Zeichen beobachten:

- Der Patient steht breitbeinig.
- Er schwankt in alle Richtungen, wobei es zu rasch aufeinander folgenden Spannungen und Entspannungen der Sehnen vor den Sprunggelenken kommt *(Sehnentanz)*.
- Das Schwanken kann noch folgendermaßen gesteigert werden:
  - indem die Standfläche des Patienten verkleinert wird (Füße schließen, einen Fuß vor den anderen stellen oder auf einem Fuß stehen);
  - durch den Stoßtest.

Stoßtest

Eine normal aufrecht stehende Person hängt sich an seiner hinteren Muskelkette auf (M. triceps surae), sodass die vorderen Muskeln entspannt sind. Auf diese Weise entsteht keine Spannung der Sehnen vor dem Sprunggelenk. Wird der Patient aus dieser Stellung schnell nach hinten gestoßen, entwickelt sich eine rasche reflektorische Kontraktion der ventralen Muskeln. Eine schnelle Sehnenspannung vor dem Sprunggelenk ist festzustellen. Die reflektorische Kontraktion lässt sich mithilfe des EMG registrieren (**Abb. 6.3**).

Wird der Stoßtest bei einem Patienten mit einer zerebellären Stehinkoordination durchgeführt, kommt es zu einer verspäteten reflektorischen Kon-

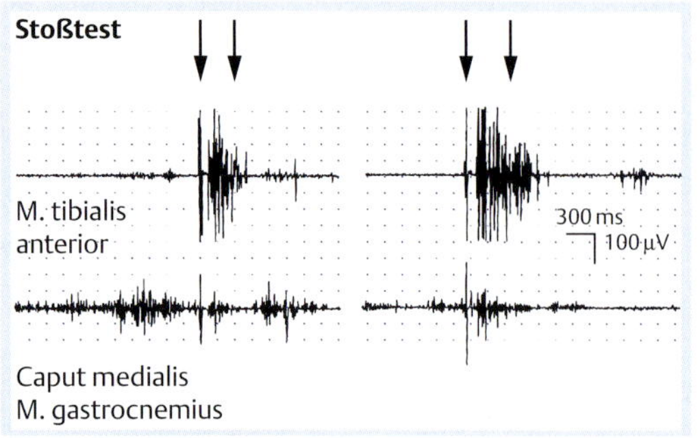

Abb. 6.3 Stoßtest. Simultane EMG-Ableitung der Mm. tibialis anterior und gastrocnemius. Nach dem Stoß erscheint im M. tibialis anterior ein erstes gut synchronisiertes reflektorisches Potenzial, dann eine länger andauernde tonische Aktivität mit Potenzialgruppen.

traktion der ventralen Muskeln, aber die darauf folgenden Kontraktionen werden übermäßig und rufen gesteigerte Schwankungen hervor.

Gehinkoordination

Der Patient geht wie ein Betrunkener. Er kommt oft ins Taumeln, fällt aber selten zu Boden.

Zerebelläre Bewegungsinkoordination

Eine zerebelläre Bewegungsinkoordination kann durch die Analyse von *schnellen* willkürlichen Bewegungen auf Kommando festgestellt werden. Diese erfordern das Zusammenspiel von Agonisten (sofortiges Einsetzen und Beschleunigung der willkürlichen Bewegung) und Antagonisten (Abbremsen und sofortiges Anhalten der willkürlichen Bewegung). Die zerebelläre Bewegungsinkoordination ist durch ein verspätetes Einsetzen und Anhalten der schnellen willkürlichen Bewegung gekennzeichnet. Diese werden dann *hypermetrisch* (hyper = übermäßig, metrie = Ausmaß), d.h. die schnellen Bewegungen schießen über das Ziel hinaus.

Bei der Beobachtung eines Patienten mit einer zerebellären Bewegungsinkoordination fällt auf, dass seine willkürlichen globalen Bewegungen brüsk und abgehackt, d.h. in hypermetrische Einzelkomponenten zerlegt sind.

Verschiedene klinische Tests erlauben, die Diagnose der Hypermetrie zu stellen.

Hypermetrie

- Schnell auf Kommando ausgeführte Finger-Nasen- oder Fersen-Knie-Bewegung (**Abb. 6.4a–b**).
- Finger schnell von einem Kreis zum anderen hin und zurückbewegen.
- Schnell einen Strich mit einem Bleistift von einer Vertikalen zur anderen ziehen.

Alle diese schnell ausgeführten Bewegungen schießen über das Ziel hinaus.

Adiadochokinese

Sie entspricht der Unfähigkeit, schnelle willkürliche Bewegungen in entgegengesetzter Richtung auszuführen.

Bei schnellen Marionettenbewegungen der oberen Extremitäten kommt es durch die Hypermetrie der Pronatoren und Supinatoren des Unterarms zu Mitbewegungen der Ellenbogen. Infolge der hypermetrischen Pronation der Unterarme gehen die Ellenbogen nach außen, durch die hypermetrische Supination der Unterarme nach innen. So entsteht ein Gestikulieren der Ellbogen.

Asynergie

Der Patient kann keine globale Bewegungen schnell ausführen, weil die Einzelbewegungen hypermetrisch sind. Er zerlegt globale Bewegungen in einzelne hypermetrische Bewegungen.

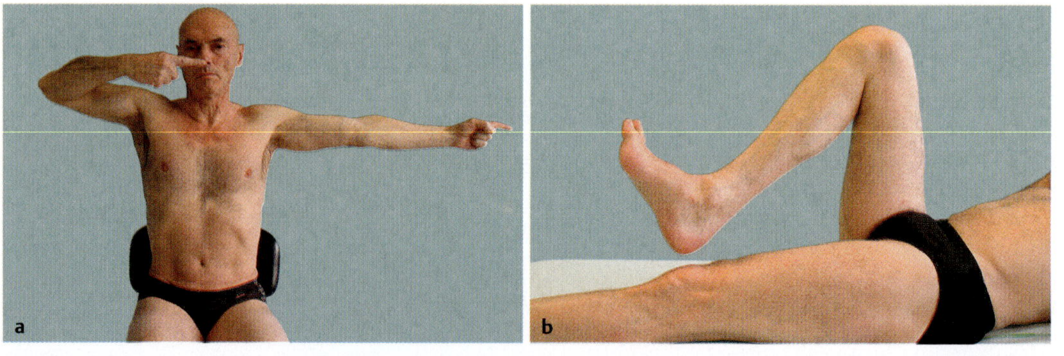

Abb. 6.4a–b Schnell ausgeführte willkürliche Bewegungen zur Prüfung der zerebellären Koordination. **a** Finger-Nase-Test mit offenen Augen (Nase soll nicht berührt werden). **b** Ferse-Knie-Test mit offenen Augen (Knie soll nicht berührt werden).

Tests

- Eine schnelle Finger-Nasen-Bewegung wird in eine schnelle hypermetrische Abduktion des Oberarms, gefolgt von einer schnellen hypermetrischen Flexion des Unterarms zerlegt.
- Der Patient sitzt ungefähr 50 cm vor einem Schemel. Er wird aufgefordert, seinen Fuß schnell auf den Schemel zu stellen. Diese globale Bewegung wird zuerst in eine hypermetrische Flexion des Oberschenkels, dann in eine hypermetrische Extension des Unterschenkels zerlegt.
- Babinski-Test (**Abb. 6.5**): Kombinierte Flexion von Rumpf und unteren Extremitäten. Der mit verschränkten Armen auf dem Rücken liegende Patient soll sich in Sitzstellung aufrichten. Das ist trotz normaler Kraft der Bauchmuskeln unmöglich, da die unteren Extremitäten in Flexion hochgehen, sobald der Patient versucht, sich aufzurichten. Das liegt daran, dass der Patient die Flexion des Rumpfes nicht mit einer für die Stabilisation nötigen Extension der unteren Extremitäten kombinieren kann.

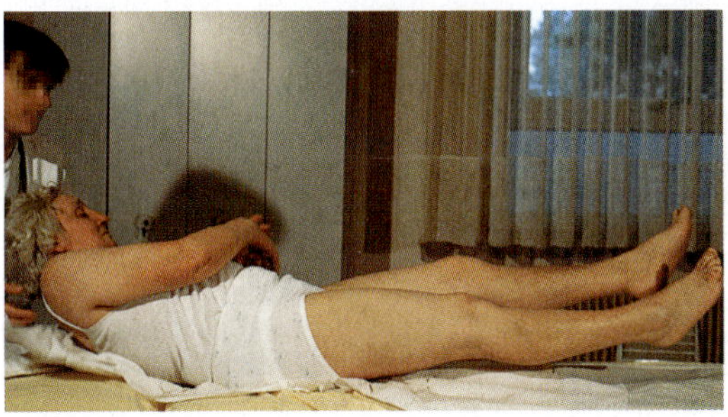

Abb. 6.5 Babinski-Test der Asynergie: Beim Aufrichten aus der Rückenlage gehen die Beine hoch.

Dyschronometrie

In diesem Fall kann die physiologische Chronologie der willkürlichen schnellen Bewegungen nicht erfolgen.

- 1. Test: Er demonstriert das verspätete Einsetzen einer schnellen willkürlichen Bewegung: Der Patient wird aufgefordert, seine Hände sofort auf Kommando zusammenzudrücken. Zuvor hat der Prüfer seinen Zeige- und Mittelfinger in die Hand des Patienten gelegt, sodass er das sofortige Einsetzen der Bewegung auf beiden Seiten kontrollieren und vergleichen kann.
- 2. Test: Er zeigt das verspätete Anhalten der schnellen willkürlichen Bewegung (*Stewart-Holmes-Test* bzw. Rebound-Phänomen, **Abb. 6.6**). Der Patient führt eine willkürliche Flexion des Unterarms gegen einen maximalen Widerstand des Prüfers aus. Der Widerstand wird ausgeübt, indem das Handgelenk des Patienten mit Daumen und Zeigefinger des Prüfers umfasst wird. Beim plötzlichen Loslassen bremst der gesunde Mensch die Rückbewegung des Unterarms sofort ab. Ein Patient mit einer zerebellären Bewegungsinkoordination kann nicht sofort abbremsen. Es kommt zu einer gewaltigen Rückbewegung des Unterarms (Daher immer den Kopf des Patienten schützen!).

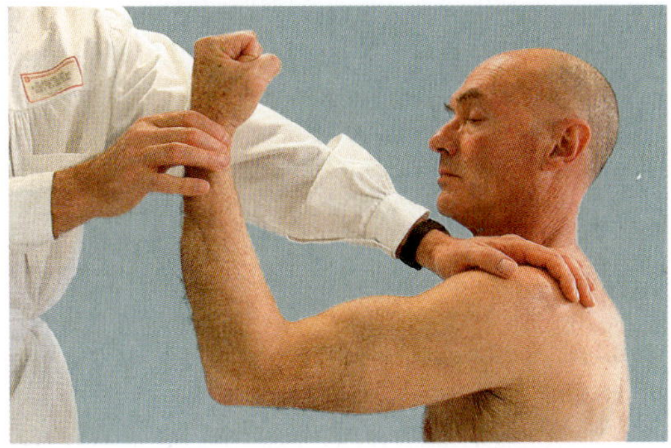

Abb. 6.6 Stewart-Holmes-Test: Plötzliches Loslassen des Unterarms nach starker Kontraktion der Unterarmbeuger gegen Widerstand.

Skandierende Sprache

Auch die Muskeln der Phonation sind hypermetrisch. Dadurch wird die Sprache abgehackt.

> *In einigen Fällen ist die zerebelläre Bewegungsinkoordination mit einer Pyramidenbahnschädigung kombiniert. Bei diesen zentralen Lähmungen kommt es zu einer Verlangsamung der willkürlichen Bewegungen, d. h. der Patient kann keine schnelle Bewegungen mehr ausführen. Für die Diagnose sind der Babinski- (kombinierte Flexion von Rumpf und unteren Extremitäten) und der Stewart-Holmes-Test wertvoll.*

Assoziierte neurologische Anomalien

Bei Patienten mit zerebellärer Inkoordination können assoziierte Anomalien der aktiven und passiven Bewegungen beobachtet werden.

Störungen der aktive Bewegungen

Willkürliche Bewegungen

Dabei kann z.B. beim Finger-Nasen- oder Fersen-Knie-Test ein *zerebellärer Tremor* festgestellt werden. Dabei handelt es sich um einen *Intentionstremor,* der sich am Ende der Bewegung verstärkt und ein funktionelles Hindernis für den Patienten ist. Er wird durch eine emotionale Belastung verstärkt und tritt beispielsweise auf, wenn der Patient ein Glas mit etwas Wasser gefüllt an den Mund führen soll.

Automatische Bewegungen
Diese, wie z.B. die Pendelbewegungen der oberen Extremitäten während des Gehens, gehen verloren. Die oberen Extremitäten schlenkern wie leblos herum, oder der Patient drückt sie an seinen Rumpf.

Reflektorische Bewegungen
Beim Auslösen des Patellarsehnenreflexes beim sitzenden Patienten mit herunterhängenden Unterschenkeln kommt es zum *Pendelreflex*. Die reflektorische Muskelkontraktion des M. quadriceps wird nicht abgebremst, sodass die Pendelbewegung des Unterschenkels erfolgt.

Störungen der passive Bewegungen

Beim zerebellären Patienten ist eine Muskelhypotonie festzustellen.

6.3 Topographie der Läsionen und pathologische Umstände

Zerebelläre Läsionen

- Läsionen des Vermis verursachen eine zerebelläre Steh- und Gehinkoordination.
  Ursache: Tumor des Vermis (Medulloblastom).
- Läsionen einer Hemisphäre haben eine homolaterale zerebelläre Bewegungsinkoordination zur Folge.
  Ursachen: Tumor (Astrozytom), Hämatom.
- Läsionen des gesamten Kleinhirns verursachen eine zerebelläre Steh- und Gehinkoordination sowie eine bilaterale zerebelläre Bewegungsinkoordination.
  Ursachen: Intoxikation durch Medikamente, Infektionen, diffuse vaskuläre Läsionen, Überdruck in der Fossa posterior.

Hirnstammläsionen

Die Läsion kann sich im Hirnstamm rechts oder links der Mittellinie befinden. Eine genaue Bestimmung ist nur durch die Analyse der anderen neurologischen Ausfallssymptome möglich. Sobald der Tractus cerebellodentorubrothalamocorticalis unterhalb oder oberhalb der Decussatio Wernekink betroffen ist, kommt es zu einer einseitigen zerebellären Bewegungsinkoordination.

Ursache: vaskuläre Läsionen des Hirnstamms.

Diffuse Läsionen des ZNS

Ursachen diffuser Läsionen des ZNS sind schwere Hirntraumen, Entmarkung des ZNS bei Multipler Sklerose (Kap. 34) oder spinopontozerebelläre Atrophie (Kap. 35).

7 Prüfung der Hör- und Gleichgewichtsfunktion – Pathologische Feststellungen

Dieses Kapitel ist der Hör- und Gleichgewichtsfunktion gewidmet. Die Rezeptoren beider Funktionen sind im *Labyrinth* (**Abb. 7.1**) des Felsenbeins lokalisiert. Der VIII. Kranialnerv *(N. cochleovestibularis)* verbindet die Rezeptoren mit dem ZNS.

Die Hörfunktion setzt den Gesunden mit der Umwelt in Verbindung. Das Gleichgewicht ist an allen Gestik- und posturalen motorischen Funktionen beteiligt.

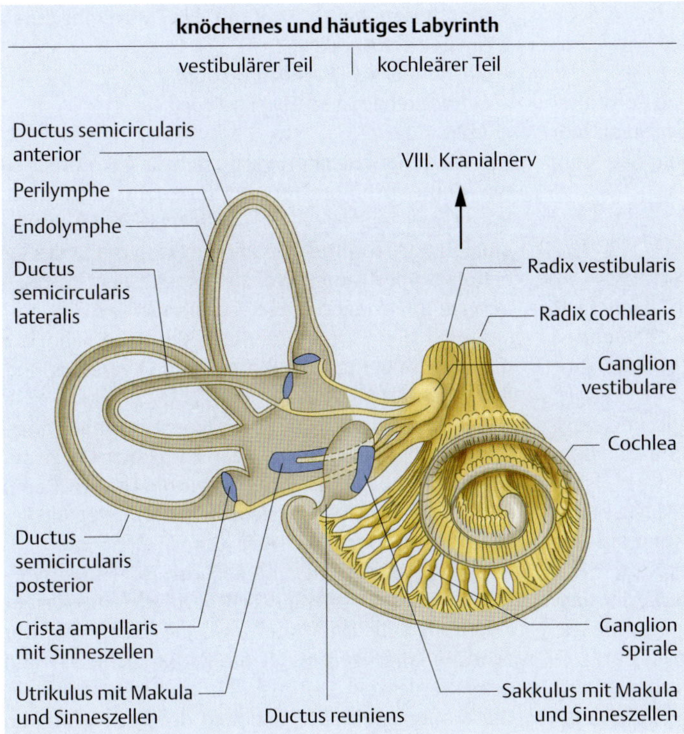

Abb. 7.1 Labyrinth mit kochleärem (Cochlea) und vestibulärem Teil (Ductus semicirculares, Utrikulus und Sakkulus; nach Kahle 2001).

7.1 Hörfunktion

7.1.1 Anatomischer Überblick des Hörorgans

Das Hörorgan (**Abb. 7.2**) besteht aus folgenden Teilen:
- Äußeres Ohr;
- Mittelohr;
- Innenohr.

Äußeres Ohr

Es umfasst die Ohrmuschel *(Auricula)* und den äußeren Gehörgang *(Meatus acusticus externus)*, der durch das Trommelfell *(Membrana tympani)* vom Mittelohr getrennt ist.

Mittelohr

Dieses besteht aus der Paukenhöhle *(Cavum tympani)* und den Gehörknöchelchen *(Ossicula auditus)* mit Hammer *(Malleus)*, Amboss *(Incus)* und Steigbügel *(Stapes)*.

Die Paukenhöhle ist mit Luft gefüllt und zum Druckausgleich durch die Tuba Eustachii mit dem Rachen verbunden.

Im Mittelohr befinden sich 2 kleine Muskeln zur akustischen Akkommodation. Der M. stapedius im Canalis facialis wird vom N. facialis innerviert. Er hat als Funktion die Dämpfung der Schallüberleitung. Dadurch kann bei einer Fazialislähmung eine erhöhte Schallempfindlichkeit *(Hyperakusis)* auftreten. Der andere Muskel (M. tensor tympani) wird vom N. trigeminus innerviert. Er steigert die Empfindlichkeit der Schallüberleitung.

Innenohr

Im Innenohr befindet sich der kochleäre Teil des Labyrinths, die Schnecke *(Cochlea,* **Abb. 7.3a–b**). Die knöcherne Schnecke wird durch eine Membran oder häutiges Labyrinth in einen äußeren Raum mit Perilymphe und einen inneren, mit Endolymphe gefüllten Raum *(Ductus cochlearis)* unterteilt.

Der äußere Raum steht mit dem Mittelohr durch 2 Fenster in Kontakt:
- Vorhoffenster *(Fenestra vestibuli);*
- Schneckenfenster *(Fenestra cochleae,* **Abb. 7.2**).

Die Gehörknöchelchen verbinden das Trommelfell mit dem Vorhoffenster des Innenohrs. Auf diese Weise werden die vom Schall erzeugten Schwingungen des Trommelfells auf die Perilymphe des Innenohrs übertragen, wo die akustischen Reize in nervale Erregungen umgewandelt werden.

Durch den Ductus reuniens wird die Schnecke mit dem Sakkulus des vestibulären Organs verbunden (**Abb. 7.1**).

Die *Rezeptoren* (Haarzellen) der Hörfunktion befinden sich im Ductus cochlearis, im Corti-Organ auf der Lamina basilaris im endolymphatischen Raum (**Abb. 7.3a–b**). Mehrere Neuronen verbinden die Rezeptoren mit dem ZNS (**Abb. 7.4**).

Das *1. Neuron* hat eine T-Form. Der kurze periphere dendritenförmige Teil verbindet die Rezeptoren mit dem Zellkörper im Ganglion spirale. Der zentrale lange Teil bildet die Radix cochlearis und den kochleären Teil des N. cochleovestibularis. Diese afferenten Fasern ziehen durch den inneren Gehörgang *(Meatus acusticus internus)* und errei-

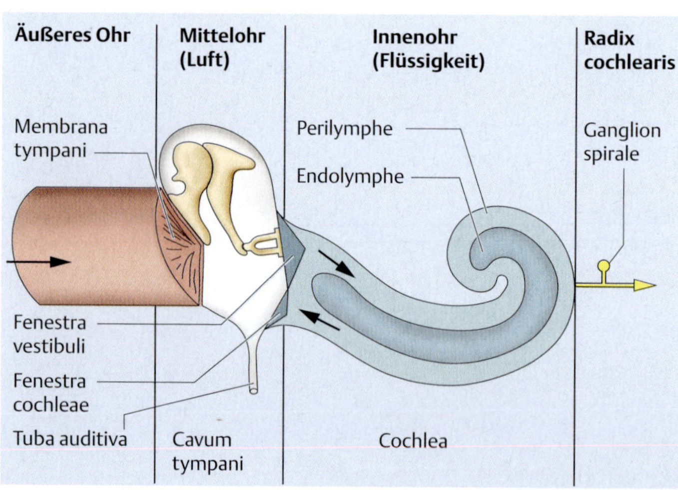

Abb. 7.2 Hörapparat.

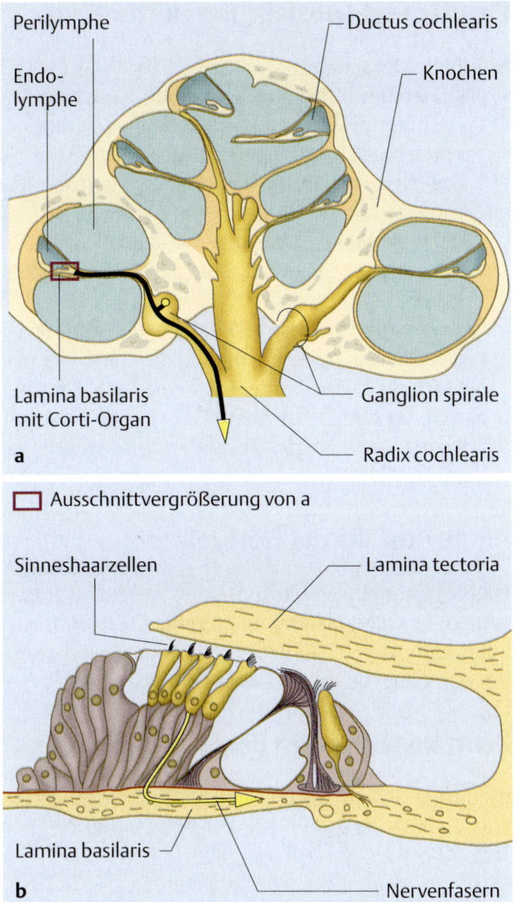

Abb. 7.3a–b Schnecke und Schneckengang (nach Kahle 2001). **a** Axialquerschnitt durch die Schnecke. **b** Vergrößerungen des Corti-Organs mit Sinneszellen.

chen die Nuclei ventralis et dorsalis der Medulla oblongata. In diesen Nuclei liegt die Synapse mit dem *2. Neuron*.

Die meisten Axone überqueren die Mittellinie und ziehen im Lemnicus lateralis zum Colliculus inferior des Mesenzephalons. Einige Axone werden in den Nuclei lemnisci laterales des Hirnstamms umgeschaltet. Andere kreuzen nicht und verlaufen auf der homolateralen Seite zum Colliculus inferior. Die beiden Colliculi inferiores sind durch kommissurale Fasern miteinander verbunden.

Vom Colliculus inferior verlaufen die *nächsten Neurone* zum Corpus geniculatum mediale des Thalamus und dann zu den Heschl-Querwindungen im Temporallappen (Brodmann-Area 41), in dem sie die Radiatio acustica bilden.

Von diesem primären Projektionsfeld gibt es Verbindungen mit den sekundären Integrationsfeldern zum Verstehen der Geräusche, Töne, Melodien (Areae 42 u. 22) und der Sprache (Wernicke-Areae 39–40).

Vom Colliculus inferior – nach Verbindung mit der Area praetectalis und der Oliva superior – ziehen Fasern in den Hirnstamm zum Nucleus N. facialis für die Innervation des M. stapedius und zum Nucleus mandibularis N. trigeminus für den M. tensor tympani. Auf diese Weise wird die Akkommodation der Hörfunktion hergestellt.

In der Formatio reticularis des Hirnstamms kommt es zur Verbindung mit dem Fasciculus longitudinalis medialis ascendens et descendens (Augen- und Halsmuskeln). So können konjugierte Bewegungen der Augen und des Kopfes in Richtung eines Geräuschs entstehen.

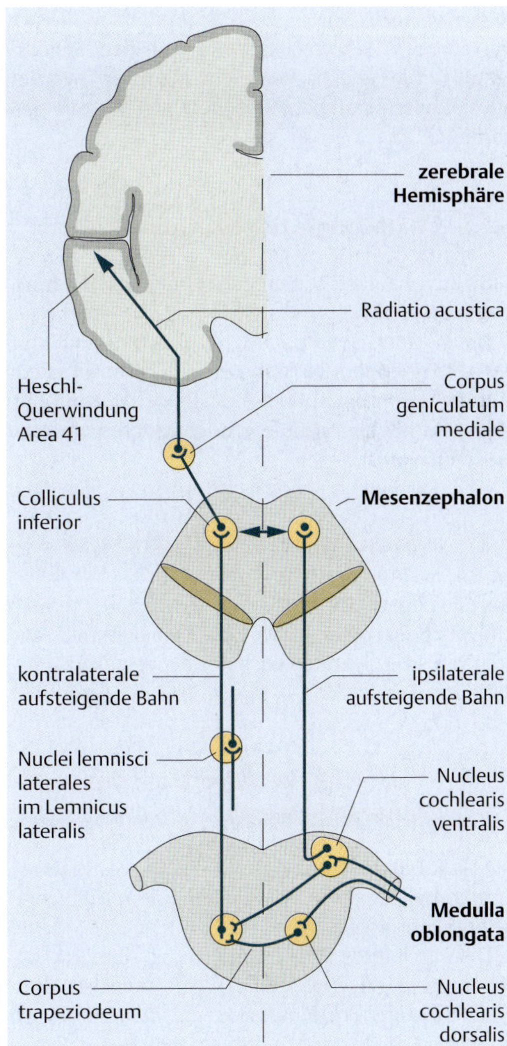

Abb. 7.4 Hörbahnen.

7.1.2 Klinische Prüfung der Hörfunktion

Die Hörfunktion lässt sich mithilfe der *Audiometrie* genau messen. Sie kann aber auch mit einer Stimmgabel n° 128 geprüft werden.

Es besteht die Möglichkeit einer *Luft-* und *Knochenüberleitung* der tönenden Stimmgabel. Beim Gesunden ist die Luftüberleitung besser als die Knochenüberleitung.

Rinne-Versuch

Die tönende Stimmgabel wird zuerst auf den Proc. mastoideus aufgesetzt. Sobald die Knochenüberleitung erschöpft ist, wird die Stimmgabel ans Ohr gehalten. Der Gesunde hört die akustischen Schwingungen bis zum Erlöschen.

Weber-Versuch

Die tönende Stimmgabel wird auf den Scheitel gestellt. Die akustischen Schwingungen werden physiologisch auf beiden Seiten gleich stark gehört.

7.1.3 Pathologie der Hörfunktion

Subjektives Anzeichen einer Störung der Hörfunktion ist das Ohrensausen *(Tinnitus)*. Die objektiven Zeichen einer beeinträchtigten Hörfunktion sind entweder periphere inkomplette (Schwerhörigkeit) oder periphere komplette Ausfälle der Hörfunktion (Taubheit). Beide Ausfälle können progredient oder akut auftreten.

Progrediente Ausfälle der Hörfunktion

Mögliche Ursachen

- Läsionen des Mittelohrs, Otitis oder Otosklerose.
  - Bei einer gestörten Luftüberleitung *(Leitungsschwerhörigkeit)* ist beim Rinne-Test die Knochenüberleitung besser als die Luftüberleitung.
  - Beim Weber-Test werden die akustischen Schwingungen auf der Seite der Läsion stärker gehört.
- Läsionen des Innenohrs *(Innenohrschwerhörigkeit)*, z. B. nach Lärmschädigung des Corti-Organs, bei Morbus Ménière oder Läsionen des VIII. Kranialnervs werden beim Weber-Test die akustischen Schwingungen auf der gesunden Seite stärker gehört.

Akute Ausfälle der Hörfunktion

Hierbei handelt es sich um einen *Hörsturz*, dessen genaue Ursache bislang nicht geklärt ist (evtl. vaskuläre Störung). Der Hörverlust ist entweder spontan reversibel oder bleibt definitiv bestehen.

Zentrale Störungen der Hörintegration

In diesen Fällen nimmt der Patient nicht wahr, was er hört (Kap. 11). Die Folge kann ein Neglekt sein.

7.2 Gleichgewichtsfunktion

Das Gleichgewicht wird durch vestibuläre, visuelle und propriozeptive Einwirkungen hergestellt und erhalten. Im Folgenden wird nur die vestibuläre Beteiligung dargestellt.

7.2.1 Anatomischer Überblick des vestibulären Systems

Die vestibuläre Funktion wird vom vestibulären Kernkomplex des Hirnstamms und dem Archicerebellum koordiniert.

Der vestibuläre Teil des Labyrinths (**Abb. 7.1**) besteht aus 3 Bogengängen *(Ductus semicirculares)* und 2 Kavitäten *(Utrikulus* und *Sakkulus)*. Diese vestibulären Kanäle und Kavitäten haben den gleichen Aufbau wie die Schnecke: knöchernes und häutiges Labyrinth mit Peri- und Endolymphe. Sie sind durch einen Kanal *(Ductus reuniens)* mit der Schnecke verbunden.

Die 3 halbkreisförmigen Bogengänge (Ductus semicirculares anterior, posterior und lateralis) liegen in den 3 Raumebenen. Beim Übergang zum Utrikulus haben sie eine Erweiterung oder Ampulle. Diese enthält die Crista ampullaris mit den Sinneszellen (**Abb. 7.5a**).

Die Sinneszellen der Crista ampullaris der Ductus semicirculares werden durch zirkuläre Geschwindigkeitsveränderungen des Kopfes (Beschleunigung oder Verlangsamung) gereizt. Dadurch entstehen *dynamische Gleichgewichtsreaktionen* (Stützreaktionen). Dabei handelt es sich um automatische Bewegungen der Augen, des Kopfes, des Rumpfes und der Extremitäten, die zum Abstützen mit den Händen

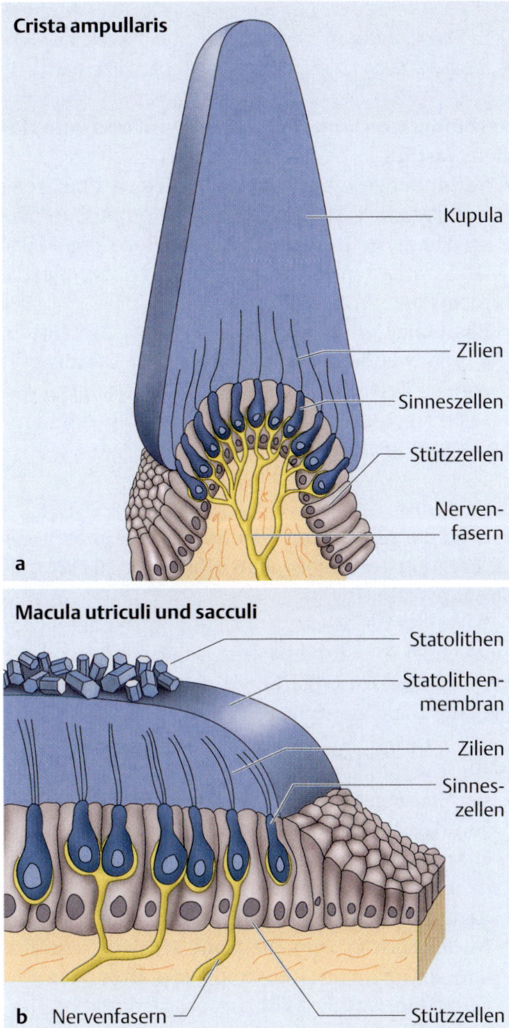

Abb. 7.5a–b Rezeptoren der Crista ampullaris der Ductus semicirculares und der Maculä des Utrikulus und des Sakkulus (nach Kahle 2001).

oder den Füßen führen, um einen Sturz zu vermeiden.

Die beiden Kavitäten Utrikulus und Sakkulus sind durch den Ductus utriculosaccularis miteinander verbunden. Sie enthalten die Sinneszellen (Haarzellen), die sich in der Macula sacculi und der Macula utriculi befinden. Die Zilien der Sinneszellen stecken in einer Statolithenmembran (**Abb. 7.5b**).

Die Sinneszellen werden durch lineare Geschwindigkeitsveränderungen und die Kopfhaltung gereizt. Es kommt zu statischen Gleichgewichtsreaktionen, d. h. automatische Einstellung des Kopfes, des Rumpfes und der Extremitäten, um durch Gegengewichte eine Gewichtsverlagerung auszugleichen. Dabei werden 3 Neuronen eingesetzt: 1., 2. und 3. Neuron (**Abb. 7.6**).

1. Neuronen

Sie verbinden die peripheren Rezeptoren des Vestibularapparates des Labyrinths mit dem vestibulären Kernkomplex der Medulla oblongata und dem Archicerebellum.

Die Neuronen haben eine T-Form. Der kurze periphere dendritenförmige Teil verbindet die Rezeptoren mit dem Ganglion vestibulare (Scarpa) am Grund des inneren Gehörgangs. Der zentrale Teil mit den afferenten Fasern bildet die Radix vestibularis und den vestibulären Teil des N. cochleovestibularis, der den Kleinhirnbrückenwinkel bis zum Hirnstamm überquert.

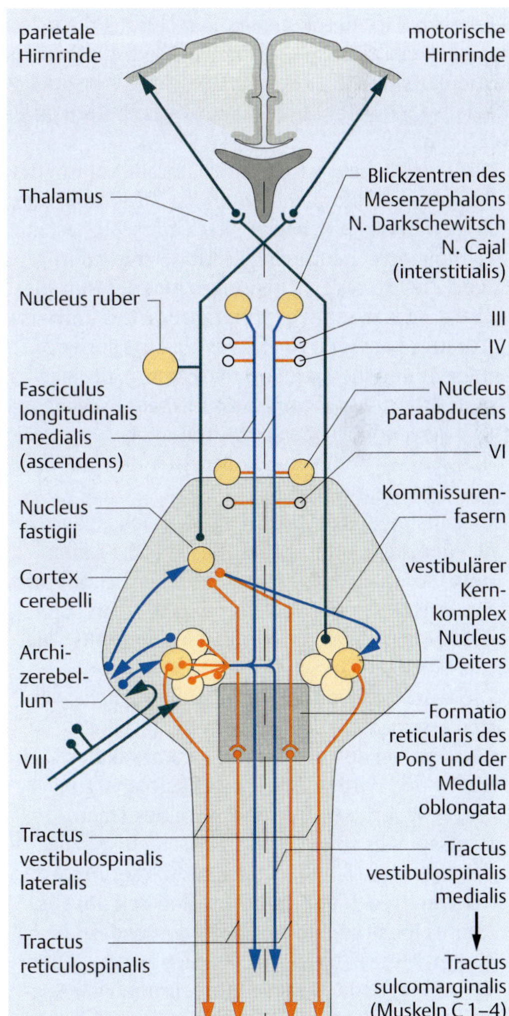

Abb. 7.6 Verbindungen vom Archicerebellum und vom vestibulären Kernkomplex der Medulla oblongata (nach Maillot 2002).

Afferente vestibuläre Fasern erreichen den vestibulären Kernkomplex zwischen Pons und Medulla oblongata (am Boden des IV. Ventrikels) und begeben sich von dort zur Rinde des Archicerebellums. Andere afferente vestibuläre Fasern verlaufen direkt durch den Tractus juxtarestiformis (neben dem Pedunculus cerebellaris inferior) zur Rinde des Lobus flocculonodularis des Archicerebellums. Archicerebellum und vestibulärer Kernkomplex sind eng miteinander verbunden.

2. Neuronen

Es handelt sich um Verbindungsneuronen, deren Fasern entweder vom vestibulären Kernkomplex oder vom Archicerebellum und dem Nucleus fastigii ausziehen.

Verbindungen vom vestibulären Kernkomplex

Der vestibuläre Kernkomplex besteht aus 4 Nuclei: Nucleus vestibularis superior (Bechterew), Nucleus vestibularis lateralis (Deiters), Nucleus vestibularis medialis (Schwalbe) und Nucleus vestibularis inferior (Roller).

- Aus dem Nucleus vestibularis lateralis kommt der *Tractus vestibulospinalis lateralis (deiterospinalis)*. Er ist homolateral, begibt sich zu den Alpha- und Gamma-Motoneuronen des Marks und koordiniert die Gleichgewichtsfunktionen des Rumpfes und der Extremitäten (Stützmotorik des Körpers).
- Aus den 3 anderen Nuclei vestibularis superior, inferior und medialis kommen Fasern, die sich zum *Fasciculus longitudinalis medialis ascendens* und *descendens* nahe der Mittellinie begeben. Sie haben einen homo- und kontralateralen auf- oder absteigenden Verlauf.
- Die aufsteigenden Fasern begeben sich zu den Nuclei der Augenmotorik (VI., IV. und III. Kranialnerv) sowie zu den Blickzentren des retikulären Systems des Pons (Nucleus paraabducens) und des Mesenzephalons (Nucleus interstitialis Cajal und Nucleus Darkschewitsch).
- Die absteigenden Fasern bilden den *Tractus vestibularis medialis*. Dieser zieht ins zervikale Mark und in den oberen Teil des thorakalen Marks und wird in den Tractus sulcomarginalis eingegliedert. Er wird von Fasern des Tractus reticulospinalis sowie vom Tractus tectospinalis, der sich vom Mittelhirndach bis ins zervikale Mark erstreckt, und vom kaudalen Teil des Fasciculus longitudinalis medialis descendens begleitet. Diese Bahnen begeben sich zu den Zellen der Alpha- und Gamma-Motoneuronen der Segmente C1–C4 des zervikalen Marks und innervieren die Muskeln des N. accessorius und die anderen Halsmuskeln C1–C4.

Die 3 Nuclei superior, inferior und medialis des vestibulären Kernkomplexes sind dadurch an der lateralen Wendung der Augen und Drehung des Kopfes beteiligt.

Verbindungen vom Archicerebellum und vom Nucleus fastigii

- Verbindungen zum kontralateralen vestibulären Kernkomplex; Sie werden durch Kommissurenfasern hergestellt. So entsteht eine funktionelle Balance zwischen den vestibulären Kernkomplexen rechts und links.
- Bilaterale Verbindung zu den retikulären Zentren des Pons und der Medulla oblongata. Die absteigenden Fasern bilden den homo- und kontralateralen Tractus reticulospinalis (Kontrolle des Gamma-Motoneurons).

3. Neuronen

Es sind die Alpha- und Gamma-Motoneuronen zur Innervation der Augen-, Hals-, Rumpf- und Extremitätenmuskeln.

Auf diese Weise entstehen Stellungen oder Bewegungen der Augen, des Halses, des Rumpfes und der Extremitäten zur Erhaltung oder zur Wiederherstellung des Gleichgewichts.

Weitere Verbindungen

- Verbindungen vom vestibulären Kernkomplex zum Thalamus (Nucleus ventralis posterior) und zur parietalen Hirnrinde. So kommt es zur Wahrnehmung des Schwindelgefühls.
- Verbindungen zum Archicerebellum und dem Nucleus fastigii zum Thalamus (Nucleus ventralis lateralis), zum Striatum und zur präfrontalen Hirnrinde, was die Willkürmotorik direkt beeinflussen könnte.

7.2.2 Klinische Prüfung der Gleichgewichtsfunktion

Nachfolgend werden die verschiedenen Gleichgewichtsprüfungen erläutert.

Prüfung der Augen

- Der auf einem Stuhl sitzende Patient mit gut stabilisiertem Rücken wird aufgefordert, geradeaus auf den Finger des Prüfers zu schauen, wobei die Augen physiologisch bewegungslos stehen bleiben.
- Nun soll der Patient den Finger mit den Augen verfolgen, ohne den Kopf zu bewegen. Dabei werden systematisch die horizontalen und die verti-

kalen Bewegungen der Augen mit verschiedenen Geschwindigkeiten beobachtet.

Beim Gesunden sind die Bewegungen harmonisch und ohne jegliche Zuckungen möglich.

Haltungsgleichgewicht

- Der Patient sitzt angelehnt auf einem Stuhl.
- Er streckt die Arme mit nach oben gerichteten Daumen vor sich.
- Seine Augen sind geschlossen.

Beim Gesunden weichen die Arme nicht nach rechts oder links ab.

Steh- und Gehgleichgewicht

Der Patient bleibt mit geschlossenen Augen aufrecht stehen (Füße zusammen) oder geht auf den vor ihm stehenden Prüfer zu.

Beim Gesunden sind keine Abweichungen nach rechts oder nach links zu beobachten.

7.2.3 Instrumentale Prüfung der Gleichgewichtsfunktion mit dem Bárány-Versuch

Beim Gesunden besteht ein Funktionsbalance zwischen dem rechten und linken vestibulären Kernkomplex.

1. Wird *kaltes Wasser* (27 °C) in den äußeren Gehörgang eingelassen, setzt die Funktion des Labyrinths aus, und durch überwiegende kontralaterale Reize entsteht ein *harmonisches vestibuläres Syndrom* mit folgenden Zeichen:

- Schwindelgefühl;
- Langsame Abweichung der Arme beim Sitzen, Stehen oder Gehen mit geschlossenen Augen in Richtung des außer Funktion gesetzten Labyrinths;
- Nystagmus in Gegenrichtung.

Der Nystagmus ist eine langsame Bewegung beider Augen in Richtung des außer Funktion gesetzten Labyrinths, die sich nicht gut verfolgen lässt und eine schnelle automatische Rückbewegung der Augen in die Ausgangsstellung, die besser zu sehen ist und die Richtung des Nystagmus angibt.

2. Wird *heißes Wasser* (44 °C) in den äußeren Gehörgang eingeleitet, entsteht ein Reizzustand des Labyrinths und ein *harmonisches vestibuläres Syndrom* mit folgenden Zeichen:

- Schwindelgefühl;
- Abweichung mit geschlossenen Augen auf die Gegenseite des gereizten Labyrinths;
- Nystagmus mit der schnellen Rückbewegung zur Seite des gereizten Labyrinths.

Der Bárány-Test liefert den Beweis der funktionellen Balance zwischen dem rechten und linken Gleichgewichtssystem.

Eine weitere Methode, um das Labyrinth zu prüfen, stellt die Nystagmographie dar. Dabei werden die Augenbewegungen registriert.

7.2.4 Gleichgewichtsdysfunktion

Subjektive Zeichen

Bei *Schwindel* handelt es sich um das plötzlich eintretende Gefühl, das Gleichgewicht zu verlieren. Es besteht die Illusion, als würde sich alles drehen, d. h. Drehen des Körpers oder Drehen der Umwelt.

Schwindelstärke

- Starker Schwindel: Der Patient wird auf den Boden geschleudert, ohne dass er sich dagegen wehren oder wieder aufrichten kann. Hält der Schwindel an, muss sich der Patient ganz ruhig verhalten, da jede Bewegung ihn verstärken oder wieder hervorrufen kann.
- Ein starker Schwindel wird von *vegetativen Reaktionen* begleitet, die mit den Verbindungen zwischen dem Vestibularapparat und den autonomen Zentren der Formatio reticularis des Hirnstamms zu erklären sind. Es können Übelkeit, Brechreiz und Erbrechen, Verlangsamung des Herzrhythmus, Blutdrucksenkung, Schweißausbruch und Blässe auftreten.
- Schwacher Schwindel kommt nur durch Kopfbewegungen oder durch Veränderungen der Kopfhaltung zustande.

Patienten, die unter häufigen Schwindelanfällen leiden (z. B. Menière-Anfälle) können Angstgefühle (Anxiété vestibulaire) entwickeln.

Objektive Zeichen

Hierbei werden peripherer und zentraler Schwindel unterschieden.

Peripherer Schwindel

Dieser entsteht entweder durch eine Läsion des Labyrinths oder des VIII. Kranialnervs oder durch einen anormalen Reiz des Labyrinths.

Läsionen des Labyrinths

Durch die Läsionen des Labyrinths entsteht ein *defizitäres Syndrom.* Dabei kommt es zu starkem Schwindel, der durch das Schließen der Augen oder Dunkelheit hervorgerufen oder verstärkt wird. Daneben können auch vegetative und assoziierte kochleäre Störungen auftreten, wie z.B. Ohrensausen und Ausfälle der Hörfunktion.

Objektive Zeichen dieses peripheren Schwindels sind ein harmonisches vestibuläres Syndrom:

- Abweichung zur Seite der Läsion, der gestreckten Arme, beim Stehen oder Gehen mit geschlossenen Augen;
- Spontaner Nystagmus zur Gegenseite (latent vorhandener Nystagmus).
- Das komplett zerstörte Labyrinth ist durch den Bárány-Test nicht mehr reizbar.

Ursachen: Ein peripherer Schwindel entsteht durch unilaterale (Otitis, Felsenbeinfraktur, Morbus Menière) oder bilaterale Läsionen, z.B. nach medikamentöser Intoxikation durch Antibiotika (Streptomycin, Gentamycin).

Morbus Menière

Diese Krankheit (endolymphatischer Hydrops) ist vorwiegend bei älteren Patienten zu beobachten. Sie wird durch einen Überdruck der Endolymphe erklärt und führt zur progredienten Zerstörung des vestibulären und kochleären Labyrinths.

Dreierlei klinische Zeichen sind vorhanden: häufige Schwindelanfälle von etlichen Minuten oder einer Stunde, Ohrensausen und Hörausfälle. Letztere verschlimmern sich regelmäßig und können schließlich zur Taubheit führen.

Läsionen des VIII. Kranialnervs

Hierbei kommt es auch zu einem *defizitären Syndrom.* Als mögliche Ursachen kommen eine **Neuritis vestibularis** oder ein **Tumor des VIII. Kranialnervs** in Betracht.

Neuritis vestibularis

Es entsteht ein akuter einseitiger Ausfall der vestibulären Funktion. Kochleäre Zeichen sind nicht vorhanden. Der Schwindel mit Erbrechen dauert etliche Tage oder Wochen an und verschwindet dann wieder. Somit handelt es sich um einen einmaligen Schwindelanfall mit objektiven Zeichen eines Gleichgewichtsdefizits.

Die Gleichgewichtsfunktion kann sich spontan zurückbilden. Ist dies nicht der Fall, entwickelt sich eine zentrale Gleichgewichtskompensation, die nicht durch Medikamente zur Dämpfung des Schwindelgefühls behindert werden darf.

Tumor des Kleinhirnbrückenwinkels

Es handelt sich um ein Neurinom des VIII. Kranialnervs, das zu Beginn progressive Ausfälle der Hör- und der vestibulären Funktion verursacht. Später kann es zu einem Überdruck im Schädel durch Blockierung des Liquors kommen. Eine Stauungspapille durch Überdruck im Schädel lässt sich mit dem Ophthalmoskop feststellen. Die chirurgische Abnahme des Tumors ist indiziert.

Anormaler Reizzustand des Labyrinths

Ein anormaler mechanischer Reiz des Ductus semicircularis posterior charakterisiert den benignen paroxysmalen Lagerungsschwindel.

Benigner paroxysmaler Lagerungsschwindel

Charakteristisch ist hierbei ein akuter heftiger Drehschwindel, der einige Sekunden nach Lageänderung des Kopfes eintritt und nur kurz andauert (5–15 sec.). Er kann sich wiederholen und erscheint beim Patienten unter denselben Umständen, z.B. morgens beim Aufrichten im Bett oder nachts beim schnellen Umdrehen. Kochleäre Anomalien sind nicht vorhanden.

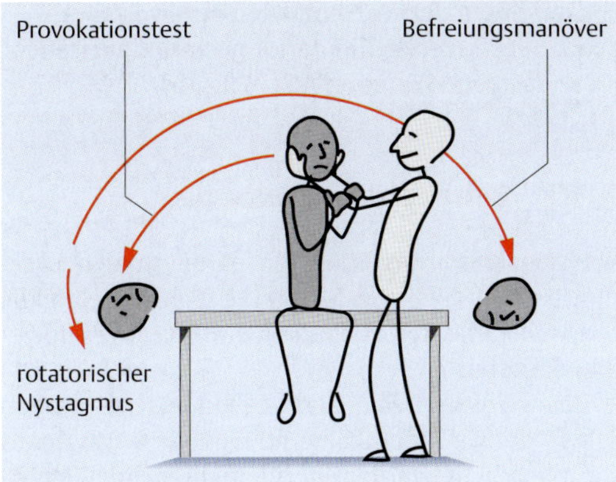

Abb. 7.7 Provokationstest und Befreiungsmanöver eines paroxysmalen Lagerungsschwindels rechts (nach Semont et al. 1989).

Der Schwindel erklärt sich durch eine Degeneration der Statolithenmembran des Utrikulus. Es wird angenommen, dass ein Statolithendetritus in die Ampulle *(Kupulolithiasis)* oder in den Kanal *(Kanalolithiasis)* des Ductus semicircularis posterior eingedrungen ist. So kommt es zu einem akuten Reiz der Sinneszellen der Crista ampullaris des Bogengangs.

Der Lagerungsschwindel lässt sich mit *Provokationstests* reproduzieren und *Befreiungsmanöver* erlauben, den Statolithendetritus aus der Ampulle oder dem hinteren Bogengang in den Utrikulus zurückzuspülen (**Abb. 7.7**).

Klinische Beispiele:

1. Rechtsseitiger Lagerungsschwindel

Dieser wird in rechter Seitenlage oder durch den Versuch hervorgerufen, über die rechte Schulter zu schauen.

*Provokationstest und Befreiungsmanöver nach Semont (**Abb. 7.7**):*

- Der Patient sitzt mit herunterhängenden Unterschenkeln auf einer Behandlungsbank .
- Sein Kopf wird vom Prüfer in einer Rotation nach links (ca. 45°) und in einer leichten Extension gehalten (Ductus semicircularis posterior soll sich in der Frontalebene befinden).
- Unter Beibehaltung dieser Position wird der Patient zügig in Seitenlage nach rechts umgekippt, sodass sich der Kopf in Höhe der Behandlungsbank befindet.
- Nach einer minimalen Latenz von ca. 1 Sekunde (1–5 Sek.) erscheint ein akutes Schwindelgefühl, gefolgt von einem rotatorischen Nystagmus der Augen gegen Uhrzeigersinn, in Richtung des sich unten befindenden Ohrs (in Richtung des gereizten Ductus semicircularis).
- Die Reaktion dauert nur kurz an (5–15 sec. bis weniger als 1 Minute).
- Beim Befreiungsmanöver wird der Patient unter Beibehaltung der Kopfposition von dieser Endstellung zügig in Gegenrichtung nach links geführt.

Ist das Manöver wirksam (90% der Fälle), kommt es zu einem neuen, kurz andauernden Schwindel mit Nystagmus, diesmal in Gegenrichtung.
War das Befreiungsmanöver ohne Erfolg, wird das Manöver nach 10 Minuten nochmals wiederholt.
Es sollen jedoch nicht mehr als 3 Manöver in einer Sitzung unternommen werden!

- *Instruktionen* nach der Behandlung mit Erfolg:
  - Der Patient soll nicht auf der rechten Seite schlafen.
  - In Rückenlage soll der Kopf leicht hochgelagert werden.
  - Den Kopf nicht zügig bewegen (eine Halskrause ist zu empfehlen).

2. Linksseitiger Lagerungsschwindel

- Der Kopf des Patienten wird in Rotation (ca. 45°) nach rechts und in einer leichten Extension gehalten.
- Provokationstest und Befreiungsmanöver werden in Gegenrichtung ausgeführt.

Zentraler Schwindel

Der zentrale Schwindel entsteht durch eine Dysfunktion des Hirnstamms. Durch das Schließen der Augen wird er vermindert.

Objektiv sind keine spezifischen physischen Anomalien zu beobachten. Kommt es aber zu Anomalien, sind sie nicht harmonisch und können nicht mit einem peripheren Schwindel verwechselt werden. Mögliche Ursachen können sein:

- Multiple Sklerose;
- Hirntumoren, besonders des Kleinhirns;
- Hirntraumen (Schwindelanfälle sind häufig nach einer Hirnerschütterung);
- Vaskuläre Störungen, z.B. im Fall einer vertebrobasilären Insuffizienz, die durch Arteriosklerose oder Kompression der Aa. vertebrales durch eine zervikale Arthrose entsteht. Ein akuter Schwindel kann durch den Verschluss einer A. vertebralis oder der A. cerebelli inferior posterior entstehen (*Wallenberg-Syndrom;* **Abb. 7.8a–b**).

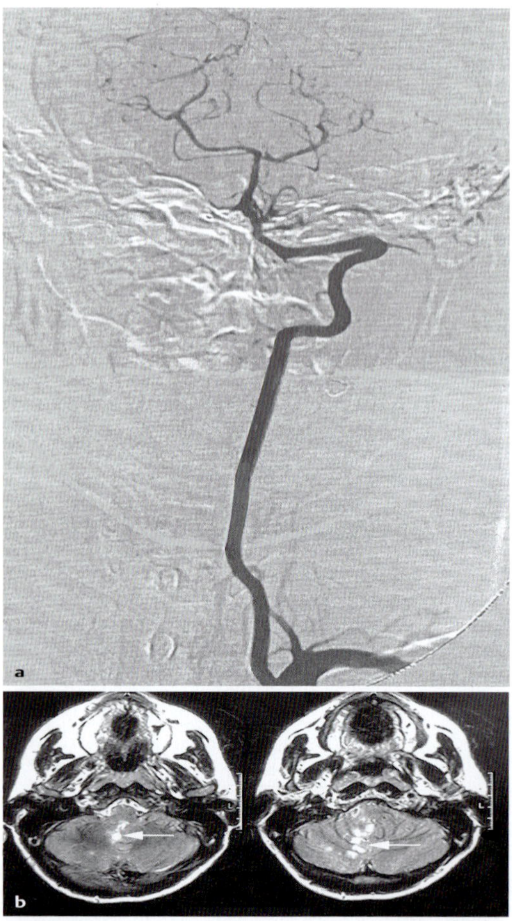

Abb. 7.8a–b Wallenberg-Syndrom durch Verschluss der A. vertebralis rechts. **a** Arteriographie: normale Permeabilität der A. vertebralis links mit Truncus basilaris und Aa. cerebri posteriores. **b** Kleine Infarkte des Kleinhirns (Kernspintomographie).

7.2.5 Behandlungsmethoden

Mit Ausnahme des benignen paroxysmalen Lagerungsschwindels werden akute Schwindelanfälle mit Medikamenten behandelt, die das Schwindelgefühl dämpfen.

Bei chronischem und besonders zentralem Schwindel sind Medikamente weniger wirksam. Es kann versucht werden, den Patienten mit Physiotherapieübungen zu behandeln, mit dem Ziel, die zentralen Kompensationsmechanismen zu fördern, die das Stehen und Gehen verbessern.

Bei einer zervikalen Arthrose muss diese behandelt werden.

Wallenberg-Syndrom

Das Wallenberg-Syndrom (dorsolaterales Oblongatasyndrom; **Abb. 7.8a–b**) entspricht einem akuten Infarkt im dorsolateralen Teil der Medulla oblongata. Diese Komplikation ist von allen Manualtherapeuten der zervikalen Wirbelsäule gefürchtet.

Ursachen

Der Infarkt kann entweder durch eine Thrombose der A. cerebelli inferior posterior oder eine Läsion der A. vertebralis verursacht werden (Dissektion oder Thrombose der Arterie). Die A. cerebelli inferior posterior zieht aus dem oberen Teil der A. vertebralis (Kap. 1.8.2).

Funktionelle Störungen

- Akuter Schwindel mit Übelkeit und Erbrechen;
- Sprach- (Heiserkeit) und Schluckstörungen (IX.–X. Kranialnerv);
- Verminderung der Hörfunktion (Hypakusis);
- Verminderung des Geschmacks (Hypageusie).

Objektive klinische Zeichen

- Homolaterale Zeichen:
  - Harmonisches vestibuläres Syndrom durch axonale Läsion des Truncus des VIII. Kranialnervs mit Abweichung bei geschlossenen Augen zur Seite der Läsion und Nystagmus zur Gegenseite;
  - Hörverlust;
  - Claude-Bernard-Horner-Zeichen (**Abb. 7.9**) und vasomotorische Störungen im Gesicht;

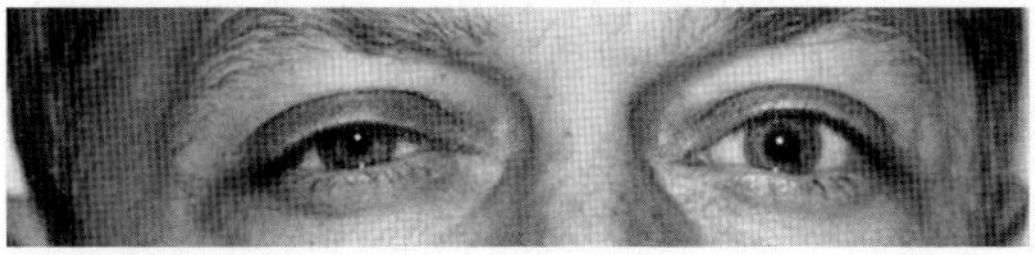

Abb. 7.9 Claude-Bernard-Horner-Zeichen rechts mit Enophthalmie und Miosis.

- Ausfälle der Sensibilität im Bereich des N. trigeminus und des Kornealreflexes;
- Motorische Ausfälle des Pharynx und des Gaumens (Rachenhinterwand und Gaumensegel) und des Larynx (Stimmbandlähmung);
- Verminderung des Geschmacks;
- Eventuell zerebelläre Inkoordination der Körperhälfte.

▪ Kontralaterale Zeichen: Ausfälle der Sensibilität für Schmerz und Temperatur des Körpers von C2–S5 mit einer syringomyelischer Dissoziation.

Klinisches Beispiel: Wallenberg-Syndrom

36-jähriger Patient, starker Raucher, Boxsport im Alter von 12–17 Jahren.

29.11.1998: Autounfall; Fraktur des vorderen Teils der Rippen 3–5 links.

02.02.2000, 8.30 Uhr: akuter Drehschwindel; musste sich sofort hinlegen; starker Schweißausbruch; konnte sich nicht mehr erheben; Erbrechen während des Transports ins Krankenhaus. Am Abend ließ der Schwindel nach.

06.02.2000, 15 Uhr: akuter Drehschwindel; Erbrechen bei der Einlieferung ins Krankenhaus; spürte Sensibilitätsausfall auf der rechten Wange; konnte nicht mehr schlucken (nicht einmal den Speichel), konnte 10 Tage nicht essen. Hörausfall rechts.

24.02.2000: Neurologische Untersuchung:

▪ Rechte Seite:
  - Harmonisches vestibuläres Syndrom mit Abweichung der gestreckten Arme nach rechts und Fallneigung nach rechts beim Stehen und Gehen bei geschlossenen Augen, Nystagmus nach links;
  - Hörverlust;
  - Claude-Bernard-Horner-Zeichen;
  - Ausfall der Sensibilität für Schmerz im Bereich des N. trigeminus mit Dysästhesien der rechten Gesichtshälfte (hatte während des Rasierens das Gefühl, als würde ihm die Haut abgerissen);
  - Abweichung des Gaumensegels nach links während der Phonation;
  - Keine Zeichen einer zerebellären Inkoordination; keine Heiserkeit.
▪ Linke Seite: Kompletter Ausfall der Sensibilität für Schmerz und Temperatur mit syringomyelischer Dissoziation auf der linken Körperhälfte von C2–S5.

24.02.2000: Arteriographie (s. **Abb. 7.8a**):

▪ Obliteration des oberen Teils der A. vertebralis rechts, aber gute Versorgung des Truncus basilaris durch die A. vertebralis links;
▪ Mehrere kleine Ödemherde im Kleinhirn durch Embolien (s. **Abb. 7.8b**).

29.02.2000: Spontane Regression des vestibulären Syndroms durch zentrale Kompensation (hat weniger Schwierigkeiten beim Gehen).

8 Prüfung der Sehfunktion und der Augenbewegungen – Pathologische Feststellungen

8.1 Sehfunktion

8.1.1 Anatomie der Augen und der Sehbahnen

Die Augen sind für die Sehfunktion zuständig. Die Rezeptoren *(Zapfen* und *Stäbchen)* liegen in der Netzhaut *(Retina)*. Diese hat eine Stelle des schärfsten Sehens *(Fovea centralis)*, an der sich ausschließlich Zapfen befinden. Stäbchen und Zapfen sind mit bipolaren Zellen verbunden, die den *N. opticus*, das *Chiasma opticum* und den *Tractus opticus* bilden, der zum *Corpus geniculatum laterale* des Thalamus zieht.

Im Chiasma kommt es zu einer Kreuzung der Fasern der nasalen Hälfte der Retina auf die Gegenseite. Die Fasern der temporalen Hälfte der Retina bleiben homolateral. Dadurch erhält jedes Corpus geniculatum laterale Fasern von beiden Augen.

Vom Corpus geniculatum laterale leitet die Sehstrahlung *(Radiatio optica)* die visuelle Information zur okzipitalen Hirnrinde. Das primäre Projektionsfeld befindet sich oberhalb und unterhalb der *Fissura calcarina* (Area 17), von wo aus die visuelle Information auf sekundäre Integrationsfelder (Areae 18–19) übertragen wird. Auf diese Weise wird das Gesehene wahrgenommen.

Beim Schema der Sehbahnen muss berücksichtigt werden, dass der rechte Okzipitallappen die visuelle Information von links und der linke Okzipitallappen die visuellen Informationen von rechts erhält.

8.1.2 Klinische Prüfung der Sehfunktion

Zentrale Sehschärfe

Sie ermöglicht das Lesen und wird in einer Entfernung von 5 m geprüft. Der Patient soll Buchstaben oder Zahlen verschiedener Größe auf einer Tafel lesen.

Kann er die kleinsten erkennen, wird die zentrale Sehschärfe als normal bezeichnet und mit 10/10 bewertet.

Eine verminderte Sehschärfe liegt bei weniger als 10/10 vor. Ist sie geringer als 1/10, bleibt nur noch eine Lichtempfindung zurück, aber das Lesen wird unmöglich.

Periphere Sehschärfe (Gesichtsfeld)

Diese ist für die Orientierung bestimmt. Sie wird mit dem Zeigefinger des Arztes oder instrumentell mithilfe der Perimetrie (Messung mit dem Goldmann-Apparat) geprüft. Beim Gesunden ist das Gesichtsfeld ein großer Kreis, der erlaubt alles zu sehen, was sich im frontalen Abschnitt vor den Augen befindet.

Chromatische Sehschärfe

Sie bezeichnet das Sehen und Erkennen der Farben. Dem Patienten werden Tafeln mit verschiedenen Farben gezeigt.

Photomotorischer Reflex

Ein Lichtreiz vor einem Auge hat eine bilaterale, eine direkte und eine konsensuelle reflektorische Pupillenkontraktion zur Folge. Der bilaterale photomotorische Reflex ist ein Zeichen für die Integrität des N. opticus.

8.1.3 Störungen der Sehfunktion

Läsionen des N. opticus

Der N. opticus ist ein Teil des ZNS. Aus diesem Grund ist er auch bei zentralen Entmarkungsläsionen betroffen (z. B. Multiple Sklerose).

Transversale Optikusneuropathie

Bei der meist unilateralen transversalen Optikusneuropathie handelt es sich um eine retrobulbäre Läsion des N. opticus, da keine Anomalien der Papille im Fundus des Auges zu sehen sind. Alle Fasern des Nervs sind betroffen, wodurch es zu kompletten und inkompletten Sehausfällen kommt.

Bei inkomplettem Sehausfall vermindert sich die zentrale (Behinderung beim Lesen), periphere (der Sehkreis zieht sich zusammen) und chromatische Sehschärfe (die Farben werden blass). Der photomotorische Reflex bleibt erhalten. Ist der Sehausfall komplett (Amaurosis oder Erblindung), geht auch der bilaterale photomotorische Reflex verloren.

Ursache kann eine Multiple Sklerose sein.

Axiale Optikusneuropathie

Bei der bilateralen axialen Optikusneuropathie sind nur die zentralen Fasern des N. opticus betroffen. Es kommt zu Ausfällen der zentralen Sehschärfe (zentraler Skotom), d.h. der Patient kann zwar nicht mehr lesen, sich aber normal orientieren (die periphere Sehschärfe ist erhalten).

Ursachen sind chronischer Alkoholismus und chronische Tabakintoxikation.

Periaxiale Optikusneuropathie

Bei der periaxialen Optikusneuropathie sind nur die peripheren Fasern des N. opticus betroffen. Es kommt zu Ausfällen der peripheren Sehschärfe, die zentrale bleibt erhalten. Der Patient kann zwar lesen, sich aber nicht mehr orientieren (er hat den Eindruck, als schaute er durch die 2 Röhren einer Jagdflinte).

Ursachen sind Chinin-Intoxikation nach Malariabehandlung oder medikamentöse Intoxikation (Chininpräparate z.B. zur Behandlung von Polyarthritis).

Andere Ursachen

Unilaterale Läsionen des N. opticus können Folge eines Schädeltraumas mit einer Fraktur des Canalis opticus sein.

Unilaterale vorübergehende Ausfälle der Sehfunktion *(Amaurosis fugax)* können durch eine Insuffizienz der arteriellen Durchblutung im Bereich der A. ophthalmica verursacht werden und Zeichen einer Stenose der A. carotis interna sein.

Läsionen des Chiasmas

Läsionen des Chiasmas führen zu einer *heteronymen Hemianopsie,* einem partiellen bilateralen Verlust des Gesichtsfelds. Folgende 4 Arten der heteronymen Hemianopsie treten auf (**Abb. 8.1a–d**):

- *Bitemporale Hemianopsie* bei einer axialen Kompression des Chiasmas (z.B. durch Hypophysentumor);
- *Binasale Hemianopsie* bei einer lateralen Kompression des Chiasmas (z.B. durch ein bilaterales Aneurysma der A. carotis interna oder Arteriosklerose);
- *Horizontale untere Hemianopsie* bei einer Kompression des Chiasmas von oben her (z.B. durch ein olfaktorisches Meningeom);
- *Horizontale obere Hemianopsie* bei einer Kompression des Chiasmas von unten her (z.B. durch Tumoren des Keilbeins).

Läsionen der Bahnen hinter dem Chiasma, besonders der Sehstrahlung

Eine Läsion der Sehstrahlung hat eine *homonyme laterale Hemianopsie* zur Folge. Dabei handelt es sich um den Verlust des Gesichtsfelds auf derselben Seite (**Abb. 8.1e**) entweder rechts oder links.

Ursachen hierfür können Hirntumoren, vaskuläre Infarkte einer zerebralen Hemisphäre (z.B. im Bereich der A. cerebri media oder der A. cerebri posterior) sein.

Läsionen der okzipitalen Hirnrinde

Läsion des Projektionsfelds

- Im Falle eines Infarkts der okzipitalen Hirnrinde (Area 17) entsteht eine homonyme laterale Hemianopsie.
- Handelt es sich um einen partiellen Infarkt, entwickelt sich eine homonyme laterale *Quadrantenanopsie* (**Abb. 8.1f–g**).
- Bei einer Läsion oberhalb der Fissura calcarina (Area striata superior) entsteht eine untere Quadrantenanopsie.
- Bei einer Läsion unterhalb der Fissura calcarina (Area striata inferior) entsteht eine obere Quadrantenanopsie.

Läsion der Assoziationsfelder

Bei einer Schädigung der Assoziationsfelder (visueller Assoziationskortex, Areae 18–19) kommt es nicht zur Erblindung, aber die visuelle Integration fällt aus. Der Patient kann das Gesehene nicht mehr wahrnehmen (Kap. 11) und erkennen.

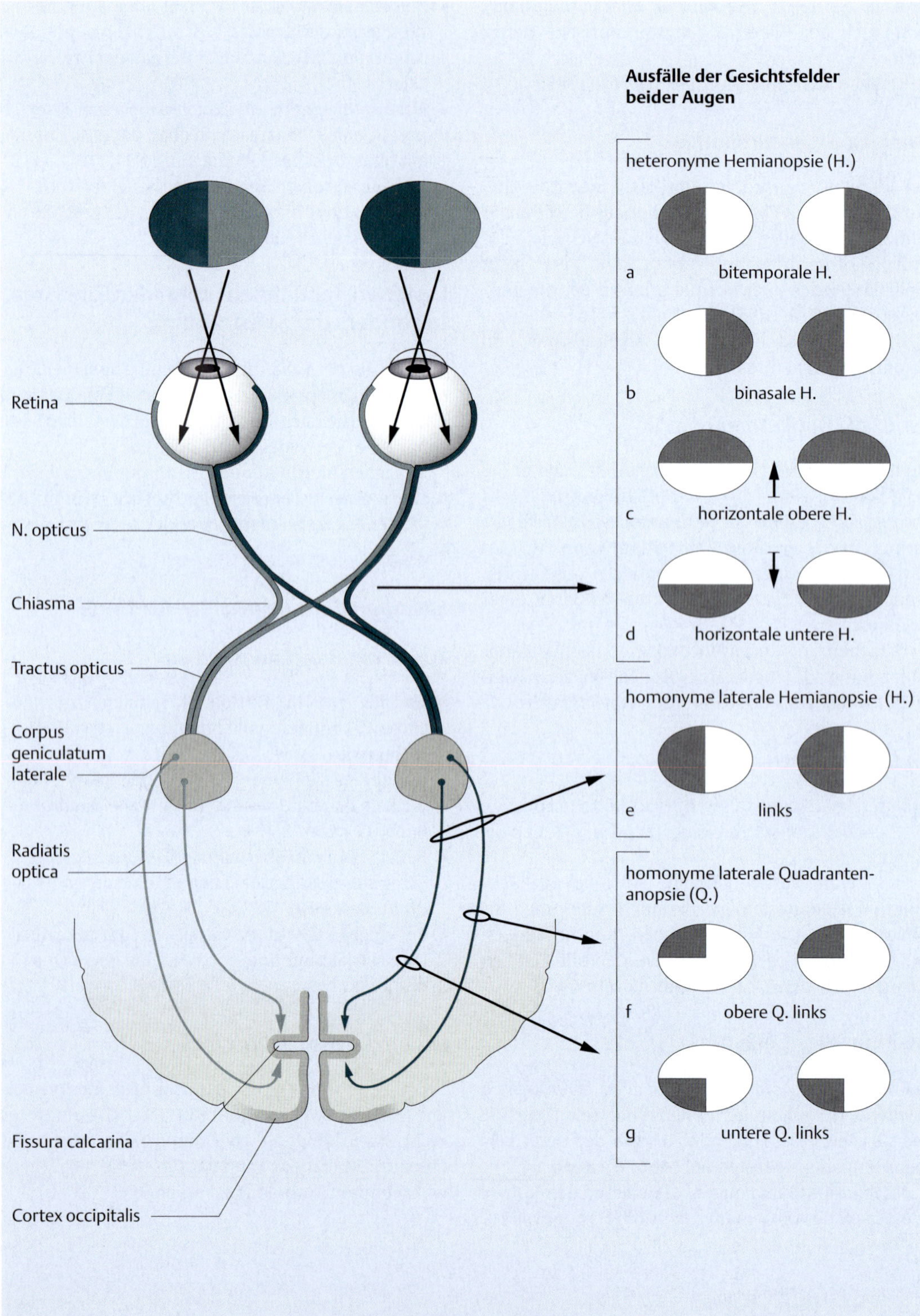

Abb. 8.1a–g Sehbahnen und Ausfälle des Gesichtsfelds durch Läsionen des Chiasmas, der Sehstrahlungen oder der primären Projektionsfelder der okzipitalen Hirnrinde.

8.2 Motorik der extraokulären quergestreiften Augenmuskeln

8.2.1 Anatomischer Überblick

Die Augen können willkürlich, automatisch und reflektorisch bewegt werden. Diese aktiven Bewegungen entstehen durch die Kontraktion der agonistischen quer gestreiften extraokulären Augenmuskeln und die Hemmung ihrer Antagonisten. Die extraokulären Muskeln werden von folgenden 3 Kranialnerven innerviert:

- III. Kranialnerv aus dem Mesenzephalon innerviert die Mm. rectus superior, inferior und medialis, M. obliquus inferior und M. levator palpebrae superioris.
- IV. Kranialnerv aus dem Mesenzephalon innerviert den M. obliquus superior.
- VI. Kranialnerv aus dem Pons innerviert den M. rectus lateralis.

Konjugierte Augenbewegungen

Beim Gesunden bewegen sich beide Augen gemeinsam in die gleiche Richtung, sodass kein Doppelbild zustande kommt. Das gesehene Objekt wird auf der Fovea centralis der Retina beider Augen abgebildet, wodurch es sich im Bereich des schärfsten Sehens befindet. Die Überlagerung beider Abbilder erlaubt die Fusion des gesehenen Bildes. Zu den konjugierten Augenbewegungen zählen folgende Muskeln (**Abb. 8.2**):

- Heben der Augen (M. rectus superior);
- Senken der Augen (M. rectus inferior);
- Wenden der Augen nach rechts (M. rectus lateralis rechts und M. rectus medialis links);
- Wenden der Augen nach links (M. rectus lateralis links und M. rectus medialis rechts);
- Heben und Wenden der Augen nach oben, schräg nach rechts oder links (M. obliquus inferior und M. rectus superior);
- Senken und Wenden der Augen nach unten, schräg nach rechts oder links (M. obliquus superior und M. rectus inferior);

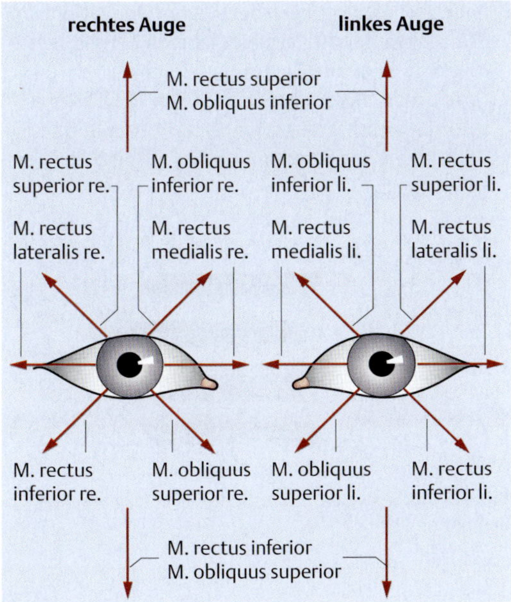

Abb. 8.2 Konjugierte Augenbewegungen und die daran beteiligten Muskeln.

Simultane Adduktion beider Augen sind keine konjugierten Augenbewegungen: Durch die Konvergenz der Augen kann ein nahes Objekt in den Bereich des schärfsten Sehens gerückt werden. Gleichzeitig wird die Sehschärfe durch die Akkommodation mit Rundung der Linse und Verengung der Pupille gesteigert. Dies wird über den Parasympathikus vermittelt.

Koordination der konjugierten Augenbewegungen

Die konjugierten Augenbewegungen sind durch die Zusammenarbeit aller extraokulären Muskeln möglich. Die Verbindung zwischen den Nuklei der 3 Kranialnerven III, IV und VI wird durch den Fasciculus longitudinalis medialis hergestellt.

Im Falle einer Läsion dieses Faszikulus (z.B. bei Multipler Sklerose), gehen die Augen nicht mehr in die gleiche Richtung. Dies wird als *internukleäre Ophthalmoplegie* bezeichnet.

Die konjugierten Augenbewegungen werden von Zentren der Formatio reticularis des Hirnstamms koordiniert. Sie befinden sich im Mesenzephalon und im Pons.

Zentren des Mesenzephalons

- *Nucleus praestitialis* an der Hinterwand des III. Ventrikels →Blickwendung nach oben;
- *Nucleus commissurae posterior* →Blickwendung nach unten;
- *Nucleus interstitialis* Cajal und Nucleus Darkschewitsch →rotatorische Blickwendung.

Zentren des Pons

Im Pons befindet sich der *Nucleus paraabducens*, der eng mit dem VI. Kranialnerv verbunden ist.

Durch die Formatio reticularis kommt es zur Aktivierung nicht nur der Augen-, sondern auch der Halsmuskeln (XI. Kranialnerv, Spinalnerven C1–C4). So kann eine seitliche Blickwendung und gleichzeitige Drehung des Kopfes durch die Halsmuskeln erfolgen, wenn sich das Objekt aus dem Gesichtsfeld bewegt.

Willkürliche, automatische und reflektorische Einwirkungen auf die extraokulären quer gestreiften Augenmuskeln

Statische und dynamische Kontraktionen der Augenmuskeln können willkürlich, automatisch und reflektorisch ausgeführt werden.

Willkürliche Einwirkungen auf die Augen- und Halsmuskelkerne werden von der frontalen motorischen Hirnrinde aus gesteuert (Kap. 8.2.3). Automatische und reflektorische Einwirkungen werden von der Formatio reticularis des Hirnstamms (Blickzentren von Mesenzephalon und Pons) koordiniert und durch visuelle, akustische und propriozeptive Reize ausgelöst.

Fixieren der Augen

Statische Muskelkontraktionen ermöglichen, den Blick willkürlich auf ein Objekt zu richten, sodass die Augen in einer gewissen Richtung bewegungslos stehen bleiben, um das Objekt in den Bereich des schärfsten Sehens zu rücken.

Tritt andererseits ein Objekt ins Gesichtsfeld, das die Aufmerksamkeit erregt, werden die Augen automatisch auf dieses Objekt gerichtet und in dieser neuen Richtung stabilisiert.

Bewegen der Augen

Dynamische Muskelkontraktionen ermöglichen die verschiedenen Bewegungsarten der Augen.

- *Konjugierte Sakkaden-Bewegungen* sind schnell ausgeführte Bewegungen der Augen von einem Objekt zu einem anderen mit einer perfekten Präzision, um es in den Bereich des schärfsten Sehens zu rücken.
- *Konjugierte Poursuite-Bewegungen* sind langsame Bewegungen, um einem bewegten Objekt zu folgen und es im Bereich des schärfsten Sehens zu behalten. Bewegt es sich aus dem Gesichtsfeld, kommt es zu assoziierten Bewegungen des Kopfes und schließlich auch des Rumpfes und der Extremitäten.
- *Optokinetischer Reflex*: Sind die Augen einer im fahrenden Zug sitzenden Person auf die vorbeiziehende Landschaft gerichtet, führt der visuelle Reiz der Augen zu einer langsamen Augenbewegung in Richtung der vorbeiziehenden Bilder. Sie wird gefolgt von einer schnellen ruckartigen Bewegung in die Gegenrichtung. Diese rhythmische reflektorische Rückbewegung wird als *optokinetischer Nystagmus* bezeichnet.

8.2.2 Klinische Prüfung der Augenbewegungen

- *Fixierung des Blicks* beider Augen: Der Patient wird aufgefordert, geradeaus auf den Finger des Prüfers zu schauen. Beide Augen bleiben beim Gesunden bewegungslos stehen. So kommt es zu einer guten Fusion der Abbildungen auf der Fovea centralis der Retina beider Augen.
- Systematische Prüfung der Augenbewegungen in alle Richtungen für jedes Auge getrennt (das andere Auge wird zugehalten).
- Prüfung der *konjugierten Augenbewegungen* in alle Richtungen ohne assoziierte Kopfbewegungen.
- *Sakkaden-Bewegungen* der Augen: Der Patient soll auf den Finger des Prüfers schauen, der sich schnell von einem Punkt zum anderen bewegt. Dabei sollen die Augenbewegungen des Patienten schnell und präzis sein.
- *Poursuite-Bewegungen* der Augen: Der Patient soll mit langsamen Augenbewegungen dem Finger des Prüfers in alle Richtungen folgen.
- *Optokinetischer Nystagmus:* Dieser Reflex wird mithilfe einer Trommel mit alternierenden schwarzen und weißen Streifen ausgelöst (**Abb. 8.3**):

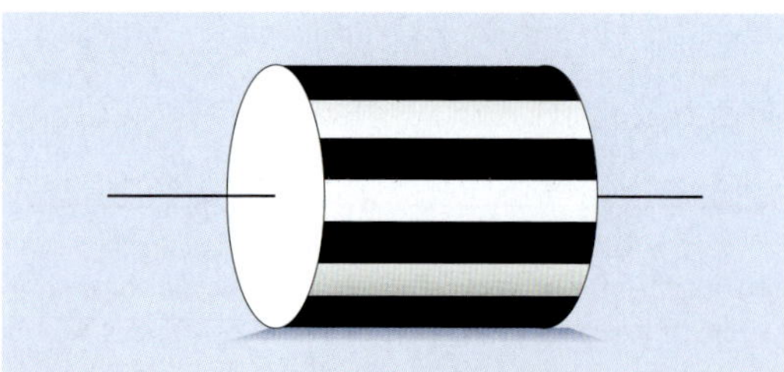

Abb. 8.3 Trommel zur Untersuchung des optokinetischen Nystagmus.

- Zunächst wird die Trommel vertikal gehalten und vor den Augen des Patienten nach rechts oder nach links gedreht. So entsteht ein horizontaler optokinetischer Nystagmus in Gegenrichtung der langsamen Drehbewegung der Trommel.
- Wird die Trommel horizontal gehalten und gedreht, entsteht ein vertikaler optokinetischer Nystagmus in Gegenrichtung der langsamen Drehbewegung der Trommel.

Fehlt der horizontale optokinetische Nystagmus (der vertikale ist erhalten), kann eine Läsion des Pons vermutet werden.
Fehlt der vertikale optokinetische Nystagmus (der horizontale ist erhalten), kann eine Läsion des Mesenzephalons vermutet werden.

8.2.3 Störungen der extraokulären Motorik

Strabismus

Das Schielen entsteht durch ungenügende Fusion der Abbildungen auf der Fovea centralis beider Augen. Es gibt horizontalen, vertikalen oder Torsionsstrabismus.

Die ungenügende Fusion ist oft auf eine Verminderung der Sehschärfe eines Auges zurückzuführen, die das Erlernen der konjugierten Augenbewegungen von Kind auf behindert hat. Strabismus geht nicht mit Lähmungen der Augenmuskeln einher.

Internukleäre Ophthalmoplegie

Sie ist auf eine Läsion des Fasciculus longitudinalis medialis zurückzuführen. Dabei wird die Blickrichtung beider Augen unmöglich. Jedes Auge geht in eine andere Richtung.

Periphere Lähmungen der Kranialnerven

Bei den peripheren Lähmungen der Kranialnerven kann es sich um somatische oder axonale Lähmungen handeln. Durch die Ausfälle der agonistischen Muskeln kommt es zu einer Fehlstellung des Auges durch die stärkeren antagonistischen Muskeln, sodass ein Doppeltsehen entsteht.

Lähmung des VI. Kranialnervs

Die motorischen Ausfälle der Abduktion eines Auges (M. rectus lateralis) führen zu einer Hyperadduktion des Auges durch den stärkeren antagonistischen M. rectus medialis. Die Folge ist das Doppeltsehen.

Lähmung des IV. Kranialnervs

Bei einer Lähmung des M. obliquus superior kommt es zum Doppeltsehen und zu einer spontanen Abweichung des Auges nach oben und nach innen durch die stärkeren Antagonisten. Das Doppeltsehen fällt besonders beim Blick nach unten und außen (verachtender Blick) auf.

Lähmung des III. Kranialnervs

Bei der Lähmung des III. Kranialnervs sind folgende Symptome vorhanden:
- Ptosis des oberen Lids durch die Lähmung des M. levator palpebrae;
- Motorische Ausfälle der Adduktion, Hebung und Senkung des Auges und spontanes Wenden des Auges in Abduktion durch die stärkeren Mm. rectus lateralis und obliquus superior;
- Paralytische Mydriasis (Erweiterung der Pupille) durch die Läsion der parasympathischen Fasern des III. Kranialnervs (Lähmung des M. sphincter pupillae und des M. ciliaris). Als Folge fallen der photomotorische Reflex und die Akkommodation des betroffenen Auges aus.

Ausfälle der konjugierten Augen- und Kopfbewegungen

Horizontale Blicklähmungen

Sie entstehen durch Läsionen der motorischen Hirnrinde (Area 8) oder der Blickzentren des Pons (Nucleus paraabducens).

Bei einem akuten Apoplex mit Läsion der Area 8 bestehen in der Anfangsphase ein spontanes Wenden der Augen und Drehen des Kopfes zur Seite der Hemisphärenläsion (schaut zur Seite der Läsion). Diese Augen- und Kopfstellung sind durch den Ausfall der willkürlichen Blickrichtung der frontalen Hirnrinde zur Gegenseite zu erklären (**Abb. 8.4**).

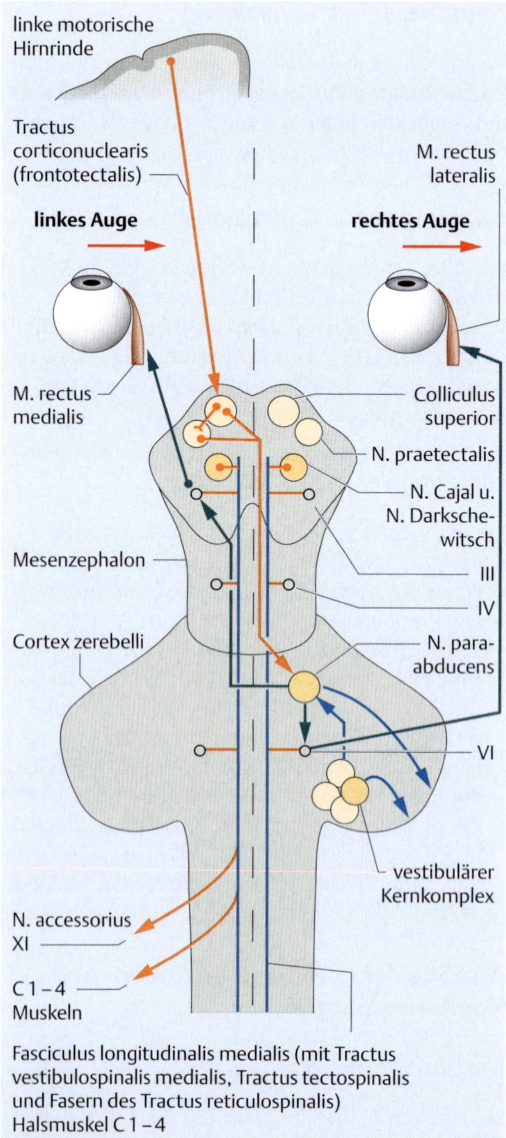

Abb. 8.4 Schema der willkürlichen Augenbewegung nach rechts: Motorische Hirnrinde links →Colliculus superior→ Nucleus praetectalis im Mesenzephalon →nach Kreuzung zur Gegenseite, Fasciculus longitudinalis medialis →Nucleus paraabducens im Pons rechts:
- VI. Kranialnerv rechts: Kontraktion des M. rectus lateralis rechts
- III: Kranialnerv links: Kontraktion des M. rectus medialis links.

Fällt diese Funktion bei linksseitiger Läsion der Hemisphäre aus, entsteht eine Wendung der Augen (und Drehung des Kopfes) nach links.
Foville-Syndom durch vaskuläre Läsion des Pons rechts:
→Periphere Lähmung des M. rectus lateralis rechts
→Zentrale Lähmung des M. rectus medialis links (die automatische Adduktion des linken Auges bleibt erhalten).

Bei einer rechtsseitigen Läsion der Area des Nucleus paraabducens im Pons tritt ein spontanes Wenden der Augen zur Gegenseite der pontinen Läsion auf. Dies ist ein Hauptzeichen des Foville-Syndroms.

Klinisches Beispiel: Foville-Syndrom rechts (z. B. durch rechtsseitige vaskuläre Läsion des Pons)
- Homolaterale Zeichen:
  - Periphere Lähmung des VI. und VII. Kranialnervs rechts;
  - Spontanes Wenden der Augen nach links (schaut zur Gegenseite des pontinen Herdes).
- Kontralaterales Zeichen: Linksseitige Hemiplegie durch Schädigung der rechten Pyramidenbahn im Pons.

Die willkürliche Blickrichtung des linken Auges nach rechts durch die Kontraktion des M. rectus medialis fällt infolge der zentralen Lähmung aus, während die automatische Kontraktion des M. rectus medialis des linken Auges bei der Konvergenz erhalten ist (dissoziierte zentrale Lähmung).

Vertikale Blicklähmungen

Diese können akut durch vaskuläre Läsionen des Mesenzephalons an der Hinterwand des III. Ventrikels oder progredient durch Kompression des Vierhügeldachs durch einen Tumor der Epiphyse *(Pinealom)* auftreten. Als Folge kann die Blickrichtung nach oben ausfallen *(Parinaud-Syndrom)*.

Pathologische Reizzustände

Reizzustand der Area 8

Epileptische Adversivanfälle durch Reizung der Area 8 führen zum Wenden der Augen und zum Drehen des Kopfes und des Körpers zur Gegenseite.

Blickkrampf

Bei extrapyramidalen Läsionen sind Blickkrämpfe mit Blickrichtung nach oben zu beobachten. Dieser Krampfzustand *(Dyskinesie)* kann eine gewisse Zeit dauern und verschwindet dann wieder.

8.3 Funktion der intraokulären glatten Augenmuskeln

8.3.1 Anatomischer Überblick

Es gibt 3 intraokuläre glatte Muskeln (**Abb. 8.5**): M. dilatator pupillae zur Erweiterung sowie M. sphincter pupillae und M. ciliaris zur Verengung der Pupille.

- *M. dilatator pupillae:* Er wird vom zervikalen sympathischen Centrum ciliospinale (C8) T1 (T2) innerviert (**Abb. 8.6**). Von diesem Zentrum aus ziehen präganglionäre Fasern im Truncus sympathicus zum Ganglion cervicalis superius, wo die Umschaltung auf postganglionäre Fasern stattfindet. Diese begleiten die A. carotis interna und die A. ophthalmica bis zum Ganglion ciliare in der Augenhöhle und bilden die kurzen ziliären Fasern. Andere lange ziliäre Fasern begeben sich direkt zum glatten M. dilatator pupillae. Seine Kontraktion führt bei schwachem Licht zur Erweiterung der Pupille.
  Die zentrale Anpassung der Pupillenerweiterung ist durch wahrscheinliche Verbindungen von Fasern des Tractus opticus mit dem Hypothalamus und der Formatio reticularis des Mesenzephalons möglich. Aus dem Mesenzephalon steigt die zentrale Sympathikusbahn zum Centrum ciliospinale T1 des Marks ab.

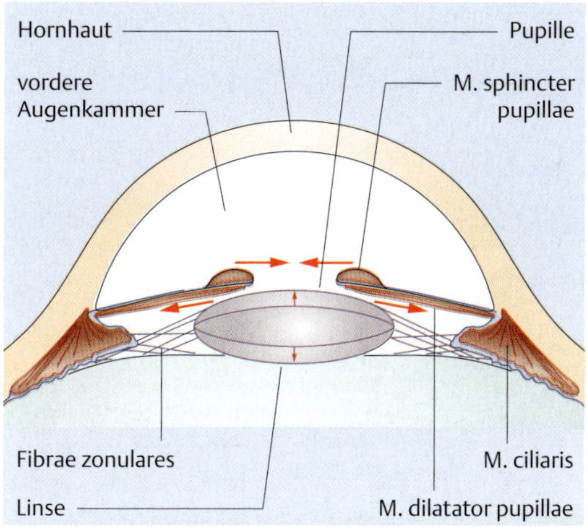

Abb. 8.5 Glatte intraokuläre Muskeln.

- *Mm. sphincter pupillae und ciliaris:* Sie werden vom parasympathischen Nucleus oculomotorius accessorius autonomicus (Edinger-Westphal) des Mesenzephalondachs (Tectum mesencephali) innerviert (**Abb. 8.6**). Von diesem Nukleus ziehen präganglionäre parasympathische Fasern zum III. Kranialnerv, der sie in der Augenhöhle zum Ganglion ciliare leitet.
  Postganglionäre Fasern erreichen das Auge und innervieren die glatten Muskeln, M. sphincter pupillae und M. ciliaris. Die Kontraktion dieser Muskeln führt zur Verengung der Pupille und Rundung der Linse, sodass sich die Sehschärfe steigert.
  Diese zentrale Anpassung der Pupillenverengung wird von der Retina und der okzipitalen Hirnrinde aus gesteuert. Die Fasern erreichen den Colliculus superior und die Nuclei praetectales im Tectum mesencephali. Diese haben eine homo- und kontralaterale Verbindung mit dem Nucleus oculomotorius accessorius autonomicus.

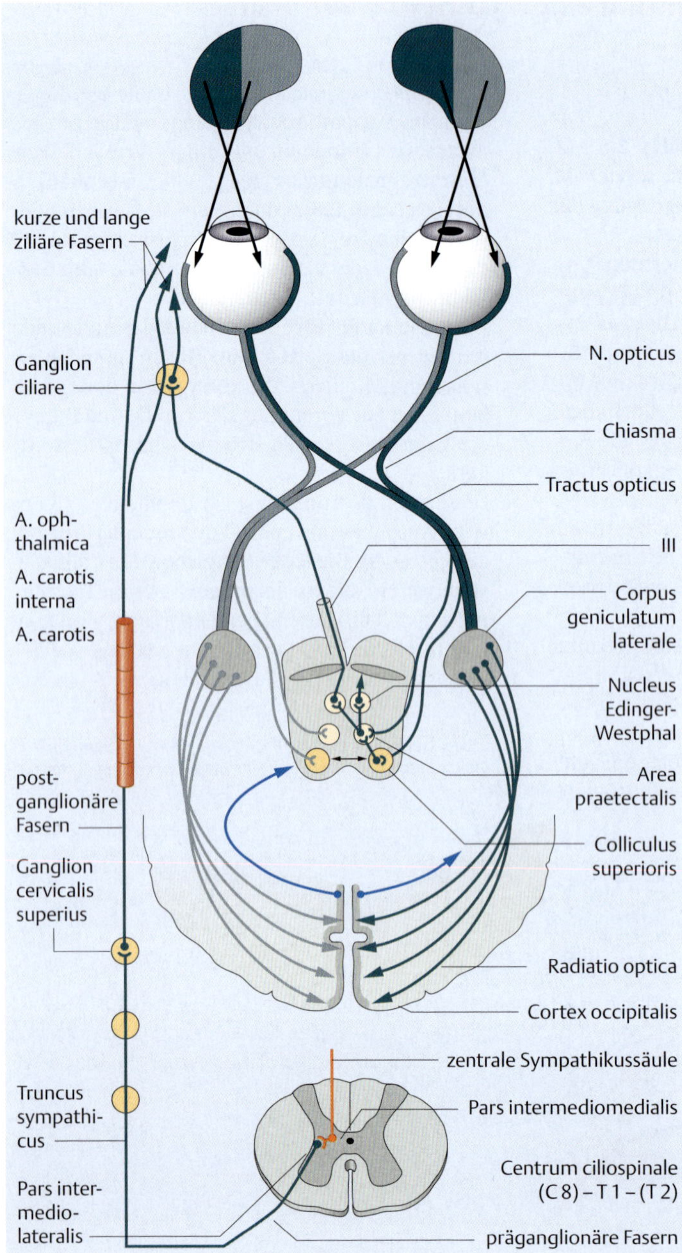

Abb. 8.6 Innervation der glatten intraokulären Muskeln durch den Sympathikus (Centrum ciliospinale T1 des Marks) und den Parasympathikus (Nucleus Edinger-Westphal im Mesenzephalon).

8.3.2 Klinische Prüfung der intraokulären Muskelfunktionen

Die Pupillenfunktion wird folgendermaßen geprüft:

Photomotorischer Reflex

Ein Lichtreiz vor einem Auge löst eine flüchtige reflektorische (direkter und konsensueller photomotorischer Reflex) Kontraktion der Pupillen aus. Diese entsteht durch die reflektorische Kontraktion des M. sphincter pupillae beider Augen.

Akkommodation zur Lichtstärke

Der Öffnungsgrad der Pupille wird durch die ins Auge eindringende Lichtstärke bestimmt. Bei Dunkelheit sind die Pupillen erweitert *(funktionelle Mydriasis)* und bei hellem Licht verengt *(funktionelle Miosis)*.

Die *Akkommodation* geschieht reflektorisch durch den Sympathikus (Pupillenerweiterung durch den M. dilatator pupillae) und den Parasympathikus (Pupillenverengung durch den M. sphincter pupillae).

Akkommodation zur Konvergenz der Augen

Die Konvergenz der Augen, um ein nahestehendes Objekt auf der Fovea centralis der Retina scharf festzuhalten, wird von einer Akkommodation begleitet. Diese ist zur Steigerung der Sehschärfe nötig. Dadurch entstehen:

- Eine Kontraktion des M. sphincter pupillae mit Verengung der Pupille (Einstellung der Blende);
- Eine Kontraktion des glatten M. ciliare, der die Spannung der Linse vermindert, sodass sie konvexer wird.

8.3.3 Störungen der intraokulären Motorik

Claude-Bernard-Horner-Syndrom

Das Syndrom ist durch eine Enophthalmie mit Verengung der Lidschlitze und eine Miosis charakterisiert (Kap. 7, **Abb. 7.9**).

Oft sinkt das obere Lid durch die Lähmung des M. tarsalis oder M. palpebrae superioris Müller ab (glatter Muskel vom Sympathikus innerviert, der das Öffnen des Auges im Wachzustand erleichtert). Dies wird oft als *Ptosis* bezeichnet.

> *Nicht zu verwechseln mit der Ptosis bei Lähmung des M. levator palpebrae superioris, der vom III. Kranialnerv innerviert ist.*

Ursachen können sein:

- Läsionen der efferenten präganglionären Fasern des Sympathikus vom Centrum ciliospinale zum lateralen Ganglionstrang, bei proximalen Lähmungen des Plexus brachialis (C8–T1 Lähmungen von Dejerine-Klumpke oder totale proximale Lähmungen C5–T1);
- Läsionen der vom Mesenzphalon absteigenden zentralen Sympathikusbahn, z. B. in der Medulla oblongata (laterales Medulla-oblongata- oder Wallenberg-Syndrom; Kap. 7).

Mydriasis paralytica

Diese ist das Zeichen einer Lähmung des III. Kranialnervs. Es kommt zu einer Pupillendilatation *(paralytische Mydriase)* und zum Ausfall des homolateralen photomotorischen Reflexes durch die Schädigung der parasympathischen Fasern des N. oculomotorius, die den M. sphincter pupillae innervieren (**Abb. 8.6**).

Argyll-Robertson-Syndrom

Hierbei handelt es sich um eine neurologische Komplikation der chronischen Lues-Infektion aufgrund einer Schädigung des N. opticus oder der Area praetectalis mit Unterbrechung der Übertragung des Lichtreizes zum N. oculomotorius accessorius autonomicus (**Abb. 8.6**). Die Pupille ist verengt und entrundet und reagiert nicht mehr auf Lichtreize. Die Akkommodation während der Konvergenz ist jedoch erhalten.

9 Prüfung der Blasen- und Mastdarmfunktion sowie der quer gestreiften Mm. sphincter ani et urethrae

Die Blase und der quer gestreifte M. sphincter urethrae sowie der Mastdarm und der quer gestreifte M. sphincter ani bilden eine funktionelle Einheit. Aus didaktischen Gründen werden die Blasen- und Mastdarmfunktion von der Funktion der quer gestreiften Sphinkter getrennt betrachtet.

9.1 Blase und Mastdarm

9.1.1 Beschreibung der Blase

Die Blase ist ein Harnreservoir im kleinen Becken. In der Wand dieses Hohlorgans befindet sich ein glatter Muskel (M. detrusor vesicae) mit schlingenförmigen glatten Muskelfasern, die sich bei der Blasenfüllung entspannen und bei ihrer Entleerung kontrahieren.

Die Blase besteht aus dem dehnbaren Dom, dem Blasenscheitel und dem Blasengrund zwischen den Ureterenostien rechts und links sowie dem Blasenhals. Im Trigonum vesicae befindet sich der glatte *M. retractorius uvulae*, der bei der Füllung und Entleerung der Blase eine wichtige Rolle spielt.

Im Blasenhals (Ostium urethrae) kommen 2 glatte Muskelschichten vor. Die tiefere besteht aus Fasern, die vom Trigonum vesicae her in Längsrichtung durch den Blasenhals hindurch in den proximalen Teil der Harnröhre ziehen. Durch die Kontraktion dieser Fasern gemeinsam mit dem M. detrusor vesicae öffnet sich der Blasenhals, während sich die Ureterenostien schließen. Die Muskelfasern der oberflächlichen Muskelschicht *(glatter M. sphincter urethrae)* verlaufen ringförmig. Durch Kontraktion der Fasern schließt sich der Blasenhals.

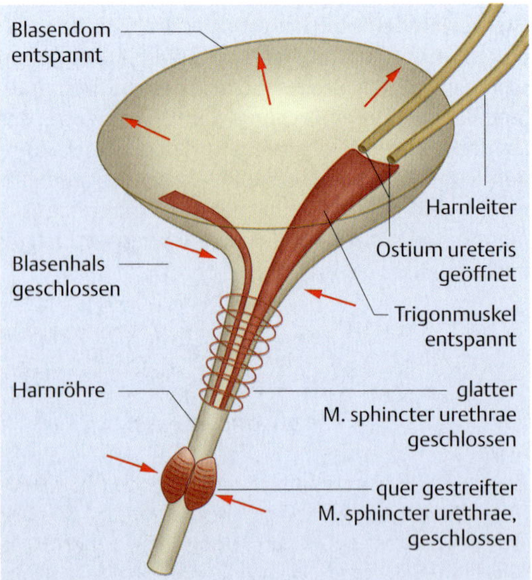

Abb. 9.1 Blase während der Füllung.

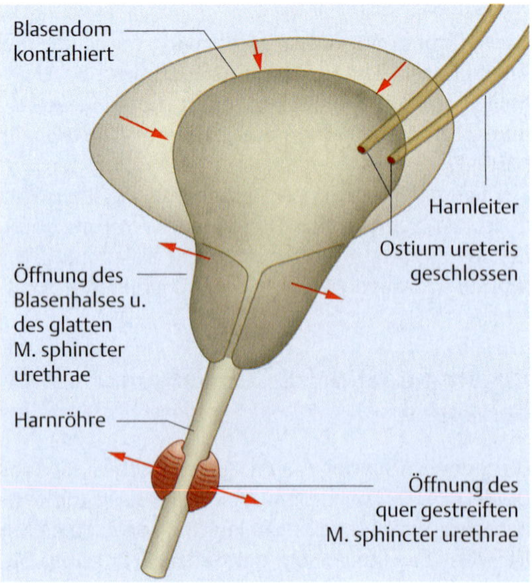

Abb. 9.2 Blase während der Miktion.

Die beiden Funktionen der Blase sind die Füllung und Entleerung.

- *Blasenfüllung* (**Abb. 9.1**): Der Harn wird durch die Harnleiter von den Nieren zur Blase geleitet. Die Blase füllt sich allmählich. Während der Füllung lässt sich der Blasendom dehnen, sodass es nur zu einer sehr geringen Drucksteigerung im Blaseninnern kommt. Die beiden Ureterenostien bleiben geöffnet. Der Blasenhals ist geschlossen.

- *Blasenentleerung (Miktion;* **Abb. 9.2**): Sie findet statt, sobald die Blase gefüllt ist (300–500 ml). Durch die Kontraktion des M. detrusor vesicae zieht sich die Blase zusammen. Der Blasenhals und der proximale Teil der Harnröhre öffnen sich. Die Ureterenostien schließen sich, sodass es nicht zum Reflux kommen kann. Der Harn wird aktiv durch die Harnröhre nach außen abgeführt. Dies ist jedoch nur möglich, wenn der quer gestreifte M. sphincter urethrae entspannt ist. Beim Gesunden erfolgt eine vollständige Entleerung der Blase.

9.1.2 Beschreibung des Mastdarms

Der Mastdarm *(Rektum)* hat eine Länge von ca. 15–20 cm (**Abb. 9.3**). In der Mastdarmwand befinden sich die glatte Längsmuskelschicht und die glatte Ringmuskelschicht, die auch im Dickdarm vorhanden sind.

Der Mastdarm besteht aus einem proximalen Abschnitt *(Ampulla recti)*, der erweiterungsfähig und für die Stuhlfüllung bestimmt ist. Er ist vom Sigmoid durch eine kulissenartige Verschließung abgegrenzt. 3 Querfalten – 2 kleinere von links und 1 größere von rechts *(Kohlrauschfalte)* – können durch die Kontraktion der Ringmuskeln geschlossen werden.

Die zwei distalen Drittel bilden den After *(Canalis analis)*. Hier liegen außer der Längsmuskelschicht, die zum Öffnen des Analkanals bestimmt ist, noch die verschiedenen Schließmuskeln:

- *M. puborectalis:* Hierbei handelt es sich um den medialen Teil des M. levator ani, der den Mastdarm beim Durchtritt des Beckenbodens in Höhe der Flexura perinealis wie eine Schlinge umringt.
- Der innere glatte M. sphincter ani *(M. sphincter ani internus)*, der als eine Verstärkung der glatten Ringmuskeln betrachtet werden kann.
- Der äußere quer gestreifte M. sphincter ani *(M. sphincter ani externus)*. Dieser umgibt den inneren glatten Sphinkter und wird durch den M. puborectalis des M. levator ani verstärkt.

Das Sphinktersystem wird durch das Lig. anococcygeum am Steißbein befestigt. Die beiden Funktionen des Mastdarms sind die Füllung und die Entleerung.

- *Mastdarmfüllung:* Die Ampulla recti lässt sich dehnen. Der Analkanal bleibt durch die Kontraktion des glatten M. sphincter ani geschlossen.
- *Mastdarmentleerung (Defäkation):* Die glatte Längsmuskelschicht kontrahiert und der glatte M. sphincter ani entspannt. Dadurch öffnet sich der Analkanal. Die Defäkation ist nur möglich, wenn der quer gestreifte M. sphincter ani und alle Beckenbodenmuskeln – besonders der M. levator ani – entspannt sind.
Sind die Schließmuskeln entspannt, kann zur totalen Entleerung die Bauchpresse eingesetzt werden.

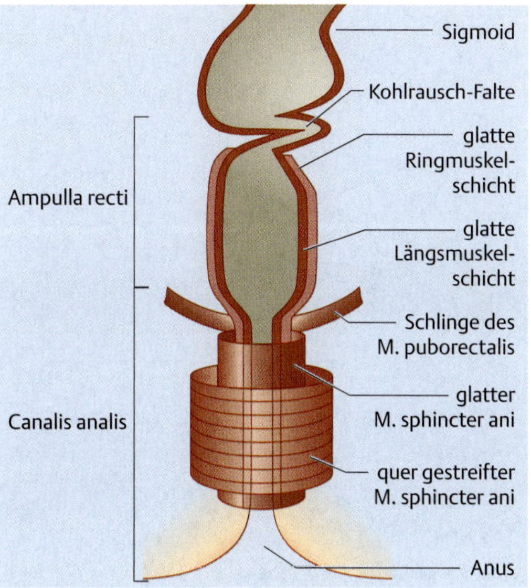

Abb. 9.3 Mastdarm.

9.1.3 Innervation von Blase und Mastdarm

Die Harnblase und der Mastdarm werden vom vegetativen Nervensystem innerviert.

Sympathische Innervation

Die Zellen (Zentren) des viszeralen Sympathikus befinden sich in der Pars intermediolateralis der grauen Substanz der Segmente T9–L2.

Die präganglionären Fasern treten mit den Spinalnerven aus dem Spinalkanal und ziehen zu den Sympathikusganglien des Truncus sympathicus längs der LWS und des Kreuzbeins. Sie verlassen den Grenzstrang und bilden die *Nn. splanchnici*. Diese ziehen hinunter in das kleine Becken bis zum *Plexus hypogastricus inferior*, in dem die Synapse mit den postganglionären Neuronen liegt, die den M. detrusor vesicae und die glatten Wandmuskeln des Mastdarms innervieren. Einige postganglionäre Fasern

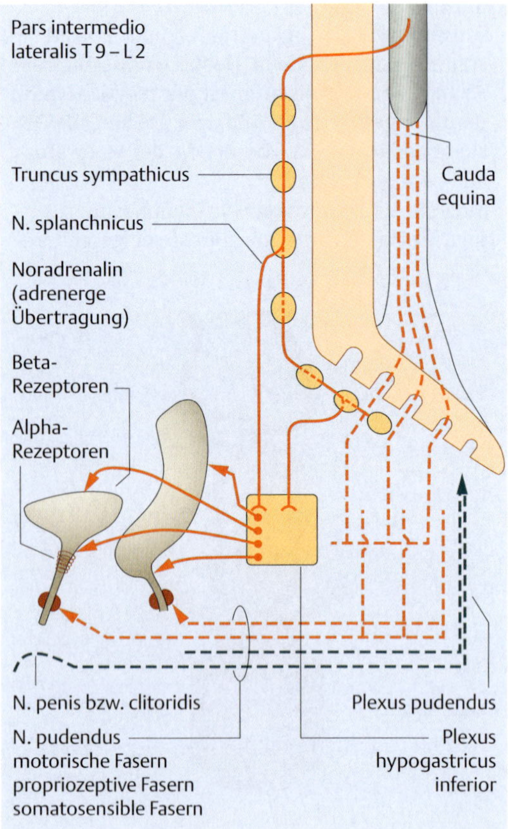

Abb. 9.4 Innervation der Blase und des Mastdarms durch den viszeralen Sympathikus T9–L2.

werden nicht im Plexus umgeschaltet, sondern ziehen durch ihn hindurch zu den intramuralen Ganglien der Blasenwand bzw. des Mastdarms (**Abb. 9.4**).

Der Transmitter der postganglionären Sympathikusfasern (viszeraler Sympathikus) ist das *Noradrenalin.* Seine Wirkung hängt von der Art der Rezeptoren in den glatten Muskelfasern ab:

- Im *Blasendom* liegen die *Beta-Rezeptoren.* Die synaptische Übertragung ist beta-adrenerg, die die Entspannung der glatten Muskelfasern des Detrusors zur Folge hat. Im Blasenhals befinden sich die *Alpha-Rezeptoren* mit alpha-adrenerger Übertragung. Sie provoziert die Kontraktion der Muskelfasern des glatten Sphinkters am Blasenhals. Daraus lässt sich schließen, dass der viszerale Sympathikus für die Blasenfüllung zuständig ist.
- *Die Verhältnisse im Mastdarm* entsprechen denen der Blase, d. h. auch hier ist der viszerale Sympathikus für die Mastdarmfüllung verantwortlich.

Parasympathische Innervation

Die Zellen (Zentren) des Parasympathikus befinden sich in der Pars intermedioventralis der grauen Substanz des Conus terminalis (S2–S4).

Die präganglionären Fasern begleiten die Nervenstränge der Cauda equina bis ins kleine Becken und ziehen zum *Plexus hypogastricus inferior.* Die parasympathischen Fasern werden *Nn. erigentes* genannt, da sie eine wichtige Rolle bei der Erektion spielen. Im Plexus hypogastricus inferior liegt die Synapse mit den postganglionären Neuronen, die den Detrusor vesicae und die glatten Wandmuskeln des Mastdarms innervieren (**Abb. 9.5**).

Die Übertragung geschieht durch das *Azetylcholin.* Die Azetylcholinübertragung hat die Kontraktion des M. detrusor vesicae oder der glatten Mastdarmmuskeln zur Folge. Die parasympathische Innervation ist also für die Miktion bzw. die Defäkation zuständig.

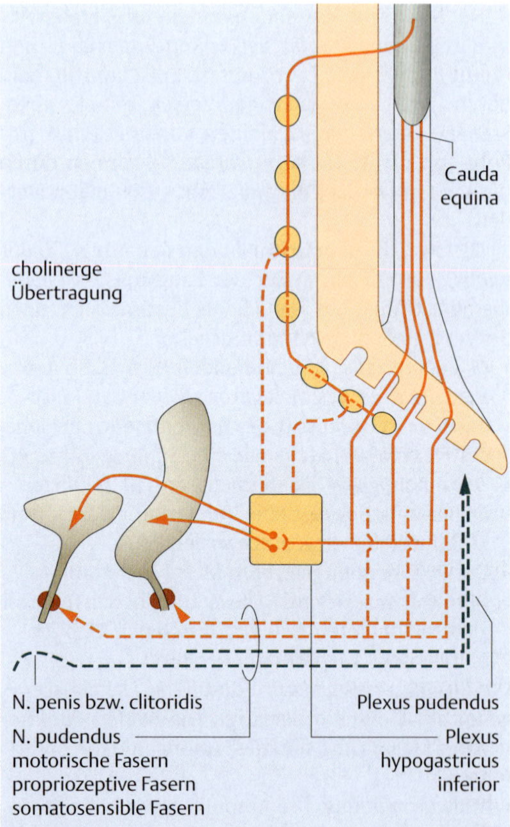

Abb. 9.5 Innervation der Blase und des Mastdarms durch den Parasympathikus S2–S4.

Viszerosensible Innervation

Harndrang

Bei einer gefüllten Blase (200–300 ml) kommt es zum Harndrang. Bei einer Füllung von 300–400 ml, ist der Drang stark und bei 400--500 ml schmerzhaft.

In der Blasenwand befinden sich Mechanorezeptoren:

- *Volurezeptoren* sind zwischen den glatten Muskelfasern und werden durch die Veränderung ihrer Länge (Dehnung) gereizt.
- *Tensiorezeptoren* liegen außerhalb des Detrusors und werden durch den Druck von innen nach außen gereizt.

Diese viszerosensible Information wird durch Fasern bis zu den Segmenten S2–S4 geleitet. Von dort aus gelangt die Information durch die Bahnen der Sensibilitäten weiter bis zur parietalen Hirnrinde. Hier kommt es zur Integration des Harndrangs (**Abb. 9.6**).

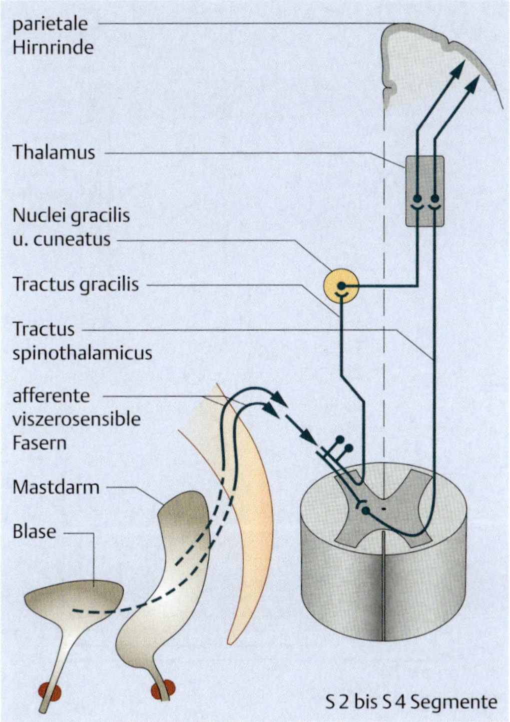

Abb. 9.6 Viszerosensible Innervation für Miktions- und Defäkationsdrang.

Defäkationsdrang

Er entsteht durch die Füllung und Dehnung der Ampulla recti sowie den Reiz der Rezeptoren der Mastdarmwand. Die Verhältnisse entsprechen denen bei der Blase. Der Defäkationsdrang wird zur parietalen Hirnrinde geleitet, wo es zur Integration kommt.

9.2 Quer gestreifte Mm. sphincter urethrae et ani

9.2.1 Beschreibung

Die quer gestreiften Mm. sphincter urethrae et ani sowie die gesamten Beckenbodenmuskeln funktionieren gleichzeitig.

Der quer gestreifte *M. sphincter urethrae* umringt die Harnröhre. Beim Gesunden unterliegt die Sphinkterfunktion dem Willen.

Beim Mann ist der quer gestreifte M. sphincter urethrae stark entwickelt. Der Muskel besteht aus ringförmig verlaufenden Fasern, die die Prostata teilweise und die Harnröhre ganz umgeben. Eine geringe mechanische Schädigung (z.B. nach Entfernung der Prostata) kann zu einer Harninkontinenz führen.

Bei der Frau ist der M. sphincter urethrae schwächer. Der obere Teil des Muskels besteht aus Fasern, die die Harnröhre umringen. Die Fasern des unteren Teils verlaufen im Halbkreis und setzen sich der Vagina auf.

Der quer gestreifte *M. sphincter ani* umringt den Analkanal. Bei ihm gibt es keine geschlechtsspezifischen Unterschiede.

Die quer gestreiften Mm. sphincter urethrae und ani befinden sich im Beckenboden (*Diaphragma pelvis*). Ihre Funktion hängt von der physiologischen Spannung des Beckenbodens ab, die wesentlich vom *M. levator ani* mitbestimmt wird.

Durch die quergestreiften Mm. sphincter urethrae und ani hat der Gesunde die Möglichkeit, Miktion und Defäkation willkürlich zu kontrollieren. Sind die Muskeln kontrahiert (Ruhespannung, automatische oder reflektorische Spannung), kann es nicht zur Miktion oder Defäkation kommen, da die Kontraktion den Parasympathikus hemmt. Durch die Entspannung dieser Muskeln wird die Miktion oder Defäkation eingeleitet.

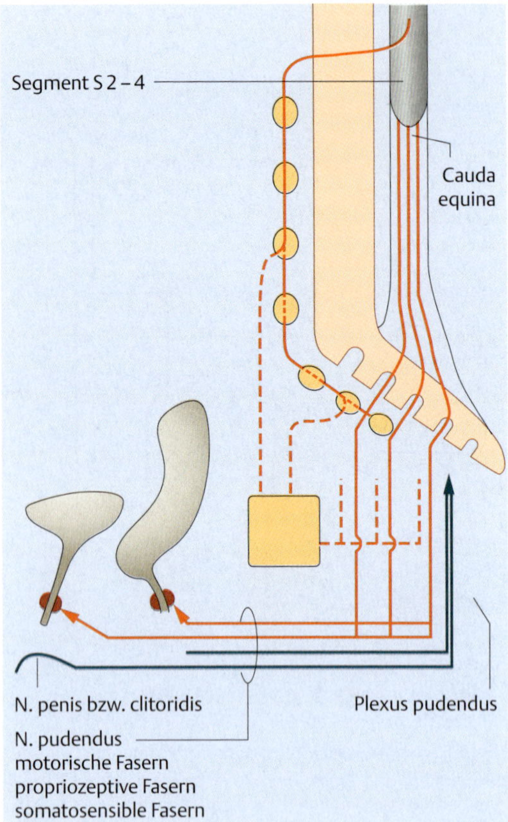

Abb. 9.7 Innervation der quer gestreiften Mm. sphincter ani et urethrae und somatosensible Innervation des Beckenbodens.

9.2.2 Innervation

Die Mm. sphincter urethrae et ani werden vom kortikospinalen Nervensystem innerviert (**Abb. 9.7**).

Die Zellen der Motoneuronen für die Beckenbodenmuskulatur befinden sich im Vorderhorn der Segmente S2–S4. Ihre Fasern bilden im lumbosakralen Spinalkanal die Spinalnerven der Cauda equina und im kleinen Becken den Plexus pudendus sowie schließlich den N. pudendus. Dieser Nerv innerviert alle Beckenbodenmuskeln und auch die quer gestreiften Mm. sphincter urethrae und ani.

Die propriozeptiven Fasern ziehen zu den Segmenten S2–S4 des Marks zurück. So entsteht der Reflexbogen S2–S4 (Anal- und Bulbocavernosus- bzw. Bulbospongiosus-Reflex).

Die somatosensiblen Fasern des N. pudendus innervieren die Haut im Bereich der Dermatome S2–S4. Der somatosensible Endast des N. pudendus ist der N. dorsalis penis beim Mann und der N. dorsalis clitoridis bei der Frau.

9.2.3 Klinische Funktionsprüfung der quer gestreiften Mm. sphincter urethrae et ani

Die Funktionsprüfung der Mm. sphincter urethrae et ani erfolgt mit dem rektalen Fingertest. Dabei wird Folgendes beurteilt:

- Ruhetonus (Dauertonus) des quer gestreiften M. sphincter ani und des M. levator ani;
- Willkürliche Kontraktion der Muskeln;
- Automatische Kontraktion durch Husten;
- Reflektorische Kontraktion, die durch eine rasche Fingerdehnung des Analkanals provoziert wird.

9.3 Elektrophysiologische Untersuchungsmöglichkeiten des Beckenbodens

Elektromyographische Ableitung

Systematisch werden die Aktivitäten der quer gestreiften Mm. sphincter ani et urethrae geprüft (**Abb. 9.8a–d**).

- *Ruheaktivität:* In den quer gestreiften Mm. sphincter urethrae et ani lässt sich eine beständige Ruheaktivität nachweisen, sogar während des Schlafs. Sie wird von Hirnstammzentren ausgelöst und hat eine wichtige Bedeutung, da sie den Parasympathikus hemmt. Nur während der Miktion oder der Defäkation verschwindet diese Ruheaktivität. Durch die Miktions- oder Defäkationsintention kann sie auch gehemmt werden.
- *Willkürliche Aktivität:* Der gesunde Mensch hat die Fähigkeit, die quer gestreiften Sphinkter willkürlich zu kontrahieren.
- *Automatische Aktivität:* Sie wird durch das Husten ausgelöst.
- *Reflektorische Aktivität:* Die reflektorische Kontraktion der quer gestreiften Sphinkter und der Muskeln des Beckenbodens wird durch ein rasches Dehnen des Analkanals ausgelöst. So entsteht eine starke Dehnungsreaktion, die von kurzer Dauer ist.

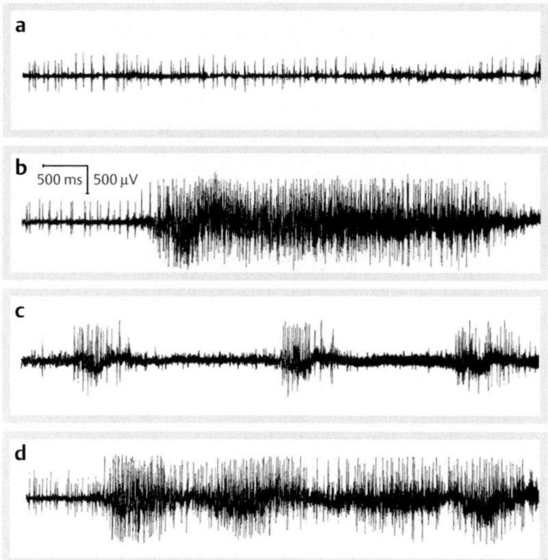

Abb. 9.8a–d EMG-Ableitung mit konzentrischer Nadelelektrode des quer gestreiften M. sphincter urethrae. **a** Ruheaktivität. **b** Willkürliche Aktivität. **c** Automatische Aktivität. **d** Reflektorische Aktivität.

Motorische kortikospinale Leitgeschwindigkeitsmessung

- Elektromagnetischer Reiz der frontalen Hirnrinde und Elektrodenableitung in den Beckenbodenmuskeln;
- Ableitung im M. bulbocavernosus: Latenz = 28,2 ms ± 2,6 (15) oder 22,5 ms ± 2,7 nach Bahnung (Opsomer et al. 1988);
- Ableitung im M. sphincter ani: Latenz 30,0 ms ± 4,4 (15) nach Muskelentspannung oder 22,8 ms ± 3,6 nach Bahnung (Opsomer et al. 1988);
- Ableitung im M. sphincter urethrae: Latenz 29,0 ms ± 2,33 (11) nach Muskelentspannung oder 26,4 ms ± 2,21 durch Bahnung (Early et al. 1990).

Motorische Leitgeschwindigkeitsmessung der Cauda equina

- Elektromagnetischer Reiz der Cauda equina in Höhe von L1 und Elektrodenableitung an den Beckenbodenmuskeln: Latenz im M. puborectalis, 4,8 ms ± 0,4 (21); im M. sphincter ani 5,5 ms ± 0,4 und 4,8 ms ± 0,3 im M. sphincter urethrae (Swash-Snooks 1985);
- Ein Reiz in Höhe von L1 und L4 erlaubt es, die motorische Leitgeschwindigkeit der Cauda equina im lumbalen Spinalkanal zu messen = 57,9 m/s ± 10,3 (21; Swash-Snooks 1985).

Motorische Leitgeschwindigkeit des N. pudendus

Durch intrarektalen elektrischen Reiz (Fingerelektrode) und Ableitung am quer gestreiften M. sphincter ani. Latenz: 2,1 ms ± 0,2 im M. sphincter ani und 2,4 ms ± 0,2 im M. sphincter urethrae

Sensible Leitgeschwindigkeit

N. dorsalis penis: 50 m/s.

Somatosensibel evozierte kortikale Potenziale

Sie erfolgen in W-Form durch elektrischen Reiz des N. dorsalis penis oder N. dorsalis clitoridis und Ableitung mit Hautelektroden an der parietalen Hirnrinde. Die elektropositiven (P) Potenziale haben eine Latenz von 40 (P 40) und 60 (P 60) ms.

Bulbocavernosus-Reflex (S2–S4-Reflexbogen)

Der N. dorsalis penis bzw. clitoridis wird gereizt und das reflektorische Potenzial am M. bulbocavernosus durch eine Nadelelektrode abgeleitet. Die Latenz des Reflexes liegt physiologisch unter 40 ms.

9.4 Instrumentelle Funktionsprüfung von Blase, Mastdarm und quer gestreiften Mm. sphincter urethrae und ani

9.4.1 Blase und quer gestreifter M. sphincter urethrae

Die Funktion der Blase und des M. sphincter urethrae lassen sich durch die *Zystomanometrie* (Messung des Drucks im Blaseninneren; **Abb. 9.9**) und die simultane EMG-Ableitung des quer gestreiften M. sphincter ani oder urethrae gleichzeitig prüfen.

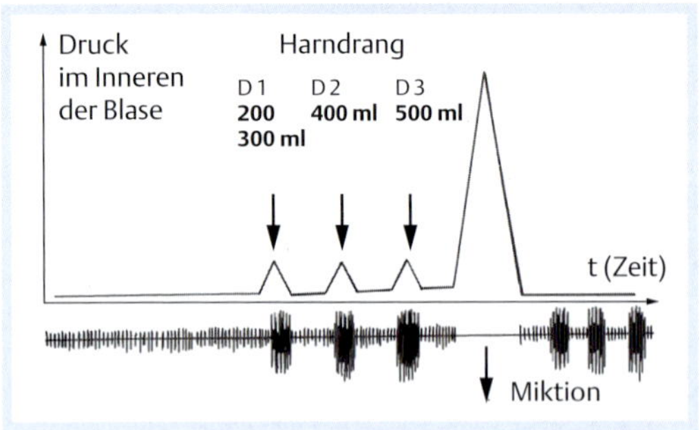

Abb. 9.9 Zystomanometrie.

Bei der Füllung der Blase durch die Harnröhre wird festgestellt, dass der Druck in der Blase nur gering ansteigt, was durch die Dehnungsmöglichkeit des M. detrusor im Blasendom zu erklären ist. Sobald Harndrang entsteht, kommt es zu einer leichten Kontraktion des M. detrusor mit Öffnung des Blasenhalses. Solange der Drang nicht schmerzhaft ist, kann er durch die aktive Kontraktion der quer gestreiften Beckenbodenmuskeln unterdrückt werden.

Bei der Entspannung der Beckenbodenmuskeln kommt es zur Miktion. Dabei steigt der Druck in der Blase zunächst an und fällt dann ab, sobald sich die Blase vollständig entleert hat.

Die Blasenfunktion kann auch mithilfe der *Urographie* (intravenöses Einspritzen eines Kontrastmittels, das durch die Nieren ausgeschieden wird) oder der *Zystographie* (Füllung der Blase mit einem Kontrastmittel durch die Harnröhre) geprüft werden.

Seit einiger Zeit wird die Blasenentleerung mit der *Echographie* kontrolliert.

Mastdarm und quer gestreifter M. sphincter ani

Die Mastdarmfunktion wird mit der *Rektomanometrie* geprüft (**Abb. 9.10**). Die Mastdarmfüllung erfolgt nicht so langsam wie die Blasenfüllung. Durch

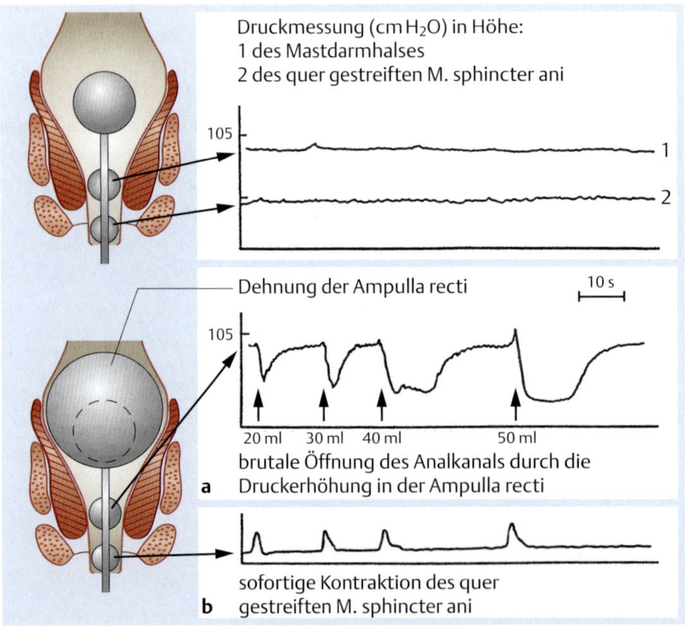

Abb. 9.10 Anorektomanometrie.

das plötzliche Einfallen der Fäkalien in die Ampulla recti entsteht eine sofortige Öffnung des Analkanals.

Die Öffnung des Analkanals wird durch die aktive Kontraktion des quer gestreiften M. sphincter ani neutralisiert, was die *Anorektomanometrie* bestätigt (**Abb. 9.10**):

- In der Ampulla recti wird ein Ballon aufgeblasen, der die Mastdarmwand dehnt.
- In Höhe des Halses der Ampulla recti und des quer gestreiften M. sphincters ani befinden sich 2 kleine Registrierballons.
- Sobald sich der Hals öffnet (Verminderung des Drucks im Ballon am Mastdarmhals), entsteht eine sofortige Kontraktion des quer gestreiften M. sphincters ani (Steigerung des Drucks im Ballon am quer gestreiften Sphinkter).

9.5 Anamnese

Die Anamnese ist besonders wichtig, um die Funktion der Blase und des M. sphincter urethrae einschätzen zu können. Dabei werden dem Patienten folgende Fragen gestellt:

- Spüren Sie den Harndrang (Prüfung der viszerosensiblen Funktion)?
- Haben Sie die Möglichkeit, den Harndrang willkürlich zu unterdrücken, wenn Sie ihn spüren (willkürliche Kontrolle des quer gestreiften M. sphincter urethrae bzw. kortikospinale Funktion)?
- Wie verläuft die Miktion (Beschreibung sollte besonders präzise erfolgen)?
  - Setzt sie sofort ein?
  - Ist sie ununterbrochen?
  - Mit welchem Druck wird der Harn ausgeschieden?
  - Wie lange dauert die Miktion (Zeit stoppen!)?
  - Ist sie vollständig (Kontrolle nach der Miktion durch Echographie!)?
- Wie viele Miktionen haben Sie pro Tag (normalerweise 4–5) oder pro Nacht (physiologisch kommt es zu keiner Miktion während der Nacht!)?
- Kommt es zu unwillkürlichem Harnverlust? Unter welchen Umständen entsteht dieser Verlust (Lachen, Heben, Gehen)?

Diese Fragen ermöglichen die Einschätzung der parasympathischen Detrusorfunktion der Blase.

Fragen für die Funktionsprüfung des Mastdarms und des quer gestreiften M. sphincter ani:

- Spüren sie den Defäkationsdrang (viszerosensible Funktion)?
- Können Sie die Defäkation verzögern (willkürliche Kontrolle des quer gestreiften M. sphincter ani)?
- Wie verläuft die Defäkation (parasympathische Funktion des glatten Wandmuskels des Mastdarms)?
- Erfolgt 1 Defäkation pro Tag oder alle 2 Tage (normale Häufigkeit)?
- Kommt es zu eventuellen Rhythmusstörungen der Defäkation durch chronische Obstipation oder gelegentlich flüssigen Stuhlgang (bei flüssigem Stuhl sind die Schließmuskeln nicht immer 100%-ig wirksam; Pseudoinkontinenz)?
- Kommt es zu einer Windinkontinenz bei Blähungen oder zu einer Inkontinenz von Fäkalien? Wenn ja, unter welchen Umständen?

Andere nichtneurologische Probleme können die Sphinkterfunktion durch Schmerzempfindungen beeinträchtigen, wie z. B. anale Fissuren, Analfisteln, äußere oder innere Hämorrhoiden (häufig, da die venöse anorektale Kolumne wie ein Schwellkörper zum Analverschluss beiträgt) und lokale venöse Thrombosen.

10 Posturaler Tonus und Prüfung der posturalen Funktion

Beim Gesunden erfordern das Stehen und Gehen (im Gleichgewicht) einen physiologischen posturalen Tonus, der sich der Schwerkraft widersetzen sollte.

10.1 Physiologischer Stand

Beim aufrecht stehenden Menschen (Füße geschlossen) kommt es zu einer gewissen Haltung, die durch den morphologischen Befund geprüft wird. Dabei sollten systematisch die Vorderseite, die Rückseite und das Profil rechts und links geprüft werden. Diese Prüfung wird im Vierfüßlerstand ergänzt. Der Befund ermöglicht, die Haltungsanomalien zu analysieren.

Handelt es sich um eine ideale Haltung im Gleichgewicht, lässt sich bei der elektromyographischen Ableitung der Muskeln der unteren Extremitäten (simultane Ableitung der Mm. tibialis anterior und gastrocnemius, der Mm. quadriceps und biceps femoris) und des Rumpfes (Bauchmuskeln und paravertebrale Muskeln) feststellen, dass keine elektrische Aktivität in den Muskeln vorhanden ist (**Abb. 10.1a–b**). Dies ist durch die gute Balance zwischen den elastischen und stabilen Bestandteilen des Körpers *(Tensegrität)* zu erklären.

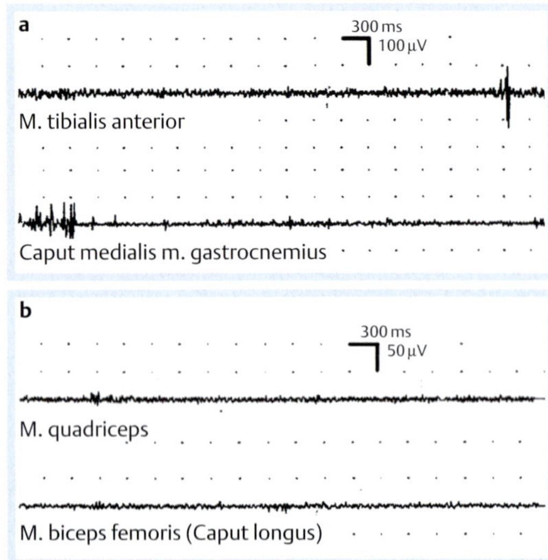

Abb. 10.1a–b Stabiler Stand im Gleichgewicht. Dabei ist in den verschiedenen Muskeln keine Aktivität vorhanden. **a** Simultane EMG-Ableitung des M. tibialis anterior und des Caput medialis musculus gastrocnemius. **b** Simultane EMG-Ableitung der Mm. quadriceps und biceps femoris.

Beim bequemen Aufrechtstehen über einen längeren Zeitraum versucht der Gesunde, sich an der dorsalen Muskelkette aufzuhängen, insbesondere am M. triceps surae. Dadurch verschiebt sich oft das Becken nach dorsal, und es entsteht eine übermäßige Lendenlordose mit dem Risiko einer Verlagerung des thorakalen Körperteils nach vorne.

Seltener kommt es zum Aufhängen an der ventralen Muskelkette mit dem Risiko einer Verlagerung des thorakalen Körperteils nach hinten. In diesem Fall verschiebt sich das Becken nach ventral. Es entsteht ein runder Rücken, als wäre eine große thorakale Kyphose vorhanden.

10.2 Physiologischer Gang

Das Gehen stellt das Vorwärtsbewegen des Menschen auf den unteren Extremitäten dar.

Die Analyse der Bewegungen der unteren Extremität entspricht dem Schrittzyklus und besteht aus einer Standbeinphase (60% des Schrittzyklus) und einer Spielbeinphase (40% des Schrittzyklus). Während des Schrittzyklus entstehen dynamische, konzentrische und exzentrische sowie statische Muskelkontraktionen, die sich mithilfe der Elektromyographie ableiten lassen.

Gleichzeitig kommt es zu Gleichgewichtsreaktionen, wie z.B. rhythmisches Mitschwingen der oberen Extremitäten.

10.3 Koordination der Steh- und Gehfunktion

Der Stand im Gleichgewicht ist nicht stabil. Es ergeben sich spontane Schwankungen mit einem geringen Ausmaß, die durch die *Posturographie* registriert werden können. Sie entstehen durch ständige Gewichtsverlagerungen (**Abb. 10.2**).

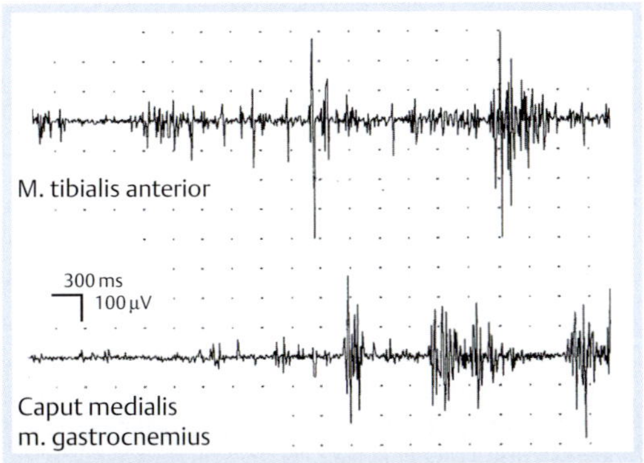

Abb. 10.2 Spontane Körperschwankungen beim Stand, die durch simultane EMG-Ableitung mit Oberflächenelektroden der Aktivitäten in den M. tibialis anterior und Caput medialis musculus gastrocnemius bestätigt werden.

Beim aufrecht stehenden Menschen erscheint eine EMG-Muskelaktivität der unteren Extremitäten und des Rumpfes nur, wenn das Gleichgewicht gestört wird. Kommt es z. B. zu einer Gewichtsverlagerung des Körpers nach vorne, wird die dorsale Muskelkette aktiv und zieht den Körper rückwärts. Bei einer Gewichtsverlagerung des Körpers nach hinten werden die ventralen Muskelgruppen aktiv und ziehen den Körper vorwärts (**Abb. 10.3a–b**). Die posturalen Muskeln erhalten den Körper durch ihre exzentrischen Kontraktionen beim Stehen im Gleichgewicht (Kap. 7).

Das Stehen und Gehen im Gleichgewicht erfordert eine fortwährende Kontrolle und Koordination des posturalen Tonus. Die Integrität des Reflexbogens ist Voraussetzung für einen physiologischen posturalen Tonus und eine physiologische posturale Steh- und Gehfunktion. Dazu sind die nachfolgend aufgeführten Prüfungen nötig.

10.3.1 Prüfung der Muskelkraft

Durch die Prüfung der Muskelkraft wird die Integrität des Tractus corticospinalis und des Alpha-Motoneurons getestet.

Bei einer zentralen Lähmung der unteren Extremitäten (z. B. bei einer akuten Paraplegie) oder einer akuten peripheren Lähmung der posturalen Muskeln der unteren Extremitäten (z. B. nach einer Poliomyelitis) wird das Stehen und Gehen unmöglich.

10.3.2 Prüfung der exterozeptiven Sensibilitäten

Um stehen und gehen zu können, müssen die Hautsensibilitäten der unteren Extremitäten, besonders der Fußsohlen intakt sein, (Kap. 3).

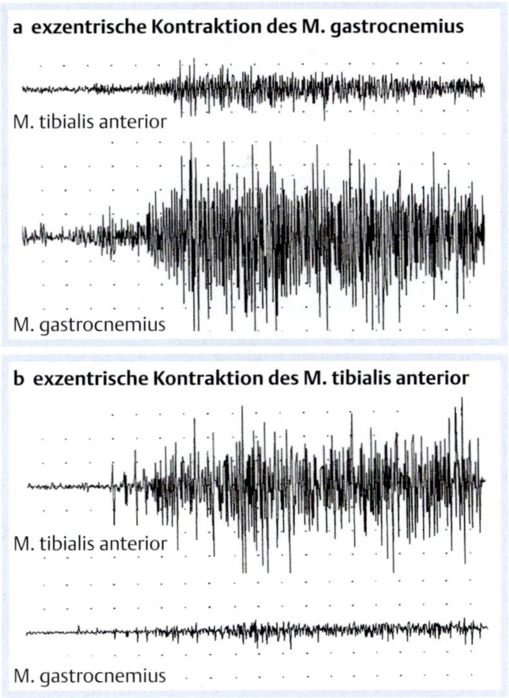

Abb. 10.3a–b Simultane EMG-Ableitung mit Oberflächenelektroden des M. tibialis anterior und des Caput medialis musculus gastrocnemius beim Stand. **a** Willkürliche Gewichtsverlagerung nach vorne: andauernde exzentrische Kontraktion des M. gastrocnemius. **b** Willkürliche Gewichtsverlagerung nach hinten: andauernde exzentrische Kontraktion des M. tibialis anterior.

10.3.3 Prüfung der propriozeptiven, visuellen und vestibulären Koordination

Die motorische Steh- und Gehkoordination wird durch die bewusste und unbewusste Tiefensensibilität der Knochen, Gelenke, Muskeln und Sehnen sowie durch die vestibuläre Funktion ermöglicht.
Beispiele:

- Fällt die Tiefensensibilität der Knochen und Gelenke der unteren Extremitäten aus, entsteht eine propriozeptive Steh- und Gehataxie (Kap. 3), die durch die Augenkontrolle kompensiert werden kann.
- Fällt die Tiefensensibilität der Muskeln und Sehnen oder die Koordinationsfunktion des Vermis des Kleinhirns aus, erscheint eine zerebelläre Steh- und Gehataxie (Kap. 6).
- Fällt die vestibuläre Gleichgewichtsfunktion aus, kommt es zu Abweichungen beim Stehen und Gehen, besonders bei geschlossenen Augen.

10.3.4 Prüfung des extrapyramidalen Systems

Das extrapyramidale System spielt eine sehr wichtige Rolle, da es den Grundtonus der Muskeln und den posturalen Tonus kontrolliert.
Beispiele:

- Fällt die extrapyramidale Kontrolle aus, wird trotz normaler Kraft und Koordination das Stehen und Gehen schwierig bzw. sogar unmöglich. Dieser pathologische Zustand wird als *Astasie/Abasie* bezeichnet. Sobald der Patient aufrecht steht, fällt er rückwärts *(Retropulsion)*.
- Beim gesunden Menschen besteht beim Aufrechtstehen eine symmetrische Verteilung der posturalen Impulse. Kommt es zu einer asymmetrischen Verteilung entstehen sobald die posturale Muskulatur aktiv gefordert wird, unwillkürliche dystonische, Rotations-, Flexions-, Extensions- oder Lateroflexionsbewegungen des Kopfes (Torticollis spasticus, Ante-, Retro- oder Laterocollis) oder des Rumpfes (Torsionsdystonie).

10.4 Entwicklung des posturalen Tonus und Meilensteine der motorischen Entwicklung im 1. Lebensjahr

Beim Neugeborenen ist der posturale Tonus zwar entwickelt, aber nicht reif, um die posturalen motorischen Funktionen übernehmen zu können, wie z. B. freies Halten des Kopfes, freies Sitzen, Stehen und Gehen. Diese motorische Entwicklung des Rumpfes und der unteren Extremitäten vollzieht sich von kranial nach kaudal und führt etwa nach 1 Jahr zum Aufrechtstehen und zum Beginn des Gehens.

Zur gleichen Zeit entwickeln sich die Gestikfunktion – besonders die Motorik der oberen Extremität – von proximal nach distal sowie die kognitiven Funktionen. Nach dem 1. Lebensjahr ist das Kind fähig, gezielte Bewegungen mit einem Pinzettengriff der Hand auszuführen.

Die ersten 12 bzw. 18 Monate sind für den normalen Reifungsprozess des Nervensystems maßgebend. Während dieser Zeit ist es wichtig, die Stadien der motorischen Entwicklung zu verfolgen und die „Grenzsteine dieser Entwicklung" (Michaelis u. Niemann 1999) zu kennen, obwohl man sich bewusst sein muss, dass die Entwicklungsabläufe in diesem Alter sehr unterschiedlich sein können.

1. Monat

- Während des 1. Monats ist das Neugeborene vollkommen abhängig.
- Die primären automatischen Bewegungen (Atmen, Saugen, Schlucken) sind vorhanden und Zeichen angeborener Handlungspläne. Sie sind für das Überleben bestimmt.
- Das Reizen der Lippen führt zum Saugreflex.
- Das Neugeborene liegt in einer Flexionshaltung. Die Extremitäten befinden sich hypertonisch in einer Flexions-Adduktions-Stellung. Die spontanen Bewegungen der Extremitäten sind asymmetrisch, unkoordiniert und ohne Ziel.
- Auf dem Rücken liegt das Kind asymmetrisch und beginnt, seine Hände und Füße auf spielerische Art zu bewegen. Es bewegt seinen Kopf rhythmisch und verfolgt mit den Augen und dem Kopf Gegenstände, die sich in der Nähe bewegen.
- In Bauchlage versucht das Kind nach 4 Wochen, sein Kinn anzuheben.
- Wird der Kopf passiv gedreht, bleiben die Augen in der Mitte stehen *(Puppenaugenphänomen)*.
- Nach ca. 3 Wochen kommt es zum ersten Lächeln (durch den Reiz der mütterlichen Stimme).

2.–4. Monat

- In diesem Alter lassen sich die *neonatalen motorischen Automatismen* feststellen. Dabei handelt es sich um automatische motorische Reaktionen, die durch einen bestimmten Reiz ausgelöst werden:
- Die Berührung der Ober- oder Unterlippe oder der Lippenkommissuren löst das Suchen der Brust aus. Die Zunge und die Lippen werden vorgestreckt und der Kopf in Flexion oder Rotation bewegt.
- Passive Kopfdrehungen werden von automatischen Mitbewegungen der Extremitäten nach dem Schema des *asymmetrisch-tonischen Nackenreflexes* begleitet: Gesichtsarm und -bein werden gestreckt, Hinterhauptarm und -bein werden gebeugt *(Fechterstellung)*.
- *Automatische Schrittbewegungen* der unteren Extremitäten: Wird das Kind aufrecht gehalten und der Körper etwas nach vorne geneigt, sodass seine Füße den Boden berühren, erfolgen automatische Schrittbewegungen mit alternierenden Flexions- und Extensionsbewegungen der Beine.
- *Enjambement-Reaktion:* Wird das Kind aufrecht gehalten, sodass sein Fußrücken den Tischrand berührt, kommt es zu einer Flexion der unteren Extremität, die es den Fuß auf den Tisch stellen lässt. Berührt die Fußsohle die Tischplatte, entsteht eine Streckreaktion der unteren Extremität.
- *Moro-Reaktion:* Diese wird in Rückenlage durch einen plötzlichen Schlag auf den Untersuchungstisch oder beim in Sitzstellung gehaltenen Säugling durch eine schnelle Änderung der Kopfstellung ausgelöst. Dabei erfolgt eine horizontale Abduktion der Arme, eine Extension der Unterarme und das Öffnen der Hände. Danach kehren die Arme mit einer Umarmungsbewegung in die Ausgangsstellung zurück.
- *Handgreif-Reaktion* (Grasp-Reaktion): Das Reizen der Handfläche führt zum automatischen Schließen der Hand.

> *Diese posturalen Reaktionen verschwinden normalerweise im 2.–6. Monat. Ihr Fortbestehen über den 6. Lebensmonat hinaus kann eventuell als pathologisch bezeichnet werden (Michaelis u. Niemann 1999).*

Motorik der oberen Extremität

- Die Hypertonie der Extremitäten lässt nach. Die Extremitäten, die in Flexion-Adduktion waren, sind jetzt in Flexion-Abduktion.
- An der oberen Extremität sind einseitige Bewegungen zu beobachten.
- Während des 2. Monats erscheinen Extensionsbewegungen der Unterarme. Die Hände bleiben geschlossen.
- Während des 3. Monats treten Pronations- und Supinationsbewegungen der Unterarme auf. Die Hände bleiben zwar geschlossen, trotzdem kommt es zu einem ersten ulnaren Greifen mit der Hand.
- Während des 4. Monats öffnet sich die Hand, und das Kind streckt sie in Richtung eines Gegenstands aus.

Motorik des Rumpfes und der unteren Extremität

Am Rumpf kommt es zur symmetrischen Orientierung.

> *In Rückenlage hält das Kind das Gleichgewicht. Der Kopf befindet sich in der Mittellinie. Es erscheinen Drehbewegungen der Augen und des Kopfes. Das Kind rollt zur Seite. Es spielt mit seinen Händen und entdeckt die Füße mit den Händen.*

- In Bauchlage hebt das Kind den Kopf in Extension und beginnt, sich auf seine Unterarme zu stützen. Dabei ist eine totale Extensionsreaktion des Rumpfes und der unteren Extremitäten zu beobachten.
- Langsames Hochziehen zum Sitzen: Der Kopf wird mit dem Rumpf auf einer Ebene gehalten. Die automatische Flexion der Fingerbeuger mit dem Schließen der Hände setzt sich in allen Flexoren der oberen Extremitäten fort, sodass sich das Kind hochziehen lässt, was die Abschätzung der Muskelkraft ermöglicht.

5. Monat

- Während des 5. Monats sind Symmetrie- und Extensionsfortschritte festzustellen.
- Die Extremitäten gehen jetzt in eine Extensions-Abduktions-Stellung.

Motorik der oberen Extremität

- Das Kind kann einen Gegenstand mit beiden Handflächen festhalten *(ulnares Greifen)*.
- In Bauchlage stützt es sich auf sein Becken und seine Unterarme. Es stützt sich auf einen Unterarm und greift mit der anderen Hand nach einem Gegenstand.

Motorik des Rumpfes und der unteren Extremität

- In Rückenlage fängt das Kind an, den Kopf zu heben.
- Es kommt zu einem starken Extensionstonus der Schultern und des Rückens. Das Kind kann den Rücken spannen und das Becken heben. Es macht die „Brücke" und übt damit den Extensionstonus.
- Das Kind dreht sich auf beide Seiten zuerst vom Bauch auf den Rücken (5. Monat), dann vom Rücken auf den Bauch (6. Monat).
- In Bauchlage hebt das Kind seinen Kopf und stützt sich auf die gestreckten Arme. Die untere Extremität verbleibt in Extensions-Abduktions-Stellung. Es verlagert sein Körpergewicht auf den Bauch und „schwimmt" auf dem Boden. Kopf und Brustkorb werden hochgehalten. Die Arme werden nach vorne gestreckt, die Hände von der Unterlage abgehoben. Die Beine sind in der Extensions-Abduktions-Stellung auch von der Unterlage abgehoben und führen Schwimmbewegungen in der Luft aus.
- Im Sitzen gehalten: Das Kind kann nicht die Sitzstellung im Gleichgewicht halten und stützt sich auch noch nicht auf die Hände. Es wirft sich gern zurück.
- Langsames Hochziehen zum Sitzen: Das Kind stabilisiert seinen Kopf in der Rumpfebene. Es kommt zur aktiven Flexion der oberen Extremität, wobei die Beine in Flexion-Abduktion abgehoben werden.
- Im Stand gehalten: Das Kind stützt sich auf seine Beine und beginnt, das Gewicht zu übernehmen.

6. Monat

- Es erfolgt eine Steigerung des Extensionstonus.
- In Bauchlage stützt sich das Kind auf seine Hände (mit durchgesteckten Ellbogen) und auf sein Becken.
- *Landau-Reaktion:* Wird das Kind mit der Hand in Bauchlage hochgehalten, entstehen eine starke Extension des Kopfes, eine Extension und Abduktion der Extremitäten und eine tonische Extension des ganzen Rumpfes. Beim Drücken des Kopfes in Flexion verschwindet die Extensionsreaktion sofort.
- Wird das Kind aufrecht gehalten, sodass die Füße den Boden berühren, ist eine Extensionsreaktion der Beine zu beobachten. Das Gewicht wird auf abduzierten Beinen übernommen. Rhythmische Springbewegungen erscheinen.
- Im Sitzen gehalten: Das Kind stützt sich auf seine Arme nach vorne. Es sitzt eine kurze Zeit ohne Unterstützung. Wird es vorwärts gestoßen, fängt es sich mit den geöffneten Händen auf *(Stützreaktion)*.
- Langsames Hochziehen zum Sitzen: Die Arme werden angebeugt und der Kopf in der Rumpfebene gehalten. Die angehobenen Beine sind in einer Extensionsstellung. Das Kind zieht sich zum Sitzen hoch.
- Es erfolgt eine *Grasp-Reaktion des Fußes*, die erst während des 6. Monats beobachtet werden kann. Sie wird durch einen Druckreiz in Höhe der 1. Kommissur auf der Fußsohle ausgelöst. Es kommt zur einer automatischen Flexion der Zehe.

7.–8. Monat

In dieser Phase entwickeln sich die Rumpfrotation und -stabilität beim Sitzen.

Motorik der oberen Extremität

- Das Kind manipuliert Gegenstände mit den Händen und den Fingern *(radiales Greifen)*.
- Es transferiert einen Gegenstand von einer Hand zur anderen und steckt ihn in den Mund.
- Dabei bevorzugt es seine dominante Hand.

Motorik des Rumpfes und der unteren Extremität

- In Bauchlage stützt sich das Kind auf die Hände und Oberschenkel.
- Es dreht sich auf dem Bauch liegend um seinen eigenen Körper.
- Es begibt sich von der Bauch- zur Seiten- und Rückenlage. Es robbt.
- Es geht aus der Bauchlage in Sitzstellung robbt.
- Die Sitzstellung wird gehalten, ohne sich auf die Arme zu stützen.
- Verliert das Kind das Gleichgewicht oder wird es vorsichtig auf die Seite gestoßen, fängt es sich mit der geöffneten Hand auf *(seitliche Stützreaktion)*.
- Das Kind entdeckt den Kniestand, zieht sich an Möbelstücken hoch und hält sich zum Stehen fest.
- Es kann noch nicht auf den Händen und Knien kriechen.

9.–11. Monat

In dieser Phase beginnt die Fortbewegung.

Motorik der oberen Extremität

- Allmählich entwickelt sich der Pinzettengriff der Hand mit Daumen und Zeigefinger.

- Das Kind exploriert Gegenstände mit dem Zeigefinger.

Motorik des Rumpfes und der unteren Extremität

- Das Kind beginnt vorwärts zu krabbeln. Es kriecht auf Händen und Knien, Händen und Füßen oder auf einem Fuß und einem Knie.
- Es dreht sich zur Seite.
- Es geht vom Kriechen zum Sitzen über und umgekehrt.
- Es zieht sich hoch und kann mit Festhalten an Möbeln oder Wänden oder an beiden Händen gehalten gehen. Das Gleichgewicht für selbstständiges Aufrechtstehen fehlt noch.
- Freies Sitzen ist mit einer guten Körperstabilität und guter Kopfkontrolle möglich. Wird das Kind sanft rückwärts gestoßen, stützt es sich mit den Händen nach hinten ab.

12.–18. Monat

Motorik der oberen Extremität

- Die willkürlichen Bewegungen sind koordiniert und orientiert.
- Das Kind kann 2 Bauklötzchen übereinander stellen.
- Es kann eine Kugel in ein Fläschchen werfen.
- Es trinkt alleine aus dem Becher.

Motorik des Rumpfes und der unteren Extremität

- Das Kind kann frei stehen, ohne sich festzuhalten, aber mit großer Standfläche.
- Das Gehen ist zuerst mit Festhalten an Händen, dann frei mit gutem Gleichgewicht möglich.
- Es beginnt, im Kinderschritt Treppen zu steigen.

15.–20. Monat

- Das Kind beginnt die quer gestreiften Mm. sphincter ani et urethrae zu kontrollieren.
- Nach 18 Monaten kann das Kind auf Kommando einen Ball kicken.
- Es kann jetzt 3 Bauklötzchen übereinander stellen.
- Es dreht das Fläschchen auf den Kopf, um die Kugel herauszunehmen.
- Es benutzt die Gabel, dreht die Seiten eines Buches und zieht sich selbst aus.
- Mit 2 Jahren kann das Kind laufen und richtet sich allein auf, wenn es auf den Boden gefallen ist.

11 Prüfung der höheren Funktionen – Pathologische Feststellungen

Neben den Ausfällen der somatosensiblen und -motorischen Funktionen gibt es Störungen der höheren Funktionen, die systematisch durch den neuropsychologischen Befund festgestellt werden. Dafür ist eine normale Vigilanz des Patienten erforderlich. Folgende Funktionen werden geprüft:

- *Perzeptive Funktionen:* Perzeptive Defizite können die Wahrnehmung der somatosensiblen, visuellen, akustischen (eventuell olfaktorischen und gustatorischen) Informationen beeinträchtigen.
- *Kognitive Funktionen:* Störungen der selektiven Aufmerksamkeit können Neglekte, Extinktionsphänomene sowie Pusher-Symptomatik zur Folge haben.
- *Gedächtnis;*
- *Kommunikationsfunktionen* durch Handlung oder Sprache: Aphasie- und Apraxiestörungen beeinträchtigen die Kommunikation.

Störungen dieser Funktionen charakterisieren die Demenz!

11.1 Perzeptive Defizite

Die aus der Peripherie ankommenden Reize erreichen die primären Projektionsareale der Hirnrinde, aber die fehlende Integration führt zu perzeptiven Defiziten. Die Wahrnehmung der Modalitäten der Reize ist vermindert oder fällt ganz aus.

11.1.1 Modalität Somästhesie

Störungen der Perzeption der somatosensiblen, besonders der taktilen und bewussten propriozeptiven Reize durch Läsionen der parietalen Hirnrinde führen auf der kontraläsionellen Körperhälfte zu Ahylognosie und Astereognosie.

Ahylognosie

Der Patient berührt (mit geschlossenen Augen) mit seiner Hand die Materie. Er kann die Eigenschaften beschreiben, ist aber nicht in der Lage, die Art der Materie wahrzunehmen.

Astereognosie (durch taktile Agnosie)

Der Patient hält (mit geschlossenen Augen) einen Gegenstand in der Hand. Er kann die physischen und räumlichen Eigenschaften des Gegenstands analysieren und angeben, findet aber das Symbol des Gegenstands nicht (Asymbolie).

11.1.2 Modalität Sehfunktion

Die Störungen der Perzeption der visuellen Reize durch bilaterale Läsionen des Okzipitallappens haben eine *psychische Blindheit* zur Folge.

Es gibt 2 Arten von Integrationsstörungen der visuellen Reize, und zwar durch fehlende Verarbeitung in Richtung des Temporal- oder in Richtung des Parietallappens (Kerkhoff 2002):

- Die fehlende Verarbeitung *in Richtung des Temporallappens* hat visuell-perzeptive Störungen zur Folge. Patienten können Gegenstände (durch ihre Form), Farben, Gesichter (Prosopagnosie), Bilder, geschriebene Buchstaben, Zahlen oder symbolische Zeichen (Zifferblatt der Uhr, Messinstrumente) nicht mehr wahrnehmen.
- Die fehlende Verarbeitung *in Richtung des Parietallappens* hat folgende räumlich-perzeptive, räumlich-konstruktive und räumlich-topographische Defizite zur Folge:
  - Störungen der Schätzung der subjektiven horizontalen oder vertikalen Hauptachsen;
  - Beeinträchtigung der Distanz-, Längen-, Tiefen- und Winkelschätzung;
  - Störungen der dreidimensionalen Vorstellung.

Dadurch entstehen *Störungen der Einschätzung der Position eines Gegenstands* im Raum, des Abstands zwischen 2 Gegenständen, Schwierigkeiten, Gegenstände anzufassen, Buchstaben oder Zahlen, Teile einer Zeichnung oder einer Konstruktion einzuord-

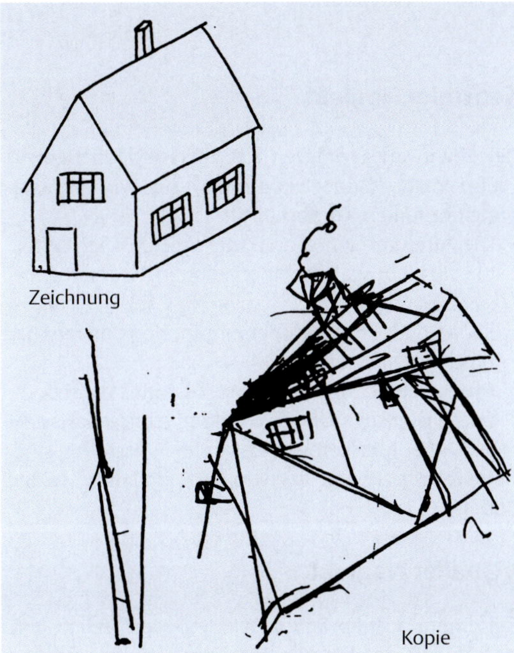

Abb. 11.1 Visuell-konstruktive Defizite beim Kopieren eines Hauses durch bilaterale parietookzipitale Läsionen.

nen (**Abb. 11.1 u. Abb. 11.2**) sowie *Störungen der Orientierung im Raum*: Patienten können nicht zwischen rechts und links unterscheiden, sich geistig orientieren und haben Probleme, den Weg oder das Zimmer in der Klinik wiederzufinden.

Ebenso treten *Störungen der Orientierung am eigenen Körper* auf: Der Patient kann z. B. seine eigenen Finger nicht wahrnehmen *(digitale Agnosie)*, auf Aufforderung Körperteile nicht angeben oder darauf zeigen *(Autotopoagnosie)*.

Weiterhin kann es zu einer psychischen Lähmung des Blicks kommen. Dabei bleibt der Blick des Patienten auf einem Gegenstand haften und kommt davon nicht los.

11.1.3 Modalität Hörfunktion

Störungen der Integration der afferenten akustischen Reize im Temporallappen beeinträchtigen die Hörperzeption, z. B.:

- *Psychische Taubheit*, wenn die Perzeption aller akustischen Informationen unmöglich ist;
- Ausfälle der Perzeption spezifischer Reize, wie die Wahrnehmung von Wörtern, Zahlen, Sätzen, Melodien (Amusie durch Defizite der melodischen Wahrnehmung) oder Geräuschen (Schütteln eines Schlüsselbunds, aus der Leitung fließendes Wasser).

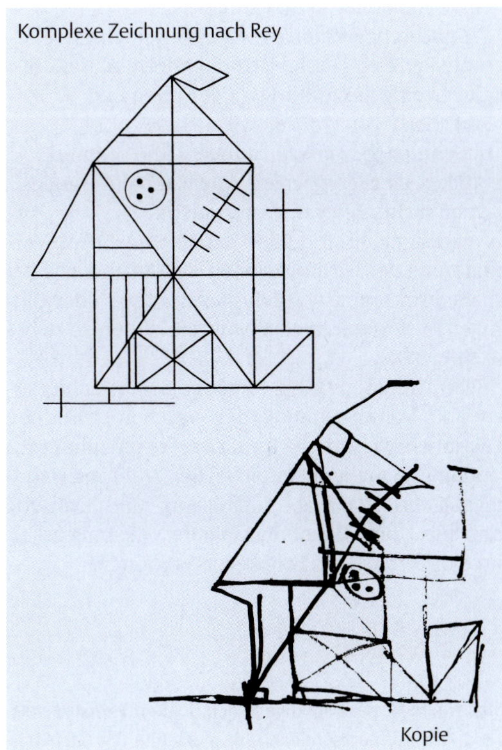

Abb. 11.2 Visuell-konstruktive Defizite beim Kopieren der komplexen Zeichnung nach Rey (1959) durch bilaterale parietookzipitale Läsionen.

11.2 Kognitive Defizite

Durch Aufmerksamkeitsstörungen werden kognitive Informationen vernachlässigt.

11.2.1 Aufmerksamkeitsstörungen

Die Aufmerksamkeit des Gesunden bezieht sich auf folgende Fähigkeiten:
- *Selektive Aufmerksamkeit:* bezeichnet die Fähigkeit, einen bestimmten Reiz aus einer Vielzahl afferenter Informationen auszuwählen, um eine gewisse Handlung zu bewältigen;
- *Geteilte Aufmerksamkeit:* Fähigkeit, mehrere afferente Reize zu beachten und mehrere Aktivitäten gleichzeitig auszuführen (z.B. Gehen und Sprechen).
- *Daueraufmerksamkeit:* Fähigkeit, die Aufmerksamkeit eine längere Zeit wach zu halten, auch wenn nichts Relevantes auftaucht.

Aufmerksamkeitsstörungen haben eine diffuse Verminderung der Hirnfunktionen als Ursache, die bei Schädelhirntraumen, zerebralen Insulten oder Blutungen, Hirntumoren oder Multipler Sklerose zu beobachten sind.

Beim Patienten treten folgende Beeinträchtigungen auf: Verlangsamung der psychomotorischen Reaktionen (motorische Initiative, Entscheidung zur Handlung), Schwierigkeiten bei der Wahl von Handlungsplänen, Planung, Ausführung und kritische Kontrolle der Handlungsabläufe, Ablenkbarkeit durch äußere Reize sowie Perseverationen.

11.2.2 Neglekt

Bei einem Neglekt handelt es sich um den Verlust der selektiven Aufmerksamkeit. So entstehen Vernachlässigungsphänomene. Neglektphänomene werden meistens auf der linken Körperhälfte durch Läsionen des multimodalen Assoziationskortex der rechten zerebralen Hemisphäre beobachtet. Sie können mit linksseitigen Hemiplegien, globalen Ausfällen der bewussten Sensibilitäten, visuell-räumlichen und visuell-konstruktiven Störungen, Pusher-Symptomatik oder homonymer lateraler Hemianopsie assoziiert sein.

Ein ausgeprägter Neglekt kann sich in einer oder mehreren Modalitäten bemerkbar machen.

Sensibler Neglekt

Bei einem ausgeprägten z.B. linksseitigen Neglekt (beim Rechtshänder) kommt es zur Vernachlässigung der linken Körperhälfte:
- Die Patienten ignorieren ihre linke Körperhälfte, die sie nicht wahrnehmen können *(Asomatognosie)*.
- Sie wird als Fremdkörper empfunden und fabulierend beschrieben.
- Die Patienten sind sich ihres Zustands nicht bewusst *(Anosognosie)* und wissen nicht, dass sie von einer linksseitigen Hemiplegie betroffen sind.

Beispiel: Sie steigen aus dem Bett und fallen auf den Boden.

Visueller Neglekt

Bei einem ausgeprägten linksseitigen Neglekt vernachlässigt der Patient den linken Halbraum, von dem er keine Vorstellung hat:
- Sein Kopf und Blick sind auf die rechte Seite gerichtet.
- Er ignoriert alles, was sich auf der linken Seite abspielt.
- Er reagiert nicht auf dargebotene oder spontan auftretende Reize (Zihl u. Karnath 1998).
- Störungen der räumlichen Verarbeitung können festgestellt werden.
- Der Patient benutzt den linken Arm nicht, obwohl er fähig ist, auf Aufforderung willkürliche Bewegungen mit guter Kraft auszuführen.
- Ihm fehlt die mentale bildliche Vorstellung bei der Beschreibung oder Erwähnung einer Szene,

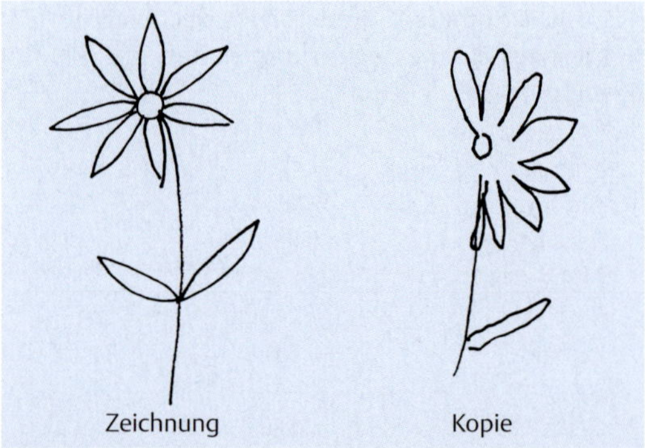

Abb. 11.3 Linksseitiger Raumneglekt: Beim Kopieren einer Blume fehlt deren linke Hälfte.

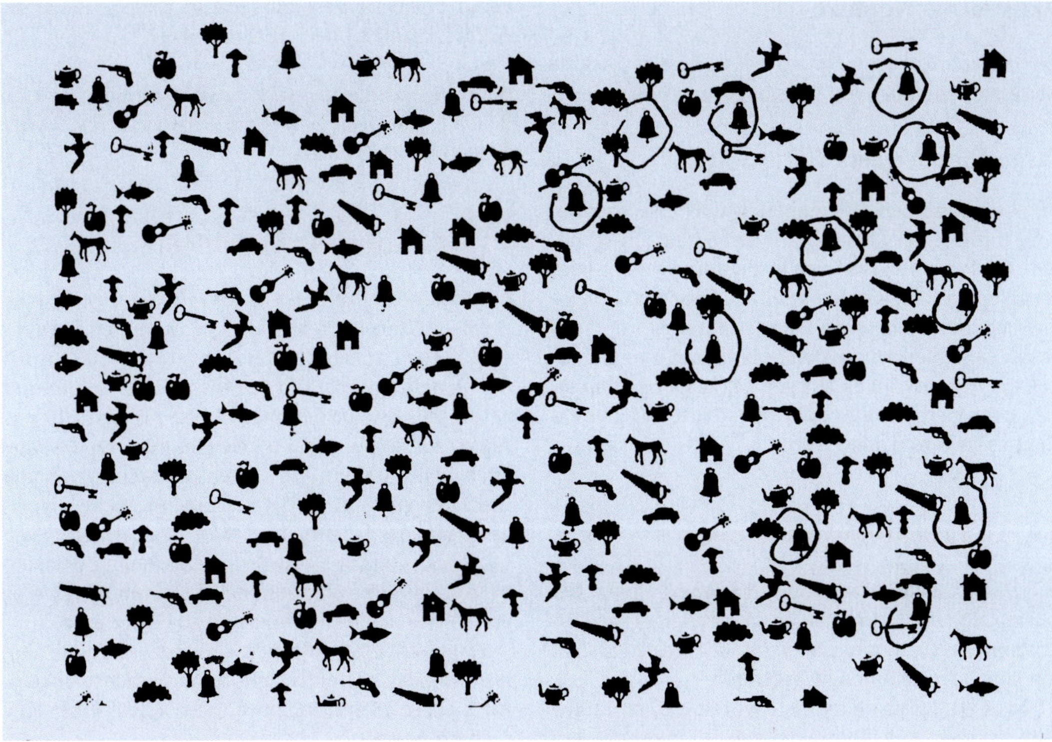

Abb. 11.4 Linksseitiger Raumneglekt: Der Patient sollte alle Glocken auf dem Bild einkreisen, hat dies aber nur auf der rechten Hälfte ausgeführt.

eines Platzes oder einer Straße, mit denen er vertraut ist.

Beispiele:

- Im Alltag isst der Patient nur, was sich auf der rechten Seite des Tellers befindet, rasiert sich nur die rechte Gesichtshälfte und bleibt mit dem Rollstuhl am linken Türrahmen hängen.
- Bei spontanem Zeichnen oder Kopieren von Zeichnungen wird nur die rechte Hälfte des Blatts ausgefüllt und z.B. nur die rechte Hälfte einer Blume gezeichnet (**Abb. 11.3**).
- Soll er auf einer Zeichnung mit unterschiedlichen Symbolen eines (z.B. eine Glocke) einkreisen, bearbeitet er nur die rechte Bildhälfte (**Abb. 11.4**).
- Auf einer dargebotenen Karte Frankreichs trägt der Patient nur die Städte ein, die sich auf der rechten Hälfte befinden (**Abb. 11.5**). Würde er die Karte um 180° drehen, könnte er die Städte einzeichnen, die sich auf der vorherigen linken Hälfte befanden.
- Beim Lesen findet der Patient den Anfang der Zeile nicht. Anfangssilben oder Wörter werden ausgelassen oder übersprungen.

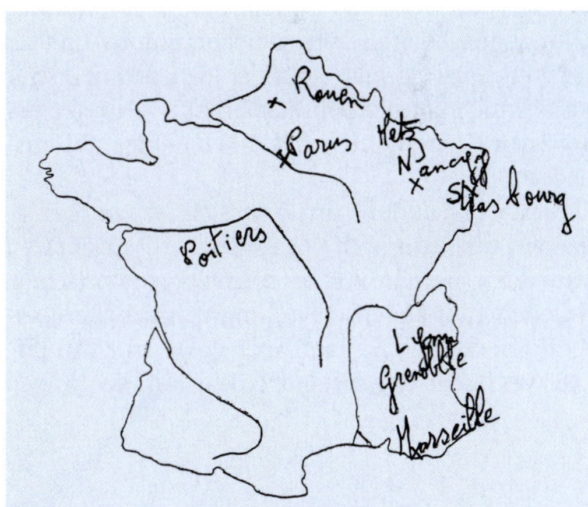

Abb. 11.5 Linksseitiger Raumneglekt: Der Patient sollte alle Städte Frankreichs auf der Zeichnung eintragen, hat aber nur die Städte auf der rechten Hälfte eingezeichnet. (Die Abbildungen wurden von der Abt. Neuropsychologie, Bürgerspital Straßburg, mit freundlicher Genehmigung von Dr. Sellal zur Verfügung gestellt.)

Akustischer Neglekt

Der Patient reagiert nicht auf linksseitige akustische Reize oder wenn er von links angesprochen wird.

Verlauf des Neglekts

Neglektphänomene können sich teilweise spontan oder mithilfe der Rehabilitationsmedizin zurückbilden. Die Patienten sind sich ihrer Störung mehr oder weniger bewusst. Oft bleibt ein ***Restneglekt*** zurück.

Auch wenn sich die Patienten ihrer Störung bewusst sind, bleiben sie gleichgültig und unterschätzen die Auswirkungen auf den Alltag *(**Anosodiaphorie**)*. Besonders beim Autofahren könnte sich der Patient so Gefahren aussetzen.

11.2.3 Extinktionsphänomene

Hierbei handelt es sich um Läsionen meist der rechtsseitigen multimodalen parietalen Assoziationszentren. Sie können mit einem Neglekt assoziiert sein oder unabhängig auftreten.

Das Extinktionsphänomen wurde bei parietalen Hirnläsionen mit kontraläsionellen inkompletten Ausfällen der Sensibilität für Schmerz beschrieben, wenn Schmerzreize vom Patienten auf der betroffenen Körperhälfte nur vermindert wahrgenommen werden. Wird der Patient auf beiden Körperhälften gleichzeitig, mit gleicher Stärke und in gleicher Höhe gereizt, spürt er den Schmerz nur auf der nichtbetroffenen Körperhälfte. Auf der betroffenen Körperhälfte ist das Schmerzgefühl ausgelöscht.

Dieses Phänomen tritt kontralateral zur Hirnläsion auf und kann sich in spezifischen Modalitäten bemerkbar machen, z. B. bei sensiblen, motorischen, visuellen oder akustischen Simultanreizungen beider Körperhälften. Es kann auch gekreuzt auftreten, z. B. wenn ein Gegenstand (Glas) aus der linken Hand des Patienten fällt, sobald visuelle Reize die Aufmerksamkeit nach rechts lenken.

> *Bei diesen Patienten wird die linke betroffene Körperhälfte nur wenig eingesetzt. Bimanuelle Handlungen sind oft nicht möglich.*

11.2.4 Pusher-Symptomatik

Bei Patienten mit einer akuten linksseitigen Hemiplegie (selten bei rechtsseitiger Hemiplegie) durch einen Insult im Bereich der A. cerebri media (ca. 30% der Patienten; Lösslein u. Kolster 2001) kann eine Lateropulsion zur hemiplegischen Körperhälfte, im Akutstadium zunächst im Liegen und Sitzen, später auch beim Stehen und Gehen beobachtet werden. Die Lateropulsion wird durch eine posturale Hyperaktivität der nichtbetroffenen Körperhälfte verstärkt. So kommt es zu Druckreaktionen der nichtbetroffenen Extremitäten beim aktiven oder passiven Versuch, die Lateropulsion zu korrigieren.

Es entsteht der Eindruck, als wäre es zu einer Verdrehung der subjektiven Körperlängsachse gekommen. Diese stimmt nicht mit der Schwerkraftsenkrechten überein.

Der Patient ist sich im Anfangsstadium dieser posturalen Anomalie nicht bewusst. Pusher-Symptomatik ist für Betreuungspersonen und Therapeuten ein Hindernis. Für den Patienten selbst entsteht eine Gleichgewichtsunsicherheit mit Sturzgefahr.

Pusher-Symptomatik wird auf verschiedene Weise interpretiert, z. B. als Neglektphänomen der betroffenen Körperhälfte.

> *Oft sind bei den Patienten zusätzlich Hemisensibilitätsstörungen, eine homonyme laterale Hemianopsie, räumlich-perzeptive und räumlich-konstruktive Störungen, Neglektphänomene und Aufmerksamkeitsstörungen vorhanden, die die Prognose der Hemiplegie bedeutend verschlechtern (Davies 1986).*

11.3 Gedächtnisstörungen

Die Voraussetzungen für einen Gedächtnisbefund sind ein gutes Wahrnehmungsvermögen und eine gute Aufmerksamkeit des Patienten.

Das Gedächtnis beim Gesunden umfasst das Analysieren und Enkodieren von Wahrnehmungsinhalten, das Speichern und Konservieren im Gedächtnis sowie das spätere Abrufen der Inhalte aus dem Gedächtnis. Das Erinnern ist die Möglichkeit, willkürlich und bewusst in einem bestimmten Moment einen präzisen Inhalt abzurufen.

11.3.1 Formen des Gedächtnisses

Das Gedächtnis kann in ein implizites und ein explizites Gedächtnis eingeteilt werden.

Implizites Gedächtnis

Der prozedurale Gedächtnisinhalt (Handlungswissen) beinhaltet erlernte gespeicherte und konsolidierte motorische Fähigkeiten oder Handlungsroutinen. Diese können nach Hirnschädigung gestört werden. Sie sind nicht bewusst zugänglich, können aber durch wiederholtes Üben und impliziertes Lernen teilweise wieder aufgebaut werden.

Explizites Gedächtnis

Dieses bezieht sich auf deklarative (Daten, Namen) und rationale Inhalte und kann in das Kurzzeit- und Langzeitgedächtnis eingeteilt werden.

Kurzzeitgedächtnis

Es bezeichnet das Arbeitsgedächtnis, da es sich um die Merkfähigkeit handelt, die zum Lernen wichtig ist. Die neuen Inhalte gehen aber schnell verloren – es besteht nur eine gewisse Merkspanne –, wenn sie nicht konsolidiert und ins Altzeitgedächtnis übertragen werden.

Langzeitgedächtnis

Dieses enthält frische *(Frischgedächtnis)* und alte Inhalte *(Altgedächtnis)*. Die alten Inhalte bestehen aus:

- Episodische Inhalte (Erinnerung an Erlebnisse): erlebte Fakten, Inhalte des persönlichen und öffentlichen Lebens (wichtige Ereignisse);
- Semantische Inhalte (Bedeutungswissen): erlernte Fakten, allgemeine Kenntnisse.

11.3.2 Amnesie

Bei der Amnesie handelt es sich um die Verminderung bzw. den Verlust des Gedächtnisses. Gedächtnisinhalte können nicht abgerufen werden.

2 Arten von Amnesien können unterschieden werden:

- *Anterograde Amnesie:* Der Verlust betrifft das Neu- und besonders das Kurzzeitgedächtnis. Neue Inhalte können nicht erlernt und gespeichert werden. Die Enkodierung und Lernstrategien sind verloren gegangen. Auch das Erinnern an Ereignisse und Erlebnisse ist unmöglich. Die Patienten haben eine zeitliche und räumliche Desorientierung.
- *Retrograde Amnesie:* Die Ausfälle betreffen die Inhalte des Altgedächtnisses. Die Patienten können sich nicht an Erlebnisse oder Ereignisse erinnern, die vor der Hirnschädigung stattfanden. Das episodische Gedächtnis ist oft stärker betroffen als das semantische.

Es kann auch zu einem partiellen Gedächtnisausfall kommen. Bei sprachdominanten Hirnschädigungen betrifft der Verlust besonders die verbalen Inhalte. Bei nichtsprachdominanten Hirnschädigungen kommt es mehr zum Verlust von figurativen Inhalten (Figuralgedächtnis von Formen oder Mustern).

Ein Gedächtnisverlust kann eine gewisse Zeitspanne betreffen, besonders nach Hirntraumen. Dabei bleibt eine Gedächtnislücke zurück.

Ein besonderer Fall von momentanem Gedächtnisschwund ist die *transiente amnestische Episode.* Diese setzt plötzlich ein und kann einige Stunden dauern. Der Patient ist zeitlich und räumlich desorientiert und bezeichnet sich als ganz verloren. Nach spontanem Wiedergewinn des Gedächtnisses bleibt eine Gedächtnislücke zurück, und der Patient weiß nicht, was während dieser Episode geschehen ist.

11.4 Apraxie

Apraxie bezeichnet die erworbene Unfähigkeit, eine Bewegung oder das Hantieren mit Objekten zu bewältigen, obwohl keine sensomotorischen Ausfälle, Aufmerksamkeits- oder Verständnisschwierigkeiten vorliegen.

11.4.1 Formen der Apraxie

Eine ideatorische wird von einer ideomotorischen Apraxie unterschieden, obwohl die Handlungsschwierigkeiten in beiden Fällen dieselben sind.

Ideatorische Apraxie

Sie entspricht einer Planungsapraxie, d.h. die Patienten sind nicht fähig, Handlungen zu planen und die dazu passenden Bewegungssequenzen zu erfassen. Je komplexer die Handlung, desto deutlicher wird die ideatorische Apraxie. Einfache Tests können diese Apraxie bestätigen.
Beispiele:

- Der Patient wird gebeten, ein DIN-A4-Blatt zusammenzufalten und es in einen Briefumschlag zu stecken.
- Er soll eine vor ihm stehende Kerze mit einem Streichholz anzünden, das sich in einer geschlossenen Schachtel befindet. Dies erfordert folgende Handlungen: Streichholzschachtel öffnen, ein Streichholz herausnehmen, das Streichholz an der Schachtel reiben, das brennende Streichholz an die Kerze führen und die Kerze anzünden sowie das Streichholz ausblasen, nachdem die Kerze angezündet wurde. Es wird beobachtet, wie weit der Patient im Handlungsablauf kommt.

Ideomotorische Apraxie

Dabei handelt es sich um eine Ausführungsapraxie, die zu folgenden Beeinträchtigungen führen kann:

- Der Patient ist nicht fähig, eine Handlung spontan oder auf Aufforderung auszuführen. Er versucht eine zielgerichtete Bewegung auszuführen, schafft es aber nicht. Er kann sich nicht kämmen, mit dem Hammer einen Nagel einschlagen oder mit dem Fuß einen Ball kicken.
- Der Patient ist zwar fähig, eine 1. zielgerichtete Bewegung auszuführen, aber keine zweite. Er wiederholt die 1. Bewegung, als käme er von dieser nicht weg (*Gestenperseveration* bzw. *Parapraxie*).
- Der Patient ist nicht fähig, eine zielgerichtete Bewegung auszuführen, kann aber die vom Arzt vorgemachte Bewegung imitieren.
- Der Patient kann keine zielgerichtete Bewegung imitieren.

Bei der Befunderhebung der Apraxie muss der Beeinträchtigungsgrad berücksichtigt werden. Daher wird der Patient gebeten, folgende Aufgaben auszuführen oder zu imitieren:

- Symbolische Gesten (z.B. Militärgruß, lange Nase drehen);
- Pantomime des Objektgebrauchs (z.B. sich ohne Kamm kämmen, eine Flasche ohne Flaschenöffner öffnen);
- Objekt oder Werkzeuggebrauch demonstrieren (z.B. mit der Schere ausschneiden, Krawatte binden, Hemd zuknöpfen, Knopf annähen);
- Mechanisch-funktionale Probleme lösen (z.B. Münze als Schraubenzieher verwenden).

Eine Unterform der ideomotorischen Apraxie ist die ***bukkolinguofaziale Apraxie***. Der Patient kann auf Aufforderung keine Kerze ausblasen, nicht die Zunge herausstrecken, mit der Zunge schnalzen oder schlucken.

In der Literatur wird oft eine konstruktive, eine Anziehungs- oder Geh- (gliederkinetische) Apraxie erwähnt. Die konstruktive oder Anziehapraxie ist auf räumlich-perzeptive und räumlich-konstruktive Störungen zurückzuführen und wird nicht mehr als Apraxieform bezeichnet.

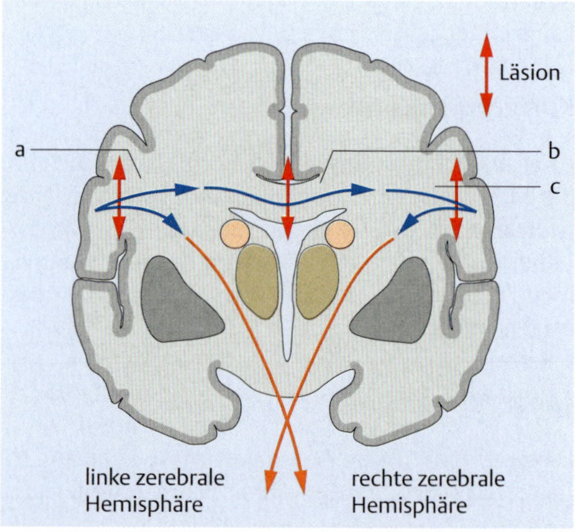

Abb. 11.6a–c Ideomotorische Apraxie und Lokalisation der Läsionen .

Gehapraxie bedeutet, dass der Patient die Gehbewegungen nicht korrekt ausführen kann. Auch diese motorische Störung wird nicht mehr als Apraxieform betrachtet.

11.4.2 Ursachen der Apraxie

Apraxien werden durch Hirnläsionen auf der sprachdominanten Hemisphäre hervorgerufen und sind dadurch oft mit einer Aphasie assoziiert.

Bei linksseitigen frontoparietalen Läsionen entsteht eine ideatorische Apraxie. Bei linksseitigen parietotemporookzipitalen Läsionen kommt es zur ideomotorischen Apraxie. Die funktionellen Störungen sind bilateral (**Abb. 11.6a**).

Unilaterale Störungen können durch Läsionen des Corpus callosum oder der rechtsseitigen nichtsprachdominanten Hemisphäre entstehen. Die funktionellen Störungen sind in diesem Fall auf die linke Körperhälfte beschränkt (**Abb. 11.6b–c**).

11.5 Aphasie

Die Aphasie ist eine erworbene Störung der Sprachkommunikation. Die Störungen können die expressiven (Sprachproduktion) und/oder rezeptiven Modalitäten (Sprachverständnis) betreffen.

11.5.1 Aphasieformen

Globale Aphasie

- Diese sensomotorische Aphasie ist die schwerwiegendste.
- Sie ist durch den Verlust des Sprachverständnisses und der Sprachproduktion charakterisiert.
- Ursache ist ein Insult im gesamten Gebiet der linken A. cerebri media.
- Der Patient kann sich nicht äußern oder wiederholt stereotyp Wörter oder Silben.

Wernicke-Aphasie

- Die Störung betrifft das Sprachverständnis, weshalb sie als sensorische Aphasie bezeichnet wird.
- Hinzu kommen Störungen des gespeicherten Lexikons (Wortschatz).
- Inhaltswörter können schlecht abgerufen und in der korrekten Lautfolge ausgesprochen werden.
- Das akustische Dekodieren der Sprache ist ausgefallen.
- Es kommt zu semantischen (ein Wort wird für ein anderes verwendet) oder phonetischen Paraphasien (Verwechslung von gleich klingenden Wörtern).
- Wörter werden sinnlos aneinander gereiht.
- Die Sprachregeln werden nicht respektiert.
- Es kommt zum Jargon durch semantische oder phonematische Neologismen (Neubildung von Wörtern).
- Oft ist die Sprachproduktion flüssig, sogar überschießend, aber die Äußerungen sind nicht verständlich.

Wernike-Aphasie entsteht durch erworbene Läsionen des Wernike-Zentrums im Parietallappen auf der sprachdominanten zerebralen Hemisphäre.

Broca-Aphasie

- Das Sprachverständnis bleibt erhalten.
- Zwar ist die Kommunikation möglich, aber die Sprachproduktion gestört, weshalb sie auch als motorische Aphasie bezeichnet wird.
- Die Sprachverarbeitung ist verlangsamt. Der Patient muss sich beim Reden anstrengen.
- Die Sprachproduktion ist nicht flüssig, und es kommt zu einer Dysarthrie: Das Aussprechen der Wörter ist nicht deutlich, die Wortbildung schwierig, die Syntaxregeln werden nicht berücksichtigt.
- Paraphasien (besonders phonematische) treten auf.
- Die Satzbildung beschränkt sich auf einzelne Inhaltswörter (Telegrammstil) und Sätze bleiben unvollständig.

Broca-Aphasie entsteht durch erworbene Läsionen des Broca-Zentrums im Gyrus frontalis inferior des Frontallappens auf der sprachdominanten zerebralen Hemisphäre.

Transkortikale Aphasien

Sie werden durch Grenzzoneninfarkte mit Störung der Assoziationsbahnen zum Wernicke-Areal (transkortikale sensorische Aphasie; gestörtes Sprachverständnis) oder zum Broca-Areal (transkortikale motorische Aphasie; mangelhafte Sprachproduktion) hervorgerufen.

Leitungsaphasie

- Hier ist das spontane Sprechen normal, das Nachsprechen dagegen deutlich gestört.
- Beim Spontansprechen treten phonematische Paraphasien auf, derer sich der Patient bewusst ist und die er zu korrigieren versucht.

Die erworbene Läsion betrifft auf der sprachdominanten zerebralen Hemisphäre den Fasciculus arcuatus, der das Wernike-Zentrum mit dem Broca-Zentrum verbindet.

Amnestische Aphasie

- Sie ist durch die Wortfindungsstörung gekennzeichnet und wird durch das Suchen des Wortes oder durch die kompensierende Beschreibung bemerkbar.
- Beim Benennen ist die Störung auffälliger als in der Spontansprache.

Die amnestische Aphasie entsteht bei parietotemporalen Läsionen.

11.5.2 Prüfung der Aphasie

Aphasiestörungen haben eine Beeinträchtigung des Lesens (Alexie, Dyslexie) oder des Schreibens (Agraphie oder Dysgraphie) zur Folge. Die Befunderhebung bezieht sich auf die Analyse des Sprechens und Verstehens, Lesens und Schreibens.

11.5.3 Prüfung der Sprachäußerungen

Das spontane Sprechen, Erzählen, Aufzählen, Benennen von Gegenständen, Beschreibung von Bildern und das Nachsprechen (Analyse der Töne, die in verständliche Wörter umgewandelt werden) werden analysiert.

11.5.4 Prüfung des Sprachverständnisses

Das Verstehen von Wörtern (Patient soll sie erklären) und Sätzen wird geprüft. Dabei muss der Patient einzelne oder mehrere Anweisungen ausführen (z.B. von 3 Papieren verschiedener Größe das größte zerreißen, das mittlere dem Prüfer geben, das kleinste behalten).

11.5.5 Prüfung des Schreibens

Das automatische (Name, Adresse) und das spontane Schreiben, das Kopieren von Wörtern und Sätzen sowie das Schreiben eines Diktats zur Feststellung einer eventuellen Agraphie oder Dysgraphie werden geprüft.

11.5.6 Prüfung des Lesens

Der Patient soll laut vorlesen, um eine eventuelle Alexie oder Dyslexie festzustellen, und danach das Gelesene erklären.

11.6 Demenz – Morbus Alzheimer

Morbus Alzheimer ist eine Degeneration des ZNS mit einer kortikalen Atrophie, besonders des parietotemporalen Lappens (Feststellung durch Computer- oder Kernspintomographie).
Die Krankheit wird häufiger mit dem Alter festgestellt (60–80 Jahre und über 80 Jahre). Es gibt familiäre Formen.

11.6.1 Klinische Zeichen

Der Anfang ist langsam und heimtückisch. Dabei treten progredient folgende Störungen auf:

- Gedächtnisstörungen: Die anterograde Amnesie ist besonders mit einer zunehmender Vergesslichkeit verbunden.
- Desorientiertheit.
- Kognitive Störungen:
  - amnestische Aphasie (findet die Wörter nicht mehr, Paraphasien);
  - räumlich-perzeptive Defizite (Schwierigkeiten Gegenstände zu manipulieren, Schwierigkeiten beim Essen, sich waschen oder anziehen);
  - Aufmerksamkeitsstörungen (Störungen der Raumverarbeitung, Prosopagnosie).
- Unmöglichkeit des abstrakten Denkens und Konzentrationsschwäche.
- Störungen des Charakters und des Verhaltens,

Der neurologische Befund ist abgesehen von den Störungen der höheren Funktionen normal.

11.6.2 Verlauf

- Die Demenz verschlechtert sich langsam, aber stetig (ca. über 10 Jahre).
- Die Störungen der höheren Funktionen nehmen zu, und der Patient ist sich seines Zustands nicht bewusst (Anosognosie).
- Im Endstadium ist er bettlägerig, vollkommen abhängig und pflegebedürftig.

Eine kausale Behandlung des Morbus Alzheimer gibt es nicht!

12 Elektrophysiologische Untersuchungsmethoden – Wallerdegeneration

Die elektrophysiologische Untersuchung ist ausschlaggebend für die Diagnose und die Prognose peripherer Lähmungen und die Diagnose der Muskelatrophien. Verschiedene Untersuchungstechniken stehen zur Verfügung, die im Folgenden kurz mit den nötigen Hintergrundinformationen erwähnt werden, soweit sie für die folgenden Kapitel von Bedeutung sind.

Der Leser soll verstehen, dass der elektrophysiologische Befund im Vergleich mit dem klinischen Befund, den er ergänzt, viele Vorteile hat. Er soll lernen, einen elektrophysiologischen Befund zu verstehen und Abweichungen von der Norm zu erkennen und zu interpretieren.

12.1 Prüfung der Muskelerregbarkeit

Die Erregbarkeit der Muskeln wird mithilfe des faradischen und galvanischen Stroms geprüft.

Faradischer Strom
Faradischer Strom ist ein elektrischer Impuls von einer 1 ms. Die Stromstärke kann geändert werden.

Galvanischer Strom
Dabei handelt es sich um Gleichstrom. Die Dauer und die Stromstärke können geändert werden.

Der Muskel wird mit einer negativen kleinen Hautelektrode *(Kathode)* gereizt, während die große positive Elektrode *(Anode)* auf der Haut befestigt wird. Die Stelle, an der der Muskel am stärksten reizbar ist, heißt *motorischer Punkt*.

Wird der gesunde Muskel mit elektrischem Strom gereizt, entsteht eine rasche Muskelkontraktion oder Zuckung.

Durch Anwendung des galvanischen Stroms ist es auch möglich, eine *I/t-Kurve* zu erstellen, in der die Stromstärke der Reizdauer gegenübergestellt wird, die benötigt werden, um eine Muskelzuckung zu erreichen (**Abb. 12.1**). Aus ihr können die *Rheobase* (minimale Stärke [I = Intensität] des galvanischen Stroms, um eine Muskelzuckung zu erreichen, wenn die Reizdauer [t = Zeit] sehr groß ist) und die *Chronaxie* (Reizdauer [t], die zur Muskelzuckung führt, wenn der Muskel mit einer doppelten Rheobase-Stromstärke gereizt wird) abgelesen werden.

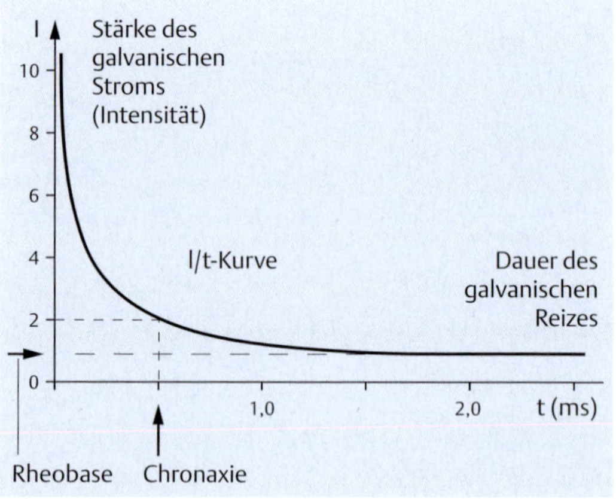

Abb. 12.1 I/t-Kurve.

12.2 Elektromyographie

Die Elektromyographie *(EMG)* ist das Ableitungsverfahren der physiologischen oder pathologischen Aktivitäten des Muskels. Diese werden grafisch auf einem Monitor gezeigt und akustisch durch einen Lautsprecher umgesetzt. Zur genaueren Analyse können sie auf einem Schnelldrucker dokumentiert werden.

Das EMG ergänzt die klinische Funktionsprüfung der Muskeln und soll die Frage beantworten, ob der Muskel gesund ist oder ob pathologische Veränderungen vorliegen.

Motorische Einheit

Die motorische Einheit besteht aus einem Alpha-Motoneuron und den von ihm innervierten Muskelfasern (**Abb. 12.2a**). Die Zahl der innervierten Muskelfasern ist sehr verschieden.

Im phasischen Muskel bilden 3–5 Muskelfasern eine motorische Einheit, im tonischen Muskel werden mehrere Hundert Muskelfasern von einem Alpha-Motoneuron innerviert.

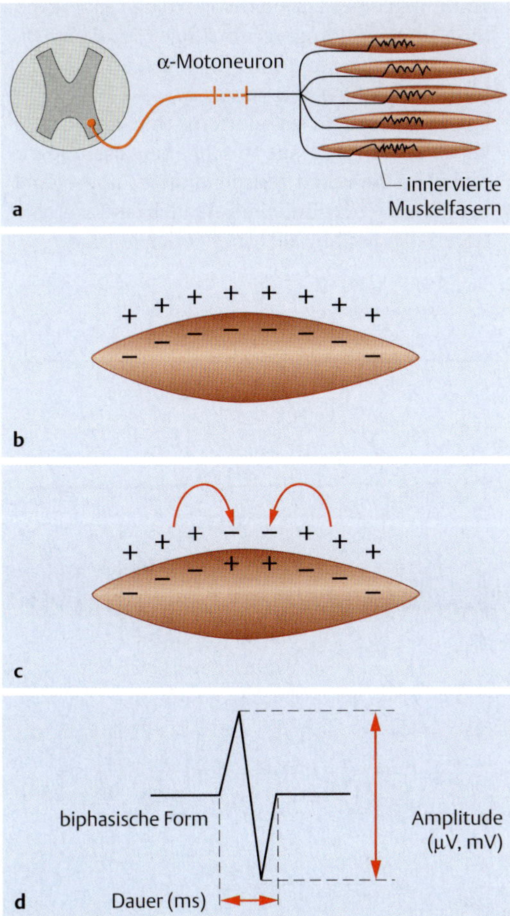

Abb. 12.2a–d EMG. **a** Motorische Einheit. **b** Polarisation der Muskelfasern im Ruhezustand. **c** Depolarisation der Muskelfasern durch eine aktive Muskelkontraktion. **d** Elementares Aktionspotenzial: biphasische Form (Dauer in ms, Amplitude in μV oder mV).

Polarisation – Depolarisation – Aktionspotenzial

Ein gesunder Muskel ist polarisiert, die positiven Ladungen befinden sich auf der Außenseite der Muskelfasermembran, die negativen auf der Innenseite (**Abb. 12.2b**). Aus diesem Grund kann im entspannten Muskel keine elektrische Aktivität abgeleitet werden.

Durch die Depolarisation der Muskelfasern entsteht eine klinische Muskelkontraktion (die eine gewisse Kraft entwickelt) bzw. eine elektrophysiologische Aktivierung der motorischen Einheiten des Muskels (**Abb. 12.2c**). Jetzt können Aktionspotenziale abgeleitet werden.

Das Aktionspotenzial ist das elektrophysiologische Signal der Aktivierung einer motorischen Einheit (**Abb. 12.2d**). Es spiegelt die Summe der gleichzeitigen Depolarisation aller Muskelfasern wider, die vom Alpha-Motoneuron innerviert werden. Beschrieben wird es durch die Form (biphasisch), die Dauer (5–10 ms) und die Amplitude (Microvolt = μV oder Millivolt = mV; 1 mV = 1000 μV). Die Amplitude des Aktionspotenzials hängt von der Zahl der innervierten Muskelfasern ab, d. h. je größer die Zahl der Muskelfasern, desto größer ist die Amplitude des Aktionspotenzials.

Elektroden

Aktionspotenziale werden mithilfe von Elektroden abgeleitet (**Abb. 12.3a–b**). Unterschieden werden *Oberflächenelektroden* (**Abb. 12.3a**) und zweierlei *Nadelelektroden* (**Abb. 12.3b**).

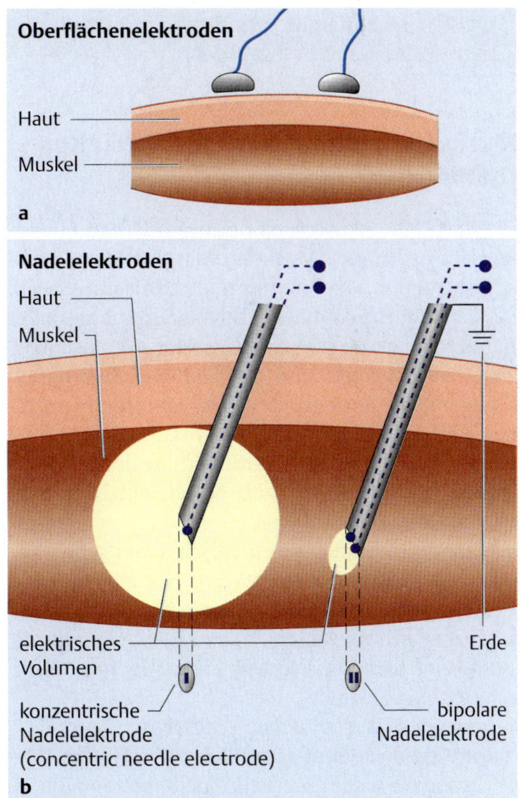

Abb. 12.3a–b Ableitungselektroden. **a** Oberflächen- oder Hautelektroden. **b** Konzentrische (Concentric needle electrode) oder bipolare Nadelelektroden.

Oberflächenelektroden

Sie leiten die globale Muskelaktivität (globales EMG) durch die Haut ab, was z. B. für kinesiologische Prüfungen ausreichend ist.

Nadelelektroden

Sie befinden sich ganz in der Nähe der Aktionspotenziale des Muskels. Diese elementaren elektrophysiologischen Signale können jetzt mit einer großen Genauigkeit analysiert werden (elementares EMG). Folgende 2 Arten von Nadelelektroden werden unterschieden:

- *Konzentrische oder coaxiale Elektroden* (Concentric needle electrodes): leiten durch den zentralen Draht der Nadelspitze und die Außenseite der Kanüle, die sich im Muskel befindet, ein großes elektrisches Volumen ab.
- *Bipolare Nadelelektroden:* leiten durch 2 Drähte, die sich in der Kanüle befinden, ein kleines Volumen ab. Die Kanüle ist geerdet.

Muskelaktivitäten bei willkürlicher Kontraktion eines gesunden Muskels

Die maximale Aktivierung der motorischen Einheiten eines gesunden Muskels entspricht einer Muskelkontraktion, die eine normale Kraft entwickelt. Sie entsteht durch die räumliche Summation aller Aktionspotenziale (Rekrutierung der Aktionspotenziale) des Muskels und die zeitliche Summation (Frequenz der Aktionspotenziale) von jedem einzelnen Aktionspotenzial. Die progressive Aktivierung eines gesunden Muskels kann mithilfe der EMG-Ableitung mit konzentrischen Nadelelektroden verfolgt werden (**Abb. 12.4a–c**).

- *Einzelpotenzialmuster:* entspricht einer sehr schwachen Muskelkontraktion. Nur eine motorische Einheit ist aktiviert. Ein einziges Aktionspotenzial wird abgeleitet, das eine kleine Amplitude und eine niedrige Frequenz unter 5 Hz hat (1 Herz = 1 Schlag/Sekunde).
- *Gemischtes Muster:* Bei einer stärkeren Muskelkontraktion kommt es zur Rekrutierung der Aktionspotenziale des Muskels. Zuerst werden die kleineren Aktionspotenziale aktiviert, dann erst die größeren. Die Amplitude und die Frequenz der abgeleiteten Aktionspotenzialen steigen an.
- *Interferenzmuster:* Bei einer maximalen Muskelkontraktion gegen Widerstand (Kraft 5) sind alle motorischen Einheiten des Muskels aktiviert. Es kommt zu einer Fusion der einzelnen Aktionspotenziale mit Bildung regelmäßiger *Oszillationen*, die eine große Amplitude (2–4 mV) erreichen (normales Interferenzmuster).

Lässt sich ein solches Interferenzmuster im Muskel ableiten, ist daraus zu schließen, dass die motorischen Einheiten gesund und die Zahl sowohl der motorischen Einheiten als auch der Fasern des Nervs, die den Muskel innervieren, normal sind.

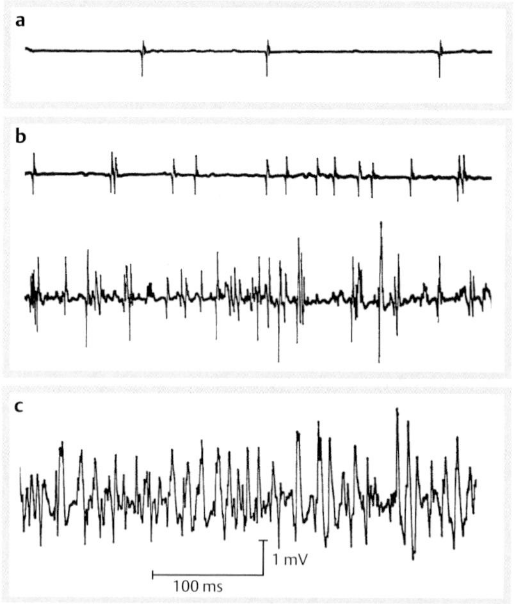

Abb. 12.4a–c Progressive normale Muskelaktivierung mit räumlicher Summation der Aktionspotenziale. **a** Einzelpotenzialmuster. **b** Gemischte Muster. **c** Normales Interferenzmuster mit Oszillationen normaler Amplitude (konzentrische Nadelelektrode).

Neurogene oder myogene Muskelatrophie (Abb. 12.5a–c)

Durch die EMG-Ableitung der Muskeln mit konzentrischen Nadelelektroden ist es einfach, eine neurogene von einer myogenen Muskelatrophie zu unterscheiden:

- *Inkomplette neurogene Muskelatrophie:* Sie ist durch die Verminderung der Zahl der Aktionspotenziale im atrophischen Muskel gekennzeichnet. Es kann also nicht mehr zu einem Interferenzmuster kommen. Die funktionell gebliebenen Aktionspotenziale erreichen während der willkürlichen Aktivierung des Muskels hohe Frequenzen von ≥25 Hz (zeitliche Summation der Aktionspotenziale; **Abb. 12.5a**).

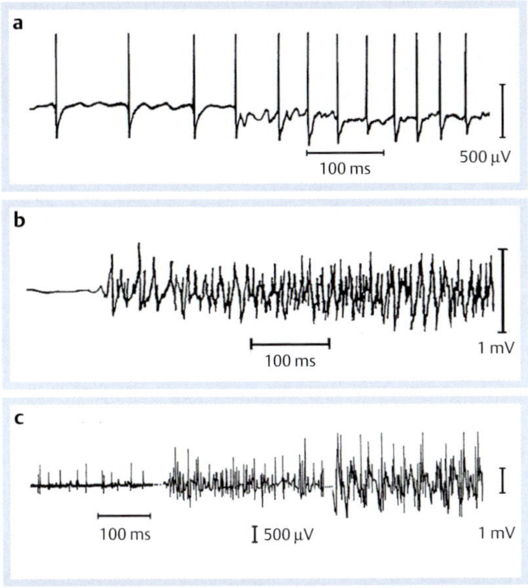

Abb. 12.5a–c Muskelatrophien. **a** Neurogen: inkomplette neurogene Atrophie der Muskeln C5–C6 rechts durch zentromeduläre Ischämie. Einzelpotenzialmuster mit zeitlicher Summation des Aktionspotenzials > 25 Hz. **b** Myogen: Muskeldystrophie mit Muskelschwäche und pathologischer Interferenz. **c** Myogene Anomalien bei Polymyositis ohne Muskelschwäche: pathologische Veränderungen der Aktionspotenziale und der Interferenz, aber normale räumliche Summation der Aktionspotenziale (konzentrische Nadelelektrode).

- *Myogene Muskelatrophie* (z. B. Duchenne-Myopathie): Es kommt zu Veränderungen der Form, Dauer (vermindert) und Amplitude (vermindert) der Aktionspotenziale. Eine progressive Muskelaktivierung wird unmöglich, da der atrophische Muskel sofort alle pathologischen Aktionspotenziale rekrutieren muss, um eine gewisse Kraft zu entwickeln. Bei der willkürlichen Aktivierung des myopathischen Muskels erfolgt sofort eine pathologische Interferenz. Die Oszillationen sind sehr unregelmäßig und haben eine kleine Amplitude (**Abb. 12.5b**). Diese Anomalien sind die elektrophysiologischen Zeichen der klinischen Muskelschwäche.
- Muskelentzündung *(Polymyositis):* Morphologische myogene Veränderungen der Potenziale und des Interferenzmusters sind vorhanden. Die Kraft kann aber trotzdem erhalten bleiben, sodass die progressive Rekrutierung der pathologischen Aktionspotenziale verfolgt werden kann (**Abb. 12.5c**).

12.3 Messung der Nervenleitgeschwindigkeit

Die peripheren Nervenfasern sind durch elektrischen Strom erregbar und haben die Fähigkeit, den elektrischen Erregungsimpuls weiterzuleiten. So ist es möglich, die Leitgeschwindigkeit zu messen, die vom Durchmesser der Fasern und ihrer Markscheide abhängt.

Die motorischen Fasern (Axone der Alpha-Motoneuronen), die Fasern der taktilen Sensibilität und der bewussten und unbewussten Tiefensensibilitäten (Gruppe Ia, Gruppe Ib, Gruppe II; Kap. 2) leiten mit einer Geschwindigkeit von ca. 45–70 m/s, da sie eine Markscheide besitzen, die die saltatorische Erregungsfortleitung ermöglicht. Diese kann mithilfe der klinischen Elektrophysiologie gemessen werden.

Die Leitgeschwindigkeit der Fasern der Sensibilitäten für Schmerz und Temperatur oder der peripheren vegetativen Fasern ist sehr niedrig, da sie keine Markscheide haben, und kann nicht durch die klinische Elektrophysiologie gemessen werden.

Eine normale Nervenleitgeschwindigkeit ist der Beweis der Integrität der peripheren Nervenfasern.

Allgemeine elektrophysiologische Feststellungen sind zu berücksichtigen: Die Nervenleitgeschwindigkeit ist an der unteren Extremität geringer als an der oberen (Differenz von ca. 10 m/s). Lange Nerven leiten langsamer als kurze.

Beispiel: Die Leitgeschwindigkeit ist im proximalen Teil der Nerven höher als im distalen (z. B. Elektroneurographie des N. medianus: 68,8 m/s am Oberarm zwischen Erb-Punkt und Ellenbogen, 58,8 m/s am Unterarm zwischen Ellenbogen und Handgelenk.

Außerdem hängt die Leitgeschwindigkeit vom Alter ab (**Abb. 12.6**). Bei Neugeborenen ist sie halb so schnell wie bei Erwachsenen und gleicht sich dann im 2.–5. Lebensjahr den Erwachsenen an.

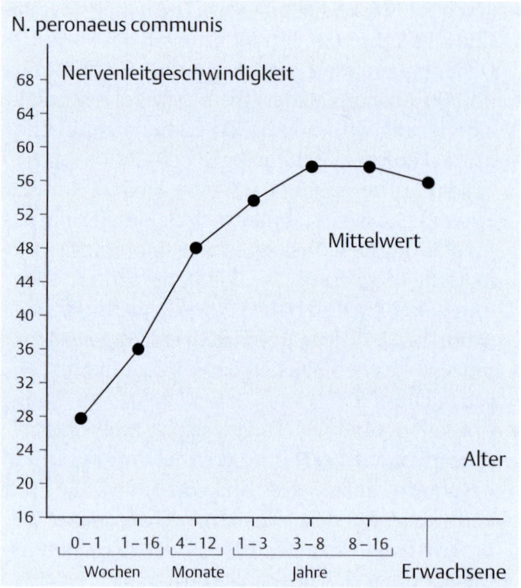

Abb. 12.6 Veränderung der motorischen Leitgeschwindigkeit des N. peronaeus communis mit dem Alter (nach Raimbault 1988).

Ab dem 40. Lebensjahr nimmt die Leitgeschwindigkeit wieder ab (um ca. 10 m/s bis zum 80. Lebensjahr).

12.3.1 Messung der motorischen Leitgeschwindigkeit

Die Messung der motorischen Leitgeschwindigkeit (MLG) und die Ableitung des motorischen Summenpotenzials (MSP) mit Oberflächenelektroden wird als *Elektroneurografie* bezeichnet. Diese nicht invasive Methode wird heute allgemein verwendet.

Handelt es sich um einen kurzen Nerv, lässt sich nur die *motorische Latenz* (ML) messen. Bei langen Nerven besteht zusätzlich die Möglichkeit, die *motorische Leitgeschwindigkeit* zwischen 2 Reizpunkten am Nerv zu messen.

Motorische Latenz

Kurze Nerven werden möglichst proximal mit einer supramaximalen Stromstärke gereizt, da alle motorischen Fasern des Nervs gereizt werden sollen (z.B. N. axillaris oberhalb der Klavikula am Erb-Punkt). Die darauf folgende Aktivierung des M. deltoideus wird mit Elektroden abgeleitet. Die motorische Latenz (Zeit zwischen der Nervenreizung und dem abgeleiteten Summenpotenzial des Muskels) wird in ms gemessen. Sie beträgt in diesem Fall ca. 4 ms.

Der Erregungszustand des gereizten N. axillaris am Erb-Punkt wird auch nach proximal bis zum zervikalen Mark geleitet. So kommt es gleichzeitig zu einem reflektorischen Potenzial im M. deltoideus, dessen Latenz ca. 8 ms beträgt.
Eine motorische Latenz kann nicht in eine motorische Leitgeschwindigkeit umgerechnet werden, selbst wenn die Länge zwischen dem Reizpunkt des Nervs und den Ableitungselektroden am Muskel bekannt ist. Das hängt vom Ableitungsverfahren am Muskel ab. Die Diffusion des Erregungszustands im Innern des Muskels, die synaptische Übertragung sowie die Depolarisation der Muskelfasern benötigen eine gewisse Zeit, die nicht genau bekannt ist.

Motorische Leitgeschwindigkeit

Handelt es sich um einen langen Nerv (z.B. N. peronaeus communis), besteht die Möglichkeit, diesen am proximalen (Fibulakopf) und am distalen Teil (Sprunggelenk) mit einer supramaximalen Stromstärke zu reizen (**Abb. 12.7a**).

Die motorische Leitgeschwindigkeit wird zwischen den 2 Reizpunkten des Nervs gemessen. Die Differenz zwischen der motorischen Latenz 1 (vom proximalen Reizpunkt am Fibulakopf bis zum M. extensor digitorum brevis) und der motorischen Latenz 2 (vom distalen Reizpunkt des Nervs am Sprunggelenk bis zum M. extensor digitorum brevis) erlaubt, die motorische Leitgeschwindigkeit des Nervs am Unterschenkel (m/s) genau zu messen, ohne dass die unbekannten Zeiten durch die Ableitung am Muskel ins Gewicht fallen. Diese Differenz der Latenzen ergibt die Zeit, die der elektrische Impuls vom Reizpunkt 1 zum Reizpunkt 2 braucht. Die Länge zwischen den 2 Reizpunkten kann genau gemessen werden.

Lange motorische Nerven können an mehreren Stellen gereizt werden, wie z.B. der N. ulnaris. Dieser Nerv kann am Erb-Punkt, in der Axilla, oberhalb und unterhalb des Ellenbogens und am Handgelenk gereizt werden. So besteht die Möglichkeit, die motorische Leitgeschwindigkeit verschiedener Teile des Nervs zu messen. Die Differenz zwischen der proximalen und der distalen motorischen Latenz ermöglicht die genaue Messung der motorischen Leitgeschwindigkeit zwischen 2 Reizpunkten. Die Länge zwischen den 2 Reizpunkten wird genau gemessen.

Die normale motorische Leitgeschwindigkeit liegt bei 45–65 m/s. Auch die distale motorische Latenz (DML in ms) wird angegeben. Sie ermöglicht, die motorische Leitgeschwindigkeit am distalen Teil der Nervenfasern abzuschätzen.

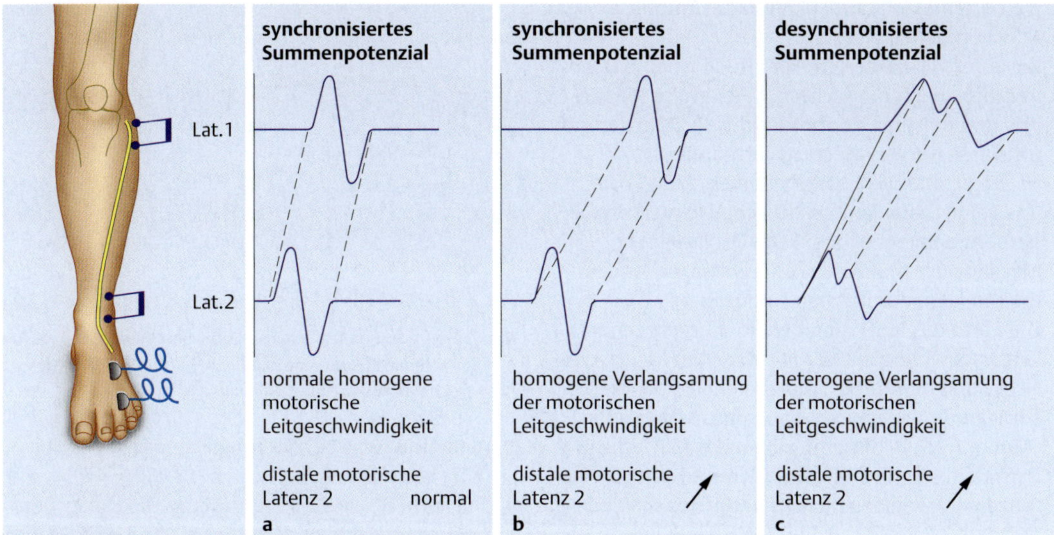

Abb. 12.7a–c Elektroneurografie (Ableitung des Summenpotenzials mit Oberflächenelektrode). **a** Homogene normale motorische Leitgeschwindigkeit. **b** Homogene Verlangsamung der motorischen Leitgeschwindigkeit. **c** Heterogene Verlangsamung der motorischen Leitgeschwindigkeit.

Durch die Messung der motorischen Leitgeschwindigkeit ist es möglich, pathologische Veränderungen im Nerv festzustellen.

Die physiologische Leitgeschwindigkeit der motorischen Fasern des Nervs (z.B. N. peronaeus) ist *homogen*, was einer geringen physiologischen Dispersion der Leitgeschwindigkeit der verschiedenen motorischen Fasern des Nervs entspricht (**Abb. 12.7a**). Dies wird durch die normale Dauer des abgeleiteten Summenpotenzials bestätigt.

Eine Verlangsamung der motorischen Nervenleitgeschwindigkeit ist ein Zeichen von Veränderungen der Markscheide der motorischen Nervenfasern, entweder im Nerv oder am distalen Teil des Nervs.

- *Homogene* Verlangsamung der motorischen Fasern des Nervs bedeutet, dass alle funktionell gebliebenen Fasern des Nervs gleich langsam leiten (z.B. < 40 m/s; **Abb. 12.7b**). In diesem Fall ist die distale motorische Latenz anormal erhöht
- *Heterogene* Verlangsamung der Leitgeschwindigkeit der motorischen Fasern des Nervs bedeutet eine pathologische Dispersion der Leitgeschwindigkeit der motorischen Fasern im Nerv oder am distalen Teil des Nervs (**Abb. 12.7c**).

Diese Feststellungen werden mithilfe der Analyse des motorischen Summenpotenzials bestätigt und können bei axonalen Degenerationen oder Regenerationen beobachtet werden.

Motorisches Summenpotenzial

Das durch den elektrischen Reiz des Nervs entstehende globale Potenzial im Muskel wird mit Elektroden abgeleitet und als *motorisches Summenpotenzial* (MSP) bezeichnet, da es die Summe der im Muskel aktivierten Aktionspotenziale ist. Form, Dauer und Amplitude des MSP hängen von der Ableitungsmethode am Muskel ab.

Ableitung mit Oberflächenelektroden oder konzentischen Nadelelektroden

Werden eine Oberflächenelektrode (monopolare Ableitung) oder konzentrischen Nadelelektroden benutzt, besteht die Möglichkeit, alle im Muskel aktivierten Aktionspotenziale abzuleiten .

- *Vorteile:* Das im gesunden Muskel abgeleitete MSP hat eine biphasische Form, eine Dauer von >10 ms und besonders eine große Amplitude (> 10 oder 20 mV, von Spitze zu Spitze gemessen).
- *Beispiel:* Elektroneurografie des N. medianus: Das z.B. an der Hand mit Oberflächenelektroden abgeleitete Summenpotenzial am M. abductor pollicis brevis hat eine Dauer von 11,43 ms und eine Amplitude von 13,24 mV.
  Die Amplitude ist maßgeblich für die Zahl der im Muskel aktivierten Aktionspotenziale. Je größer die Amplitude des MSP, desto zahlreicher sind die motorischen Einheiten des Muskels und die motorischen Fasern des Nervs, die den Muskel innervieren. Da die MLG systematisch im Seitenver-

gleich gemessen wird, kann so die Amplitude des MSP verglichen werden.
Bei einer verminderten Amplitude ist eine Degeneration von motorischen Einheiten im Muskel und dadurch eine Verminderung der Zahl der motorischen Nervenfasern zu vermuten.

- *Nachteile:* Das MSP hat oft keine präzise Form, und seine Dauer kann nicht genau gemessen werden. Oft entstehen auch Schwierigkeiten bei der Messung der motorischen Latenzen, besonders der distalen motorischen Latenzen.
  Die Form des MSP kann bei einer heterogenen Leitgeschwindigkeit der motorischen Fasern des Nervs und besonders am distalen Teil des Nervs stark verändert und sehr polyphasisch werden (**Abb. 12.7c**). In diesem Fall hat das MSP eine größere Dauer und eine verminderte Amplitude. Latenzen von verschiedenen Phasen des MSP können gemessen werden, um die pathologische Dispersion der Leitgeschwindigkeit der motorischen Fasergruppen des Nervs bestätigen zu können (**Abb. 12.8**).

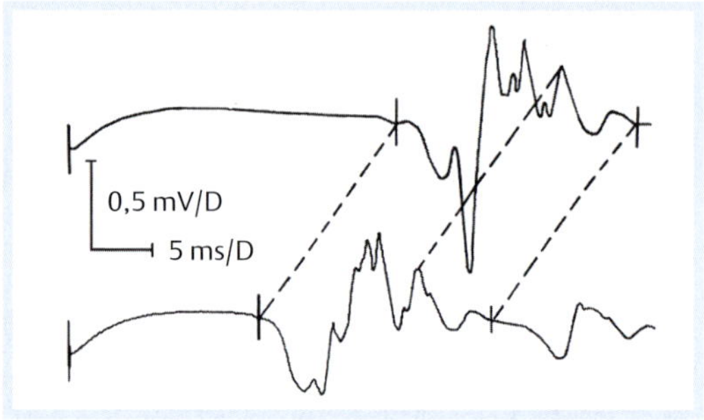

Abb. 12.8 Heterogene motorische Leitgeschwindigkeit bei einer akuten Polyradikuloneuropathie. Ableitung des Summenpotenzials mit konzentrischen Nadelelektrode.

Ableitung mit bipolaren Nadelelektroden

Bei der Verwendung von bipolaren Nadelelektroden hat das MSP eine genauere biphasische Form (**Abb. 12.9a**), aber eine geringere Dauer und Amplitude.

- *Vorteile:* Die motorischen Latenzen können mit einer höheren Genauigkeit gemessen werden, besonders die distale motorische Latenz z. B. des N. medianus, was bei der Diagnose des Karpaltunnelsyndroms erforderlich ist (Kap 20).
  Die Form des MSP ist biphasisch. Die Dauer des MSP ist physiologisch immer < 10 ms (z. B. Dauer des MSP am M. abductor pollicis brevis abgeleitet mit bipolarer Nadelelektrode: 7,49 ms ± 1,69 [23] gegen 11,43 ms ± 1,38 [48] mit Oberflächenelektrode).
  Ist die Dauer des MSP > 10 ms, ändert sich seine Form *(desynchronisiertes Summenpotenzial)*, und die Amplitude ist meist vermindert. Bei der Ableitung mit bipolarer Nadelelektrode wird das MSP in einzelne Potenzialgruppen zersplittert (**Abb. 12.9b**), sodass die Möglichkeit besteht, die heterogene motorische Leitgeschwindigkeit der verschiedenen motorischen Fasergruppen des

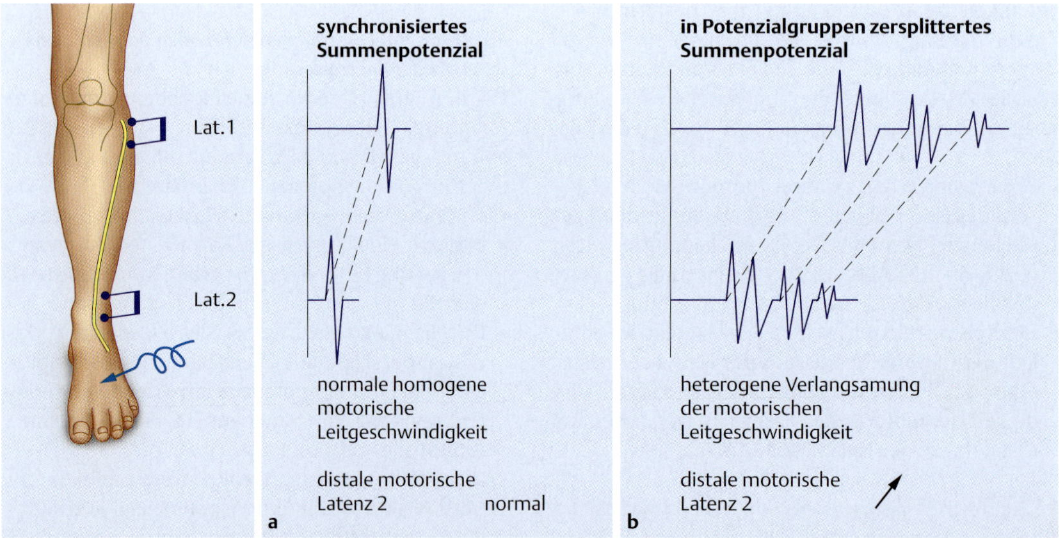

Abb. 12.9a–b Motorische Leitgeschwindigkeit mit Ableitung des Summenpotenzials mit bipolarer Nadelelektrode. **a** Homogene normale motorische Leitgeschwindigkeit. **b** Heterogene motorische Leitgeschwindigkeit (Zersplitterung des Summenpotenzials in Potenzialgruppen).

Nervs zu messen. Ist die Dauer des MSP, das durch den proximalen Reiz des Nervs ausgelöst wird, größer als die Dauer des MSP, das durch den distalen Reiz des Nervs entsteht, kann die pathologische Dispersion der Leitgeschwindigkeit der motorischen Fasergruppen im Nerv genau bestätigt werden.

- *Nachteile:* Die Amplitude des MSP ist klein, da nur ein Teil des elektrischen Volumens (**Abb. 12.9a**), das sich im aktivierten Muskel bildet, abgeleitet werden kann. Es ist die Summe der Aktionspotenziale, die sich in der Nähe der bipolaren Nadelelektrodenspitze befinden (z. B. hat das am M. abductor pollicis brevis mit einer bipolaren Nadelelektrode abgeleitete MSP eine Amplitude von 1,86 mV ± 0,77 [23] gegenüber 13,24 mV ± 4,98 [48] oder sogar 18,35 mV ± 3,88 [25] mit Oberflächenelektrode. Trotzdem wird dieses Potenzial auch als MSP bezeichnet, um die Differenz mit dem Aktionspotenzial zu unterstreichen.

Auf dem elektrophysiologischen Bericht müssen die motorische Leitgeschwindigkeit (MLG in m/s) zwischen 2 Reizpunkten des Nervs, die distale motorische Latenz (DML in ms) sowie auch die Form, die Dauer und die Amplitude des im Muskel abgeleiteten MSP unter Berücksichtigung der Ableitungsmethode systematisch notiert werden.

Messung der Leitgeschwindigkeit der markhaltigen Sensibilitätsfasern

Nur die Leitgeschwindigkeit der markhaltigen Sensibilitätsfasern kann ortho- oder antidrom gemessen werden. Die orthodrome Leitgeschwindigkeit ist physiologischer.

Die sensiblen Rezeptoren der Haut des 2. Fingers werden gereizt und das *sensible Summenpotenzial* (SSP) wird direkt am zugehörigen N. medianus mit Oberflächenelektroden abgeleitet (**Abb. 12.10**).

Eine distale sensible Latenz kann sofort in eine sensible Leitgeschwindigkeit umgewandelt werden, wenn die Länge zwischen der gereizten Haut (negative Hautelektrode) und der Stelle der Ableitung des SSP am Nerv bekannt ist.

Beispiel: Zur Bestimmung der sensiblen Leitgeschwindigkeit eines bestimmten Nerventeils (z. B. N. ulnaris am Ellenbogen) wird die Differenz der Latenzen des SSP zwischen 2 Ableitungspunkten am Nerv gemessen (sensible Latenz zwischen dem kleinen Finger und einem Punkt oberhalb des Ellenbogens - sensible Latenz zwischen dem kleinen Finger und einem Punkt unterhalb des Ellenbogens; die Länge des ulnaren Nerventeils am Ellenbogen wird in Streckstellung gemessen.

Die physiologische sensible Leitgeschwindigkeit liegt zwischen 45 und 70 m/s. Die Amplitude des SSP, das direkt am Nerv abgeleitet wird, ist klein (maximale Amplituden: 10–25 µV). Um kleine sensible Potenziale am Nerv ableiten zu können, ist ein spezielles Verstärkungssystem nötig. Mit einem ite-

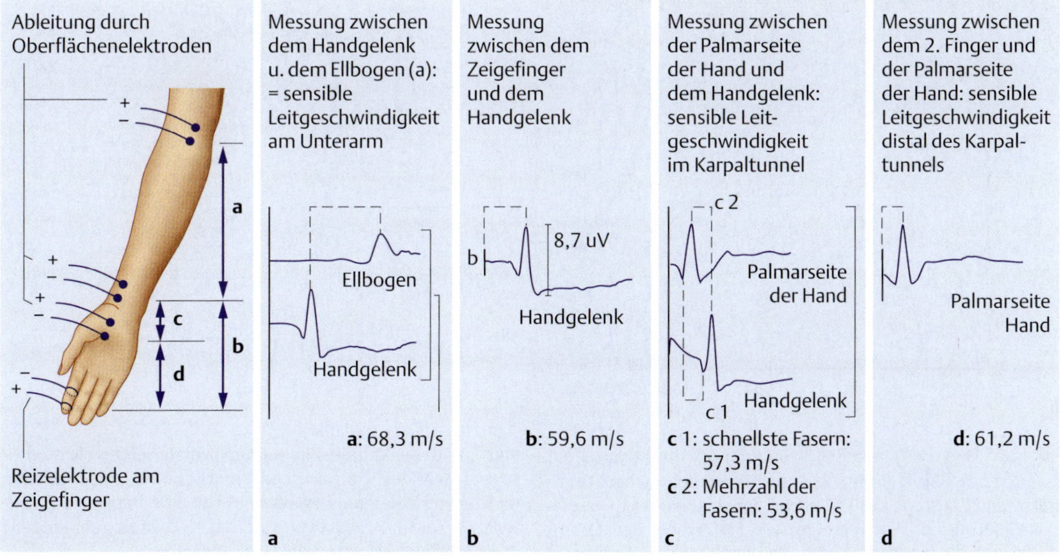

Abb. 12.10 Messung der orthodromen Leitgeschwindigkeit der Sensibilitätsfasern des N. medianus (physiologische Verlangsamung im Karpaltunnel).

rativen Hautreiz und dem Durchschnitt der auf dem Nerv abgeleiteten Potenziale kann eine genügend große Amplitude des SSP erreicht werden.

Somatosensible evozierte Potenziale

Somatosensible Potenziale (SEP) können durch den Reiz der Sensibilitätsfasern eines peripheren Nervs am Mark (somatosensible evozierte *medulläre* Potenziale) oder an der parietalen Hirnrinde (somatosensible evozierte *kortikale* Potenziale) abgeleitet werden. Auf diese Weise lassen sich die periphere und die zentrale sensible Leitgeschwindigkeit vergleichen.

12.4 Messung der Eigenreflexe und des Hoffmann-Reflexes

Die Ableitung der Reflexe ist eine objektive Methode, die zur Gewissheit führt, dass diese vorhanden sind. Daneben besteht auch die Möglichkeit, die reflektorische Latenzen zu messen.

12.4.1 Eigenreflexe

Eigenreflexe werden mit dem Reflexhammer, der mit dem EMG-Gerät gekoppelt ist, ausgelöst. So ist es möglich, die reflektorische Muskelkontraktion *(T-Reflex)* mit Oberflächenelektroden abzuleiten und die Latenz zu messen. Die Dauer und Amplitude der evozierten Eigenreflexe kann im Seitenvergleich angegeben werden.

12.4.2 Hoffmann-Reflex

Der Hoffmann Reflex *(H-Reflex)* wird ausgelöst, indem durch einen elektrischen Strom schwacher Stärke die ***propriozeptiven*** Nervenfasern (diese sind erregbarer als die motorischen Fasern) des N. tibialis in der Fossa poplitea gereizt werden (**Abb. 12.11a–c**). Die reflektorische Kontraktion des M. triceps surae wird mit Oberflächenelektroden am

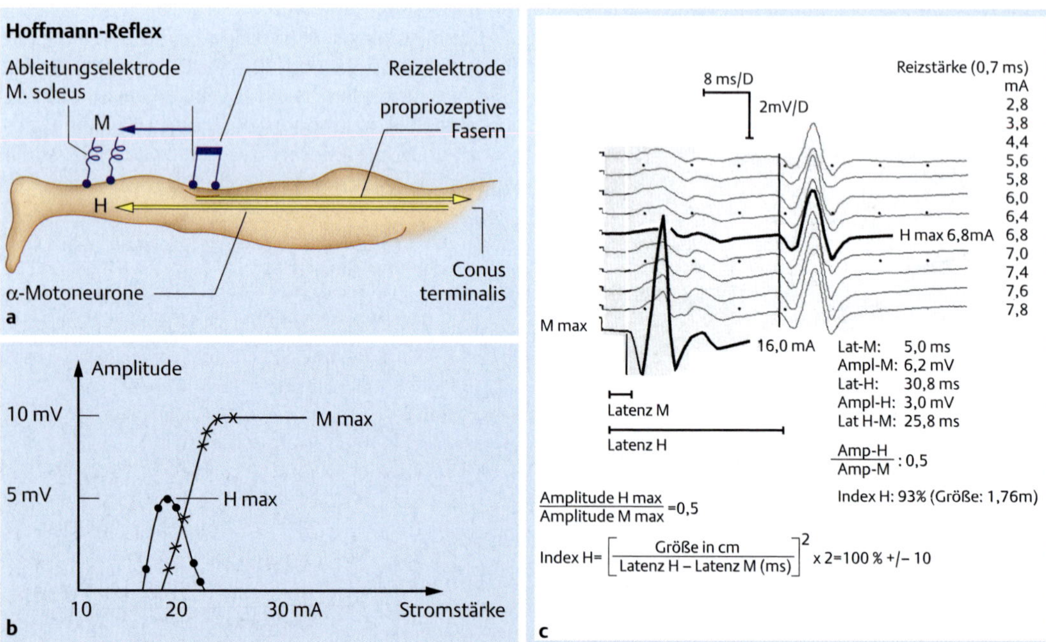

Abb. 12.11a–c Hoffmnan-Reflex. **a** Reiz der propriozeptiven Fasern des N. tibialis in der Fossa poplitea mit schwacher Stromstärke und Ableitung des H-Reflexes am M. soleus mit Oberflächenelektrode. **b** Durch progressive Steigerung der Stromstärke wird die maximale Amplitude des H-Reflexes erreicht (H max.). Wird die Stromstärke supramaximal, werden die motorischen Fasern des N. tibialis gereizt und das im M. soleus abgeleitete motorische Summenpotenzial hat eine maximale Amplitude (M max.). **c** Interessant ist das Verhältnis Amplitude-H max./Amplitude-M max. sowie der Index H.

M. soleus abgeleitet. Die H-Latenz beträgt etwa 30 ms (**Abb. 12.11a**).

Wird der N. tibialis an derselben Stelle der Fossa poplitea mit einer supramaximalen Stromstärke gereizt, folgt das direkte MSP im M. soleus durch den Reiz der *motorischen* Fasern des N. tibialis. Die direkte M-Latenz wird gemessen. Folgende 2 Resultate lassen sich erzielen:

- Die Beziehung zwischen den Amplituden Hmax/ Mmax (Norm: 0,5) ermöglicht, die Zahl der propriozeptiven Nervenfasern mit der Zahl der motorischen Nervenfasern zu vergleichen (**Abb. 12.11c**).
- Der H-Index ermöglicht die Leitgeschwindigkeit der propriozeptiven Nervenfasern abzuschätzen.

H-Index = (Größe des Patienten in cm : Latenz H – Latenz M [in ms])^2 x 2 = 100% ± 10% (**Abb. 12.11c**).

Klinisches Beispiel: Chronische Polyneuropathie
Bei einer chronischen Polyneuropathie durch Diabetes (Kap. 24) mit Entmarkungen und Degeneration der propriozeptiven Nervenfasern. Ist das Verhältnis Amplitude H / Amplitude M < 0,5, bedeutet das eine Verminderung der Zahl der propriozeptiven Fasern des N. tibialis.
Ist der H-Index < 100 %, lässt sich daraus eine Verlangsamung der Leitgeschwindigkeit der propriozeptiven Fasern folgern. Der H-Index kann mit der motorischen Leitgeschwindigkeit des N. tibialis verglichen werden.

12.5 Ableitung der F-Welle

Wird ein peripherer Nerv mit einer supramaximalen Stromstärke gereizt (z.B. N. tibialis in der Fossa poplitea), kommt es zu einem direkten motorischen Summenpotenzial im M. soleus (M-Latenz), gefolgt von einem kleineren Potenzial (F-Welle) mit einer längeren Latenz (**Abb. 12.12**). Diese Welle ist durch den antidromen Erregungsimpuls zu erklären, der von der Fossa poplitea bis zum Vorderhorn verläuft, von wo er zum M. soleus zurückgeworfen wird.

> *Mithilfe der F-Welle lässt sich die Leitgeschwindigkeit des proximalen Teils der motorischen Nervenfasern messen, z.B. bei einer Ischialgie nach Kompression des Spinalnervs S1 durch eine Diskushernie oder bei einer chronischen Kompression des N. ischiadicus unter dem M. piriformis.*

Zur Messung der Leitgeschwindigkeit der motorischen Fasern zwischen dem Conus terminalis und der Fossa poplitea sind die Länge und die Latenz vom Conus terminalis zur Fossa poplitea erforderlich. Die Länge entspricht der Körpergröße des Patienten (in mm) x 0,4. Die Latenz wird folgenderweise berechnet:

Latenz der F-Welle - Latenz-M = Zeit, die der Erregungsimpuls benötigt, um von der Fossa poplitea zum Conus terminalis und wieder zurückzugelangen - 1 ms (Zeit für den Rückwurf im Vorderhorn). Diese Latenz wird durch 2 geteilt.

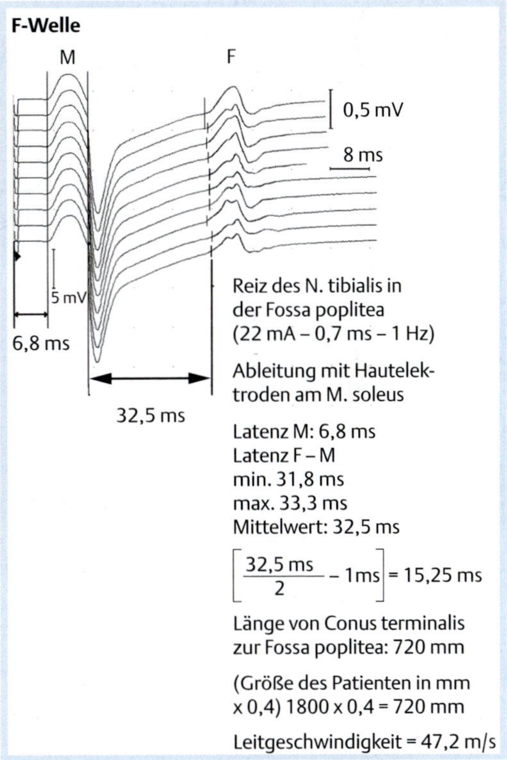

Abb. 12.12 F-Welle und Messung der proximalen Leitgeschwindigkeit der Alpha-Motoneuronen. Die motorischen Fasern des N. tibialis werden mit einer supramaximalen Stromstärke in der Fossa poplitea gereizt. Nach dem am M. soleus abgeleitete Summenpotenzial folgt die F-Welle. Mehrere Reize sind nötig, um einen Mittelwert der Latenz der F-Welle zu erhalten.

12.6 Elektrophysiologische Zeichen der Waller-Degeneration

Bei einer Degeneration des Zellkörpers des Alpha-Motoneurons entstehen eine Waller-Degeneration des Axons und eine Degeneration aller Muskelfasern, die vom Alpha-Motoneuron innerviert werden. Diese Degeneration ist irreversibel.

Bei einer läsionellen Unterbrechung des Axons kommt es zu einer Waller- Degeneration des distalen Teils des Axons und zu einer Degeneration der Muskelfasern, die vom Axon innerviert sind. Da in diesem Fall die Zelle des Alpha-Motoneurons erhalten ist, kann eine spontane terminale Regeneration des Axons stattfinden. Die Regeneration der motorischen Axone führt dann zur Muskelreinnervation.

Da sich die Waller-Degeneration im Laufe von 3 Wochen entwickelt, ist es vorteilhaft, die elektrophysiologische Untersuchung erst nach dieser Zeit durchzuführen.

12.6.1 Totale Waller-Degeneration der motorischen Nervenfasern

Bei einer *totalen* Waller-Degeneration aller Axone der Alpha-Motoneuronen entsteht eine *komplette* periphere Muskellähmung. Dabei treten folgende elektrophysiologische Zeichen auf:

- Der komplett gelähmte Muskel ist mit dem faradischen Strom nicht mehr erregbar.
- Durch den galvanischen Stromreiz entsteht eine langsame pathologische Muskelkontraktion (sie lässt sich am ehesten feststellen, indem weit vom motorischen Punkt z. B. die Sehne des gelähmten Muskels gereizt wird).
- Im EMG erscheint eine spontane Denervationsaktivität (**Abb. 12.13a–b**), die durch zweierlei Potenziale gebildet wird: die biphasischen Fibrillationspotenziale und die langsamen elektropositiven Denervationspotenziale (*positive scharfe Wellen*). Beide Potenziale haben eine kleine Amplitude. Da die Lähmung komplett ist, können willkürlich keine Aktionspotenziale aktiviert werden.
- Die degenerierten motorischen Nervenfasern (sowie die sensiblen Nervenfasern) sind durch elektrischen Strom nicht mehr erregbar. Die Nervenleitgeschwindigkeit kann nicht mehr gemessen werden.

12.6.2 Partielle Waller-Degeneration

Bei einer *partiellen* Waller-Degeneration der Axone der Alpha-Motoneuronen entsteht eine *inkomplette* periphere Lähmung. Dabei treten folgende elektrophysiologische Zeichen auf:

- Die faradische Erregbarkeit des inkomplett gelähmten Muskels ist stark vermindert. Die Muskelzuckung ist schwach.
- Durch den galvanischen Strom entsteht eine Zuckung der funktionell gebliebenen Muskelfasern und gleichzeitig eine langsame Kontraktion der degenerierten Muskelfasern. Da sich dies mit bloßen Augen nicht unterscheiden lässt, wird exponentialer Strom eingesetzt, der nur die degenerierten Muskelfasern reizt. So ist die langsame Muskelkontraktion gut erkennbar.
- Im EMG eines inkomplett gelähmten Muskels entsteht eine spontane Denervationsaktivität (**Abb. 12.13a–b**). Hier bleiben aber einige Aktionspotenziale funktionell. Sie erreichen durch die maximale willkürliche Kontraktion des Muskels hohe Frequenzen: ≥25 Herz (zeitliche Summation der motorischen Aktionspotenziale). Durch die Verminderung der Zahl der Aktionspotenziale kann kein Interferenzmuster mehr entstehen.
- Die degenerierten Nervenfasern sind nicht mehr erregbar. Nur die funktionell gebliebenen Nervenfasern können gereizt werden. Die Leitgeschwindigkeit dieser Nervenfasern ist normal. Das MSP des inkomplett gelähmten Muskels hat eine verminderte Dauer und Amplitude, wenn es mit Oberflächenelektroden abgeleitet wird. Der Vergleich mit der gesunden Seite ist angebracht.

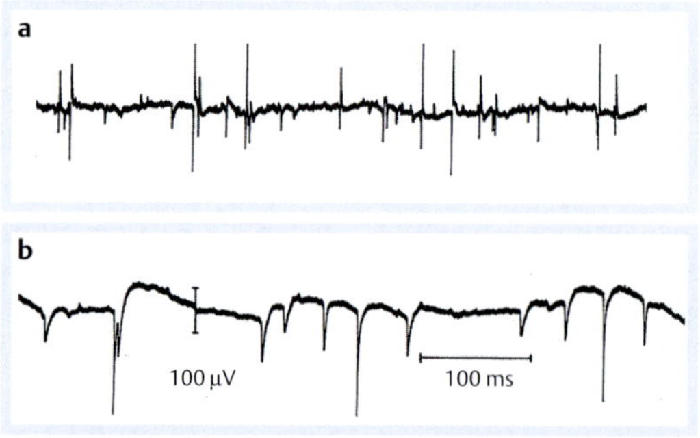

Abb. 12.13a–b Spontane Denervationsaktivität mit konzentrischer Nadelelektrode abgeleitet. **a** Fibrillationspotenziale. **b** Positive scharfe Wellen.

Glossar zu den neurologischen Untersuchungsmethoden

Phasische Muskeln: graue Muskeln die für schnelle Bewegungen (z.B. Augenbewegungen) eingesetzt werden. Die Aktivierung dieser Muskeln kann nur eine kurze Zeit dauern, da sie ermüdbar sind.

Semiotik (neurologische): klinische Zeichen neurologischer Dysfunktionen oder neurologischer Krankheiten.

Tonische Muskeln: rote Muskeln die zur Erhaltung oder Wiederherstellung des posturalen Tonus bestimmt sind. Diese Muskeln können während einer langen Zeit aktiv bleiben da sie nicht ermüdbar sind.

Waller-Degeneration: die von Waller beschriebene Degeneration des distalen Teils der Axone nach experimenteller Durchtrennung des Nervs. Die Waller-Degeneration der Axone dauert 3 Wochen. Die Waller-Degeneration des totalen motorischen Axons entsteht auch nach der Nekrose der Zelle des Alpha Motoneurons. Waller-Degeneration betrifft auch die sensiblen Fasern.

Übungsfragen zu den neurologischen Untersuchungsmethoden

Wiederholen und vertiefen Sie die Inhalte und bereiten Sie sich auf das Examen vor. (Die Seitenzahlen in Klammern nennen Ihnen die Fundstellen für die Antworten.)

Wie wird die Sensibilität für Schmerz und Temperatur und die taktile Sensibilität an der Hand geprüft? (Seite 40–41)

Wie wird die bewusste Tiefensensibilität geprüft? (Seite 41)

Definieren Sie einen kompletten Sensibilitätenausfall mit syringomyelischer Dissoziation. Nennen Sie die klinischen Zeichen. Welches ist die Topographie solcher Ausfälle? (Seite 42–44)

Definieren Sie einen Sensibilitätsausfall mit tabetischer Dissoziation und beschreiben Sie die klinischen Zeichen. Welches sind die klinischen Zeichen einer propriozeptiven Ataxie? (Seite 44–45)

Wie wird der Grundtonus der Muskeln geprüft und welche Veränderungen kann man bei einer peripheren Lähmung feststellen? (Seite 48–50)

Beschreiben Sie den Reflexbogen des Eigenreflexes und des Fremdreflexes. Zählen Sie die Eigenreflexe der Extremitäten auf und geben Sie ihre segmentale Innervation an. (Seite 51–54)

Welche klinischen Zeichen liegen bei einer zerebellären Steh- und Gerhataxie vor? Wo befindet sich die Läsion? (Seite 61–62 u. 64)

Beschreiben Sie die Anomalien des Finger-Nasen Tests bei einer propriozeptiven und zerebellären Ataxie. (Seite 44–45 u. 62)

Nennen Sie die Zeichen und Ursachen des peripheren Schwindels (Seite 72–73).

Wie kann der periphere vom zentralen Schwindel unterschieden werden? (Seite 72–74)

Wie wird die Sehfunktion geprüft? Definieren Sie eine homonyme laterale Hemianopsie durch Läsion der rechten Sehstrahlungen. (Seite 76–77)

Beschreiben Sie die Innervation der Harnbalse und des Mastdarms sowie die Funktionen dieser Hohlorgane. (Seite 86–89)

Beschreiben Sie die Aphasie von Broca und von Wernike. (Seite 107)

Welches sind die klinischen Zeichen eines Neglekts beim Patienten mit einer linksseitigen Hemiplegie durch Verschluss der A. cerebri media. (Seite 102–104 u. 243)

Was versteht man unter einer totalen oder partiellen Waller-Degeneration? (Seite 120)

III Pathologie des peripheren Nervensystems und der Muskeln

Teil III Pathologie des peripheren Nervensystems und der Muskeln

Die Pathologie des peripheren Nervensystems befasst sich mit den Läsionen des alpha-Motoneurons und den klinischen Zeichen peripherer Lähmungen oder neurogener Muskelatrophien. Die klinischen Zeichen erlauben akute somatische oder akute axonale Lähmungen sowie progrediente neurogene Muskelatrophien zu erkennen. Hereditäre und erworbene Krankheiten werden beschrieben.

Resultate der elektrophysiologischen Untersuchungen sind für Diagnose, Prognose sowie die Planung der Physiotherapie unentbehrlich. Pathologische Vorgänge sind anhand vieler Beispiele zu verstehen.

In diesem Teil werden auch myogene Muskelatrophien beschrieben, aber nur die hereditären progredienten Muskeldystrophien werden detailliert.

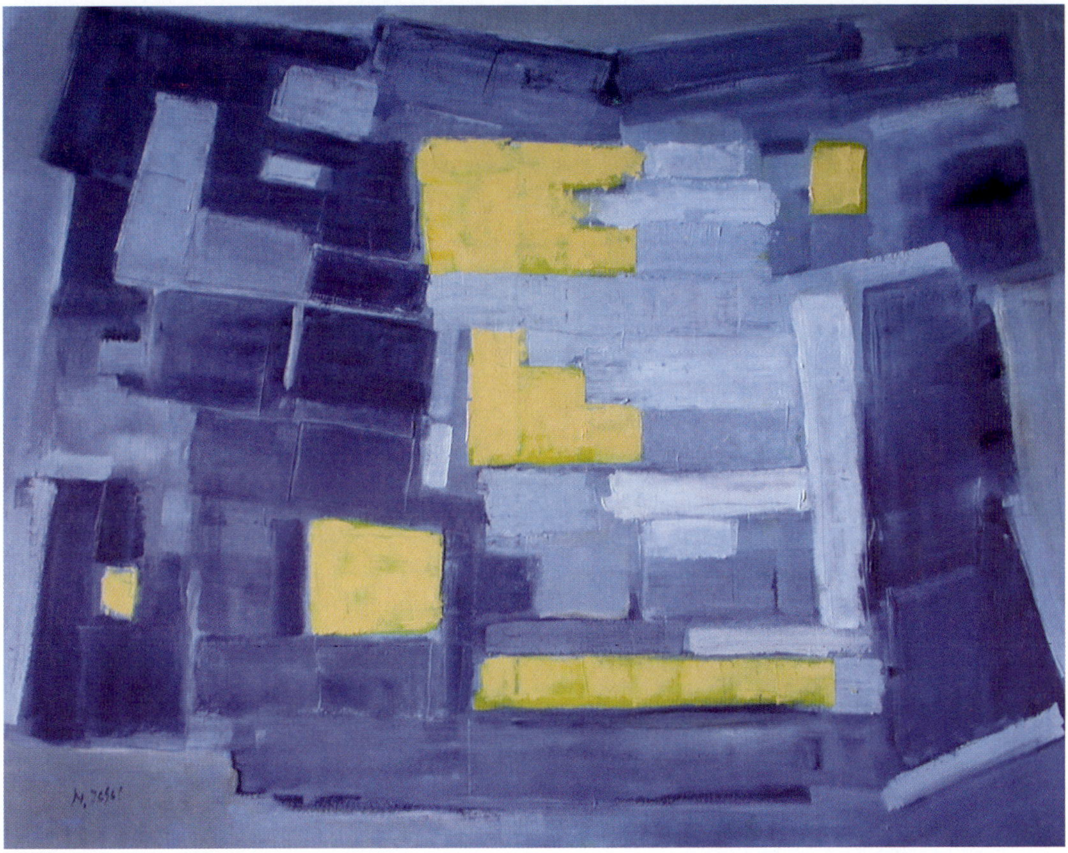

13 Periphere Lähmungen

Eine periphere Lähmung entsteht durch die Läsion des Alpha-Motoneurons, des Zellkörpers oder des Axons.

13.1 Somatische und axonale Lähmung

13.1.1 Somatische oder spinale Lähmung (Neuronopathie)

Sie ist die Folge einer Schädigung des Zellkörpers des Alpha-Motoneurons. Der Zellkörper *(Soma)* befindet sich im Vorderhorn der grauen Substanz des Rückenmarks. Läsionen können durch Entzündungen (Poliomyelitis anterior acuta; Kap. 14) oder Ischämien (akute Myelopathien durch zentromedulläre Ischämie, Kap.15) entstehen.

13.1.2 Axonale Lähmung (Neuropathie)

Diese entsteht durch eine Schädigung des Axons, das den Zellkörper mit den quer gestreiften Muskeln verbindet und von proximal nach distal folgende Strukturen bildet:

- Radix anterior (wird durch mehrere ventrale Radices gebildet);
- Spinalnerv oder Wurzel;
- Periphere Nerven, z. B. Nn. intercostales;
- Plexus mit ihren distalen Nervenästen.

Das Axon kann an verschiedenen Stellen geschädigt werden.

- *Radikuläre Lähmungen:* betreffen den Spinalnerv (Nervenwurzel):
  - monoradikuläre Lähmungen *(Monoradikulopathie):* Lähmung eines einzelnen Spinalnervs, z. B. bei einer akuten Kompression durch Diskushernie (fokale Schädigung).
  - multiple radikuläre Lähmungen *(multiple Radikulopathie, Monoradikulopathie multiplex):* Läsion mehrerer Spinalnerven, die bilateral und meistens asymmetrisch betroffen werden, z. B. bei der akuten Meningoradikulopathie nach Zeckenbiss (Lyme-Krankheit mit akuter Infektion der Spinalhäute durch Borrelia burgdorferi).
  - bilaterale und symmetrische Lähmungen von Spinalnerven *(Polyradikulopathie)* sind nur bei einer Schädigung der Cauda equina möglich, z. B. nach einer akuten Kompression durch Diskushernie (Kap. 22).
- *Plexuslähmung:* An der oberen Extremität betreffen solche Lähmungen den Plexus brachialis; an der unteren Extremität kann es zu einer Lähmung der Plexus lumbalis und/oder sacralis sowie am Beckenboden zu einer Lähmung der Plexus pudendus und coccygeus kommen.
- *Periphere Nervenlähmung:* einzelne oder mehrere periphere Nerven können betroffen sein:
  - Mononeuropathie: Lähmung eines einzelnen peripheren Nervs, z. B. Radialislähmung durch andauernde Kompression (fokale Schädigung) am Oberarm während des Schlafs.
  - multiple Neuropathie oder *Mononeuropathie multiplex:* mehrere periphere Nerven an der oberen und unteren Extremität sind betroffen; es kommt zu peripheren Nervenlähmungen, die oft bilateral und asymmetrisch verteilt sind; meist haben sie eine vaskuläre Ursache, z. B. bei Diabetes oder Peri- oder Panarteriitis nodosa.
  - Polyneuropathie (Kap. 23): immer eine bilaterale und symmetrische Lähmung nicht traumatischer Ursache von peripheren Nerven.

13.2 Klinische Zeichen einer peripheren Lähmung

13.2.1 Allgemeine klinische Zeichen

Eine periphere Lähmung ist global, da alle aktiven (willkürlichen, automatischen und reflektorischen) Bewegungen inkomplett (Kraft 1–4) oder komplett (Kraft 0) ausfallen (Kap 5). Daher müssen Eigen- und Fremdreflexe systematisch geprüft werden. Sie sind abgeschwächt oder fallen ganz aus.

Die Lähmung ist schlaff. Die Tonizität ist vermindert, während die Extensibilität und die Passivität gesteigert sind (Kap. 4.2.2).

Es kann zu einer Muskelatrophie kommen, die besonders bei einer akuten Waller-Degeneration des Axons des Alpha-Motoneurons frühzeitig (schon nach 3 Wochen) eintritt.

13.2.2 Klinische Differenzierung zwischen somatischer und axonaler Lähmung

Die Differenzierung erfolgt anhand folgender 3 Kriterien:

- Topographie der motorischen Ausfälle;
- Eventuell assoziierte Sensibilitätsausfälle;
- Verlauf der motorischen Ausfälle.

Somatische Lähmung

Topographie der motorischen Ausfälle

Hierbei handelt es sich um eine segmentale Topographie mit einer uni- oder bilateralen, meist asymmetrischen Verteilung. Trotzdem bestehen Schwierigkeiten bei der Diagnose der motorischen Ausfälle:

- *Zentromedulläre Ischämie:* Die Muskeln eines Myotoms sind nicht gleichmäßig betroffen.
- *Poliomyelitis:* Die motorischen Ausfälle sind sehr unterschiedlich. Ein Muskelteil, ein einziger Muskel, eine synergistische Muskelgruppe, eine obere oder untere Extremität oder beide unteren Extremitäten (paraplegische Form der Poliomyelitis) können betroffen sein. Sind die Lähmungen sehr diffus, ist es oft unmöglich, die segmentale Topographie der Ausfälle zu erkennen. Zur Zeit der Poliomyelitis wurde behauptet, die Systematisierung der motorischen Ausfälle wäre unmöglich.

Sensibilitätsausfälle

Beschränken sich die Läsionen auf das Vorderhorn der grauen Substanz des Rückenmarks, sind keine Sensibilitätsausfälle vorhanden.

Verlauf

Hier bestehen 2 Möglichkeiten:

- *Funktionsausfall der Zellkörper:* Im Vorderhorn der grauen Substanz entsteht ein Ödem, das einen Ausfall der Zellfunktion verursachen kann, aber keine Degeneration hervorruft. Dies kann durch den elektrophysiologischen Befund schon nach 3 Wochen mit folgenden Anzeichen (keine Zeichen der Waller-Degeneration der Axone) bestätigt werden:
  - Normale Erregbarkeit der gelähmten Muskeln;
  - Keine spontane Denervationsaktivität in den gelähmten Muskeln;
  - Periphere Axone bleiben vom elektrischen Strom erregbar;
  - Motorische Leitgeschwindigkeit kann gemessen werden. Das im Muskel abgeleitete Summenpotenzial hat eine normale Amplitude.
  - Innerhalb von 3 Monaten gewinnen die Zellen ihre Funktion zurück. Die Muskelkraft wird nach 4–5 Monaten wieder normal (Kap. 15.2.1).
- *Nekrose der Zellkörper:*
  - Das Ödem des Vorderhorns führt zu einer Zellnekrose.
- Das Alpha-Motoneuron, die Zelle, das Axon sowie die innervierten Muskelfasern werden irreversibel degenerieren. Nach 3 Wochen erscheinen die elektrophysiologischen Zeichen der Waller-Degeneration.
- In diesem Fall kommt es zu Muskelatrophien, die komplett oder inkomplett sein können. Sind sie inkomplett, besteht die Möglichkeit einer spät eintretenden *kollateralen Regeneration* (nach 6 Monaten bis zu 1 Jahr; Kap. 15.2.1) mit der Bildung motorischer Rieseneinheiten, die die Kraft dieser inkompletten atrophischen Muskeln verbessern (**Abb. 15.8 –b, Abb. 15.9**).
  - Muskeln mit einer chronischen neurogenen Hypotrophien nach Poliomyelitis können gute Kraft entwickeln, sind aber schnell ermüdbar, was die Leistungsfähigkeit vermindert.
  - Nach Jahren kann es zu einer Verminderung der Muskelkraft kommen. Diese spät eintretende Verschlechterung wird als *postpoliomyelitisches Syndrom* bezeichnet.

Axonale Lähmung

Topographie der motorischen Ausfälle
Die motorischen Ausfälle haben eine präzise Topographie: radikuläre, plexuelle oder periphere Nerventopographie.

Sensibilitätsausfälle
Sensibilitätsausfälle sind vorhanden. Es handelt sich um globale komplette oder inkomplette Ausfälle mit einer präzisen Topographie. Dies gilt aber nicht für die rein motorischen peripheren Nerven.

Verlauf
- *Funktionelle Unterbrechung der Leitfähigkeit der motorischen Nervenfasern* (Neurapraxie):
  - Eine funktionelle Unterbrechung der Leitfähigkeit der Axone kann z.B. durch eine akute Kompression eines peripheren Nervs entstehen. Dabei kann es zu einem totalen oder partiellen Nervenblock kommen.
  - Bei einer *totalen* Unterbrechung der Leitfähigkeit aller motorischen Fasern des peripheren Nervs entsteht distal der Schädigungsstelle eine komplette Lähmung. Nach 3 Wochen können aber durch den elektrophysiologischen Befund keine Zeichen einer Waller-Degeneration der Axone nachgewiesen werden. Die Axone gewinnen innerhalb von 3 Monaten die Leitfähigkeit spontan (selten auch erst nach einer Neurolyse) zurück. Die Muskelkraft wird nach 4–5 Monaten wieder normal.
  - Bei einer *partiellen* Unterbrechung der Leitfähigkeit der motorischen Fasern des peripheren Nervs ist die Muskellähmung inkomplett.
- *Läsionelle Unterbrechung der Leitfähigkeit der motorischen Nervenfasern* (Axonotmesis oder Neurotmesis):
  - Distal der Schädigungsstelle des Nervs entsteht eine Waller-Degeneration der motorischen Nervenfasern und eine Degeneration der verschiedenen Muskelfasern, die vom Axon innerviert werden. Es kann sich um eine *Axonotmesis*, d.h. eine Degeneration der Axone im Innern der Nervenhüllen (Epi-, Peri- und Endoneurium) oder um eine *Neurotmesis* handeln, bei der es zu einer totalen oder partiellen Ruptur oder Durchtrennung des Nervs, der Nervenfaszikel und -hüllen kommt.
  - Distal der Nervenschädigung entsteht eine komplette oder inkomplette Lähmung.
  - Nach 3 Wochen können elektrophysiologische Zeichen einer totalen oder partiellen Waller-Degeneration festgestellt werden (Kap.12.6).
- *Regeneration der motorischen Nervenfasern:*
  - Nach einer Axonotmesis kann eine spontane terminale Regeneration der Nervenfasern stattfinden.
  - Dagegen muss nach einer Neurotmesis eine chirurgische Behandlung erfolgen: Nervennaht oder Wiederherstellung der Nervenkontinuität durch Plastik (z.B. mit Hilfe des N. cutaneus surae medialis). Diese Behandlung ist auch notwendig, wenn es nach einer traumatischen Nervenschädigung zu einer totalen oder partiellen Ruptur der Nervenfaszikel gekommen ist, obwohl die Kontinuität des Epineuriums erhalten blieb.
  - Die Regeneration der motorischen Nervenfasern ist langsam (1 mm/Tag). Die Nervenfasern wachsen aus und reinnervieren die gelähmten Muskeln.
  - Nach Wiederherstellung der Nervenkontinuität durch Plastik dauert die Muskelreinnervation doppelt so lang.
- *Muskelreinnervation:* Die Muskelreinnervation lässt sich quantitativ und qualitativ beurteilen:
  - Quantitative Beurteilung: Je mehr motorische Nervenfasern den Muskel erreichen, desto zahlreicher werden die motorischen Einheiten und desto besser wird die Muskelkraft. Ist die Muskelreinnervation sehr gut, wird die Kraft wieder normal. Bei geringer Muskelreinnervation bleibt es bei einer chronischen Muskelhypotrophie mit eventuell verminderter Kraft.
  - Qualitative Beurteilung: Bei peripheren Nerven, die agonistische und antagonistische Muskeln innervieren, kommt es zu Fehlleitungen der regenerierten Nervenfasern. Dadurch entsteht eine Massenreinnervation der Muskeln. Die willkürlichen Bewegungen können nicht mehr einzeln ausgeführt werden, sondern es entstehen anormal assoziierte Bewegungen oder Massenbewegungen.

Klinische Beispiele:
1. Ulnarislähmung
Nach der Lähmung werden durch die Regeneration der Nervenfasern die Mm. interossei dorsales und palmares massiv reinnerviert. Dadurch verliert der Patient die Fähigkeit, die Finger zu spreizen oder zusammenzuführen (in Neutral-Null-Stellung des Grundgelenks des 2.–5. Fingers). Infolge der gleichzeitigen Kontraktion der Mm. interossei dorsales und palmares werden die Ab- und Adduktionsbewegungen der Finger unmöglich (**Abb. 13.8**).

2. Fazialislähmung
Durch die Regeneration der motorischen Nervenfasern werden nach der Lähmung die Gesichtsmuskeln massiv reinnerviert. Es entsteht ein postparalytischer Hemispasmus facialis. Beispielsweise werden beim willkürlichen Augenschließen die gesamte Gesichtsmuskeln kontrahiert (Kap. 17, **Abb. 17.5a**).

13.3 Elektrophysiologische Differenzierung zwischen somatischer und axonaler Lähmung

Mit Hilfe der Elektrophysiologie ist es möglich, somatische von axonalen Lähmungen zu unterscheiden. Auch der Verlauf dieser Lähmungen kann genau verfolgt werden. Die Angaben sind maßgebend für die Programmierung der Physiotherapie.

13.3.1 Somatische Lähmung

Bei einem passageren *Funktionsausfall der Zelle* des Alpha-Motoneurons (gleichgültig, ob die Lähmung komplett oder inkomplett ist) liegen nach 3 Wochen keine elektrophysiologischen Zeichen einer Waller-Degeneration des Axons vor. Im gelähmten Muskel befindet sich keine spontane Denervationsaktivität. Die peripheren Axone bleiben erregbar. Die Prognose ist günstig, da ein vollständiger Rückgewinn der Zellfunktion innerhalb von 3 Monaten zu erwarten ist (Kap. 15.2.1, **Abb. 15.5**).

Bei einer inkompletten Lähmung haben die funktionell gebliebenen Aktionspotenziale im Muskel eine normale *biphasische Form* und eine normale Dauer. Die Amplitude dieser Potenziale ist verschieden (Kap. 15.1.1, **Abb. 15.3c–d**).

Kommt es jedoch zu einer *Nekrose des Zellkörpers* des Alpha-Motoneurons, entstehen elektrophysiologische Zeichen einer Waller-Degeneration des Axons. Die im Muskel erscheinende spontane Denervationsaktivität (Kap. 12.6.1, **Abb. 12.13**) ist ein Zeichen irreversibel zerstörter Nervenzellen. In diesem Fall bleibt eine chronische neurogene Muskelatrophie zurück, die komplett oder inkomplett sein kann.

Bei einer inkompletten chronischen neurogenen Muskelatrophie können Zeichen einer *kollateralen Regeneration* festgestellt werden. Die funktionell gebliebenen motorischen Nervenfasern im Muskel innervieren ab dem 6. Monat nach der Läsion durch kollaterale Äste neu gebildete Muskelfasern (Kap. 15.2.1). So entstehen etwa nach 1 Jahr Rieseneinheiten und -potenziale (Kap. 15.2.1, **Abb. 15.8 a–b, Abb. 15.9**) mit einer sehr großen Amplitude (10–20 mV). Das führt zu einer Verbesserung der Kraft des hypotrophisch gebliebenen Muskels.

13.3.2 Axonale Lähmung

Bei einer inkompletten axonalen Lähmung sind die Aktionspotenziale *polyphasisch* und haben eine kleine Amplitude (Kap. 16.2.2, **Abb. 16.1a–b**).

- *Funktionelle Unterbrechung der Leitfähigkeit des Nervs:* Handelt es sich um eine funktionelle Unterbrechung (**Abb. 13.1a–b**) der Leitfähigkeit (Neurapraxie oder Nervenblock) der peripheren Axone, können nach 3 Wochen keine elektrophysiologische Zeichen einer Waller-Degeneration distal des Blocks nachgewiesen werden.

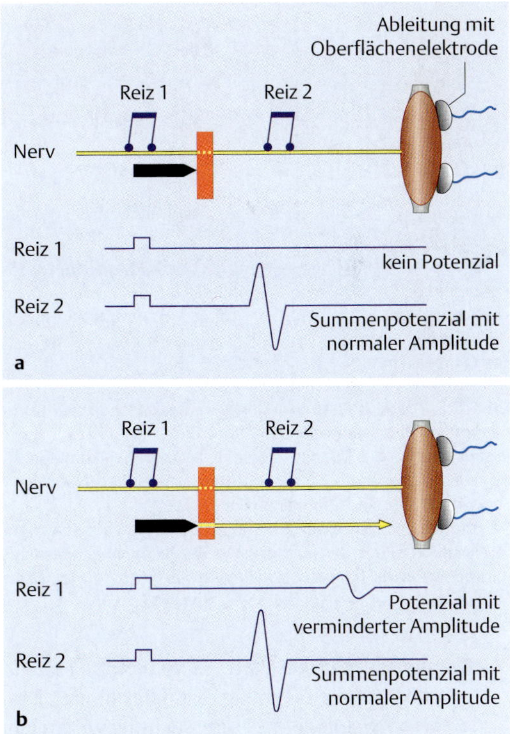

Abb. 13.1a–b Schematische Darstellung der Neurapraxie. In beiden Fällen sind die Erregbarkeit des Nervs distal des Nervenblocks sowie die Amplitude des im distalen Muskel abgeleiteten Summenpotenzials normal. **a** Totale. **b** Partielle Neurapraxie.

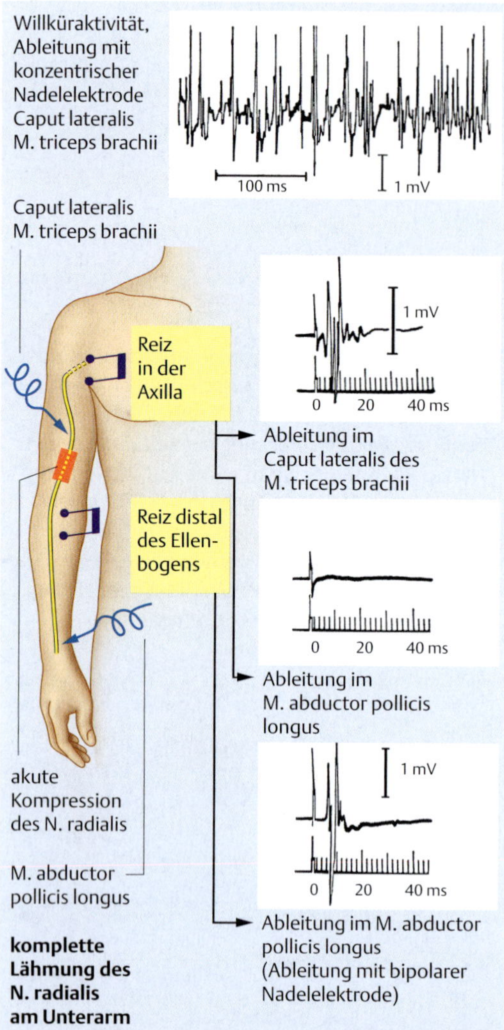

Abb. 13.2 Totale Neurapraxie des N. radialis nach akuter Kompression auf der Außenseite des Oberarms.
- Caput lateralis des M. triceps brachii: normale Willküraktivität, normales motorisches Summenpotenzial (bipolare Nadelelektrode) nach Reiz des N. radialis in der Axilla.
- M. abductor pollicis longus: komplett gelähmt; kein Summenpotenzial nach Reiz des N. radialis in der Axilla, aber normales Summenpotenzial (bipolare Nadelelektrode) nach Reiz des N. radialis distal des totalen Nervenblocks am Oberarm.

- Totale Neurapraxie (**Abb. 13.1a u. Abb. 13.2**): mit kompletter Lähmung distal des Blocks. Die elektrophysiologische Untersuchung wird nach 3 Wochen vorgenommen. Trotz kompletter Lähmung bleibt die Erregbarkeit der gelähmten Muskeln normal. Im Muskel wird keine spontane Denervationsaktivität festgestellt. Die Nervenleitfähigkeit ist vollständig unterbrochen. Distal des Blocks bleiben die motorischen Nervenfasern jedoch normal erregbar, und das abgeleitete Summenpotenzial hat eine normale Dauer und Amplitude.
- Partielle Neurapraxie (**Abb. 13.1b u. Abb. 13.3**) Die Lähmung der Muskeln ist inkomplett. Die im Muskel funktionell gebliebenen Aktionspotenziale erreichen hohe Frequenzen. Wird der Nerv oberhalb des Blocks gereizt, lassen sich im inkomplett gelähmten Muskel ein oder mehrere kleine polyphasische Aktionspotenziale mit einer sehr geringen Amplitude oder ein desynchronisiertes motorisches Summenpoten-

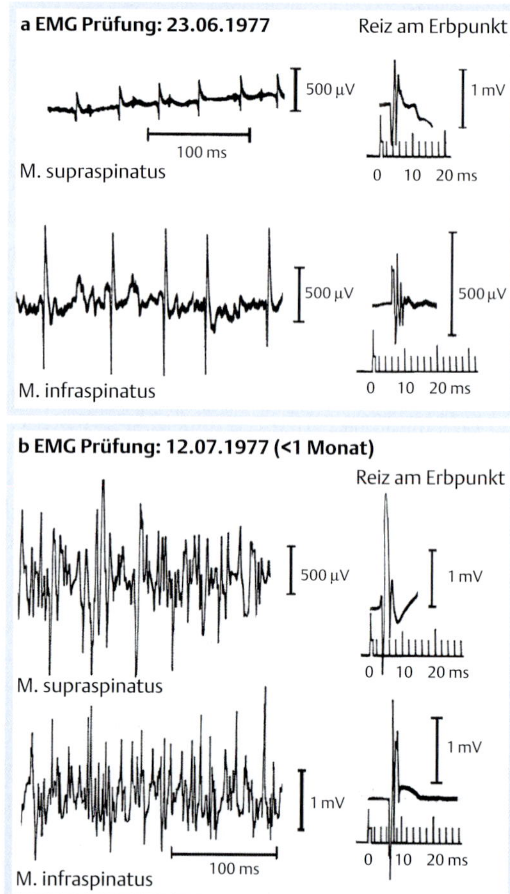

Abb. 13.3 Partielle Neurapraxie des N. suprascapularis nach Schultertrauma (18.06.1977).
23.06.1977: Einzelpotenzialmuster im M. supraspinatus und M. infraspinatus (konzentrische Nadelelektrode) und desynchronisierte Summenpotenziale (bipolare Nadelelektrode) mit verminderter Amplitude nach Reiz am Erb-Punkt (oberhalb des Nervenblocks).
17.07.1977: Rasche Reversibilität des partiellen Nervenblocks: Interferenzmuster im M. supraspinatus und M. infraspinatus und normale abgeleitete motorische Summenpotenziale (bipolare Nadelelektrode) nach Reiz am Erb-Punkt; normale distale motorische Latenzen.

zial mit einer niedrigen Amplitude ableiten. Oft ist die motorische Latenz gesteigert. Distal des Blocks bleibt aber die Erregbarkeit aller Nervenfasern normal, und es entsteht ein motorisches Summenpotenzial mit normaler Amplitude.
Die Prognose ist günstig. Der Wiedergewinn der Leitfähigkeit der Nervenfasern kann innerhalb von 3 Monaten festgestellt werden.

- *Läsionelle Unterbrechung der Leitfähigkeit des Nervs:* Nach 3 Wochen bildet sich eine totale oder partielle Waller-Degeneration der Axone. In diesem Fall erscheinen die ersten Reinnervatinspotenziale im vorher gelähmten Muskel (**Abb. 13.4 u. Abb. 13.5**) zwischen 3 und 6 Monaten (manchmal nach 8 Monaten, wenn es sich um längere Nerven handelt, wie z. B. N. phrenicus oder N. thoracicus longus; Kap. 18 u. 20), da die Regeneration der Nervenfasern langsam erfolgt (1mm/Tag).

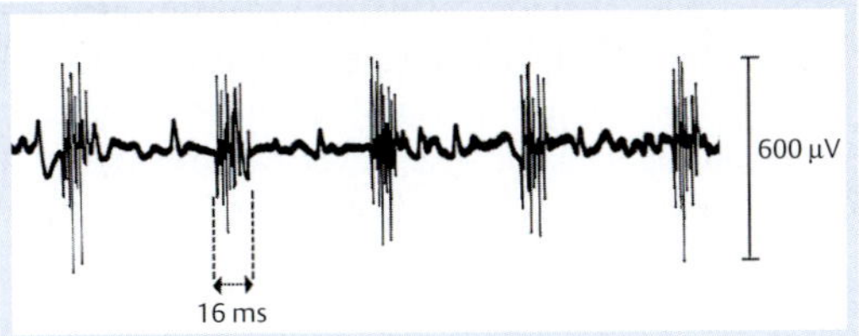

Abb. 13.4 Typisches Reinnervationspotenzial (konzentrische Nadelelektrode).

13.4 Regeneration motorischer Nervenfasern

13.4.1 Regeneration der motorischen Nervenfasern und Muskelreinnervation

Bei einer kompletten Lähmung durch eine totale Axonotmesis wachsen die motorischen Nervenfasern spontan zur Peripherie. Die terminale Regeneration der Nervenfasern führt zur Muskelreinnervation, die sich frühzeitig durch die Elektrophysiologie feststellen lässt.

- *EMG*: Durch die Reinnervation der Muskelfasern bilden sich viele Reinnervationspotenziale (**Abb. 13.4**), die durch Nadelelektroden im Muskel frühzeitig abgeleitet werden können. Diese Potenziale sind polyphasisch, haben eine lange Dauer und eine kleine Amplitude (die Muskelfasern der Einheit können nicht gleichzeitig aktiviert werden, da die regenerierten motorischen Nervenfasern sehr langsam leiten). Je größer die Zahl dieser Reinnervationspotenziale, desto besser ist die Prognose.
- *Leitgeschwindigkeit*: Im Anfangsstadium der Nervenregeneration können die regenerierten motorischen Nervenfasern nur sehr schwer oder gar nicht erregt werden. Daher ist es ratsam, die motorischen Nervenfasern oberhalb des Wachstumskolbens zu reizen.
Beispiel der Regeneration des N. peronaeus communis: wird der N. peronaeus communis oberhalb des Wachstumskolbens am Fibulakopf gereizt, lassen sich die verschiedenen Reinnervationspotenzialgruppen in den Muskeln mit einer bipolaren Nadelelektrode ableiten (**Abb. 13.5**).
Beispiel der Regeneration des N. ulnaris nach Naht am Handgelenk:
Im Anfangsstadium (**Abb. 13.6a**), nach Reiz des N. ulnaris am Ellenbogen, ist die motorische distale Latenz stark erhöht. Das im M. abductor

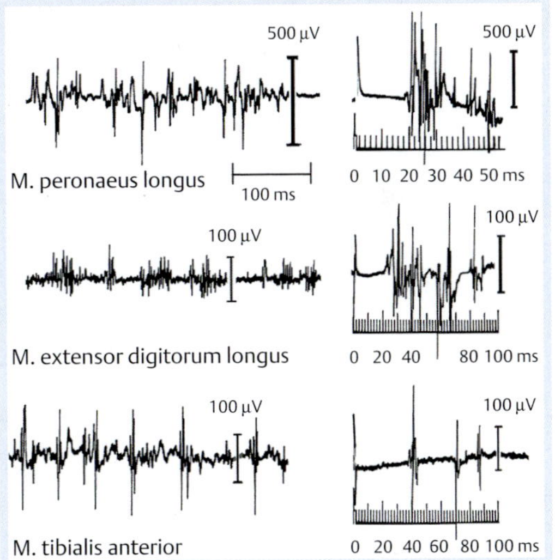

Abb. 13.5 Anfangsstadium der Reinnervation der vom N. peronaeus communis innervierten Muskeln nach kompletter Lähmung des Nervs und totaler Waller-Degeneration.
- Reinnervationspotenziale im M. peronaeus longus, M. extensor digitorum longus und M. tibialis anterior (konzentrische Nadelelektrode
-Reiz des N. peronaeus communis am Fibulakopf: abgeleitete Reinnervationspotenzialgruppen mit erhöhter motorischer Latenz, Zeichen einer beginnenden Reinnervation der Muskeln; partielle Resynchronisation des motorischen Summenpotenzials des erst reinnervierten M. peronaeus longus (bipolare Nadelelektrode).

digiti quinti abgeleitete zersplitterte Summenpotenzial enthält viele kleine Reinnervationspotenziale und hat eine lange Dauer, die durch die heterogene langsame Leitgeschwindigkeit der regenerierten Nervenfasern zu erklären ist. Sobald sich die Markscheiden der motorischen Nervenfasern bilden (**Abb. 13.6b**) verbessert sich die Erregbarkeit und die Leitgeschwindigkeit der regenerierten motorischen Nervenfasern. Es entsteht wieder eine Resynchronisation der motorischen Potenziale, die zur Bildung eines Summenpotenzials mit einer allmählichen Verminderung der Dauer und Steigerung der Amplitude führt. Die motorische Leitgeschwindigkeit bleibt aber definitiv vermindert.

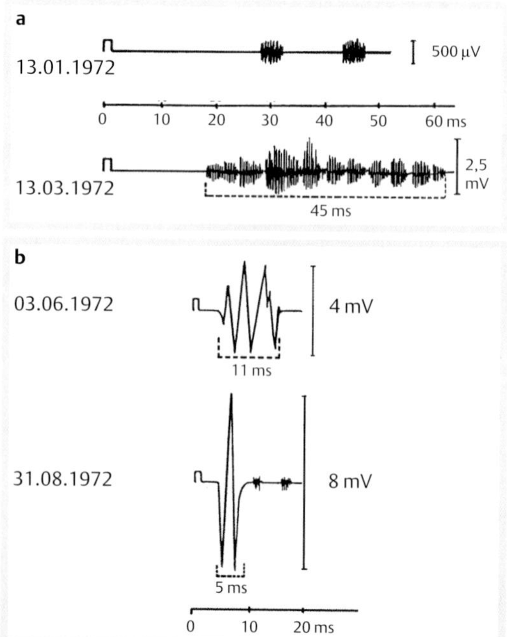

Abb. 13.6a–b Progressive Veränderungen (bipolare Nadelelektrode) des abgeleiteten motorischen Summenpotenzials im M. abductor digiti quinti nach Nervennaht des N. ulnaris am Handgelenk (24.11.1971). **a** Zuerst wird der N. ulnaris am Ellenbogen gereizt: am 13.01.1972 erscheinen die beiden ersten Reinnervationspotenziale; am 13.03.1972 ist das motorische Summenpotenzial in viele kleine Reinnervationspotenziale zersplittert (totale Dauer: 45 ms). **b** Am 03.06.1972 und am 31.08.1972 kann der Nerv am Handgelenk gereizt werden: progressive Resynchronisation des motorischen Summenpotenzials. Die dem Summenpotenzial entsprechende Latenz verkürzt sich allmählich, bleibt aber definitiv erhöht.

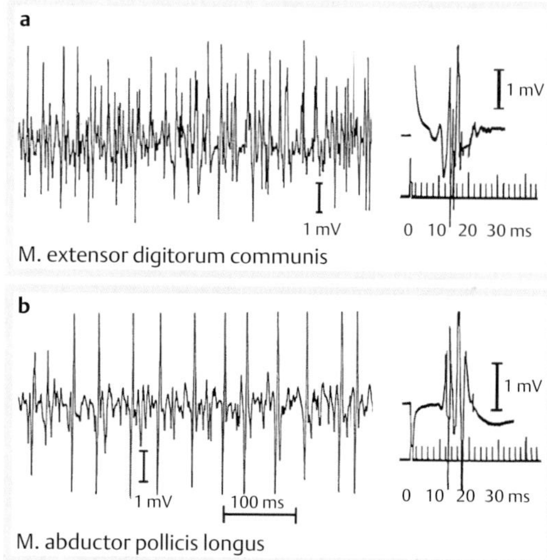

Abb. 13.7a–b Endstadium der Muskelreinnervation nach kompletter Lähmung des N. radialis. **a** Interferenzmuster (konzentrische Nadelelektrode) im M. extensor digitorum communis und normal synchronisiertes motorisches Summenpotenzial (bipolare Nadelelektrode). **b** EMG-Zeichen einer chronischen neurogenen Atrophie des mehr distalen M. abductor pollicis longus (konzentrische Nadelelektrode). Trotzdem ist das Summenpotenzial gut synchronisiert (bipolare Nadelelektrode).

- Die *quantitative Beurteilung* der Muskelreinnervation (**Abb. 13.7a–b**) erfolgt, indem die Zahl der im reinnervierten Muskel rekrutierten motorischen Einheiten festgestellt wird. Ist die Muskelreinnervation sehr gut, kann es zu einem Interferenzmuster kommen (**Abb. 13.7a**). Bei schwacher Muskelreinnervation bleibt es dagegen bei einer chronischen neurogenen Muskelatrophie, d. h. bei einem gemischten Muster mit Potenzialen, die hohe Frequenzen erreichen (≥ 25 Hertz). Trotzdem kann das im Muskel abgeleitete motorische Summenpotenzial gut synchronisiert sein und eine normale Amplitude erreichen (**Abb. 13.7b**). Im Endstadium der Muskelreinnervation ist die Amplitude des motorischen Summenpotenzials von großem Interesse, da sie der Zahl der neu gebildeten motorischen Einheiten entspricht.
- Die *qualitative Beurteilung* der Muskelreinnervation ist möglich, indem simultan die willkürliche Aktivität der agonistischen und antagonistischen Muskeln abgeleitet wird, die vom gleichen Nerv reinnerviert wurden. So lässt sich die gleichzeitige Aktivierung dieser Muskeln feststellen.

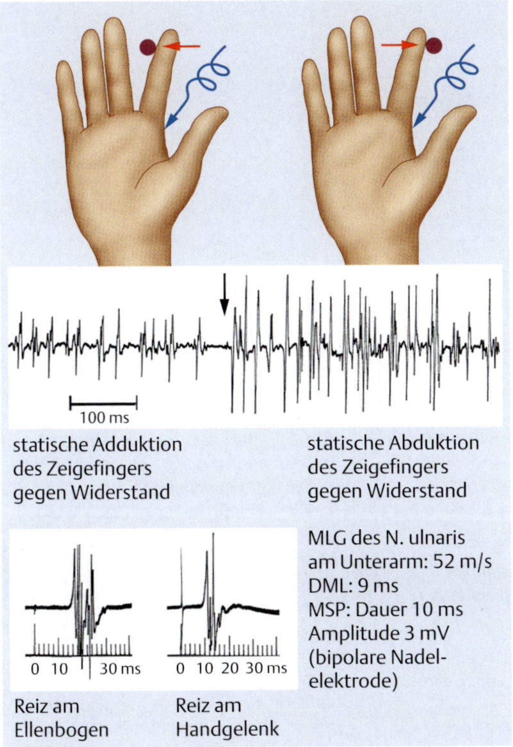

Abb. 13.8 Massenreinnervation der Mm. interossei nach Naht des N. ulnaris am Handgelenk: Veränderung der Form der Willküraktivität des 1. M. interosseus dorsalis (Pfeil) während der statischen Adduktion und Abduktion des Zeigefingers gegen Widerstand (konzentrische Nadelelektrode).

Die 2. Möglichkeit ist, einen einzigen Muskel abzuleiten und die Änderung der Form der Willküraktivität während verschiedener aktiver Bewegungen festzustellen (**Abb. 13.8**).

Bei einer inkompletten Lähmung, z. B. des N. interosseus posterior (**Abb. 13.9**) sind nach Reiz des N. radialis im M. extensor carpi ulnaris während der Reinnervationsphase zweierlei Potenzialgruppen erkennbar (Ableitung mit bipolarer Nadelelektrode):

- Die erste gut synchronisierte motorische Potenzialgruppe hat eine normale Latenz. Sie entspricht den funktionell gebliebenen motorischen Nervenfasern.
- Bei den Potenzialgruppen mit einer größeren Latenz handelt es sich um Reinnervationspotenziale.

Nachträglich kann man in diesem Stadium der Muskelreinnervation behaupten, dass die Lähmung des M. extensor carpi ulnaris zu Beginn inkomplett war.

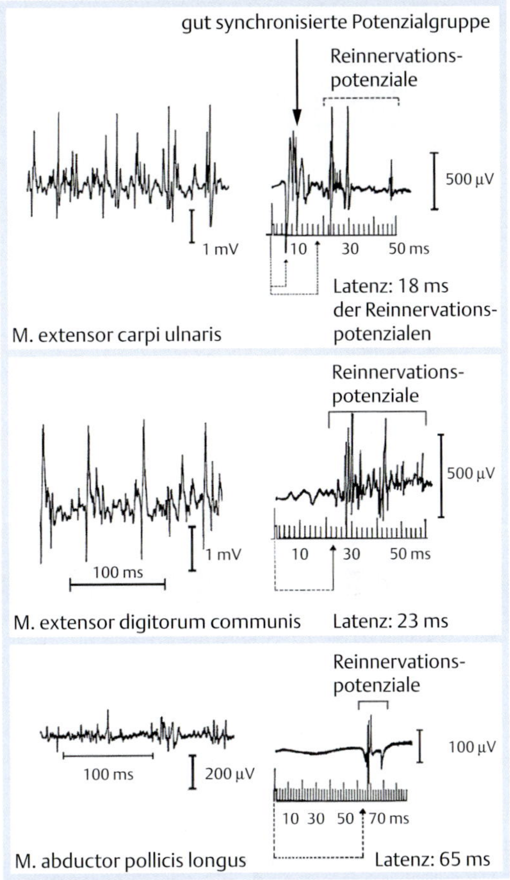

Abb. 13.9 Anfangsstadium der Muskelreinnervation (05. 09. 1977) nach partieller traumatischer Axonotmesis des N. interosseus posterior (08.05.1977). Beginnende Reinnervation von M. extensor carpi ulnaris, M. extensor digitorum communis und M. abductor pollicis longus (konzentrische Nadelelektrode).
Im M. extensor carpi ulnaris besteht das motorische Summenpotenzial aus einer ersten gut synchronisierten Potenzialgruppe mit einer normalen motorischen Latenz (bipolare Nadelelektrode). Dieses Potenzial entspricht den funktionell gebliebenen Nervenfasern und erlaubt in diesem Reinnervationsstadium die Behauptung, dass die Lähmung dieses Muskels im Anfangsstadium inkomplett war (bipolare Nadelelektrode).

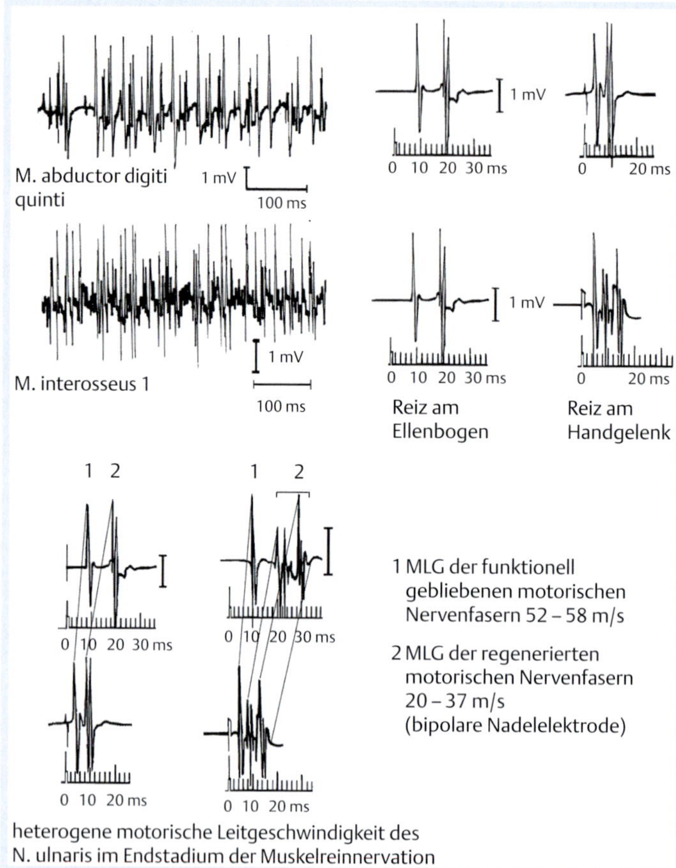

Abb. 13.10 Endstadium der spontanen Reinnervation des distalen ulnaren M. abductor digiti quinti und M. interosseus dorsalis (17.05.1971: nach 28,5 Monaten) nach partieller Axonotmesis des N. ulnaris in der Axilla (31.12.1968) (konzentrische Nadelelektrode).
Die motorische Leitgeschwindigkeit des N. ulnaris am Unterarm ist heterogen. Die Messung der motorischen Leitgeschwindigkeit der entsprechenden mit bipolarer Nadelelektrode abgeleiteten motorischen Summenpotenziale ermöglicht die Unterscheidung der funktionell gebliebenen (52–58 m/s) von den regenerierten Nervenfasern (20–37 m/s). Die motorische Leitgeschwindigkeit der regenerierten Nervenfasern bleibt definitiv vermindert.

Im Endstadium der Regeneration sind die regenerierten motorischen Nervenfasern normal erregbar. Die motorische Leitgeschwindigkeit bleibt aber heterogen, da die regenerierten motorischen Nervenfasern eine irreversibel verminderte Leitgeschwindigkeit aufweisen, während die funktionell gebliebenen Nervenfasern eine normale Leitgeschwindigkeit haben (**Abb. 13.10**).

13.4.2 Regeneration der motorischen Nervenfasern nach Nervennaht oder nach Nervenplastik

Bei erfolgreicher Nervennaht lässt sich der gleiche Regenerationsprozess der Axone und der gleiche Reinnervationsprozess der Muskeln verfolgen, wie bei spontanen Nervenregenerationen. Auch nach der Nervenplastik kann es zu einer guten Muskelreinnervation kommen.

Handelt es sich um kurze Nerven (z. B. N. axillaris, **Abb. 13.11a–b**), kann nach einer Plastik eine sehr ausgeprägte Reinnervation des M. deltoideus stattfinden (**Abb. 13.11c**). Bei langen Nerven ist die Regeneration der motorischen Fasern oft schwächer, besonders am distalen Teil des Nervs.

Bei einer Plastik des N. tibialis in der Fossa poplitea (**Abb. 13.12a**) erfolgte der Wiedergewinn der Plantarflexion des Fußes im Einbeinstand trotz Hypotrophie des M. triceps surae (**Abb. 13.12b**) und EMG-Zeichen einer chronischen neurogenen Atrophie des Muskels. Die motorische und sensible Reinnervation der Fußsohle blieb jedoch sehr schwach.

Da nach einer Plastik die Leitgeschwindigkeit der regenerierten Nervenfasern sehr langsam bleibt, kommt es im Endstadium der Muskelreinnervation selten zu einer Resynchronisation des am reinnervierten Muskel abgeleiteten motorischen Summenpotenzials (**Abb. 13.11b**).

Die Nervenregeneration nach Plastik dauert auch länger als nach einer Nervennaht. Sowohl nach Naht als auch nach Plastik des N. medianus am Handgelenk erscheinen die ersten Reinnervationspoten-

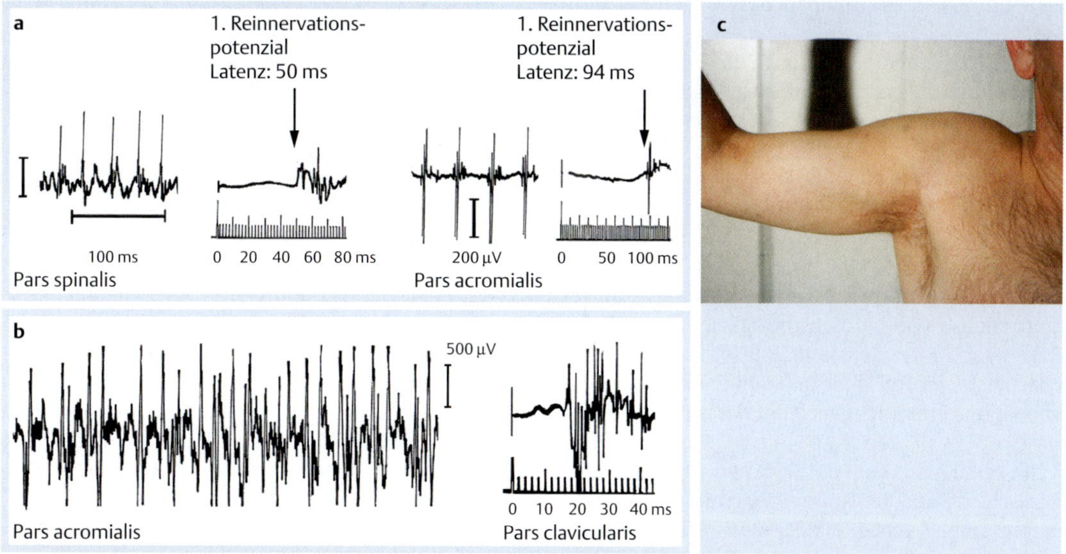

Abb. 13.11a–c Beispiel 1 Komplette Lähmung mit totaler Waller-Degeneration des N. axillaris re. nach Fraktur der Klavikula (09.07.80). Plastik des Nervs (24.11.80). Progressive Reinnervation des M. deltoideus. **a** Nach 5 Monaten, erste Reinnervationspotenziale in der Pars spinalis und der Pars acromialis des M. deltoideus. **b** Nach 16 Monaten, gute Reinnervation des M. deltoideuts mit Interferenzmuster (2 mV) in der Pars acromialis und der Pars clavicularis. Trotzdem kommt es nicht zur Resynchronisation des motorischen Summenpotenzials, das mit bipolarer Nadelelektrode in der Pars clavicularis abgeleitet wurde. Es bleibt eine stark erhöhte motorische distale Latenz und eine heterogene distale Verlangsamung der Leitung der regenerierten motorischen Nervenfasern zurück. **c** Normales Relief des M. deltoideus re. bei Abduktion des Oberarms.

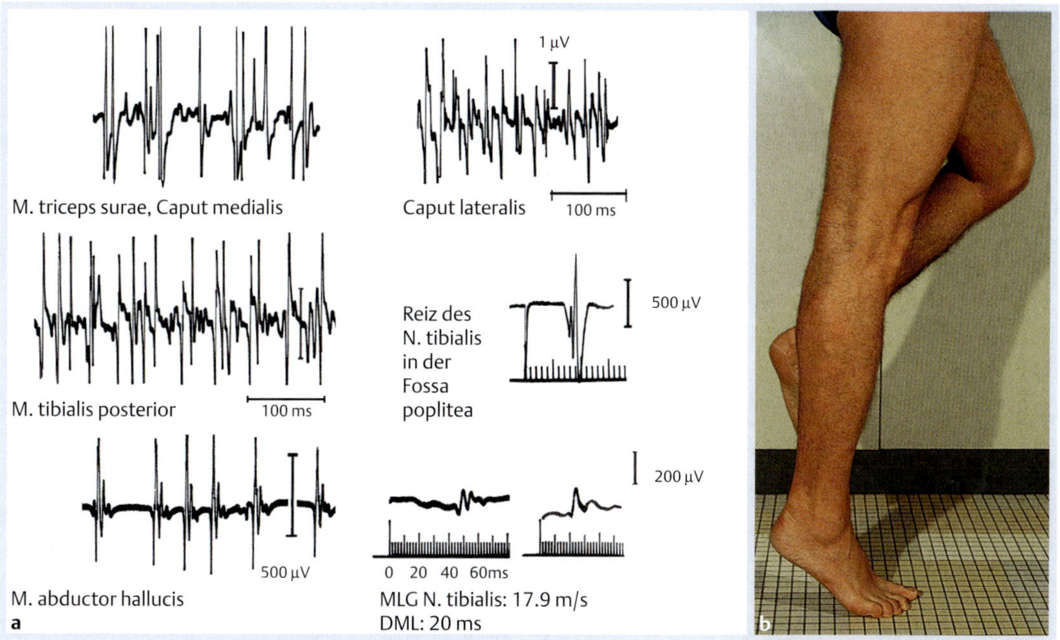

Abb. 13.12a–b Beispiel 2 a Endstadium der Reinnervation (konzentrische Nadelelektrode) nach Plastik des N. tibialis in der Fossa poplitea (Nerventransplantate, 7 cm lang). Nach 49 Monaten bestehen EMG-Zeichen einer chronischen neurogenen Atrophie der Wadenmuskeln (M. triceps surae und M. tibialis posterior). **b** Hypotrophie des M. triceps surae, aber guter funktioneller Rückgewinn der Plantarflexion des Fußes. Der Patient kann auf den Zehenspitzen stehen bleiben. Dagegen wurde nur eine sehr schwache motorische und sensible Reinnervation der Fußsohle beobachtet.

ziale im M. abductor pollicis brevis nach 5 bzw. 10 Monaten.

Nach Naht oder Plastik des N. ulnaris am Handgelenk können die ersten Reinnervationspotenziale im M. abductor digiti quinti nach 4, bzw. 8 Monaten abgeleitet werden.

Beim Vergleich der Endresultate nach einer Naht oder Plastik des N. medianus am Handgelenk lassen sich in einigen Fällen gleichwertige motorische und sensible Resultate feststellen. Die totale Reinnervationsdauer liegt bei der Nervenplastik bei 2,5 Jahren, nach Nervennaht bei 11 Monaten.

13.5 Degeneration und Regeneration der sensiblen Fasern

Der Degenerationsprozess der sensiblen Fasern verläuft ebenso wie bei den motorischen Fasern. Die Regeneration der Sensibilitätsfasern kann spontan oder nach chirurgischer Behandlung des Nervs beginnen und entspricht auch der der motorischen Fasern.

Im Anfangsstadium der Regeneration ist aber der klinische Befund der Hautreinnervation viel vorteilhafter (Tinel-Zeichen und Fortschritte der Hautreinnervation).

Dagegen ist im Endstadium der Hautreinnervation der elektrophysiologische Befund mithilfe einer Messung der orthodromen sensiblen Leitgeschwindigkeit von großem Interesse. Besonders an der Hand besteht ein guter Zusammenhang zwischen der Amplitude der am N. medianus oder am N. ulnaris am Handgelenk abgeleiteten sensiblen Potenziale und der taktilen Diskrimination der reinnervierten Finger. Je größer die Amplitude, desto besser ist die taktile Diskrimination (wichtig für die Expertise nach einem Arbeitsunfall!).

Eine späte Neurolyse eines chronisch komprimierten Nervs (z. B. bei Karpaltunnelsyndrom mit mehr oder weniger kompletter Atrophie der Thenarmuskeln und einem Verlust der taktilen Sensibilität der Hand) oder eine späte chirurgische Reparatur der sensiblen Fasern des N. medianus am Handgelenk (> 6 Monate oder > 1 Jahr) sind oft erfolgreich und erlauben einen gewissen Rückgewinn der Sensibilität an der Hand, was für den Patienten von großer Bedeutung ist.

Die Regeneration der sensiblen Fasern nach Plastik dauert viel länger als nach Nervennaht.

Beispiele:

- Nach einer Naht oder Plastik des N. medianus oberhalb des Handgelenks erreicht die Hautreinnervation die Spitze des Daumens nach 3 bzw. 9 Monaten, des 2. und 3. Fingers nach 5 bzw. 10 Monaten.
- Nach Naht oder Plastik des N. ulnaris oberhalb des Handgelenks erreicht die Hautreinnervation die Spitze des 4. und 5. Fingers nach 5–6 bzw. 12 Monaten.

Diese Angaben sind für die Behandlung zum Wiedergewinn der Handsensibilität wichtig.

14 Poliomyelitis

Bei der Poliomyelitis anterior acuta handelt es sich um eine Entzündung der grauen Marksubstanz, bei der, Zellkörper der Alpha-Motoneuronen vom Poliomyelitisvirus befallen werden. Die Krankheit wurde von Heine (1840) und Medin (1890) beschrieben. Landsteiner und Popper (1908) konnten nach Übertragung auf den Affen 3 Virustypen identifizieren:
- Typ 1 (85 %);
- Typ 2 (10–15 %);
- Typ 3 (nur wenige Fälle).

Die Poliomyelitis trat häufig bei Kindern unter 10 Jahren (spinale Kinderlähmung) oder Jugendlichen auf. Besonders während der Monate Juli und Oktober gab es Epidemien aufgrund von Wasserverseuchung. Im Wasser bleibt der Virus lange aktiv. Die akute Phase der Erkrankung trat 5–7 Tage nach der Ansteckung ein.

Nach der Virusinfektion bilden sich spezifische Antikörper, die eine definitive Immunität gewähren, sodass die systematische – heute obligatorische – Impfung von großem Erfolg ist, da es in Europa keine neuen Fälle von Poliomyelitis mehr gibt.

Trotzdem betrifft die Krankheit weiterhin den heutigen Therapeuten, weil es ältere Patienten gibt, bei denen nach der akuten Erkrankung während der Kindheit chronische neurogene Muskelatrophien zurückblieben, die sich nach vielen Jahren verschlechtern. Diese spät eintretende Verschlechterung wird als *Postpoliomyelitisches Syndrom* bezeichnet.

14.1 Klinische Beschreibung

Die 1. kurze Phase vor dem Eintreten der peripheren Lähmungen ist durch hohes Fieber, starke Kopfschmerzen, Schmerzen der Wirbelsäule und der Muskeln charakterisiert. Diese sind Zeichen einer akuten lymphozytären Meningitis.

Die peripheren Lähmungen treten akut und oft am Morgen auf. Die somatischen peripheren, globalen und schlaffen, kompletten oder inkompletten Lähmungen sind sofort massiv. Frühzeitige Muskelatrophien entstehen, wenn eine akute Degeneration der Alpha-Motoneuronen eintritt.

Zur gleichen Zeit sind vasomotorische Störungen vorhanden, wie Akrozyanose, starker Schweißausbruch und Absinken der Temperatur der gelähmten Extremitäten.

14.2 Topographie der Lähmungen

Die Topographie der motorischen Ausfälle ist sehr unterschiedlich.

Motorische Ausfälle der Extremitäten

Die Lähmung kann entweder einen Muskel, eine Muskelgruppe, eine ganze obere oder untere Extremität oder beide unteren Extremitäten (paraplegische Form von Poliomyelitis, **Abb. 14.1a–b**) betreffen. Sind die Lähmungen weniger ausgeprägt, so kann man die segmentale Topographie der Lähmungen gut erkennen.

> *Die Muskeln eines Myotoms sind aber nicht gleichmäßig betroffen.*

Motorische Ausfälle am Rumpf

Die paravertebralen und interkostalen Rumpfmuskeln sowie die Bauchmuskeln können betroffen sein.

Folgen der Lähmung der Rumpfmuskeln:
- Instabilität des Rumpfes;
- Restriktionssyndrom durch das Versagen der Atemmuskulatur: Im Anfangsstadium sind verschiedene klinische Zeichen zu beobachten:
  - Lähmung der kranialen Interkostalmuskeln: Bei der Einatmung ist kein Heben und keine Erweiterung des Brustkorbs festzustellen. Dagegen kommt es zu interkostalen Einziehungen.
  - Lähmung des Zwerchfells: Eine paradoxe Atmung tritt auf (der Bauch wird bei der Einatmung eingezogen).
- Lähmung der Bauchmuskeln:
  - keine willkürliche Kontraktion bei der Aufrichtung aus Rückenlage;

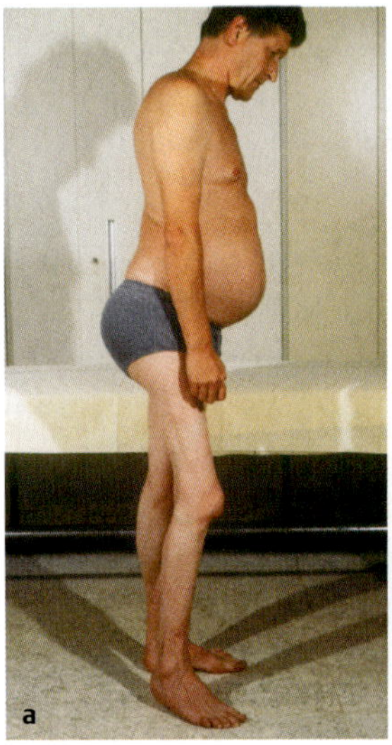
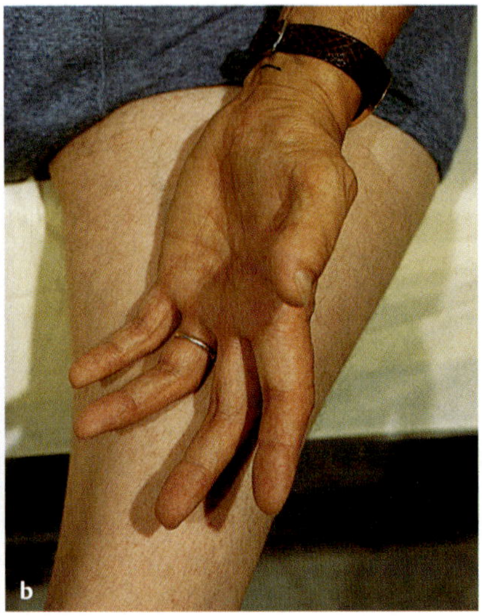

Abb. 14.1a–b Poliomyelitispatient: **a** Atrophie der Bauchmuskeln und der rechten unteren Extremität mit Spitzfuß und Flexionsstellung des Kniegelenks. Der Spitzfuß rechts kompensiert die Flexionsstellung des Kniegelenks. **b** Atrophie der C8-Thenarmuskeln links.

- keine automatische Kontraktion beim Husten (der Nabel verzieht sich in Richtung der stärkeren Bauchmuskeln, wenn die Lähmungen asymmetrisch sind.).
- Husten und Schleimauswurf werden unmöglich.

Bulbäre Ausfälle

- Lähmungen des Pharynx und Larynx mit Schluck- und Sprechstörungen, Anhäufung der Speichelsekretionen im Rachen und Obstruktion der Luftwege;
- Läsion der Atemzentren in der Medulla oblongata: Verlust des Atemrhythmus bis zum Ersticken.

Dies war die häufigste Todesursache bei Poliomyelitis.

14.3 Verlauf der peripheren Lähmungen

Kam es durch die Entzündung nur zu einer Funktionsunterbrechung der Vorderhornzellen, war schon nach 2 oder 3 Tagen ein Rückgewinn der Funktion einiger gelähmter Muskeln zu beobachten. Die Funktion verbesserte sich in den folgenden 3–5 Monaten weiter.

Später bildeten sich motorische Rieseneinheiten durch die kollaterale Regeneration. Hier waren noch bis zu 2 Jahre nach der Erkrankung Verbesserungen der Muskelkraft festzustellen. Eine genaue funktionelle Prüfung der Muskelkraft ermöglichte schon im Anfangsstadium der Krankheit eine Prognose:

- Bei komplett gelähmten Muskeln (Kraft 0) bestand keine Chancen zum Wiedergewinn der Funktion.
- Bei inkomplett gelähmten Muskeln ergaben sich folgende Anzeichen:
  - Kraft 1 oder 2: 30% der Erkrankten blieben ohne Veränderung; 50% hatten am Ende wieder genügend Kraft, um autonom zu sein; 20% konnten normale Kraft zurückerlangen;
  - Kraft 3: 90% erlangten normale Kraft zurück;
  - Kraft 4: alle Patienten erlangten wieder normale Kraft.

14.4 Residualzustände

Irreversible chronische neurogene Muskelatrophien

Die irreversiblen chronischen neurogenen Muskelatrophien der Extremitäten hatten Instabilitäten der Gelenke (z. B. Instabilität des Schulter- oder Hüftgelenks mit Luxationsgefahr) sowie den Verlust der willkürlichen Bewegungen entsprechend der Lokalisation der Muskelatrophien zur Folge.

Am Rumpf führten die chronischen neurogenen Muskelatrophien zu dessen Instabilität mit der Deformationsgefahr der Wirbelsäule, entweder im frontalen oder im sagittalen Abschnitt (z. B. paralytische Skoliose konvex zur Seite der schwachen atrophischen paravertebralen Muskeln oder thorakolumbale Hyperlordose bei Patienten mit schweren motorischen Ausfällen der Bauchmuskulatur) sowie zu einem Restriktionssyndrom.

Residualzustände durch ungenügende orthopädische Betreuung

Bei ungenügender Betreuung während der akuten Phase kann es zu den nachfolgend aufgeführten orthopädischen Komplikationen kommen:

Unilaterale Komplikationen

- Gelenksteife in schlechter Stellung, besonders behindernd an der unteren Extremität;
- Muskelverkürzung durch Unterbrechung des Grundtonusgleichgewichts zwischen schwachen agonistischen und stärkeren antagonistischen Muskeln. Letztere neigen zur Verkürzung.
- Deformationen von Gelenken oberhalb oder unterhalb einer Gelenkfehlstellung, wie z. B.:
  - Adduktionsstellung der Hüfte führt zur Valgusstellung des Knies.
  - Spitzfuß hat ein Genu recurvatum zur Folge (ein Spitzfuß kann aber auch eine anormale Flexionsstellung des Kniegelenks kompensieren, **Abb. 14.1a**).
  - Valgus des Fußes führt zum Genu valgum.
  - Hackenfuß verursacht eine Flexionsstellung des Knies.

Bilaterale symmetrische Fehlstellungen

- Bilaterale symmetrische Flexionsstellung der Hüfte mit Anteversion des Beckens und thorakolumbale Hyperlordose (wird durch das Sitzen, den Vierfüßlergang oder eine zu weiche Matratze bei Bettlägerigkeit in Rückenlage gefördert).
- Die Flexionsstellung der Hüfte fördert die Flexionsstellung der Knie.
- Bilaterale Flexions-, Abduktions- und Außenrotationsstellung der Hüfte durch langes Liegen auf dem Rücken (Froschstellung der unteren Extremitäten).
- Bilaterale Flexions-, Adduktions- und Innenrotationsstellung der Hüfte fördert die paralytische Luxation der Hüfte.

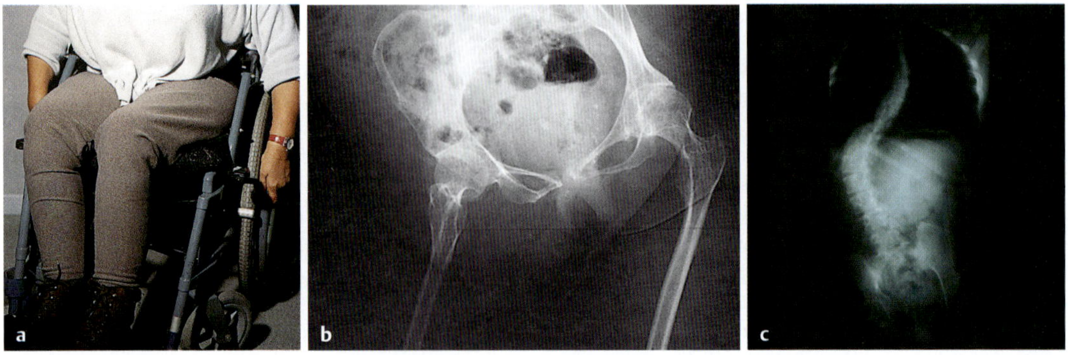

Abb. 14.2a–c Patientin mit paraplegischer Form der Poliomyelitis. **a** Querstellung des Beckens durch schlechtes Sitzen im Rollstuhl. **b** Röntgenaufnahme mit Querstellung des Beckens. **c** Röntgenaufnahme mit skoliotischer Fehlstellung der thorakolumbalen Wirbelsäule.

Bilaterale asymmetrische Fehlstellungen: Querstellung des Beckens

Einseitiges Sitzen (z.B. im Rollstuhl, **Abb. 14.2a**) oder asymmetrische Lähmungen fördern die Querstellung des Beckens. Die Diagnose wird durch die scheinbar ungleiche Länge der unteren Extremitäten gestellt. Die längere untere Extremität ist in Flexion, Abduktion und Außenrotation. Die kürzere untere Extremität ist in Flexion, Adduktion und Innenrotation.

Durch die Querstellung des Beckens entsteht eine starke Lendenskoliose (**Abb. 14.2b–c**).

Residualzustände durch Rückstand des Knochenwachstums der gelähmten Extremität

Diese Residualzustände sind bei vor der Pubertät an Poliomyelitis erkrankten Kindern zu beobachten. Der Rückstand des Knochenwachstums einer unteren Extremität führte zur Beinlängendifferenz. Die Insuffizienz der Koaptation der Hüfte und die Fehlstellung in Flexion, Adduktion und Innenrotation hat eine Deformation des Hüftgelenks zur Folge: Coxa valga, Antetorsion des Collum femoris, Abflachung der Pfanne und Schrägstellung des Pfannendachs.

Diese Deformation fördert die Hüftluxation.

15 Akute Myelopathien durch zentromedulläre Ischämie

Eine momentane Unterbrechung der arteriellen Versorgung des Marks durch die Kompression einer A. radiculomedullaris anterior im Foramen intervertebrale oder durch die Kompression der A. spinalis anterior im Spinalkanal kann eine zentromedulläre Ischämie hervorrufen. Dabei bildet sich ein zentromedulläres Ödem im Bereich der A. sulcocommissuralis, die das Vorderhorn, die Commissura grisea und die Pars intermedia versorgt (Kap. 2.4).

Derartige Ischämien kommen häufig im zervikalen und lumbosakralen Teil des Marks vor, wo die arterielle Versorgung besonders stark entwickelt ist. In all diesen akuten Myelopathien bleiben die medullären Bahnen unversehrt.

Die akuten zervikalen Myelopathien durch zentromedulläre Ischämie wurden erstmals von Turner (1944) beschrieben. Diese rein klinische Beschreibung war aber nicht ausführlich, und die Ursache blieb ungeklärt. Die akute C5–C6-Myelopathie ist besonders demonstrativ und wird oft von starken Kausalgien der Schulter begleitet.

15.1 Allgemeine Zeichen

Die Myelopathie durch zentromedulläre Ischämie setzt akut ein. In ca. 50% der Fälle kommt es zu einem starken Wirbelsäulenschmerz (ohne Schonhaltung). Nachfolgend werden die 3 klinischen Zeichen dargestellt, die entsprechend der Topographie des ischämischen Ödems einzeln oder zusammen sofort auftreten können (**Abb. 15.1a–b**).

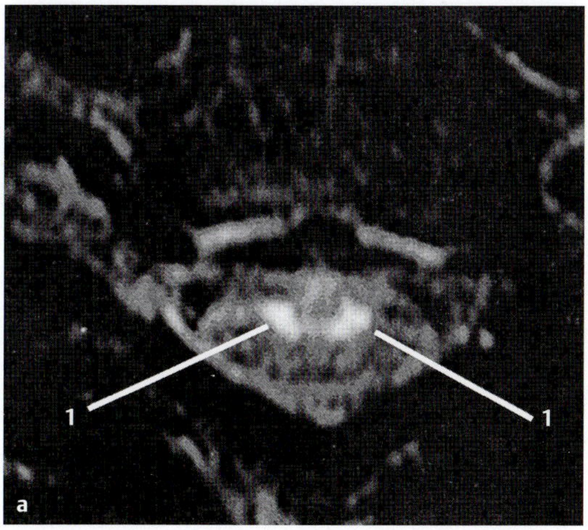

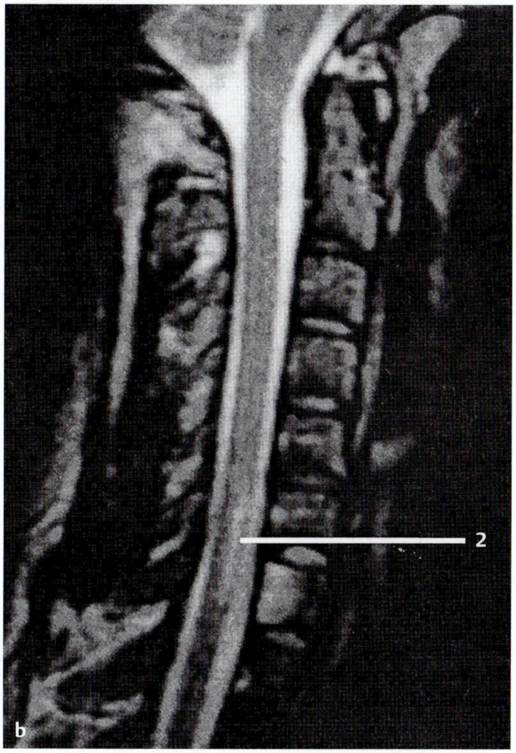

Abb. 15.1a–b Ischämisches Ödem der Vorderhörner (Kernspintomographie) bei einem 31-jährigen Mann mit bilateralen motorischen Ausfällen C7–T1.

Tabelle 15.1 Akute zervikale Myelopathien durch zentromedulläre Ischämie

Topographie	*Zahl*	*Unilaterale Ausfälle rechts/links*		*Bilaterale Ausfälle*	*Asymmetrische Ausfälle* rechts/links*		*Symmetrische Ausfälle*
C5	3	2	1				
C5–C6	37	11	4	22	9	12	1
C5–C6–C7	4	2		2	1	1	
C6	4	1	1	2			2
C6–C7	21	6	5	10	3	5	2
C7	7	1	3	3	2	1	
C7–C8–T1	17	6	3	8	4	4	
C8–T1	4	1	1	2	1		1
C5–C6–C7–C8–T1	3	1	1	1			1
Summe	*100*	*31*	*19*		20	*23*	*7*
** Ausfälle stärker rechts oder links*							
		50		*50*			

Tabelle 15.2 Akute lumbale und lumbosakrale Myelopathien durch zentromedulläre Ischämie

Topographie	*Zahl*	*Unilaterale Ausfälle*	*Bilaterale Ausfälle*	*Asymmetrische Ausfälle*	*Symmetrische Ausfälle*
Lumbale Myelopathien					
L3	1	1			
(L2)–L3–L4	3	3			
(L2)–L3–L4–L5	7	4	3	1	2
L4	7	5	2	2	
L4–L5	14	11	3	2	1
L5	1		1	1	
Lumbosakrale Myelopathien					
L2–L3–L4–L5–S1	3		3		3
L2–L3–L4–L5–S1–S2	1		1		1
L4–L5–S1	5	2	3	1	2
L4–L5–S1–S2	6	3	3	1	2
L5–S1	9	3	6	3	3
L5–S1–S2	4	2	2		2
Lumbosakrale Myelopathien → S5					
L1 → S5	1		1	1	
L4 → S5	1		1	1	
L5 → S5	1		1	1	
S1 → S5	1		1	1	
Summe	*65*	*33*	*32*	*16*	*16*

15.1.1 Ischämie des Vorderhorns – somatische Lähmungen

Die Ischämie der Zellkörper der Alpha-Motoneuronen im Vorderhorn hat eine somatische Lähmung zur Folge, die der poliomyelitischen Lähmung entspricht.

Klinische Zeichen der somatischen Lähmungen

Hierbei handelt es sich um eine periphere, globale (die Ausfälle der Eigenreflexe sind für die Diagnose bedeutend) und schlaffe Lähmung. Der Muskel-Grundtonus ist oft sehr stark vermindert.

Die somatische Lähmung hat eine segmentale Topographie. Ein oder mehrere Myotome können betroffen werden, wobei die Muskeln eines Myotoms jedoch nicht gleichmäßig gelähmt sind.

An den oberen (C5–C6, C6–C7 oder C7–C8–T1, **Tab. 15.1**) und den unteren Extremitäten (L3–L5 oder L4–S2, **Tab. 15.2**) haben die motorischen Ausfälle eine segmentale Topographie.

Seltene akute Myelopathien sind am kranialen Teil des zervikalen Mark lokalisiert: C4 mit einer unilateralen oder bilateralen Lähmung des Diaphragma oder C1–C3 mit einer bilateralen Lähmung des M. sternocleidomastoideus und M. trapezius (**Abb. 15.2**).

Die motorischen Ausfälle können komplett oder inkomplett, unilateral oder bilateral (dann fast immer asymmetrisch verteilt) auftreten.

Die klinische Diagnose dieser somatischen Lähmungen lässt sich besonders einfach stellen, wenn keine assoziierten Sensibilitätsausfälle vorhanden sind (55% der akuten zervikalen Myelopathien und 32,3% der akuten lumbalen oder lumbosakralen Myelopathien, Jesel 1990–1991).

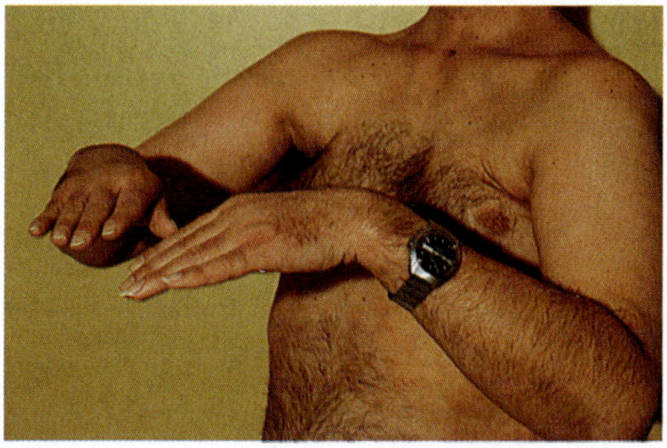

Abb. 15.2 Komplette irreversible bilaterale Atrophie des M. sternocleidomastoideus und M. trapezius nach einer akuten traumatischen Myelopathie C1–C3 nach Schädeltrauma und Koma. Das Heben der Arme ist unmöglich.

Elektrophysiologische Zeichen der somatischen Lähmungen

Der EMG-Befund ist für die Diagnose und die Prognose maßgebend.

Im komplett gelähmten Muskel sind keine Aktionspotenziale mehr vorhanden. Im inkomplett stark gelähmten Muskel ist die Zahl der funktionell gebliebenen Aktionspotenziale vermindert (oft Einzelpotenzialmuster; **Abb. 15.3c–d**).

Die Aktionspotenziale haben eine normale Form, eine variable Amplitude und erreichen bei der willkürlichen Kontraktion hohe Frequenzen. Ist die Lähmung weniger stark ausgeprägt, bilden sich Potenzialgruppen oder regelmäßige Oszillationen mit

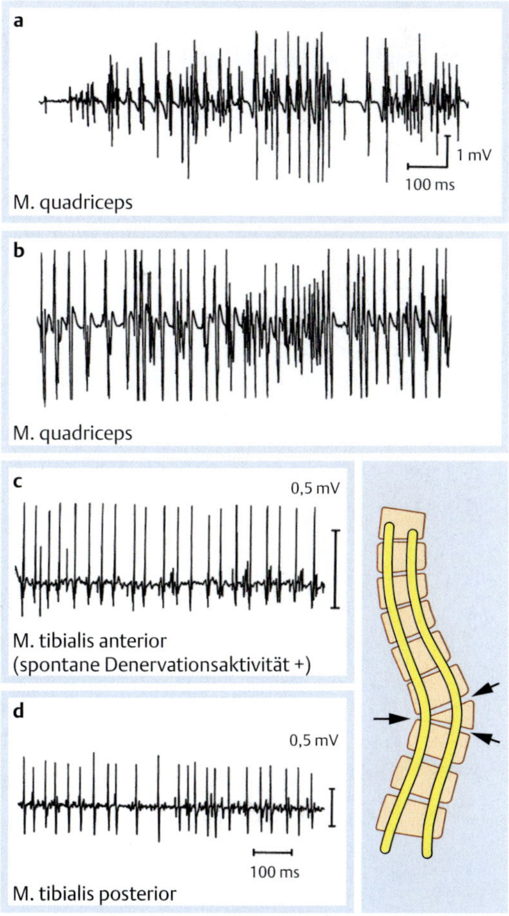

Abb. 15.3a–d Akute Myelopathie durch zentromedulläre Ischämie L4-L5 mit rein motorischen Ausfällen in den Myotomen L4-L5 links nach chirurgischer Behandlung einer Lendenskoliose durch Fehlbildung des Wirbels L3 (Halbwirbel L3). EMG: 3 Wochen nach Stabilisation der Wirbelsäule.

großer Amplitude, die hohe Frequenzen erreichen (**Abb. 15.3a–b**).

Die Prognose dieser somatischen Lähmung lässt sich schon nach 3 Wochen stellen. Folgende 2 Möglichkeiten kommen in Betracht:

- Es sind keine Zeichen einer Waller-Degeneration vorhanden, und im gelähmten Muskel lässt sich keine spontane Denervationsaktivität feststellen. In diesem Fall ist die Prognose günstig.
- Zeichen einer Waller-Degeneration liegen vor. Hier ist die Prognose nicht gut und eine irreversible Muskelatrophie ist zu befürchten, da es sich um eine irreversible Nekrose von Zellen der Alpha-Motoneuronen im Vorderhorn handelt.

15.1.2 Ischämie der Commissura grisea – dissoziierte Sensibilitätsausfälle

Die Ischämie der Commissura grisea, in der die Fasern des 2. Neurons der Schmerz- und Temperaturempfindungen kreuzen, führt zu Sensibilitätsausfällen mit einer syringomyelischen Dissoziation. Die Ausfälle betreffen nur die Sensibilität für Schmerz und Temperatur, die taktile Sensibilität bleibt normal.

Diese Sensibilitätsausfälle haben auch eine segmentale Topographie. Ein oder mehrere angrenzende Dermatome können total oder partiell betroffen sein. Die Ausfälle sind komplett oder inkomplett, unilateral oder bilateral, dann fast immer asymmetrisch (**Abb. 15.4**). Sie sind ganz präzise abgegrenzt. Es kommt nie zu einer Hyperalgesie.

15.1.3 Kausalgien

Bei zentromedullären Ischämien können sich starke unilaterale oder sogar bilaterale Kausalgien entwickeln. Dabei treten diffuse, oft fast unerträgliche Schmerzen auf, die um ein Gelenk oder um eine Muskelgruppe lokalisiert sind.

An der oberen Extremität sind die Schulterkausalgien bei akuten Myelopathien C5–C6 besonders demonstrativ und für die Diagnose entscheidend, wenn sie bilateral auftreten. Es gibt aber auch akute zentromedulläre Ischämien bei C5–C6 ohne Schulterschmerzen. Typisch sind auch die Kausalgien auf der Außenseite des Ellenbogens (laterale Epikondylenschmerzen) bei akuten zentromedullären Ischämien C6–C7.

An der unteren Extremität sind die Kausalgien entweder um ein Gelenk herum (Hüft-, Knie- oder Sprunggelenk), am Ober- oder Unterschenkel oder am Fuß lokalisiert.

In einigen Fällen kann es zu diffusen Schmerzen der ganzen oberen Extremität oder sogar beider unteren Extremitäten kommen.

Eine eindeutige Erklärung dieser Kausalgien liegt nicht vor. Es könnte sich um ein Ödem der Pars intermedia in Höhe der Basis des Hinterhorns handeln, mit Läsion der afferenten autonomen Fasern, die zur Pars intermediomedialis ziehen.

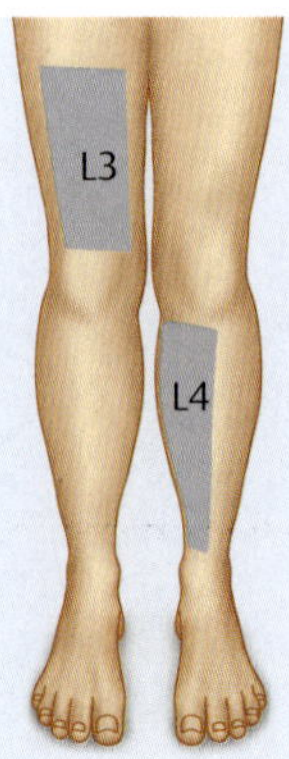

10.01.1977: Klinischer Befund

Untere Extremität rechts	Untere Extremität links
keine motorischen Ausfälle	motorische Ausfälle + M. tibialis anterior: 1 M. extensor digitorum longus: 4
dissoziierte Sensibilitätsausfälle L3	dissoziierte Sensibilitätsausfälle L4
Patellarreflex 0	Patellarreflex +

Abb. 15.4 Akute zentromedulläre Ischämie mit bilateralen dissoziierten kompletten Sensibilitätsausfällen (syringomyelische Dissoziation), L3 rechts und L4 links. Auf der rechten Seite ist der Ausfall des Patellarsehnenreflexes (wird später lebhaft) die Folge, obwohl keine motorischen Ausfälle vorliegen. Auf der linken Seite kommt es zu typischer starker Kraftverminderung des M. tibialis anterior.

15.2 Verlauf der akuten Myelopathien durch zentromedulläre Ischämie

Die akute Phase einer Myelopathie durch zentromedulläre Ischämie dauert 3 Monate. Dabei entsteht ein ischämisches Ödem im Bereich der A. sulcocommissuralis, das mithilfe der Kernspintomographie feststellbar ist (**Abb. 15.1**). Das Ödem bildet sich entweder spontan zurück oder hinterlässt eine definitive Nekrose.

15.2.1 Verlauf der somatischen Lähmungen

Liegen keine Zeichen einer Waller-Degeneration vor, lässt sich innerhalb von 3 Monaten wieder ein Interferenzmuster im Muskel ableiten, obwohl die Kraft noch stark vermindert ist (**Abb. 15.5**). Nach Ablauf von 4–5 Monaten normalisiert sich die Muskelkraft.

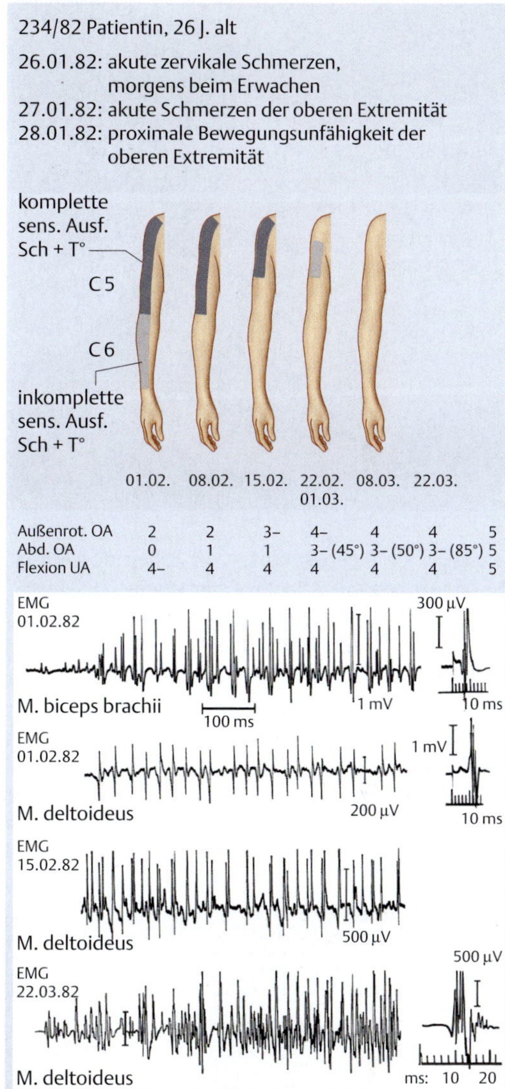

Abb. 15.5 Verlauf einer akuten zervikalen Myelopathie (rechts) mit dissoziierten Sensibilitätsausfällen für Schmerz und Temperatur im Dermatom C5 (total, komplett) und C6 (partiell, inkomplett) und akuten motorischen Ausfällen in C5–C6 rechts (Angaben der Muskelkraft). Die dissoziierten Sensibilitätsausfälle vergehen nach 5 Wochen vollständig (zuerst verschwindet die partielle dissoziierte Hypoästhesie bei C6, dann zieht sich die dissoziierte Anästhesie bei C5 zusammen und wird zu einer Hypoästhesie).
01.02.1982: M. deltoideus rechts: Einzelpotenzialmuster. Das funktionell gebliebene Potenzial (300 µV) erreicht hohe Frequenzen (Kraft der Oberarmabduktoren: 0).
15.02.1982: gemischtes Muster. Mehrere Potenziale (800 µV) erreichen hohe Frequenzen (konzentrische Nadelelektrode).
22.03.1982: Interferenzmuster (1,5 µV), obwohl die Kraft der Oberarmabduktoren noch stark vermindert ist (Kraft: Wert 3- der Muskelfunktionsprüfung). Später hat sich die Kraft wieder normalisiert.

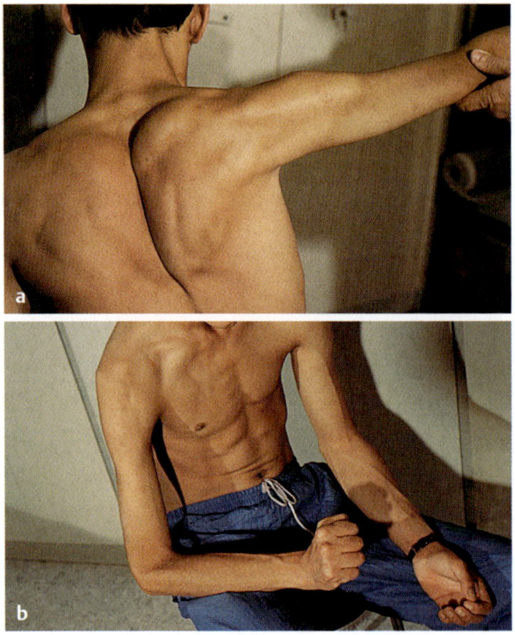

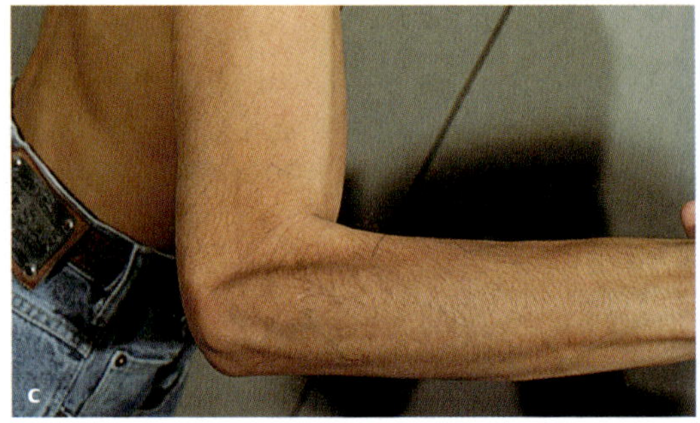

Abb. 15.6a–b Irreversible komplette Atrophie nach einer akuten traumatischen Myelopathie C5–C6 rechts. **a** M. serratus anterior. **b** und **c** M. brachioradialis und M. extensor carpi radialis longus.

Kam es zu einer Nekrose von Zellen der Alpha-Motoneuronen mit Zeichen einer Waller-Degeneration, bleiben chronische Muskelatrophien mit motorischen Ausfällen zurück. Diese irreversible Muskelatrophie kann in einigen Muskeln des Myotoms (**Abb. 15.6a–c**) oder in mehreren Myotomen (z.B. C7–C8–T1 oder S1–S2, **Abb. 15.7a–c**) komplett bleiben.

Im Falle von inkompletten Muskelatrophien können sich durch die *kollaterale Regeneration* (**Abb. 15.8a–b**) Rieseneinheiten und -potenziale (**Abb. 15.9**) und nach 1 Jahr eine Kraftverbesserung entwickeln.

Klinisches Beispiel: 47-jährige Patientin mit kollateraler Regeneration

10.10.1999: Akute Kausalgien der Schultern am Morgen beim Erwachen, stärker auf der rechten Seite, gefolgt von einer proximalen Bewegungsunfähigkeit der oberen Extremitäten, besonders rechts. Die Schmerzen treten trotz Antirheumatika und Antalgika anhaltend über 2 Wochen auf. Sofortige proximale motorische Ausfälle waren vorhanden.

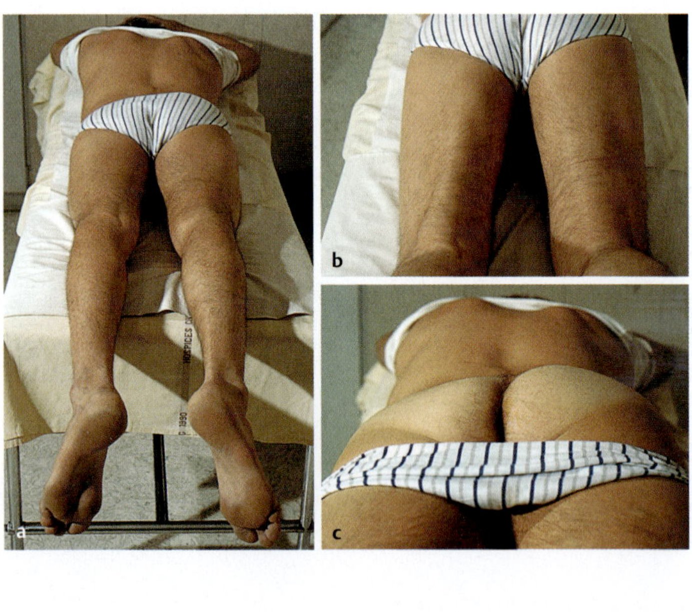

Abb. 15.7a–c Irreversible komplette Atrophie der Muskeln S1–S2 links nach einer akuten sakralen Myelopathie. **a** Mm. triceps surae. **b** M. biceps femoris. **c** M. glutaeus maximus.

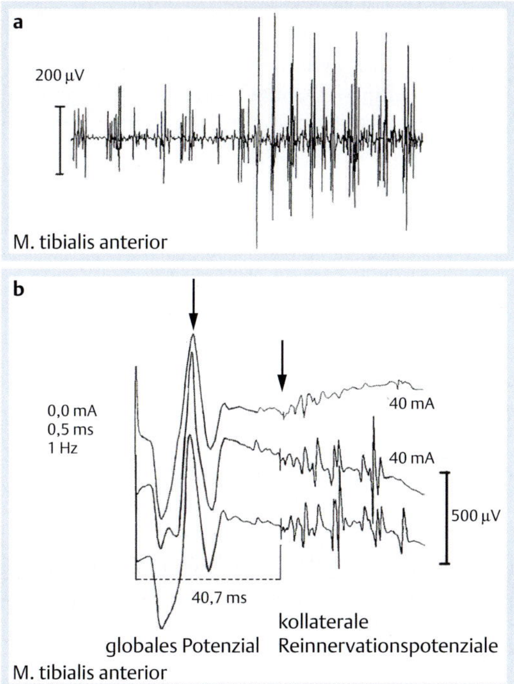

Abb. 15.8a–b Kollaterale Regeneration im M. tibialis nach einer zentromedullären Ischämie. **a** Willküraktivität des M. tibialis anterior (inkomplett atrophisch) mit kleinen polyphasischen Potenzialen, die hohe Frequenzen erreichen (konzentrische Nadelelektrode). **b** Reiz des N. peronaeus communis am Fibulahals und Ableitung im M. tibialis anterior der Potenziale: das 1. globale Potenzial entspricht einer funktionell gebliebenen Einheit, das 2. besteht aus kollateralen Reinnervationspotenzialen, die eine Latenz von 40,7 ms haben. Die im M. tibialis anterior abgeleiteten Potenziale sind miteinander verbunden.

Der neurologische und elektrophysiologische Befund wurde erst nach ungefähr 6 Monaten (04.04.2000) aufgenommen. Bilaterale motorische Ausfälle im Myotom C5, besonders rechts wurden festgestellt.

Obere Extremität rechts: Außenrotation des Oberarms: 4-; Abduktion des Oberarms: 3; Delta-Reflex: 0; Flexion des Unterarms: 5; Biceps-brachii-Reflex: +.

Obere Extremität links: Außenrotation des Oberarms: 4; Abduktion des Oberarms: 5; aber Delta-Reflex : 0.

Beiderseits keine Sensibilitätsausfälle

EMG-Befund: Typische Zeichen einer chronischen neurogenen Muskelatrophie in den Muskeln des Myotoms C5. Viele polyphasische Reinnervationspotenziale mit einer kleinen Amplitude konnten abgeleitet werden, Zeichen einer beginnenden kollateralen Regeneration.

Die ersten Zeichen der kollateralen Regeneration können etwa nach 6 Monaten festgestellt werden. Im atrophischen Muskel bilden sich neue Muskelfasern. Sobald sich diese gebildet haben, werden sie von Nebenästen einer normal gebliebenen motorischen Nervenfaser reinnerviert. Wird der Nerv gereizt, lassen sich 2 miteinander verbundene Potenziale ableiten (**Abb. 15. 8 a–b**):

- Das 1. Potenzial ist normal und gut synchronisiert, aber oft von geringer Amplitude, wenn sich die motorische Einheit weit entfernt von der Nadelelektrode befindet.
- Das 2. Potenzial besteht aus einer Gruppe von Reinnervationspotenzialen mit einer längeren Latenz.

Wenn sich später die Markscheiden der neu gebildeten Nervenfasern gut entwickelt haben, bilden sich Riesenpotenziale mit einer großen Amplitude (**Abb. 15.9**).

> *Dieser Verlauf ist mit dem bei poliomyelitischen Lähmungen identisch.*

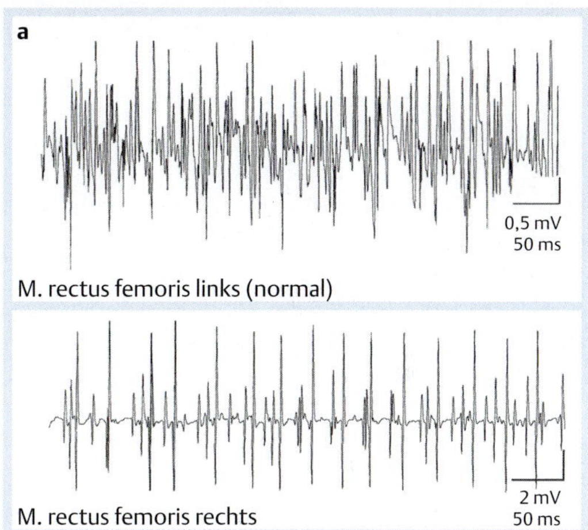

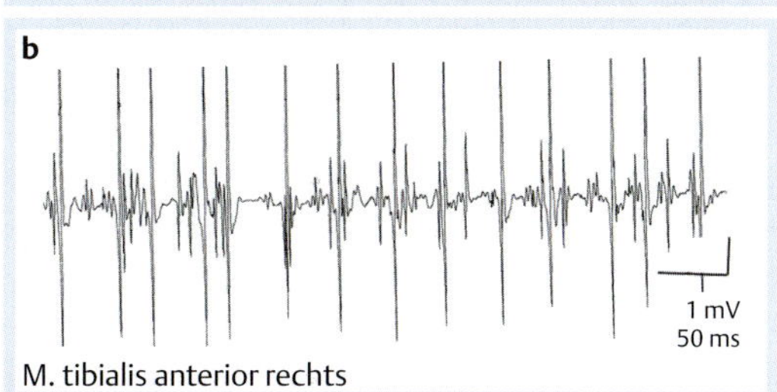

Abb. 15.9 Chronische neurogene Muskelatrophie nach kollateraler Regeneration. Im inkomplett atrophischen Muskel erreichen die Aktionspotenziale eine große Amplitude durch die Bildung von Rieseneinheiten.
Caput rectus fermoris des M. quadriceps links: normales Interferenzmuster.
Chronische Atrophie des M. caput rectus femoris (12 mV) und M. tibialis anterior (6,5 mV u. 8,5 mV) rechts: Einzelpotenzial- oder gemischtes Muster mit großen Potenzialen, die hohe Frequenzen erreichen (konzentrische Nadelelektrode).

15.2.2 Verlauf der dissoziierten Sensibilitätsausfälle

Bei einem günstigem Krankheitsverlauf verschwinden die dissoziierten Sensibilitätsausfälle innerhalb von 3 Monaten.

Sind sie am Ende des 3. Monats noch vorhanden, bilden sie sich nicht mehr zurück.

15.2.3 Verlauf der Kausalgien

Die akuten Kausalgien können mehrere Tage oder Wochen, selten 3 Monate andauern. Chronische Schmerzen und trophische Störungen sind auch später noch zu beobachten.

15.3 Pathogenese

Die akuten Myelopathien durch zentromedulläre Ischämie kommen bei Männern doppelt so häufig vor wie bei Frauen. Sie können in jedem Alter auftreten – sogar bei kleinen Kindern–, am häufigsten sind sie jedoch im Alter von ca. 50 Jahren.

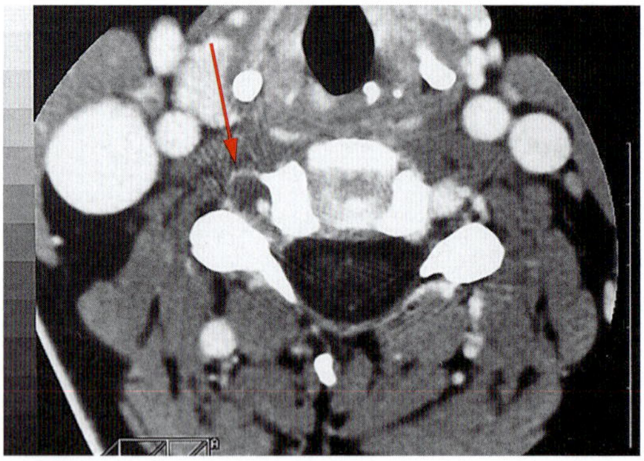

Abb. 15.10 Akute Myelopathie mit reversiblen motorischen Ausfällen in C5 rechts bei einer 22-jährigen Patientin mit malformativer Stenose der A. vertebralis rechts (Pfeil) (CT mit Injektion eines Kontrastmittels).

15.3.1 Begünstigende Faktoren

In einigen Fällen sind keine begünstigende Faktoren vorhanden, während in anderen folgende festgestellt werden:

- *Verengung des Foramen intervertebrale* durch eine intervertebrale *Arthrose* oder eine *Diskushernie*. Diskushernien sind häufiger im lumbosakralen als im zervikalen Teil der Wirbelsäule (11% der zervikalen Myelopathien, oft mit einer intervertebralen Arthrose verbunden, und 27,7% lumbale oder lumbosakrale Myelopathien).
- *Verengung des Spinalkanals:* Durch starke *arthrotische Veränderungen* des lumbalen Spinalkanals kann es zu einer Muskelatrophie der unteren Extremitäten kommen, die nach und nach zunimmt.

Ein derartiger Verlauf kann eine paraplegische Form einer amyotrophischen Lateralsklerose vortäuschen.

- *Pathologische Prozesse der Spinalhäute*, die zu einer Verengung des Foramen intervertebrale führen (postradiotherapeutische Sklerose der Spinalhäute, Lyme-Krankheit, primäre oder sekundäre Tumoren).
- *Raucher* sind häufiger ausgesetzt.
- *Arteriitis dissecans*, z. B. der Aa. vertebrales bei einer 22-jährigen Patientin mit einer akuten zervikalen Myelopathie und vorübergehenden motorischen Ausfällen in C5 rechts (**Abb. 15.10**).
- Selten kann es sich um eine *arteriovenöse Fistel* handeln.

Klinisches Beispiel: Akute bilaterale lumbosakrale Myelopathie L5–S5 durch eine arteriovenöse Fistel in Höhe von T7 mit typischer Hypertrophie der ventralen spinalen Vene zur Ableitung des Blutes bei einem 74-jährigen Patienten (**Abb. 15.11**).

August 1988: Plötzliches Versagen der posturalen Funktion durch akute motorische Ausfälle der unteren Extremitäten; dringendes Miktionsgefühl und Obstipation.

Oktober 1988: Verschlechterung der motorischen Ausfälle der unteren Extremitäten.

12.07.1989: Patient kann gehen, jedoch nicht auf den Fersen und Fußspitzen; Inkomplette periphere Lähmung (Kraft 3) L5–S5 mit EMG-Zeichen einer akuten bilateralen inkompletten neurogenen Muskelatrophie L5–S5; Achillessehnenreflexe, Semi-Reflexe und Biceps-femoris-Reflexe: 0.

23. u. 26.08.1989: Embolisationen der thorakalen arteriovenösen Fistel.

17.10.1989: Verbesserung der Kraft L5–S5 (Kraft: 4), aber Verschlechterung der Miktions- und Defäkationsfunktion; Harnretention (benötigt 4 Entleerungen pro Tag durch Katheter) und chronische Obstipation.

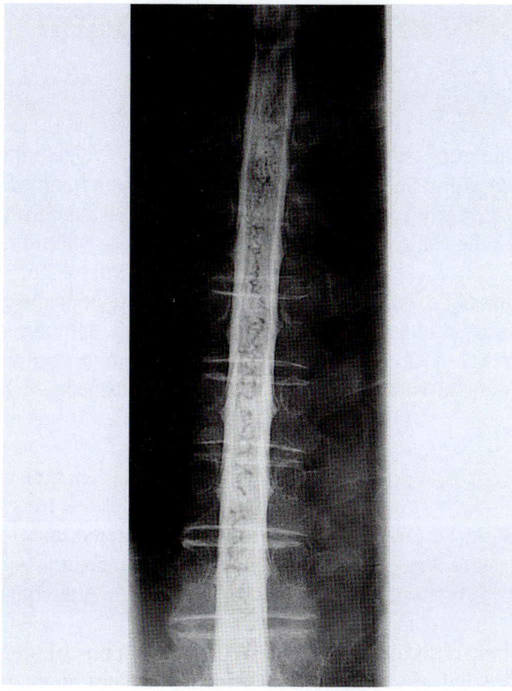

Abb. 15.11 Hypertrophie der ventralen spinalen Vene.

Es handelte sich um bilaterale ischämische Läsionen des Vorderhorns am kaudalen Teil des lumbosakralen Marks L5–S5 und um eine totalen Zerstörung der sakralen parasympathischen Zentren S2–S4 im Conus terminalis.
Assoziierte Läsionen der medullären Bahnen wurden nicht festgestellt.

15.3.2 Auslösende Faktoren

- *Andauernde Fehlhaltung der Wirbelsäule* während des Tiefschlafs oder einer allgemeinen Narkose ist der häufigste Faktor.
- Allgemeine starke *Blutdrucksenkung.*
- *Wiederholte Belastung der Wirbelsäule*, besonders der zervikalen Wirbelsäule durch rhythmische Bewegungen gegen Widerstand der oberen Extremitäten (z.B. Holz sägen, Schnee schaufeln).
- *Traumen der Wirbelsäule* oder *chirurgische Eingriffe* (z.B. Operationen von Skoliosen, Stabilisation der Wirbelsäule nach Fraktur, Abnahme einer Diskushernie, Operationen eines Aneurysma dissecans des thorakalen oder abdominalen Teils der Aorta).
- *Schädeltraumen* können eine Atrophie der Muskeln C1–C3 im Bereich des N. accessorius verursachen (s. **Abb. 15.2**).

15.4 Behandlungsprinzipien

- *Während* der akuten Phase ist eine sofortige Antalgika- und Kortisonbehandlung angebracht. Diese hat eine gute Einwirkung auf das ischämische zentromedulläre Ödem und lindert auch die Schmerzen.

Physiotherapie ist während dieser Phase nicht wirksam und daher auch nicht indiziert.
Nach der akuten Phase sollte die chirurgische Behandlung einer Wirbelsäulenarthrose oder einer Diskushernie erwogen werden, da es bei vorliegenden begünstigenden Faktoren zu Rezidiven kommen kann.
Physiotherapie kann zur Unterstützung des Kraftwiedergewinns dienen, besonders wenn die Prognose günstig ist.

In Fällen mit bestehenden Muskelatrophien muss – besonders bei jüngeren Patienten – versucht werden, Funktionen mithilfe der Chirurgie oder Orthesen wiederherzustellen

16 Akute radikuläre Schmerzen und Lähmungen der Extremitäten

Die akute Kompression eines Spinalnervs durch eine Diskushernie ist ein gutes Beispiel, um akute radikuläre Schmerzen und Lähmungen zu beschreiben. Am häufigsten sind die Spinalnerven C6, C7 oder selten C8 an der oberen Extremität und L4, L5 oder S1 an der unteren Extremität betroffen.

Typisch ist folgender Verlauf besonders im zervikalen Abschnitt der Wirbelsäule: Zuerst tritt ein rezidivierender Wirbelsäulenschmerz auf, der durch die progrediente Degeneration des Wirbelgelenks entsteht. Später kommt es zu Parästhesien in einem Dermatom, die mit der Migration der Diskushernie in die Nähe des Spinalnervs erklärt werden können. Es entwickelt sich eine chronische radikuläre Kompression. Zuletzt kann durch eine falsche Bewegung eine akute radikuläre Kompression mit dem typischen akuten radikulären Schmerz, gefolgt von einer akuten radikulären Lähmung auftreten.

16.1 Akuter radikulärer Schmerz

16.1.1 Klinische Beschreibung des akuten radikulären Schmerzes

Der Schmerz entsteht in der Wirbelsäule und hat eine typische Schmerzausstrahlung in die Extremität:

- C6: Schulter, Außenseite des Oberarms, radialer Rand des Unterarms, Daumen;
- C7: Schulter, Rückseite von Oberarm, Unterarm, Hand, 2.–4. Finger;
- C8: Schulter, Innenseite des Oberarms, ulnarer Rand des Unterarms und der Hand, 5. Finger;
- L4: Leiste, Vorderseite des Oberschenkels, Innenseite des Knies und des Unterschenkels;
- L5 und S1: Gesäß, Rückseite des Oberschenkels bis zur Fossa poplitea;
  - L5: Außenseite des Unterschenkels, Fußrücken bis zum großen Zeh;
  - S1: Rückseite des Unterschenkels, Fußaußenrand bis zum kleinen Zeh.

Der Schmerz ist andauernd und oft sehr stark. Durch Husten, Niesen, Defäkation, passive oder aktive Bewegungen der Wirbelsäule wird ein starker Schmerzimpuls ausgelöst.

An der unteren Extremität können verschiedene Tests durchgeführt werden, um den radikulären Schmerz zu verstärken oder zu reproduzieren:

- Patient in Bauchlage: Die passive Extension des gestreckten Beins verursacht den radikulären Schmerz L4 und seine typische Ausstrahlung.
- Patient in Rückenlage: Passive Flexion des gestreckten Beins verursacht den radikulären Schmerz L5 oder S1 und seine typische Ausstrahlung (Lasègue-Zeichen).

Der radikuläre Schmerz wird von einem akuten Wirbelsäulenschmerz begleitet. Es kommt zu einer *Schonhaltung*:

- *HWS:* Lateralflexion zur Seite des Schmerzes, Rotation zur Gegenseite des Schmerzes;
- *LWS:* Entweder Flexion oder Lateralflexion des Rumpfes zur Seite (direkte Schonhaltung bei S1-Kompression) oder zur Gegenseite des radikulären Schmerzes (gekreuzte Schonhaltung bei L5-Kompression).

Diese Schonhaltungen sind nicht reduzierbar. Beim Korrekturversuch erfolgt eine Verstärkung des radikulären Schmerzes mit der typischen Ausstrahlung.

16.1.2 Verlauf des akuten radikulären Schmerzes

Eine akute Kompression eines Spinalnervs durch eine Diskushernie wird regelmäßig von einer akuten radikulären Lähmung gefolgt. Der radikuläre Schmerz verschwindet, der Wirbelsäulenschmerz und die Schonhaltung bleiben jedoch bestehen.

16.2 Akute radikuläre Lähmung

Motorische und sensible Ausfälle bestätigen den Übergang zur akuten radikulären Lähmung.

16.2.1 Klinische Zeichen motorischer Ausfälle

Es handelt sich um eine periphere, d.h. globale (Eigenreflexe sind vermindert oder fallen ganz aus), fast immer inkomplette und schlaffe Lähmung (Muskelhypotonie) mit einer radikulären Topographie. Alle radikulären Nervenfasern des Spinalnervs sind betroffen. Folgende Funktionen sind vermindert:

- *C6:* Flexion und Supination des Unterarms, radiale Extension der Hand; auch der M. pronator teres kann betroffen sein;.
- *C7:* Adduktion und Innenrotation des Oberarms, 3 Muskeln der Radix lateralis des N. medianus und Extensionssynergien des N. radialis;
- *C8:* Flexion des 1.–3. Fingers, Handmuskeln des N. medianus;
- *L4:* Adduktion des Oberschenkels, Extension des Unterschenkels, M. tibialis anterior;
- *L5:* Dorsalflexion von Fuß und Zehen, M. tibialis posterior, Innengruppe der ischiokruralen Muskeln und M. glutaeus medius; es entstehen ein Steppergang, eine Instabilität des Sprunggelenks und ein Trendelenburg-Hinken durch die laterale Instabilität der Hüfte;
- *S1:* Plantarflexion des Fußes und der Zehe, Außengruppe der ischiokruralen Muskeln (M. biceps femoris), M. glutaeus maximus; bei einer S1-Lähmung entsteht die auffällige Hypotonie des M. triceps surae *(Equerre-Zeichen)* und des M. glutaeus maximus *(Fesse triste)*.

Da es sich um eine globale Lähmung handelt, ist es wichtig, die Eigenreflexe zu prüfen, die entweder vermindert sind oder ganz ausfallen:

- **C6**: Biceps-brachii-, Brachioradialis- und Pronatorenreflexe;
- **C7**: Triceps-brachii- und Pronatorenreflexe;
- **C8**: Fingerbeugerreflex;
- **L4**: Adduktoren- und Patellarsehnenreflex;
- **L5**: Tibialis-posterior- und Semi-Reflex;
- **S1**: Achillessehnen und Biceps-femoris-Reflex.

16.2.2 Elektrophysiologische Zeichen motorischer Ausfälle

Durch die akute Kompression des Spinalnervs entsteht eine Desynchronisation der Aktionspotenziale. Diese sind sehr polyphasisch (**Abb. 16.1a**). Im gelähmten Muskel bleibt mit der Bildung von polyphasischen Potenzialgruppen oder desynchronisierten Oszillationen oft eine große Zahl von Aktionspotenzialen zurück (**Abb. 16.1b**).

Wird die Befunderhebung nach 3 Wochen durchgeführt, besteht die Möglichkeit, eine spontane Denervationsaktivität in den gelähmten Muskeln zu lokalisieren.

Mit der Prüfung der motorischen Leitgeschwindigkeit lässt sich die Amplitude des Summenpotenzials (Ableitung mit Oberflächenelektrode) der gelähmten Muskeln messen. Die verminderte Amplitude kann mit der Gegenseite verglichen werden.

Durch die verschiedenen elektrophysiologischen Untersuchungsmöglichkeiten ist eine Spinalnervenkompression im Foramen intervertebrale lokalisierbar.

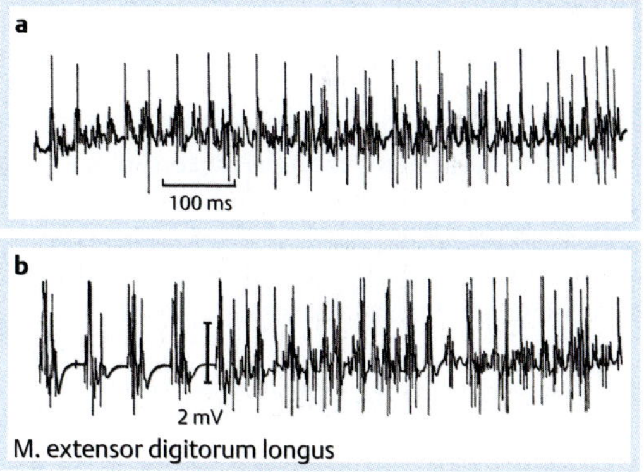

Abb. 16.1a–b EMG-Ableitung des M. extensor digitorum longus mit konzentrischer Nadelelektrode bei einer akuten radikulären Lähmung L5. **a** Gemischtes Muster mit vielen polyphasischen Potenzialen und Potenzialgruppen, die hohe Frequenzen erreichen (25 Hz). **b** Polyphasische Potenzialgruppen und desynchronisierte Oszillationen von 2–4 mV.

Sensibilitätsausfälle

Hierbei handelt es sich um globale Sensibilitätsausfälle mit einer radikulären Topographie. Häufig sind die Ausfälle der Schmerzsensibilität durch eine Hyperalgesie maskiert, die durch die axonale Läsion zu erklären ist. Die Ausfälle sind hauptsächlich am distalen Teil des Dermatoms lokalisierbar, da sich die radikulären Dermatome überlappen.

Die Abgrenzung ist nicht präzise.

- *C6:* Daumen;
- *C7:* 2.–4. Finger;
- *C8:* 5. Finger und ulnarer Rand der Hand;
- *L4:* Innenseite des Unterschenkels (im Bereich des N. saphenus);
- *L5:* Innenrand des Fußes und großer Zeh;
- *S1:* Außenrand des Fußes (im Bereich des N. suralis).

Verlauf einer akuten radikulären Lähmung

Folgende Faktoren beeinflussen den Verlauf:
- Alter des Patienten;
- Vaskuläre Versorgung des Spinalnervs;
- Dauer und Schweregrad der Spinalnervenkompression;
- Frühzeitiger Beginn und Wirksamkeit der Behandlung.

Bei der häufigen ***funktionellen Unterbrechung*** der Leitfähigkeit der radikulären Fasern ***(Neurapraxie)*** wird die Leitfähigkeit innerhalb von 3 Monaten zurückgewonnen (keine Zeichen einer Waller-Degeneration nach 3 Wochen).
Bei einer läsionellen ***Unterbrechung*** der Leitfähigkeit ***(Axonotmesis)*** kommt es zu einer partiellen Waller-Degeneration von radikulären Fasern (die sich nach 3 Wochen durch die spontane Denervationsaktivität der gelähmten Muskeln bestätigen lässt). Die spontane Regeneration führt zu einer sehr späten Muskelreinnervation.

Die Behandlung hat zum Ziel, eine massive Axonotmesis zu vermeiden.

16.3 Andere Ursachen radikulärer Schmerzen und Lähmungen

Radikuläre Schmerzen und Lähmungen können in Abhängigkeit von der Ursache akut oder progredient auftreten. Einige Ursachen werden angeführt.

Läsionen des Spinalnervs

- Progrediente Kompression eines Spinalnervs durch ein Neurinom (kann sich in den Spinalkanal entwickeln und ein Brown-Séquard-Syndrom hervorrufen);
- Akute Läsion durch Herpes zoster (Virusläsion der Zellen der Radix posterior).

Läsionen der Rückenmarkshäute

- Progrediente Kompression eines Spinalnervs durch ein Meningeom (kann in den Spinalkanal eindringen und ein Brown-Séquard-Syndrom hervorrufen);
- Akute Entzündung der Rückenmarkshäute nach Zeckenbiss (Lyme-Krankheit verursacht durch Borrelia burgdorferi: mehrere Spinalnerven der Arme und Beine können beidseitig betroffen sein, und es kann zu einer Fazialislähmung kommen).

Läsionen der Knochen

Viele Knochenläsionen können zu einer Verengung des Foramen intervertebrale führen und die Kompression von einem oder mehreren Spinalnerv hervorrufen, z. B. Osteitis, Wirbelsäulendeformationen, Knochendystrophien, primäre oder sekundäre Knochentumoren, Wirbelsäulenarthrose.

16.4 Pseudoradikuläre Schmerzen

Pseudoradikuläre sind häufiger als radikuläre Schmerzen. Die pseudoradikulären Schmerzen kommen entweder aus der Wirbelsäule bei einer arthrotischen Degeneration der Procc. articulares posteriores oder aus peripheren Strukturen, z. B. Gelenkkapsel, Bänder (periartikuläre Schmerzen), Muskeln (Myalgien) oder Sehnen (Tendinopathien).

Es ist wichtig, Triggerpunkte zu lokalisieren.

Hier handelt es sich um trophische Störungen, die oft in Zusammenhang mit einer intervertebralen Degeneration stehen.

Wie bei den radikulären Schmerzen strahlen sie in die Extremität aus, was aber sehr variabel und nicht für eine Spinalnervenkompression typisch ist.

Beispiel: Unilaterale Arthrose der Procc. articulares posteriores L5/S1
Folgende Ausstrahlungen können beobachtet werden: In das Gesäß, in die untere Extremität bis zur Fossa poplitea oder bis zur Ferse. Das passive Anheben des Beines in Rückenlage kann ein pseudo Lasègue-Zeichen hervorrufen (LWS-Schmerz ohne typische Schmerzausstrahlung in die untere Extremität).

Die mehr oder weniger starken Schmerzen können lang andauernd sein. Ein Schmerzimpuls mit einer typischen radikulären Ausstrahlung durch Husten oder Defäkation ist nicht vorhanden. Der neurologische Befund ist normal.

16.5 Behandlungsmöglichkeiten bei einer akuten Kompression eines Spinalnervs durch eine Diskushernie

Eine akute Wurzelkompression kann konservativ behandelt werden (z. B. Bettruhe, Analgetika, Antirheumatika, Medikamente zur Muskelentspannung, Wirbelsäulentraktionen) oder die Diskushernie kann durch Chemonukleolyse oder operative Nukleotomie, Laser- oder Radiofrequenznukleotomie entfernt werden.

Physiotherapie ist zur Behandlung zurückgebliebener Wirbelsäulenschmerzen und der Extremitätenlähmungen indiziert.

17 Lähmungen des N. facialis

17.1 Anatomischer Überblick

Der N. facialis und der N. intermedius *(N. intermediofacialis)* befinden sich (mit dem N. cochleovestibularis) im Meatus acusticus internus und erreichen das Ganglion geniculi. Der N. facialis biegt sie in den Canalis facialis ein bis zum Foramen stylomastoideum. Er zieht dann durch die Glandula parotis hindurch und teilt sich in die 2 Endäste R. temporofacialis und R. cervicofacialis.

Der intrakranielle Teil des Nervs wird von der A. meningea media, der extrakranielle Teil von der A.

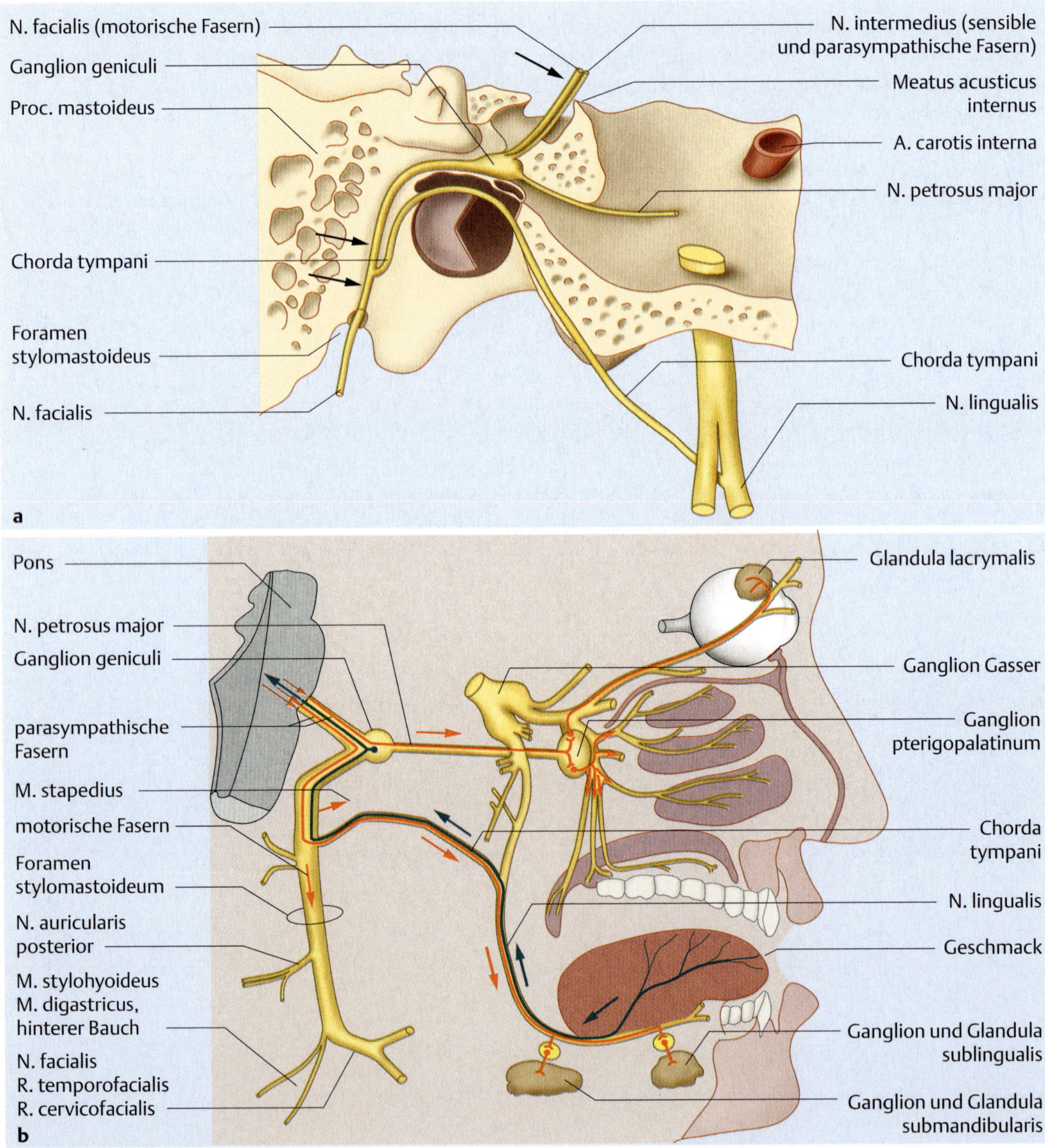

Abb. 17.1a–b N. facialis. **a** Canalis facialis in der Pars petrosa des Os temporale mit dem Verlauf des N. facialis. **b** Efferente und afferente Fasern des N. facialis.

stylomastoidea versorgt. Beide Arterien versorgen den Nerv im Canalis facialis.

Der N. facialis (VII. Kranialnerv) und der N. intermedius enthalten folgende 3 Faserarten (**Abb. 17.1a–b**):

- Efferente motorische Fasern (N. facialis) zur Innervation der Gesichtsmuskulatur.
- Efferente parasympathische Fasern (N. intermedius: Fasern kommen vom Nucleus salivatorius superior) für die Tränensekretion (Lacrymalsekretion) durch die Glandula lacrymalis und die Speichelsekretion durch die Glandula submandibularis, die Glandula sublingualis und die Glandulae linguales. Die Umschaltung der präganglionären Fasern auf die postganglionären Neuronen geschieht in den präviszeralen Ganglien (Ganglion pterigopalatinum für die Tränensekretion, Ganglion submandibularis und sublingualis für die Speichelsekretion).
- Afferente spezielle viszerosensible Fasern (N. intermedius) für den Geschmack von den vorderen 2 Drittel der Zunge. Die Zellen der afferenten gustatorischen Fasern befinden sich im Ganglion geniculi.

Folgende Gesichtsmuskeln werden vom N. facialis innerviert (**Abb. 17.2**):

- Muskeln im Bereich des R. temporofacialis: M. frontalis, M. orbicularis oculi (Pars palpebralis und Pars orbitalis), M. corrugator supercilii, M. levator labii superioris et nasi, M. zygomaticus major et minor, M. buccinator sowie die obere Hälfte des M. orbicularis oris;
- Muskeln im Bereich des R. cervicofacialis: Mm. risorius, untere Hälfte des M. orbicularis oris sowie M. triangularis, M. quadratus labii inferior, M. platysma und M. mentalis. Der Nerv innerviert auch den M. stapedius im Innenohr (Kap. 7).

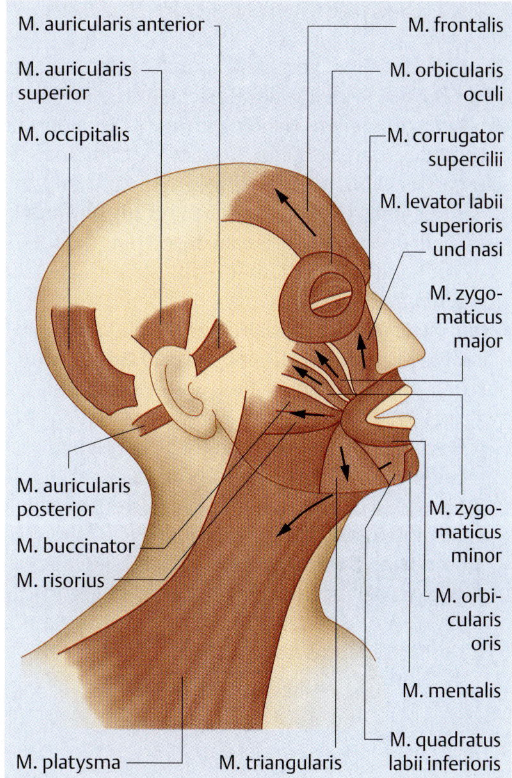

Abb. 17.2 Mimische Muskulatur.

17.2 Prüfung der Gesichtsmotorik

Die motorische Funktion des N. facialis wird klinisch und mithilfe der Elektrophysiologie geprüft.

17.2.1 Klinische Prüfung

Nacheinander sollten systematisch geprüft werden:

- Willkürliche Bewegungen: Stirn runzeln, Augen schließen, Zähne zeigen, Backen aufblasen, pfeifen;
- Automatische Bewegungen: Lachen und gesamte Gesichtsmimik;
- Reflektorische Bewegung des M. orbicularis oculi: Der Blinzelreflex wird durch ein leichtes Beklopfen des N. supraorbitalis (ein Ast des N. trigeminus) ausgelöst. So entsteht eine unilaterale reflektorische Kontraktion des vom N. facialis innervierten M. orbicularis oculi (Orbicularis-oculi-Reflex). Der Schreckreflex wird durch einen plötzlichen drohenden visuellen Reiz ausgelöst und hat eine bilaterale Kontraktion der Mm. orbiculares oculi zur Folge.

17.2.2 Elektrophysiologische Prüfung

Die EMG-Prüfung geschieht durch Ableitung der willkürlichen Aktivität der Gesichtsmuskeln mit einer konzentrischen Nadelelektrode. Die normale Aktivierung der Muskeln führt zu einem Interferenzmuster (**Abb. 17.3a**).

Bei der elektrophysiologische Prüfung der reflektorischen Bewegungen ist zu beachten, dass es 2 Blinzelreflexe (**Abb. 17.3b–c**) gibt, deren Latenzen sich genau messen lasen:

- *Oligosynaptischer Blinzelreflex:* ist unilateral und hat eine Latenz von 12 ms (**Abb. 17.3d**). Er wird durch den elektrischen Reiz des N. supraorbitalis ausgelöst.
- *Schreckreflex:* es ist ein bilateraler polysynaptischer Reflex mit einer Latenz von ca. 30 ms (**Abb. 17.3d**). Er wird auch durch den elektrischen Reiz ausgelöst.
- Motorisches Summenpotenzial, mit bipolarer Nadelelektrode abgeleitet, nach Reiz der motorischen Fasern des Nervs unterhalb des Foramen stylomastoideum (**Abb. 17.3e**).

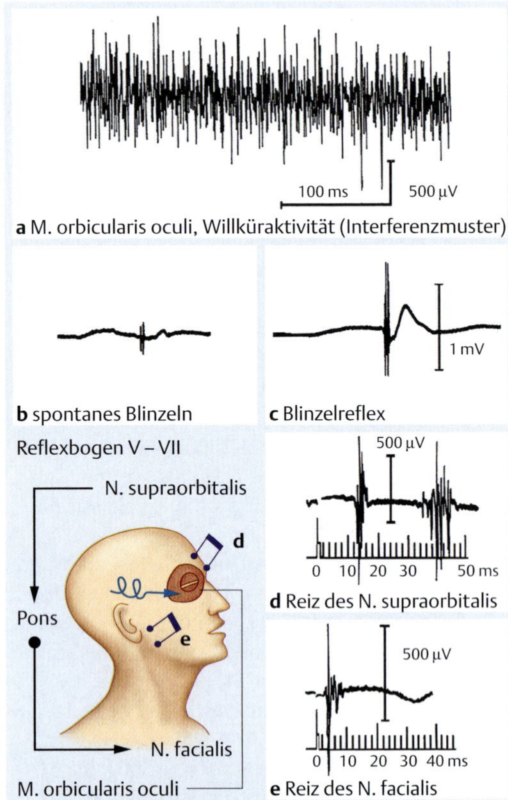

Abb. 17.3a–e Elektrophysiologische Prüfung des N. facialis. **a** Willküraktivität des M. orbicularis oculi (konzentrische Nadelelektrode). **b** Spontanes Blinzeln. **c** Blinzelreflex. **d** Elektrischer Reiz des N. supraorbitalis: oligosynaptischer unilateraler Blinzelreflex nach 12 ms und polysynaptischer bilateraler (Schreck-) Reflex nach 34 ms (abgeleitet mit bipolarer Nadelelektrode). **e** Reiz des N. facialis und Ableitung des Summenpotenzials im M. orbicularis oculi (bipolare Nadelelektrode).

17.3 Akute Lähmung des N. facialis

17.3.1 Klinischer Befund

Bei einer einseitigen akuten Fazialislähmung entsteht eine globale und schlaffe Lähmung der Gesichtsmuskeln.

Spontane Veränderungen

Im Gesicht kommt es zu spontanen Veränderungen durch die Hypotonie oder Atonie der Gesichtsmuskeln. Die Lähmung ist schlaff.

Auf der Seite der Lähmung finden sich folgende Zeichen:

- An der Stirn sind keine Falten zu sehen.
- Das Auge bleibt offen stehen und tränt.
- Der Mundwinkel hängt schlaff herunter, und der Mund verzieht sich auf die gesunde stärkere Seite.
- Speichel kann aus dem Mund fließen.
- Das Relief des M. platysma ist nicht mehr zu erkennen.

Funktionelle Prüfung der Gesichtsmuskeln

Die akute Lähmung des N. facialis ist eine globale Lähmung. Die willkürlichen Bewegungen fallen komplett oder inkomplett aus. Die Lähmung betrifft alle Gesichtsmuskeln. Der Patient kann auf der Seite der kompletten Lähmung folgende Bewegungen nicht mehr ausführen:

- Stirn runzeln;
- Auge zudrücken; es entsteht eine Lagophthalmie (das Auge tränt);
- Zähne zeigen oder die obere Lippe hochziehen; beim Zähnezeigen verzieht sich der Mund auf die gesunde stärkere Seite;
- Untere Lippe nach unten ziehen;
- Pfeifen, die Lippen zusammendrücken oder die Backen aufblasen;
- Beim Essen bleiben die Nahrungsmittel in der schlaffen Wange stecken.

Die automatischen Bewegungen (Lachen oder Lächeln) und der Blinzelreflex fallen auf der Seite der Lähmung aus.

Geschmacksstörungen

Diese eventuell auftretenden Störungen sind für die Lokalisation der axonalen Läsion des N. facialis im Fazialiskanal von großer Bedeutung. Liegen keine Geschmacksstörungen vor, befindet sich die Läsion des N. facialis kaudal der Chorda tympani. Treten Geschmacksstörungen auf, befindet sich die Läsion kranial der Chorda tympani (**Abb. 17.1a**).

17.3.2 Elektrophysiologischer Befund

Die elektrophysiologische Prüfung einer akuten Lähmung des N. facialis soll nach 3 Wochen unternommen werden, da sie für die Diagnose und die Prognose der Fazialislähmung von großer Bedeutung ist. Mit ihrer Hilfe können 2 wichtige Fragen beantwortet werden:

- Ist die Fazialislähmung komplett oder inkomplett (EMG-Ableitung der Willküraktivität der Muskeln)?
- Sind Zeichen einer Waller-Degeneration vorhanden (spontane Denervationsaktivität in den gelähmten Muskeln, Reizbarkeit des N. facialis)?

Bei einer kompletten Lähmung kann es sich um eine totale funktionelle oder eine totale läsionelle Unterbrechung der Leitfähigkeit der motorischen Fasern des Nervs handeln.

Funktionelle Unterbrechung der Leitfähigkeit

Dabei bleibt der N. facialis unterhalb des Canalis facialis reizbar, und es kann ein normales Summenpotenzial in den gelähmten Muskeln abgeleitet werden (**Abb. 17.4c**). Die Diagnose lässt sich auch durch Prüfung der Reflexbogen V–VII stellen:

- Bei einer kompletten Unterbrechung der Leitfähigkeit ist der Reiz des N. supraorbitalis nicht wirksam.
- Bei einer inkompletten Unterbrechung evoziert der Reiz des N. supraorbitalis Einzelpotenziale im inkomplett gelähmten M. orbicularis oculi, deren Latenz erhöht ist (**Abb. 17.4b**).

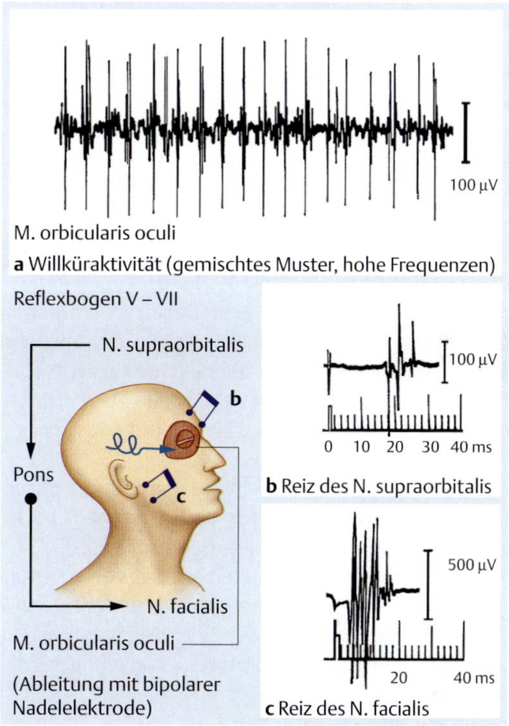

Abb. 17.4a–c Inkomplette Fazialislähmung: partielle Neurapraxie des N. facialis im Fazialiskanal. **a** M. orbicularis oculi zeigt bei willkürlicher Aktivierung ein gemischtes Muster mit polyphasischen Potenzialen hoher Frequenz (> 25 Hz). **b** Reiz des N. supraorbitalis (Reiz kranial des partiellen Blocks des N. facialis) und Ableitung der reflektorischen Potenziale im M. orbicularis oculi (bipolare Nadelelektrode). Es handelt sich um 3 Einzelpotenziale, deren Latenzen erhöht sind (18–25 ms), d.h. eine Verlangsamung der Leitgeschwindigkeit der motorischen Fasern durch den partiellen Nervenblock im Fazialiskanal. **c** Reiz des N. facialis kaudal des Canalis facialis (Reiz kaudal des partiellen Blocks des N. facialis) und Ableitung (bipolare Nadelelektrode) des Summenpotenzials (mehrere Oszillationen) im M. orbicularis oculi (normale Latenz: 3 ms).

Läsionelle Unterbrechung der Leitfähigkeit

Der N. facialis kaudal des Canalis facialis ist hier nicht mehr reizbar. In diesem Fall ist eine spontane Denervationsaktivität in den gelähmten Muskeln vorhanden. Nach der Regeneration der motorischen Nervenfasern wird ein postparalytischer Hemispasmus facialis entstehen.

17.4 Verlauf einer akuten Fazialislähmung

17.4.1 Klinischer Befund

Ist der Verlauf der Fazialislähmung günstig, kommt es zum kompletten oder inkompletten Rückgewinn der normalen Gesichtsmotorik innerhalb von 3 Monaten.

Bei einem ungünstigen Verlauf erscheinen die ersten Zeichen des Hemispasmus facialis postparalyticus nach 3 Monaten. Dieser Spasmus ist durch die Fehlleitungen der regenerierten motorischen Fasern zu erklären. Er verschlechtert sich bis zu 6 Monate lang nach Beginn der Lähmung. Je reicher die Regeneration der motorischen Fasern, desto ausgeprägter sind die klinischen Zeichen des Hemispasmus facialis postparalyticus (**Abb. 17.5a–d**).

Der Patient kann die verschiedenen willkürlichen Gesichtsbewegungen nicht mehr dissoziieren. Schon im Ruhezustand ist eine leichte Gesichtskontraktur auf der vorher gelähmten Seite zu erkennen.

- Das Blinzeln löst eine rasche Zuckung der gesamten Gesichtsmuskeln aus.
- Beim Augenschließen geht die Augenbraue durch die assoziierte Kontraktion des M. frontalis nach oben (paradoxale Synergie, Babinski 1905).
- Beim Aufblasen der Wangen entsteht eine simultane Kontraktion der Mm. orbicularis oris et buccinator. Die Wange auf der Seite des Spasmus lässt sich nicht mehr aufblasen (Wartenberg-Zeichen; 1952).
- Das Zusammendrücken der Lippen, das Zähnezeigen sowie das Aufblasen der Wangen provoziert durch die assoziierte Kontraktion des M. orbicularis oculi das partielle oder totale Schließen des Auges auf der Seite des Spasmus.
- Das Stirnrunzeln kann irreversibel ausfallen.

Auch die regenerierten parasympathischen Fasern können fehlgeleitet werden. Die parasympathischen Speicheldrüsenfasern können sich zur Tränendrüse begeben. So entsteht das *Krokodiltränensyndrom*. Beim Essen kommt es zu einer simultanen Speichel- und Tränensekretion auf der Seite des Spasmus.

17.4.2 Elektrophysiologischer Befund

Bei einer funktionellen Unterbrechung der Leitfähigkeit der motorischen Fasern des Nervs (**Abb. 17.4a–c**) kommt es zum Rückgewinn der normalen Gesichtsmotorik innerhalb von 3 Monaten.

Bei einer läsionellen Unterbrechung der Leitfähigkeit des Nervs (Axonotmesis oder Neurotmesis bei einer Felsenbeinfraktur) mit EMG-Zeichen einer Waller-Degeneration können nach 3 Monaten die ersten Reinnervationspotenziale festgestellt werden. Es entsteht ein *Hemispasmus facialis postparalyticus*, der bei der elektrophysiologischen Prüfung folgende Charakteristika zeigt (**Abb. 17.6a–g**):

- Spontane Entladungen von Aktionspotenzialen im Ruhezustand;
- Simultane Kontraktion der Gesichtsmuskeln während des spontanen oder reflektorischen Blinzelns;

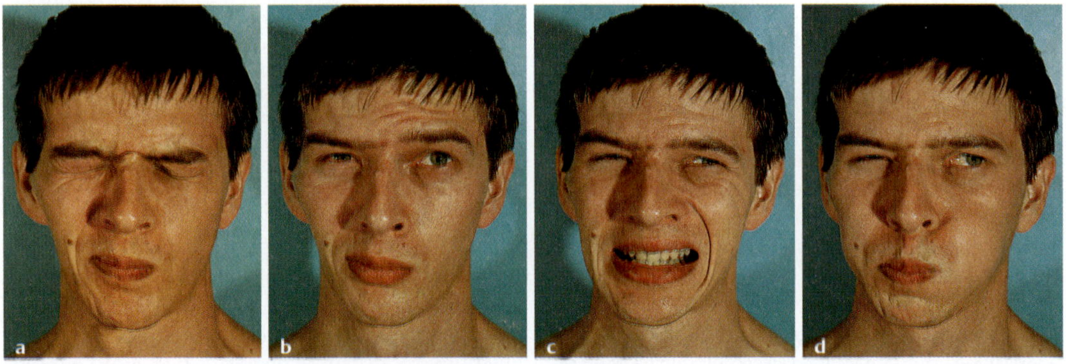

Abb. 17.5a–d Hemispasmus facialis postparalyticus rechts. **a** Patient drückt die Augen zu: Massenkontraktion aller Fazialismuskeln. **b** Patient versucht, die Stirn zu runzeln, es ist aber keine aktive Kontraktion des M. frontalis zu sehen. Dagegen kontrahieren sich alle unteren Gesichtsmuskeln. **c** Patient zeigt die Zähne: Massenkontraktion aller Muskeln. **d** Patient bläst die Wangen auf: rechts erfolglos (Wartenberg-Zeichen), aber das Auge schließt sich.

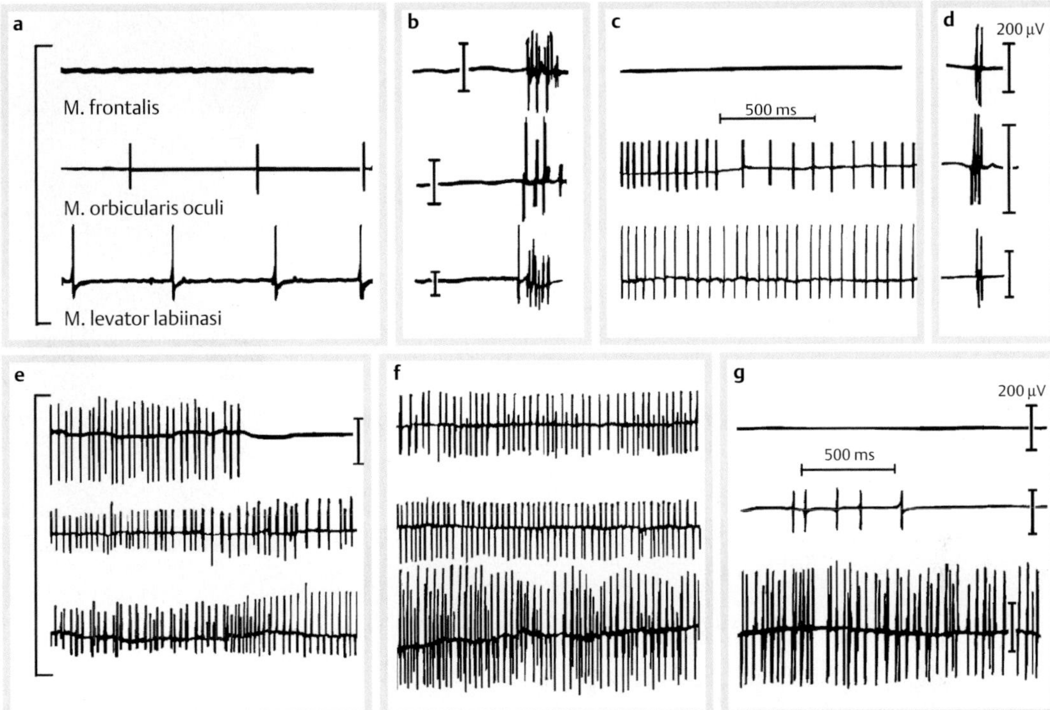

Abb. 17.6a–g Hemispasmus facialis postparalyticus. Simultane Ableitung mit konzentrischer Nadelelektrode des M. frontalis, M. orbicularis oculi und M. levator labii et nasi. **a** Ruheaktivität mit spontanen Entladungen von Aktionspotenzialen. **b** Spontanes Blinzeln mit einer kurzen Massenaktivität aller Gesichtsmuskeln. **c** Spontane Entladungen mit hohen Frequenzen. **d** Blinzelreflex mit der Massenaktivierung der registrierten Muskeln. **e u. f** Der Patient schließt die Augen oder zeigt die Zähne: alle 3 abgeleiteten Muskeln kontrahieren sich zur gleichen Zeit. Die Muskelaktivität ist schwach (chronische neurogene Atrophie). **g** Der Patient versucht, die Stirn zu runzeln: Aktivierung des M. levator labii et nasi, aber die Aktivierung des M. frontalis bleibt aus.

- Unphysiologische assoziierte Bewegungen oder Massenbewegungen, wenn mehrere Gesichtsmuskeln simultan abgeleitet werden oder wenn ein einzelner Muskel bei verschiedenen willkürlichen Bewegungen abgeleitet wird.

Differenzialdiagnose bei Spätbefund

Die klinischen und elektrophysiologischen Zeichen des Hemispasmus postparalyticus variieren stark von einem Patienten zum anderen. Bei einer späten Untersuchung darf der Spasmus facialis postparalyticus nicht mit anderen anormalen Kontrakturen oder anormalen Bewegungen des Gesichts verwechselt werden. Dafür kommen z.B. in Frage (**Abb. 17.7a–g**):

- Partielle Gesichtskontrakturen mit Faszikulationen, die bei der Multiplen Sklerose zu beobachten sind (**Abb. 17.7a**). Diese Kontrakturen lassen nach einer gewissen Zeit nach.
- Gesichtskontrakturen mit fortschreitendem Verlust der Gesichtsmotorik und Myokymien (andauerndes Wogen einzelner Muskeln einer Gesichtshälfte; **Abb. 17.7b**) bei einem bösartigen Tumor (Gliom) des Hirnstamms.
- Blinzeltic: Mithilfe der simultanen EMG-Ableitung des M. frontalis und M. orbicularis oculi können die schnell aufeinander folgenden Kontraktionen dieser Muskeln sichtbar gemacht werden (**Abb. 17.7c**).
- Primärer Hemispasmus facialis: Dieser Spasmus ist bei älteren Menschen zu beobachten. Die Willkürmotorik des Gesichts bleibt normal, aber willkürliche oder automatische Gesichtsbewegungen lösen den Spasmus zunächst mit klonischen, dann tonischen Massenkontraktionen auf einer Gesichtshälfte aus (**Abb. 17.7d**).
  Der Spasmus dauert einige Sekunden und wiederholt sich. Er wird erklärt durch einen Kurzschluss und eine unphysiologische (aber nicht obligatorische) Massenaktivierung der motorischen Fasern des N. facialis, die manchmal durch eine leichte Nervenkompression gefördert werden.

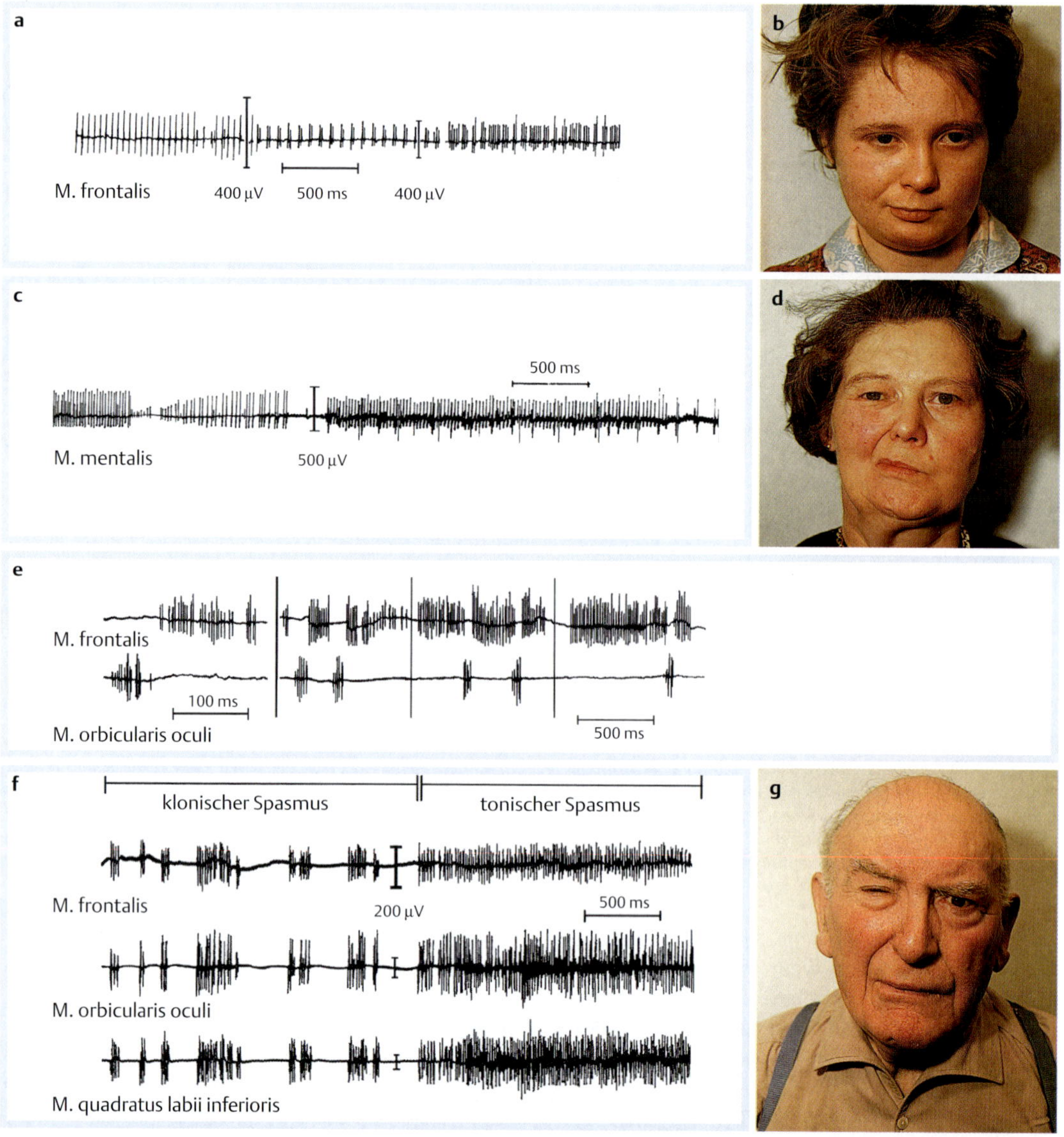

Abb. 17.7a–g **a** Partielle Gesichtskontraktur mit Faszikulationen bei Multipler Sklerose. M. frontalis: spontane rhythmische Entladungen von einem Einzelpotenzial oder Potenzialgruppen mit 2 oder mehreren Potenzialen. **b** Gesicht bei Multipler Sklerose. Die Patientin befindet sich im Ruhezustand. **c** Gesichtskontraktur, progrediente motorische Ausfälle und Myokymien bei einem bösartigen Hirnstammtumor. M. mentalis: spontane aufeinander folgende lang andauernde Entladungen von Potenzialen mit verschiedenen Frequenzen und Amplituden. **d** Gesicht einer Myokymiepatientin im Ruhezustand mit rechtsseitiger Gesichtskontraktur und motorischen Ausfällen. **e** Blinzeltic mit kurzer Aktivierung des M. orbicularis oculi gefolgt von einer schnellen Öffnungsaktivierung des M. frontalis. **f** Primärer Hemispasmus facialis: simultane Ableitung des M. frontalis, M. orbicularis oculi und M. quadratus labii inferioris. Klonischer Spasmus mit rhythmischen Entladungen von Potenzialgruppen in den Gesichtsmuskeln. Tonischer Spasmus mit anhaltender Massenaktivierung der Gesichtsmuskeln (EMG-Ableitung der Muskelaktivitäten mit konzentrischer Nadelelektrode.). **g** Patient mit primärem Hemispasmus facialis und tonischem Spasmus rechts.

17.5 Ursachen der Fazialislähmungen

17.5.1 Akute Fazialislähmungen

- *Fazialislähmung a frigore:* Sie tritt bei Patienten auf, die z. B. der Kälte ausgesetzt sind. Dadurch kommt es zu pathologischen zervikalen Sympathikusreflexen, die eine akute Vasokonstriktion der A. stylomastoidea verursachen. So entsteht ein ischämisches Ödem des N. facialis im distalen Teil des Canalis facialis. Da sich der Nerv in einem knöchernen Kanal befindet, erfolgt eine akute Nervenkompression. Bei diesen Patienten lässt sich durch Palpation ein Schmerz im mittleren Teil der zervikalen Wirbelsäule auf der Seite der Lähmung feststellen und ein Druckschmerz am Proc. mastoideus auslösen.
- *Melkersson-Rosenthal-Syndrom:* Dieses Syndrom ist durch unilaterale oder bilaterale rezidivierende Fazialislähmungen bei Patienten charakterisiert, die tiefe Furchen in der Schleimhaut der Zunge haben (Lingua plicata oder skrotale Zunge). Beim Eintreten der Fazialislähmung ist ein Gesichtsödem zu beobachten.
- *Fazialislähmung durch Felsenbeinbruch.*
- *Fazialislähmungen durch Virusinfektion (Herpes zoster)* des Ganglion geniculi: In diesem Fall befinden sich Vesikel im äußeren Gehörgang (Ramsey-Hunt-Zone). Während der akuten Phase fallen die Tränen- und Speichelsekretion auf der Seite der Lähmung aus.
- *Fazialislähmung durch Infektion der Hirn- und Rückenmarkshäute* (Lyme-Krankheit durch Borrelia burgdorferi nach Zeckenbiss).
- *Fazialislähmungen durch akute Polyradikuloneuropathie* (periphere Entmarkung): die Lähmung ist oft bilateral. In diesem Fall kommt es zu einer typischen Verlangsamung der motorischen Leitgeschwindigkeit des Nervs (Kap. 24; **Abb. 24.1**).
- Fazialislähmungen nach einem *chirurgischen Eingriff* am Proc. mastoideus (Cholesteatom) oder nach der chirurgischen Abnahme eines Neurinoms des VIII. Kranialnervs (Kleinhirnbrückenwinkeltumor).

17.5.2 Progrediente Fazialislähmungen

Progrediente Fazialislähmungen können folgende Ursachen haben:

- Läsionen des Nervs durch eine chronische Mittelohrentzündung oder Kompression des N. facialis durch ein Cholesteatom;
- Progressive Kompression des N. facialis durch ein Neurinom des VIII. Kranialnervs;
- Kompression des Nervs durch einen Tumor der Glandula parotis.

17.6 Behandlungsmöglichkeiten

Eine akute Fazialislähmung a frigore lässt sich durch Physiotherapie beeinflussen. Durch die manuelle Therapie der zervikalen Wirbelsäule wird versucht, die pathologischen Sympathikusreflexe zu neutralisieren. Die Thermotherapie stellt die normale arterielle Versorgung des Nervs im Bereich der A. stylomastoidea wieder her.

Auch Kortisonbehandlung ist sehr wirksam und bietet die Möglichkeit, das ischämische Ödem des N. facialis im Fazialiskanal zu resorbieren.

Ist die Therapie wirksam, verschwinden die Druckschmerzen am Proc. mastoideus und die zervikalen Schmerzen schnell.

Bei anderen akuten oder progredienten Fazialislähmungen muss nach der genauen Ursache gesucht werden, um eine möglichst spezifische Behandlung zu finden (z. B. Antibiotikabehandlung bei Lyme-Krankheit).

18 Lähmungen des N. phrenicus

Die rhythmische inspiratorische Funktion des Zwerchfells *(Diaphragma)* wird von Zentren der Medulla oblongata aus gesteuert. Akute einseitige Lähmungen des N. phrenicus, der das Zwerchfell innerviert, müssen frühzeitig erkannt werden.

Der auf die Lähmung folgende Hochstand besonders der linken Hälfte des Zwerchfells im Röntgenbild darf nicht mit einer Hiatushernie oder einer Eventration durch Zwerchfelldefekt (Zwerchfellhernie) verwechselt werden.

18.1 Anatomischer Überblick

Der rechte und der linke N. phrenicus – hauptsächlich durch den Spinalnerv C4 (C3–C5) gebildet – ziehen durch den Hals, indem sie den M. scalenus anterior bis zur oberen Thoraxapertur begleiten. Die Nerven befinden sich zwischen dem Caput sternalis sowie dem Caput clavicularis des M. sternocleidomastoideus und sind an dieser Stelle reizbar. Sie durchziehen den Thorax zwischen dem Herz und der medialen Fläche der Lunge und innervieren das Zwerchfell (**Abb. 18.1**). Dieses besteht aus einer Zentralsehne *(Centrum tendineum)* und quer gestreiften Muskeln, die die Zentralsehne mit der Innenwand der unteren Thoraxapertur verbinden. Die Muskeln bilden von ventral nach dorsal, rechts und links die *Pars sternalis*, *Pars costalis* und *Pars lumbalis*. Das Zwerchfell trennt Brustkorb und Bauchhöhle.

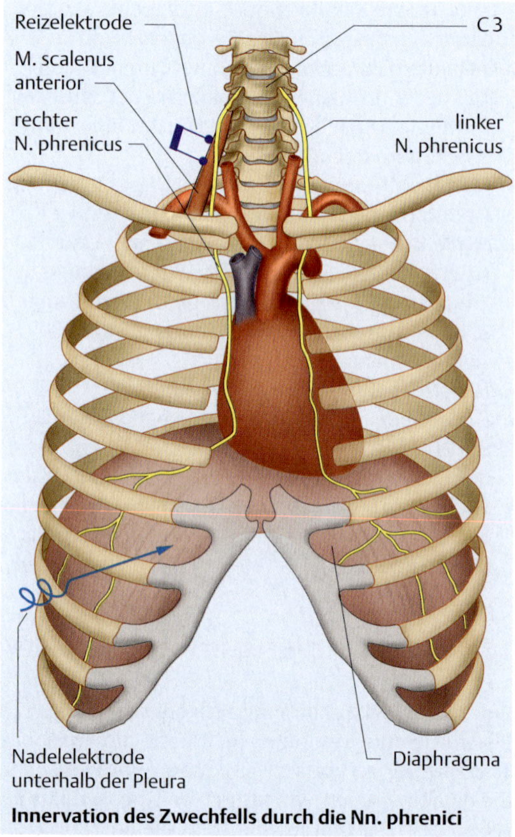

Abb. 18.1 Topographie des N. phrenicus.

18.2 Funktionsprüfung

18.2.1 Klinische und röntgenologische Funktionsprüfung

Während des Einatmens erweitert sich der Brustkorb nach oben, außen und hinten. Durch die aktive Kontraktion sinkt das Zwerchfell nach unten, die Bauchorgane werden verdrängt, sodass sich die Bauchdecke hebt. Dies lässt sich durch Beobachtung bzw. Handauflegen oder mithilfe der röntgenologischen Durchleuchtung überprüfen, bei der auch das Öffnen des Rec. costodiaphragmaticus rechts und links kontrolliert werden kann.

18.2.2 Elektrophysiologische Funktionsprüfung

Die elektromyographische Untersuchung wird mit einer konzentrischen Nadelelektrode in Rückenlage durchgeführt, die vorne in den 6. oder 7. Interkostalraum (unter dem Rippenfell) eingeführt wird. Dicht hinter den Interkostalmuskeln, die eine expiratorische Funktion haben, befinden sich die Muskelfasern der Pars costalis des Zwerchfells, aus denen eine inspiratorische Aktivität abgeleitet werden kann. Die Spontanatmung oder das tiefe Einatmen können aufgezeichnet werden, wobei sich bei Gesunden jeweils ein Interferenzmuster zeigt (**Abb. 18.2a**).

Beim Reizen des N. phrenicus am Hals, wird das Summenpotenzial (mit bipolarer Nadelelektrode) in den Muskeln der Pars costalis abgeleitet. Die Latenz beträgt ca. 15 ms. Das direkte wird von einem reflektorischen Potenzial gefolgt, da der N. phrenicus in der Nähe des zervikalen Marks gereizt wird (**Abb. 18.2b**).

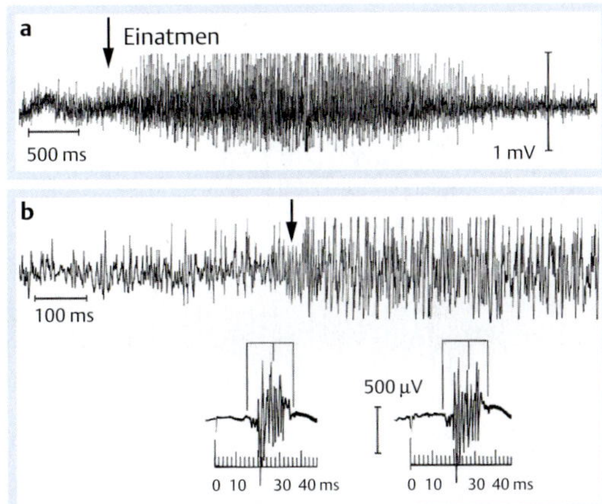

Abb. 18.2a–b **a** Willkürliche Einatmungsaktivität der Pars costalis des Zwerchfells. Beim schnellen Durchlauf des Films ist das Interferenzmuster von 1 mV (Ableitung mit konzentrischer Nadelelektrode) gut erkennbar. **b** Reiz des N. phrenicus am Hals: Ableitung mit bipolarer Nadelelektrode des direkten (Latenz > 15 ms) und reflektorischen globalen Potenzials in der Pars costalis des Zwerchfells.

18.3 Periphere Lähmung des N. phrenicus

Oft lässt sich der Beginn der akuten Lähmung nicht genau festlegen, da es bei einer einseitigen Lähmung zu keiner deutlichen Atemnot kommt. Sie wird erst bei größeren Anstrengungen bemerkbar.

18.3.1 Klinische und röntgenologische Feststellungen

Bei einer unilateralen Lähmung des N. phrenicus kommt es zu einer Verminderung der Einatemfunktion des Zwerchfells. Auf der Seite der Lähmung fällt das inspiratorische Heben der Bauchwand aus, und es entsteht sogar eine Einziehung.

Mithilfe der röntgenologischen Durchleuchtung ist der Hochstand des Zwerchfells auf der betroffenen Seite sichtbar. Das Zwerchfell sinkt während der Einatmung nicht ab, und der Rec. costodiaphragmaticus öffnet sich nicht.

18.3.2 Elektrophysiologische Feststellungen

Anhand des elektrophysiologischen Befunds ist es möglich, die Diagnose und die Prognose einer akuten Lähmung des Zwerchfells zu stellen (**Abb. 18.3a–c**).

Erfolgte eine totale Waller-Degeneration des N. phrenicus, ist die Lähmung komplett. Während der Einatmung können keine Aktionspotenziale abgeleitet werden. Die spontane Denervationsaktivität ist 3 Wochen nach der akuten Lähmung vorhanden. Der N. phrenicus ist nicht reizbar.

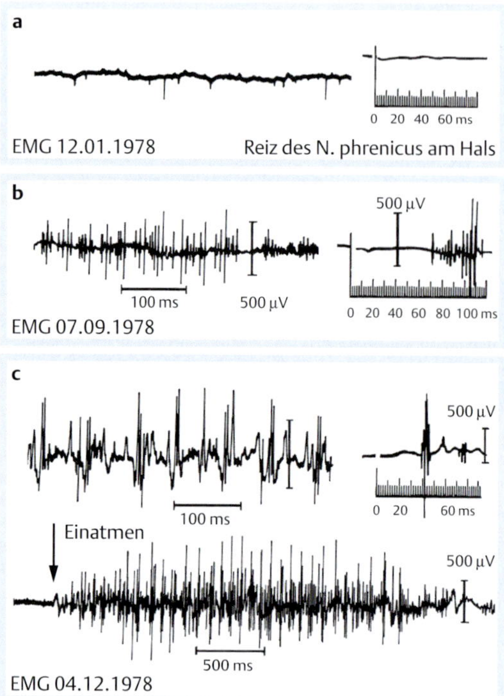

Abb. 18.3a–c Komplette Lähmung des linken Zwerchfells mit EMG-Zeichen einer totalen Waller-Degeneration. Der Beginn der akuten Lähmung ließ sich nicht festlegen. Die verschiedenen Etappen der Reinnervation des Zwerchfells nach Regeneration des N. phrenicus konnten verfolgt werden. **a** Erste elektrophysiologische Untersuchung: komplette Lähmung des linken Zwerchfells mit EMG-Zeichen einer totalen Waller-Degeneration (spontane Denervationsaktivität im Muskel, N. phrenicus nicht reizbar). **b** 8 Monate nach der 1. Untersuchung: die Zahl der Reinnervationspotenziale ist erhöht. Nach Reizung konnten mehrere Potenziale abgeleitet werden. Die Latenz liegt über 70 ms. **c** 11 Monate nach der 1. Untersuchung: sehr gute Fortschritte der Muskelreinnervation mit Resynchronisation der Aktivität und Bildung von Oszillationen (1,5 mV) (Ableitung mit konzentrischer Nadelelektrode). Bei der Reizung des N. phrenicus am Hals liegt die Latenz unter 40 ms (Ableitung mit bipolarer Nadelelektrode).

Die später durchgeführten elektrophysiologischen Untersuchungen erlauben es, den Regenerationsprozess des N. phrenicus und die Reinnervation des Zwerchfells zu verfolgen. Da es sich um einen sehr langen Nerv handelt, erscheinen die ersten Reinnervationspotenziale in der Pars costalis erst nach 8 Monaten. Bei günstiger Muskelreinnervation kommt es nach 18 Monaten zum Wiedergewinn der Inspirationsfunktion des Zwerchfells.

18.3.3 Ursachen peripherer Lähmungen des N. phrenicus

Somatische Lähmungen

Diese setzen akut ein. Es handelt sich um Läsionen des Vorderhorns des Segments C4 (C3–C5), die in der Zeit der Poliomyelitis acuta häufiger auftraten. Seltenere somatische Lähmungen sind heute nach zervikalen Traumen oder bei akuten zentromedullären Ischämien C4 zu beobachten. Dabei kann es zu bilateralen Lähmungen kommen.

Axonale Lähmungen

Eine radikuläre Lähmung C4 kann mit einer traumatischen Duchenne-Erb-Lähmung C5–C6 assoziiert sein. Nach der Nervenregeneration können infolge der Fehlleitungen der regenerierten Nervenfasern inspiratorische EMG-Aktivitäten in den C5–C6-Muskeln abgeleitet werden.

Akute einseitige axonale Lähmungen entstehen in Höhe der oberen Thoraxapertur. Die genaue Ursache lässt sich nicht immer feststellen.

Progrediente Lähmungen können durch chronische Nervenkompressionen im Mediastinum entstehen (z. B. durch Tumoren).

Physiotherapieprinzipien: Während der paralytischen Phase einer akuten axonalen Lähmung des N. phrenicus muss der Patient genau informiert werden, um einer Überdehnung des gelähmten Zwerchfells durch zu starken Druck der Bauchhöhle, z. B. beim Hochheben eines schweren Gegenstands vorzubeugen. Erst nach fortgeschrittener Muskelreinnervation (nach 12–15 Monaten) kann mit der Stärkung der inspiratorischen Funktion des Zwerchfells begonnen werden.

19 Lähmungen des N. pudendus

19.1 Anatomischer Überblick

Der Plexus pudendus (S2–S4) innerviert den M. levator ani. Der Hauptast des Plexus ist der N. pudendus. Dieser Nerv enthält folgende Fasern:

- Motorische und propriozeptive Fasern zur Innervation der Beckenbodenmuskeln und besonders der quer gestreiften Mm. sphincter ani et urethrae;
- Sensible Fasern für die Hautinnervation des Perineums, der Geschlechtsorgane und der perianalen Gegend;
- Fasern des Parasympathikus, die den Nerv (oder den Plexus pudendus) im kleinen Becken verlassen und die Nn. splanchnici pelvici (Nn. erigentes) bilden. Sie begeben sich zum Plexus hypogastricus inferior, wo sie auf postganglionäre Fasern zur parasympathischen Innervation der Blase, des Mastdarms und der Genitalien umgeschaltet werden.

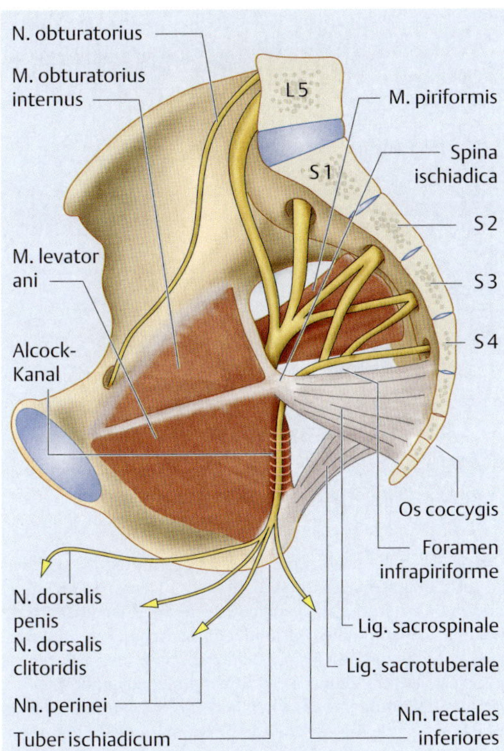

Abb. 19.1 Plexus pudendus und Alcock-Kanal in der Fossa ischiorectalis nach Abnahme des M. levator ani. Der N. pudendus befindet sich in einer Duplikatur des Fascia obturatoria.

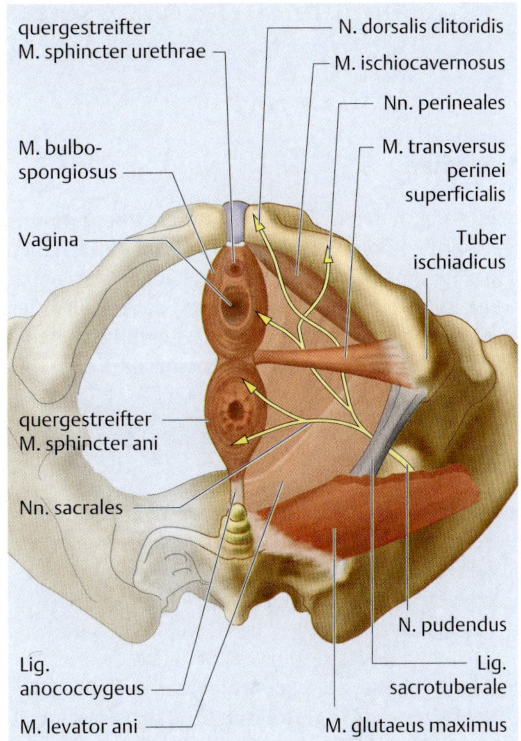

Abb. 19.2 Perineum mit den Endästen des N. pudendus nach Abnahme des M. glutaeus maximus.

Der N. pudendus zieht aus dem kleinen Becken durch das Foramen infrapiriforme, biegt um die Spina ischiadica und erreicht durch das Foramen ischiadicum minus die Fossa ischiorectalis (**Abb. 19.1**).

In der Seitenwand der Fossa ischiorectalis befindet sich der Nerv in einer Duplikatur der Fascia obturatoria *(Alcock-Kanal)*. Dann teilt er sich in folgende Äste auf (**Abb. 19.2**):

- Nn. rectales inferiores. Diese innervieren den quer gestreiften M. sphincter ani und die Haut der Analregion (Dermatome S3 – S4).
- Nn. perineales und scrotales. Diese innervieren die Mm. transversus perinei superficialis, ischiocavernosus und bulbospongiosus sowie die Haut der Dammgegend, des Skrotums, bzw. der Labia majora.

- N. dorsalis penis bzw. clitoridis zur Innervation des M. transversus perinei profundus und des quer gestreiften M. sphincter urethrae sowie die Haut des Dorsum penis bzw. clitoridis.

Kaudal des Plexus pudendus liegt der Plexus coccygeus (S3 – S5). Dieser innerviert teilweise den M. coccygeus und die Haut des Dermatoms S5 (Haut über dem Steißbein und um den Anus).

19.2 Lähmungen des N. pudendus

19.2.1 Akute Lähmungen

Ursachen

Akute Lähmungen des Nervs durch Überdehnung oder akute Kompression können nach chirurgischen Eingriffen im kleinen Becken, bei Radfahrern (unilaterale oder bilaterale Lähmungen) oder bei Frauen nach einer schwierigen Geburt entstehen. Akute Lähmungen sind auch nach Sitzbeinfrakturen zu beobachten.

Klinische Zeichen

- Parästhesien, Dysästhesien, inkomplette oder komplette globale Sensibilitätsausfälle im Bereich des Penis beim Mann mit erektiler Dysfunktion oder im Bereich der vulvovaginalen Gegend bei der Frau mit Störungen des Sexuallebens und Ausfällen des Orgasmus bei der Frau.
- Akute Lähmung der Beckenbodenmuskulatur, besonders der quer gestreiften Mm. sphincter ani et urethrae mit Harn- und Stuhlinkontinenz.

Elektrophysiologische Zeichen

Bei einer akuten Lähmung mit eventueller Waller-Degeneration der Fasern treten folgende Zeichen auf:

- Spontane Denervationsaktivität in den Beckenbodenmuskeln, besonders in den quer gestreiften Mm. sphincter ani et urethrae;
- Komplette oder inkomplette Lähmung mit polyphasischen Potenzialen, die hohe Frequenzen erreichen;
- Unterbrechung der sensiblen Leitgeschwindigkeit auf dem Dorsum penis, des Bulbokavernosus-Reflexes (Reflexbogen S2–S4) und der somatosensiblen evozierten kortikalen Potenziale.

Verlauf einer akuten Lähmung

Bei einer reversiblen Neurapraxie oder Axonotmesis gefolgt von einer Nervenregeneration ist der Verlauf günstig. Die Regeneration der motorischen Fasern und die Reinnervation der Beckenbodenmuskeln lässt sich mithilfe der Elektrophysiologie verfolgen (**Abb. 19.3a–b**).

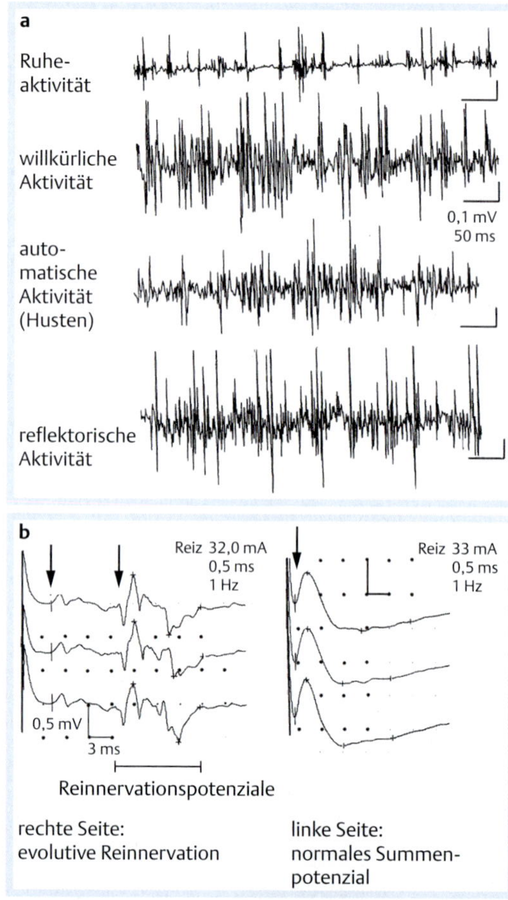

Abb. 19.3a–b Reinnervation des quer gestreiften M. sphincter ani rechts nach Waller-Degeneration des Nervs. **a** EMG-Ableitung mit konzentrischer Nadelelektrode der Ruheaktivität, der willkürlichen, automatischen und reflektorischen Aktivitäten des Muskels (polyphasische Reinnervationspotenziale und Potenzialgruppen). **b** Intrarektaler Reiz des N. pudendus und Ableitung mit Hautelektroden der Reinnervationspotenziale im M. sphincter ani: die motorische Latenz ist im Vergleich zur gesunden Seite (2 ms) stark erhöht (> 12 ms).

19.2.2 Progrediente Lähmungen

Ursachen

Eine progrediente Kompression des N. pudendus kann sich im Alcock-Kanal bilden, wo sich der N. pudendus gemeinsam mit den Blutgefäßen in einer Duplikatur der Fascia obturatoria interna befindet. An dieser Stelle kann es zu einem Engpasssyndrom kommen. Eine chronische Nervenkompression kann auch durch Tumore des kleinen Beckens entstehen.

Klinische Zeichen

Am Anfang beklagen sich Patienten über chronische perineale Schmerzen (Neuralgien) im Stehen, aber besonders im Sitzen. Der Schmerz kann durch eine transrektale Fingerkompression des Nervs im Alcock-Kanal ausgelöst werden (Triggerpunkt). Später können progrediente Harn- und Stuhlinkontinenz sowie Störungen der sexuellen Funktionen auftreten.

> *Die chronischen perinealen Neuralgien dürfen nicht mit einer Kokzygodynie (chronische Schmerzen am Steißbein) verwechselt werden.*

Elektrophysiologische Zeichen

Die elektrophysiologische Prüfung des N. pudendus ist vorteilhaft, um eine Verlangsamung der Nervenleitgeschwindigkeit festzustellen. Folgende Kriterien werden systematisch geprüft (Kap. 9):

- *Motorische Leitgeschwindigkeit* des N. pudendus durch transrektalen elektrischen Reiz (Fingerelektrode) in Höhe der Spina ischiadica und Ableitung am quer gestreiften M. sphincter ani. Diese motorische Latenz (physiologisch < 2,5 ms) ist bei einer chronischen Kompression des Nervs anormal erhöht (oft > 5 ms) (**Abb. 19.3b**).
- *Motorische Latenz* nach Reiz der Spinalnerven S2–S4 im lumbalen Spinalkanal (magnetischer Reiz) und Ableitung des motorischen Summenpotenzials im quer gestreiften M. sphincter ani oder im M. bulbocavernosus liegt physiologisch unter 8 ms.
- *Sensible Leitgeschwindigkeit* des N. dorsalis penis beim Mann.
- Latenz des *Bulbokavernosus-Reflexes* S2–S4: pathologische Latenz > 44 ms oder Reflexbogen unterbrochen.
- *Somatosensible evozierte kortikale Potenziale* durch elektrischen Reiz des N. dorsalis penis bzw. clitoridis und Ableitung mit Hautelektroden an der parietalen Hirnrinde.

19.3 Behandlungsmaßnahmen

Bei akuten Lähmungen hängt die Prognose vom Regenerationsprozess der Fasern des N. pudendus ab.

Bei chronischen Neuropathien mit chronischen Schmerzen können lokale Infiltrationen des Alcock-Kanals mit einem Kortikoidpräparat unter CT-Kontrolle vorgenommen werden. Ist diese Behandlung nicht wirksam, ist eine chirurgische Neurolyse mit Dekompression des Nervs im Alcock-Kanal vorzuschlagen.

Bei chronischen unerträglichen Schmerzen durch Tumorinfiltration des Nervs kann die Schmerzfreiheit durch eine entsprechende Neurotomie erreicht werden (Mumenthaler 1998).

20 Lähmungen peripherer Nerven

20.1 Klinische Zeichen einer Nervenlähmung

Bei einer Lähmung eines peripheren Nervs können motorische (komplette oder inkomplette globale Ausfälle im Bereich der motorischen Innervation des Nervs) und/oder Sensibilitätsausfälle (komplette oder inkomplette globale Ausfälle der Sensibilität für Schmerz und Temperatur, der taktilen Sensibilität und der Tiefensensibilität der Knochen und Gelenke im Bereich der Sensibilitätsinnervation des Nervs) entstehen. Die Topographie der motorischen und/oder Sensibilitätsausfälle ist präzise. Die Ausfälle entsprechen entweder einer totalen oder einer partiellen Nervenlähmung.

20.2 Läsionsmechanismen der Nervenschädigung

Der Schweregrad einer Nervenschädigung hängt oft vom Läsionsmechanismus ab.

Akute Nervenkompression

Die Weichteile der Extremitäten und die peripheren Nerven können akut komprimiert werden. Dabei sind die nachfolgend aufgeführten Kompressionsmechanismen zu beobachten.

Kurz andauernde heftige Nervenkompression

- des N. radialis auf der Außenseite des Oberarms (z. B. nach Sturz vom Fahrrad);
- des R. profundus n. ulnaris durch einen festen Schlag auf die Hand;
- des N. thoracicus longus im zervikothorakalen Durchgang durch eine ruckhafte Bewegung der oberen Extremität (Aikido, Judo);
- des N. suprascapularis in der Incisura scapulae (häufig bei Tennisspielern);
- des N. interosseus anterior durch wiederholte Pronationsbewegungen des Unterarms.

Lang andauernde Nervenkompression

- des N. radialis bei der Immobilisation oder durch Kompression auf der lateralen Seite des Oberarms (Lähmung des Alkoholikers, der auf einer Bank einschläft und den Kopf mit der Hand unterstützt);
- des N. medianus auf der Innenseite des Oberarms (Lähmung der Verliebten);
- des N. thoracicus longus durch andauernde Seitenlage;
- des N. peronaeus communis durch die Immobilisation des Unterschenkels im Gipsverband, in Rückenlage während des Schlafs oder einer allgemeinen Narkose, durch Übereinanderschlagen der Beine in Sitzstellung, durch andauerndes Hocken;
- des N. tibialis am Sprunggelenk durch einen Gipsverband des Unterschenkels und des Fußes;
- des N. femoralis oder des N. obturatorius durch ein Hämatom in der Fossa iliaca interna.

Trauma mit Prellung der Weichteile

- Prellung von außen;
- Prellungen von innen nach Frakturen:
  - Läsion des N. axillaris nach Fraktur des proximalen Teils des Humerus;
  - Läsion des N. interosseus posterior nach einer Fraktur des Radiuskopfes;
  - Läsion des distalen Teils des N. interosseus posterior nach einer Fraktur der Unterarmknochen;
  - Läsion des N. ischiadicus nach einer Fraktur oder Frakturluxation der Hüftpfanne oder nach einer Diaphysenfraktur des Femurs;
  - Läsion des distalen Teils des N. tibialis nach einer Fraktur der Unterschenkelknochen oder des Sprunggelenks.

Verletzungen der Weichteile

Verletzungen der Weichteile mit Nervenbeteiligung entstehen besonders bei Schnittwunden (Messer, Glas, Säge), Einspritz- und Kugelverletzungen (hier kommen noch zusätzlich thermische Verletzungen dazu). Oft kommt es zu einer Durchtrennung des peripheren Nervs. Am häufigsten betroffen sind folgende Strukturen:

- N. medianus oberhalb des Handgelenks;
- N. ulnaris an Ellenbogen, Handgelenk oder Handfläche;

- Distaler Anteil des N. interosseus posterior (z. B. durch Hundebiss am Unterarm);
- N. ischiadicus durch Einspritzen von Medikamenten in das Gesäß.

Nervenverletzungen nach chirurgischen Eingriffen

Hiervon können folgende Nerven betroffen sein:

- N. accessorius nach Biopsie einer laterozervikalen Lymphdrüse;
- N. axillaris nach einer Arthroplastik der Schulter;
- N. musculocutaneus nach einer Operation zur Behandlung einer Schulterinstabilität;
- R. palmaris des N. medianus nach Neurolyse des N. medianus im Karpaltunnel;
- N. cutaneus antebrachii medialis nach Neurolyse des N. ulnaris am Ellenbogen;
- N. ischiadicus, N. femoralis oder N. glutaeus superior nach einer Hüftgelenkoperation;
- N. saphenus nach der Operation an Krampfadern.

Übermäßige Nervendehnung

Eine übermäßige Nervendehnung kann eine Ruptur der Nerven oder Nervenfaszikel im Innern des Epineuriums verursachen. In diesem Fall ist die Nervenkontinuität erhalten, aber es tritt keine Regeneration ein. Dafür kommen die nachfolgend dargestellten Ursachen in Frage:

Nervendehnung durch Gelenkdistorsionen

- N. peronaeus communis nach einer Distorsion in Hyperplantarflexion des Sprunggelenks;
- N. radialis durch eine Distorsion in Hyperflexion des Handgelenks;
- N. femoralis durch eine Distorsion der Hüfte in Hyperabduktion/Extension.

Nervendehnungen durch Gelenkluxationen

- N. axillaris nach Schulterluxation (N. musculocutaneus, N. medianus und N. ulnaris können ebenfalls betroffen sein);
- N. medianus nach Ellenbogenluxation;
- N. medianus nach einer Luxation des Os lunatum am Handgelenk;
- N. peronaeus communis nach Luxation oder Distorsion des Kniegelenks.

Nervendehnung durch Schleudertrauma

- Ruptur des N. axillaris nach einem Schultertrauma;
- Dehnung des N. medianus am Unterarm nach Ausriss des 2. oder 3. Fingers.

Vaskulärer Mechanismus

Logensyndrome

Muskeln, Blutgefäße und Nerven sind durch Faszien in Logen eingeteilt. Besonders am Unterarm und am Unterschenkel kommt es zur Einteilung der Muskelgruppen durch die Membrana interossea zwischen Radius und Ulna bzw. Tibia und Fibula in ventrale und dorsale Logen.

Beispielsweise gibt es am Unterschenkel Logen für die vordere Strecker- und die laterale Peronaeusgruppe sowie die hintere oberflächliche und tiefe Muskelschicht. Diese Logen sind nicht erweiterungsfähig. Die Blutzirkulation erzeugt einen konstanten physiologischen Druck in ihrem Innern. Durch die Blockade des spontanen Rückflusses von Lymphe und venösem Blut entsteht ein Logenödem, das einen Überdruck in der Loge verursacht und die darin liegenden Strukturen komprimiert *(Kompartment-* oder *Volkmann-Syndrom).*

Ohne sofortige Behandlung (Faszientomie) kann eine Nekrose der betroffenen Muskeln und peripheren Nerven entstehen. Am Unterarm kommt es hauptsächlich zu einer Medianus- und oft zu einer Ulnarislähmung. Am Unterschenkel kann eine Lähmung des N. peronaeus communis, der Nn. peronaei superficialis und profundus oder des N. tibialis auftreten. Die Muskelnekrose führt später durch Sklerose zu Verkürzung des Muskels (Kap. 4).

Ein Logensyndrom kann auch durch die Ruptur einer Arterie und deren chirurgischer Wiederherstellung entstehen (z. B. nach einer Ruptur der A. femoralis oder der A. poplitea). Diese muss chirurgisch versorgt werden, damit die Kontinuität der arteriellen Versorgung wieder gewährleistet ist.

Obliteration der arteriellen Blutgefäße

Akute Lähmungen peripherer Nerven können durch die Obliteration der arteriellen Blutgefäße (Diabetes, Periarteriitis nodosa) entstehen, was zu einer Mangelversorgung des Nervs führt.

20.3 Diagnostik

Anfangsstadium

Zu Beginn genügt der klinische Befund, um folgende 2 Fragen beantworten zu können:

- Entsprechen die motorischen und/oder die Sensibilitätsausfälle der Topographie einer totalen oder partiellen peripheren Nervenlähmung?
- Sind die motorischen und/oder die Sensibilitätsausfälle komplett oder inkomplett?

Nach 3 Wochen

Erst nach 3 Wochen kann mithilfe der Elektrophysiologie die Differenzialdiagnose zwischen einer totalen oder partiellen funktionellen (Neurapraxie) oder läsionellen (Axonotmesis bzw. Neurotmesis) Unterbrechung der Leitfähigkeit des betroffenen Nervs erfolgen. Bei einer Schnittwunde und einer sofortigen partiellen Nervennaht (z. B. N. medianus proximal des Handgelenks) kann festgestellt werden, welche Nervenfasern versehrt sind.

Die Befunde sind für Gutachten bei Arbeitsunfällen unentbehrlich.

Neurapraxie

Bei einer Neurapraxie ist die Prognose günstig, da distal der Nervenschädigung keine Zeichen einer Waller-Degeneration vorhanden sind. Nach 3 Monaten kommt es zum Wiedergewinn der Leitfähigkeit des Nervs, entweder spontan oder selten nach einer Neurolyse.

Axonotmesis/Neurotmesis

Erscheinen distal der Nervenschädigung Zeichen einer Waller-Degeneration, muss eine Differenzialdiagnose zwischen Axonotmesis und Neurotmesis gestellt werden. Um dieses Problem lösen zu können, muss der Läsionsmechanismus der Nervenschädigung berücksichtigt werden.

Geschlossenes Trauma

Handelt es sich um ein geschlossenes Trauma, ist eine Axonotmesis zu vermuten. In diesem Fall ist es indiziert, nach einem minimalen Verlauf von 3 Monaten die ersten Zeichen der Muskelreinnervation zu suchen.

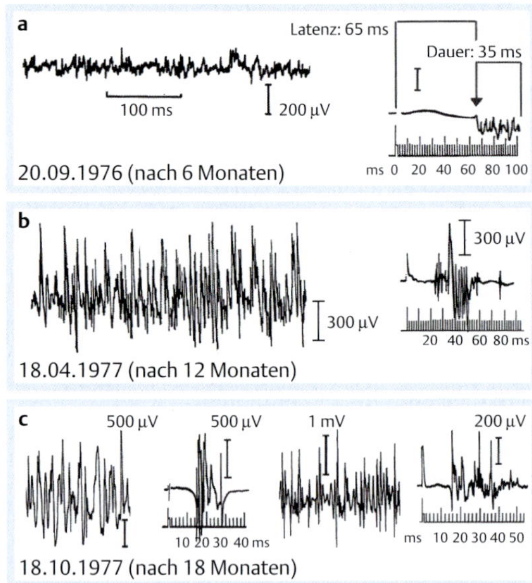

Abb. 20.1a–c Akute komplette Lähmung des N. thoracicus longus mit einer totalen Waller-Degeneration der motorischen Fasern. Spontane Regeneration des Nervs und progrediente Reinnervation des M. serratus anterior. **a** EMG nach 6 Monaten: erste Reinnervationspotenziale im M. serratus anterior; Reiz am Erb-Punkt: kleine Reinnervationspotenziale (motorische Latenz: 65 ms, Dauer: 35 ms, Amplitude: 200 µV). **b** EMG nach 12 Monaten: gute Reinnervation des M. serratus anterior und beginnende Resynchronisation der Aktivität mit Bildung von Oszillationen (1,2 mV). Reiz am Erb-Punkt: abgeleitete Gruppe von Reinnervationspotenzialen (motorische Latenz: 24 ms, Dauer: 38 ms, Amplitude 1 mV). **c** EMG nach 18 Monaten: guter Wiedergewinn der Muskelfunktion, Verbesserung der Reinnervation in 2 Muskelzacken; beginnende Resynchronisation der Willküraktivität und des abgeleiteten motorischen Summenpotenzials an der oberen Zacke (links; motorische Latenz: 14 ms, Dauer: 16 ms, Amplitude 1,3 mV).

Da die Nervenregeneration langsam ist (1mm/Tag), muss die Länge des peripheren Nervs distal der Nervenschädigung gemessen werden, um die Reinnervationsdauer der Muskeln bestimmen zu können. Bei einer akuten Lähmung langer Nerven (z. B. N. thoracicus longus oder N. phrenicus, Kap. 18), dauert es 6–8 Monate, bis die ersten Reinnervationspotenziale im distalen Muskel erscheinen (**Abb. 20.1a–c**).

Offenes Trauma

Handelt es sich um ein offenes Trauma, ist eine Neurotmesis zu vermuten. Dann müssen Informationen über die Art der Wundversorgung eingeholt werden:

- Wurde der Patient an seiner Wunde operiert?

- Wurde die Kontinuität des Nervs kontrolliert?
- Wurde eine Nervennaht unternommen oder hat der Chirurg die durchtrennten Nervenenden fixiert (damit sie nicht einschrumpfen können), um sie dann später ohne Spannung zusammennähen zu können?

Abhängig von der Vorgeschichte wird entweder abgewartet oder vom Chirurgen sofort die Integrität des Nervs kontrolliert. Bei durchtrenntem Nerv ist eine sekundäre Nervennaht (ohne Spannung) oder eine Nervenplastik indiziert (Kap. 13.4.2).

Es ist wichtig, den Verlauf einer akuten traumatischen Lähmung eines peripheren Nervs während des 3.–6. Monats regelmäßig klinisch und elektrophysiologisch zu verfolgen!
Kommt es zu einer Nervenregeneration, ist die Prognose günstig. Ist dies nicht der Fall, muss eine sekundäre chirurgische Behandlung vor Ende des 6. Monats diskutiert werden.

20.4 Akute Lähmungen des N. accessorius

Der N. accessorius (XI. Kranialnerv) hat eine wichtige Stabilisationsfunktion der Skapula.

Motorische Innervation

Der N. accessorius ist ein rein motorischer Nerv. Er innerviert den M. sternocleidomastoideus (Flexion/Extension und Rotation des Kopfes zur Gegenseite) und M. trapezius (Hebung, Adduktion und Stabilisation der Skapula).

Der M. trapezius besteht aus 4 Teilen:

- Der okzipitoklavikuläre Anteil wird am oberen zervikalen Abschnitt durch den N. accessorius innerviert und bleibt bei einer laterozervikalen Schädigung des Nervs erhalten.
- Die drei anderen Anteile sind der zervikale sowie der obere und untere thorakale Teil des Muskels, die zur Skapula ziehen. Der zervikale Teil hebt die Skapula gemeinsam mit dem M. levator scapulae. Die thorakalen Teile adduzieren sie gemeinsam mit dem M. rhomboideus.

Die Stabilisation der Skapula alleine durch den M. trapezius (ohne den M. levator scapula) ermöglicht die Abduktion des Oberarms.

20.4.1 Klinische Zeichen einer akuten Lähmung des N. accessorius

Totale Lähmung des Nervs

Die totale Lähmung (z.B. nach Schädeltrauma) betrifft den M. sternocleidomastoideus und M. trapezius. Die Drehung des Kopfes zur Gegenseite sowie das Heben und die Adduktion der Skapula trotz Kompensation durch die Mm. levator scapulae und rhomboideus fallen aus. Es entsteht eine Instabilität der Skapula, und die Abduktion des Oberarms gegen Widerstand wird unmöglich.

Partielle Lähmung des Nervs durch eine laterozervikale Schädigung

Bei einer laterozervikalen Schädigung des Nervs (z.B. nach chirurgischer Abnahme einer laterozervikalen Lymphdrüse, die vom Nerv durchquert wird), werden das Heben und die Adduktion der Skapula trotz Kompensation stark vermindert. Manchmal kann es zu einer partiellen Kompensation der Hebung der Skapula durch den okzipitoklavikulären Teil des Muskels kommen. Dieser bleibt in diesem Fall verschont (**Abb. 20.2a**).

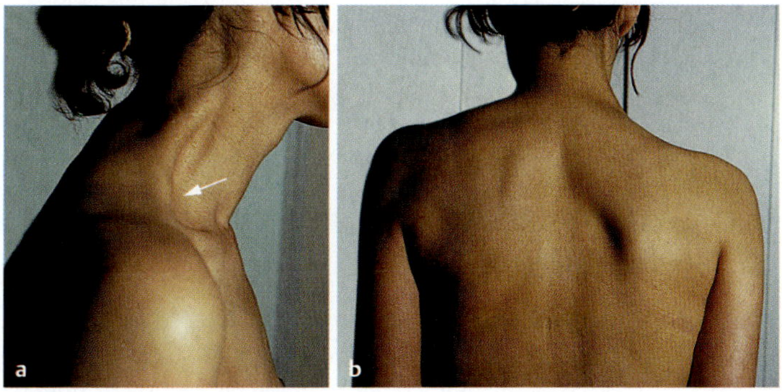

Abb. 20.2a–b Akute Lähmung des M. trapezius. **a** Kompensation durch den okzipitoklavikulären Trapeziusanteil beim Heben der Skapula. Das Relief des M. levator scapulae ist gut zu erkennen. **b** Komplette Atrophie des M. trapezius rechts; das Relief des M. rhomboideus ist gut zu erkennen.

Die Lähmung des M. trapezius führt zu einer Fehlstellung der Schulter mit Senkung und Anteposition und zu einer Hyperabduktion des medialen Randes der Skapula durch den stärkeren M. serratus anterior. Auf der Rückseite des Patienten ist durch die Atrophie des M. trapezius das Relief der Mm. levator scapulae und M. rhomboideus gut zu erkennen (**Abb. 20.2b**). Durch die aktive Adduktion der Skapula ist die Atrophie des unteren thorakalen Teils des Muskels leicht feststellbar.

Die Lähmung des M. trapezius hat eine Instabilität der Skapula zur Folge. Die Abduktion der oberen Extremität wird gegen Widerstand unmöglich. Beim Versuch der Abduktion der oberen Extremität sinkt die Skapula nach unten. Dagegen ist die Flexion des Oberarms normal, weil die Stabilisation der Skapula in einer Abduktionsstellung durch den M. serratus anterior und M. rhomboideus gewährleistet wird.

Behandlungsmaßnahmen

Bei einer laterozervikalen Neurotmesis des Nervs ist die sofortige Nervennaht angebracht. Sie führt zu einer guten Reinnervation des M. trapezius.

20.5 Akute Lähmungen der Nerven der oberen Extremität

Die Nerven der oberen Extremität mit ihren Verläufen und Endästen sind in **Abb. 20.3** dargestellt.

20.5.1 N. axillaris

Motorische Innervation

Der N. axillaris innerviert den M. deltoideus (Hauptfunktion: Abduktion des Oberarms im Schultergelenk) und des M. teres minor (Außenrotation des Oberarms im Schultergelenk).

Hautinnervation

Der N. axillaris innerviert die obere Hälfte der Außenseite des Oberarms.

Motorische Ausfälle

Eine akute Lähmung des N. axillaris führt zu Ausfällen der Abduktion und der Außenrotation des Oberarms im Schultergelenk. Sie werden durch die Mm. supra- und infraspinatus (N. suprascapularis) kompensiert. Auch der Delta-Reflex fällt aus.

Die globalen Sensibilitätsausfälle sind auf der Außenseite der oberen Hälfte des Oberarms lokalisiert.

Besonderheiten

Durch die Atrophie des M. deltoideus steht das Akromion nach lateral vor *(Schulterklappenzeichen)*.

Risiko: Bei einer kompletten schlaffen Lähmung des M. deltoideus kann es zu einer Subluxation des Schultergelenks kommen. Diese tritt trotz der Lähmung des N. axillaris nicht ein, wenn eine Gelenksteife durch die Immobilisation des Schultergelenks nach Luxation entstanden ist.

20.5.2 N. suprascapularis

Motorische Innervation

Der N. suprascapularis innerviert den M. supraspinatus (Abduktion des Oberarms im Schultergelenk) und den M. infraspinatus (Außenrotation des Oberarms im Schultergelenk).

Motorische Ausfälle

Sie betreffen die Abduktion und die Außenrotation des Oberarms im Schultergelenk. Diese werden kompensiert durch die Mm. deltoideus und teres minor (N. axillaris).

Durch die Atrophie der Mm. supra- und infraspinatus erscheinen die Fossae supra- und infraspinata hohl.

20.5.3 N. musculocutaneus

Motorische Innervation

Der N. musculocutaneus innerviert folgende Muskeln:

- M. coracobrachialis (Flexion des Oberarms im Schultergelenk);
- M. biceps brachii, caput longum und caput breve (Flexion und Supination des Unterarms im Ellenbogengelenk);
- M. brachialis (Flexion des Unterarms im Ellenbogengelenk).

Hautinnervation

Der Nerv innerviert die radiale Hälfte der Ventralseite des Unterarms.

Motorische Ausfälle

Eine akute Lähmung des Nervs verursacht motorische Ausfälle der Flexion und Supination des Unterarms im Ellenbogengelenk. Es kommt zu einer Atrophie der ventralen Muskelgruppe des Oberarms. Der Biceps-brachii-Reflex fällt aus.

Die motorischen Ausfälle werden durch den M. brachioradialis und M. supinator (N. radialis) kompensiert.

Auch die Ausfälle des M. coracobrachialis werden kompensiert. Die funktionelle Kraftprüfung dieses Muskels ist nicht einfach. Aber durch die EMG-Untersuchung ist zu erkennen, ob der Muskel gelähmt ist oder nicht.

> *Es ist wichtig zu wissen, ob der N. musculocutaneus oberhalb oder unterhalb des M. coracobrachialis geschädigt wurde, da die Einschätzung der Reinnervationsdauer der Ellenbogenflexoren davon abhängt.*

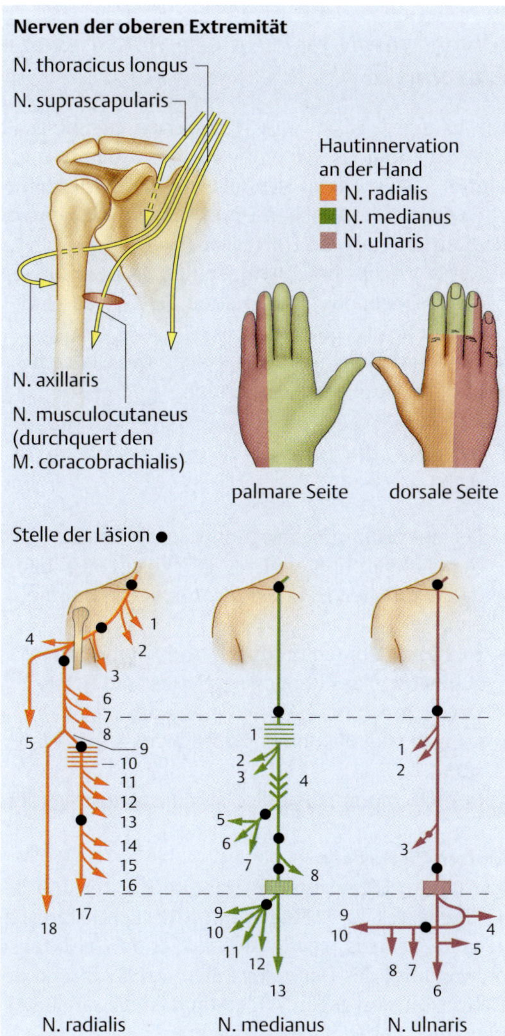

Sensibilitätsausfälle

Diese sind auf der radialen Hälfte der Ventralseite des Unterarms festzustellen.

20.5.4 N. radialis

Motorische Innervation

Der N. radialis innerviert folgende Muskeln:

- Extensionssynergien: M. triceps brachii und M. anconeus (Extension des Unterarms im Ellenbogengelenk), Mm. extensor carpi radialis longus und brevis (radiale Extension der Hand), M. extensor carpi ulnaris (ulnare Extension der Hand), Mm. extensor digitorum longus, digiti quinti und indicis (Extension des 1. Glieds des 2.–5. Fingers), Mm. extensor pollicis longus (Extension des 2. Glieds des Daumens) und brevis (Extension des 1. Glieds des Daumens) sowie M. abductor pollicis (Abduktion des Daumens in Extensionsstellung);
- M. brachioradialis (Flexion des Unterarms im Ellenbogengelenk);
- M. supinator (Supination des Unterarms).

Hautinnervation

Der N. radialis innerviert die Dorsalseite des Oberarms, des Unterarms und der Hand (**Abb. 20.3**).

Abb. 20.3 Nerven der oberen Extremität und ihre Verläufe.

N. radialis
1 N. cutaneus brachii posterior
2 M. triceps brachii, caput longus
3 M. triceps brachii, caput medialis
4 M. triceps brachii, caput lateralis und M. anconaeus
5 N. cutaneus antebrachii posterior
6 M. brachioradialis
7 M. extensor carpi radialis longus
8 M. extensor carpi radialis brevis
9 *N. interosseus posterior*
10 M. supinator
11 M. extensor carpi ulnaris
12 M. extensor digitorum communis
13 M. extensor digiti quinti
14 M. extensor pollicis longus
15 M. extensor pollicis brevis
16 M. extensor digiti indicis
17 M. abductor pollicis longus
18 *Ramus supervicialis* (Sensibilität auf der Rückseite der Hand)

N. medianus
1 M. pronator teres
2 M. flexor carpi radialis
3 M. palmaris longus
4 M. flexor digitorum superficialis
5 M. flexor pollicis longus
6 M. flexor digitorum profundus, d. 2. u. 3. Fingers
7 M. pronator quadratus
8 Ramus cutaneus palmaris
9 M. abductor pollicis brevis
10 M. opponens pollicis
11 M. flexor pollicis brevis, caput superficialis
12 Mm. lumbricales, 1.–3. Finger
13 Sensibilität der Hand

N. ulnaris
1 M. flexor carpi ulnaris
2 M. flexor digitorum profundus des 4. u. 5. Fingers
3 Ramus cutaneus carpi dorsalis
4 Hypothenar Muskeln
5 M. palmaris brevis
6 Sensibilität der Hand
7 Mm. lumbricales, 3.–5. Finger
8 Mm. interossei dorsales u. palmares
9 M. flexor pollicis brevis, caput profundus
10 M. adductor pollicis

Totale Lähmung

Läsion des Nervs im kostoklavikulären Defilé.

Motorische Ausfälle
Sie betreffen folgende Funktionen:

- Die Extension des Unterarms im Ellenbogengelenk, der Hand und des 1. Glieds des 2.–5. Fingers sowie die Extension und Abduktion des Daumens. Es entsteht die typische *Fallhand* (**Abb. 20.4**).
- Die Flexion und Supination des Unterarms durch die Lähmung des Mm. brachioradialis und supinator. Diese Ausfälle werden durch den M. biceps brachii und M. brachialis (N. musculocutaneus) kompensiert.

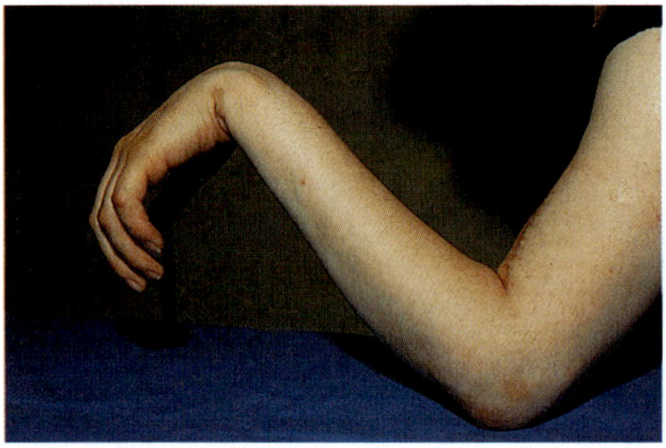

Abb. 20.4 Fallhand bei kompletter Radialislähmung.

Sensibilitätsausfälle
Diese sind auf der Dorsalseite des Oberarms, des Unterarms und der Hand lokalisiert.

Besonderheiten

- Die motorischen Ausfälle der Flexion und Supination des Unterarms werden durch den M. biceps brachii (N. musculocutaneus) kompensiert. Während der Flexion des Unterarms im Ellenbogengelenk gegen Widerstand ist keine Spannung des M. brachioradialis zu sehen.
- Wird das 1. Glied des 2. – 5. Fingers in Nullstellung stabilisiert, so kann man feststellen, dass die Extension des 2. und 3. Glieds dieser Finger (durch die Kontraktion der Mm. interossei und lumbricales) normal ist.
- Durch die Fallhand wird das Spreizen der Finger mit einer normalen Kraft unmöglich. Werden Hand und Finger in Null-Stellung stabilisiert, ist das Spreizen der Finger mit normaler Kraft möglich.

Partielle Lähmungen

Lähmung des N. radialis in der Fossa axillaris

Die beiden kranialen Äste des N. radialis bleiben verschont:

- Der Sensibilitätsast für die Rückseite des Oberarms bleibt erhalten.
- Der motorische Ast für den Caput longus des M. triceps brachii erlaubt eine normale Extension des Unterarms im Ellenbogengelenk. Der Triceps-brachii-Reflex kann durch die reflektorische Kontraktion des Caput longum des Muskels ausgelöst werden. Bei der Extension des Unterarms im Ellenbogengelenk gegen Widerstand ist auf der Außenseite des Oberarms kein Relief des Caput lateralis des M. triceps brachii zu sehen.

Lähmung des N. radialis auf der Außenseite des Oberarms

Die häufigste Läsion des Nervs entsteht unterhalb des M. deltoideus, wo er die Humerusdiaphyse von hinten nach vorne umschlingt und direkt dem Knochen anliegt. Hierbei handelt es sich um die typische Radialislähmung am Unterarm:

- Der M. triceps brachii mit seinen 3 Teilen sowie der M. anconeus sind erhalten. Der Triceps-brachii-Reflex ist normal.
- Die Sensibilität auf der Rückseite des Oberarms und des Unterarms ist normal.

Proximale Lähmung des N. interosseus posterior

- Bei einer Lähmung des motorischen Endastes des N. radialis kommt es nicht mehr zu einer Fallhand, da die radialen Handextensoren verschont bleiben.
- Flexion (M. brachioradialis) und Supination (M. supinator) des Ellenbogengelenks sind normal.
- Der M. brachioradialis hat eine normale Spannung bei der Flexion des Unterarms gegen Widerstand.
- Der Brachioradialisreflex kann ausgelöst werden.

Motorische Ausfälle
Die ulnare Extension der Hand, die Extension des 1. Glieds des 2.–5. Fingers und die Extension (des 1. und 2. Glieds) sowie die Abduktion (in Extensionsstellung) des Daumens fallen aus. Während der Handextension gegen Widerstand ist die radiale Abweichung der Hand zu beobachten.

Distale Lähmung des N. interosseus posterior

In diesem Fall entstehen motorische Ausfälle der Extension und Abduktion des Daumens durch die Lähmung der Mm. extensor pollicis longus et brevis sowie des M. abductor pollicis longus.

20.5.5 N. medianus

Motorische Innervation

Der N. medianus innerviert folgende Muskeln:

- M. flexor carpi radialis und M. palmaris longus (radiale Flexion der Hand);
- Mm. pronator teres et quadratus (Pronation des Unterarms);
- Lange Flexoren der ersten 3 Finger: M. flexor digitorum superficialis (Flexion der 2. Glieds des 2.–5. Fingers), M. flexor digitorum profundus des 2. und 3. Fingers (Flexion des 3. Glieds) und M. flexor pollicis longus (Flexion des 2. Daumenglieds);
- M. abductor pollicis brevis (Abduktion des Daumens in Flexionsstellung), M. opponens pollicis (Opposition des Daumens) und M. flexor pollicis brevis, Caput superficialis (Flexion des 1. Daumenglieds). Letzterer Muskel wird durch das Caput profundum des Muskels (N. ulnaris) kompensiert.
- Mm. lumbricales I und II (Flexion des 1. Glieds und Extension des 2. und 3. Glieds des 2. und 3. Fingers). Diese Muskeln werden durch die Mm. interossei (N. ulnaris) kompensiert.

Hautinnervation

Der Nerv innerviert die laterale Hälfte der Handfläche. Die Grenze mit der ulnaren Innervation liegt auf dem 4. Finger. Auf dem Handrücken innerviert der Nerv das 2. und 3. Glied des 2. und 3. Fingers sowie die radiale Hälfte des 4. Fingers (**Abb. 20.3**).

Totale Lähmung

Eine totale Lähmung des N. medianus entsteht durch eine Läsion proximal des Ellenbogens.

Motorische Ausfälle

Sie betreffen folgende Funktionen:

- Radiale Flexion der Hand. Diese wird durch die ulnare Flexion des M. flexor carpi ulnaris (N. ulnaris) kompensiert.
- Pronation des Unterarms.
- Flexion des 2. Glieds des 2.–5. Fingers. Die Flexion des 2. Glieds des 4. und 5. Fingers wird durch den M. flexor digitorum profundus des 4. und 5. Fingers (N. ulnaris) kompensiert.
- Flexion des 3. Glieds des 2. und 3. Fingers.
- Flexion des 1. Glieds des 2. und 3. Fingers. Die Lähmung der Mm. lumbricales I und II wird durch die Mm. interossei (N. ulnaris) kompensiert.
- Flexion des 1. Daumenglieds durch die Lähmung des Caput superficialis des M. flexor pollicis brevis. Diese wird vom Caput profundum des M. flexor pollicis brevis (N. ulnaris) kompensiert.
- Flexion des 2. Daumenglieds.
- Abduktion (in Flexionsstellung des Daumens) und Opposition des Daumens.

Pronatoren- und Fingerbeugereflexe fallen aus.

Sensibilitätsausfälle

Sie sind auf der palmaren und dorsalen Seite der Hand lokalisiert (**Abb. 20.2a–b**) Es kann zu trophischen Hautläsionen oder Brandwunden (z. B. durch Zigarette, **Abb. 20.5a**) der ersten 3 Finger und der radialen Hälfte des 4. Fingers kommen.

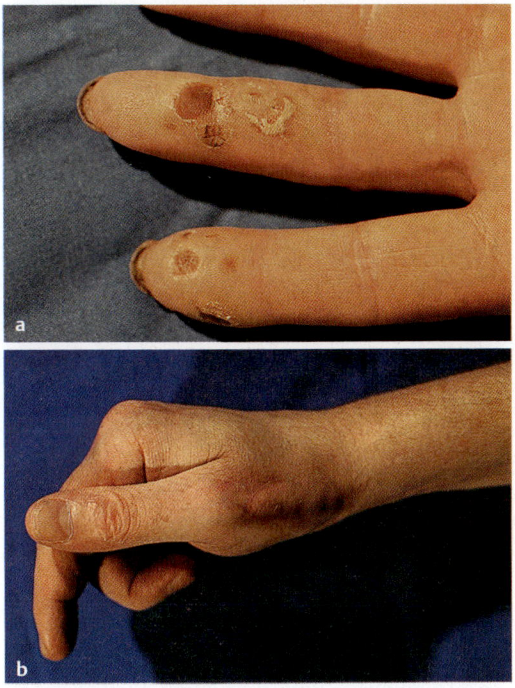

Abb. 20.5a–b Komplette Lähmung des N. medianus. **a** Brandwunden der Haut durch die Zigarette, eine häufige Komplikation bei einer Medianuslähmung, die durch die Anästhesie zu erklären ist. **b** Schwurhand.

Besondere Zeichen

- *Schwurhand* (**Abb. 20.5b**): Soll der Patient eine Faust machen, kann er die ersten 3 (oder die ersten 2, wenn der 3. vom N. ulnaris innerviert wird) Finger nicht schließen. Das bedeutet, das 2. Daumenglied und das 2. und 3. Glied des 2. und 3. Fingers bleiben in Extension. Nur das 1. Glied der ersten 3 Finger geht in Flexion; Flexion des 1. Glieds des Daumens durch den M. flexor pollicis brevis, Caput profundum (N. ulnaris) und Flexion des 1. Glieds des 2. und 3. Fingers durch die Mm. interossei (N. ulnaris).
- Durch die Atrophie der Handmuskeln wird der Außenrand des Daumenballens hohl. Der Daumen befindet sich durch den stärkeren M. abductor pollicis longus (N. radialis) oft in einer Abduktion/Extension.

Partielle Lähmungen

Lähmung des N. interosseus anterior

Die motorischen Ausfälle betreffen den M. pronator quadratus (EMG-Prüfung), M. flexor pollicis longus und M. flexor digitorum profundus des 2. und 3. Fingers. Es kommt zum Ausfall der Flexion des distalen Glieds des Daumens und des 2. und 3. Fingers. Drückt der Patient Daumen und Zeigefinger zusammen, ist diese Zange nicht mehr rund, sondern flach.

Lähmung des N. medianus oberhalb des Handgelenks

Motorische und Sensibilitätsausfälle

Bei dieser Lokalisation ist von den Ausfällen nur die Hand betroffen.

> *In diesem Fall muss die Sensibilität der Thenaroberfläche genau geprüft werden, um festzustellen, ob die Schädigung des N. medianus proximal oder distal des R. cutaneus palmaris zustande gekommen ist.*

Lähmung des motorischen Astes für die Thenarmuskeln

Diese Lähmung kommt seltener vor. In einigen Fällen durchdringt der Ast für die Thenarmuskeln das Retinaculum flexorum und kann dadurch einzeln geschädigt werden. Hierbei kommt es nur zu motorischen Ausfällen der Abduktion (in Flexionsstellung des Daumens) und Opposition des Daumens. Die Sensibilität der Hand bleibt normal.

20.5.6 N. ulnaris

Motorische Innervation

Der N. ulnaris innerviert folgende Muskeln:

- Unterarm:
  - M. flexor carpi ulnaris (ulnare Flexion der Hand);
  - Lange Flexoren des 4. und 5. Fingers, Mm. flexor digitorum profundus (Flexion des 3. Glieds des 4. und 5. Fingers).
- Hand:
  - Hypothenarmuskeln, M. abductor, M. flexor und M. opponens digiti quinti (Abduktion, Flexion und Opposition des 5. Fingers);
  - Mm. interossei dorsales et palmares (Abduktion der Finger durch die Mm. interossei dorsales und Adduktion durch die Mm. interossei palmares, Flexion des 1. Glieds und Extension des 2. und 3. Glieds des 2.–5. Fingers);
  - Mm. lumbricales III und IV für den 4. und 5. Finger;
  - M. adductor pollicis (Adduktion des Daumens) sowie M. flexor pollicis brevis, Caput profundus (Flexion des 1. Daumenglieds).

Hautinnervation

Der Nerv innerviert die ulnare Hälfte der Hand, den 5. Finger und die ulnare Hälfte des 4. Fingers (**Abb. 20.2a–b**).

Totale Lähmung

Eine totale Lähmung des N. ulnaris entsteht durch eine Läsion des Nervs am oder proximal des Ellenbogens.

Motorische Ausfälle

Sie betreffen folgende Funktionen:

- Ulnare Flexion der Hand;
- Flexion des 3. Glieds des 4. und 5. Fingers;
- Flexion, Abduktion und Opposition des 5. Fingers;
- Flexion des 1. Glieds und Extension des 2. und 3. Glieds des 2.–5. Fingers (Kompensation der Flexion des 1. Glieds und der Extension des 2. und 3. Glieds des 2. und 3. Fingers durch die Mm. lumbricales I und II);
- Flexion des 1. Daumenglieds wird vom Caput superficialis des M. flexor pollicis brevis (N. medianus) kompensiert;
- Adduktion des Daumens.

Der Fingerbeugerreflex fällt aus.

Sensibilitätsausfälle

Sie sind am ulnaren Rand der Hand, des 5. Fingers und der ulnaren Hälfte des 4. Fingers lokalisiert.

Besondere klinische Zeichen

- *Ulnare Krallenstellung* des 4. und 5. Fingers (**Abb. 20.6a**), Hyperextension des 1. Glieds und Flexion des 2. und 3. Glieds des 4. und 5. Fingers. Die Krallenstellung wird durch die Unterbrechung des Tonusgleichgewichts zwischen den gelähmten Agonisten (Mm. interossei und Mm. lumbricales III und IV) und den stärkeren Antagonisten (M. extensor digitorum communis: Extension des 1. Glieds des 2.–5. Fingers und M. flexor digitorum superficialis: Flexion des 2. Glieds des 2.–5. Fingers) hervorgerufen. Die Krallenstellung betrifft infolge der Kompensation durch die M. lumbricales I und II nicht den 2. und 3. Finger.
- *Skeletthand* durch die Atrophie der Mm. interossei.

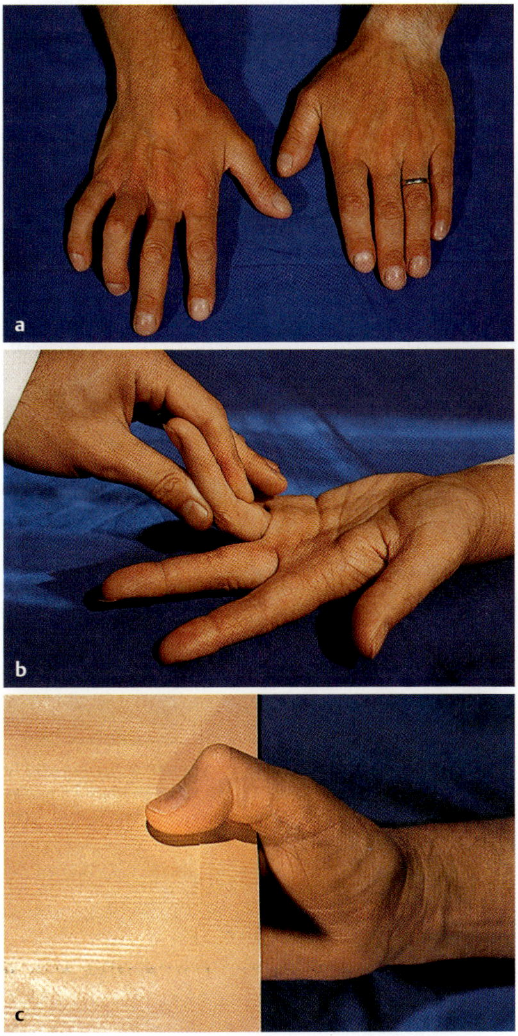

Abb. 20.6a–c a Komplette Lähmung des N. ulnaris mit ulnarer Krallenstellung des 4. und 5. Fingers (rechts) und gut sichtbarer Atrophie der Handmuskeln (Skeletthand). **b** Flexionstest des 1. Glieds des 2.–5. Fingers. **c** Froment-Zeichen.

Besondere Tests zur Bestätigung der funktionellen Ausfälle

- *Krafttest der Flexion des 1. Glieds* mit dem *Break-Test* in 90° Flexionsstellung des 2.–5. Fingers (**Abb. 20.6b**). Werden das 2. und 3. Glied der Finger in Neutral-Null-Stellung stabilisiert, können die langen Beuger nicht kompensieren. Beim Unterbrechen des Flexionswiderstands des 1. Glieds durch einen exzentrischen Impuls in dieser Stellung, fällt das 1. Glied in eine Hyperextension, wenn eine geringe Lähmung vorhanden ist.
- *Froment-Zeichen* (**Abb. 20.6c**): Der Patient soll durch die Adduktion des Daumens ein Blatt Papier zwischen dem Daumen und der Hand festhalten. Da der M. adductor pollicis gelähmt ist, kommt es zur Kompensation durch den M. flexor pollicis longus (N. medianus), d. h. der Patient hält das Blatt mithilfe der Flexion des 2. Daumenglieds fest.

Partielle Lähmungen

Einzellähmung des R. dorsalis am Unterarm

Sensibilitätsausfälle

Sie sind auf der ulnaren Hälfte der Dorsalseite der Hand lokalisiert.

Lähmung des N. ulnaris proximal des Handgelenks

Motorische Ausfälle

Diese betreffen die Handmuskeln des N. ulnaris. Die ulnare Flexion der Hand und die Flexion des 3. Glieds des 4. und 5. Fingers sind normal.

Sensibilitätsausfälle

Sie sind auf der ulnaren Hälfte der Hand, am 5. Finger und auf der ulnaren Hälfte des 4. Fingers lokalisiert. Die Sensibilität auf der ulnaren Hälfte der Rückseite der Hand ist erhalten (R. dorsalis des N. ulnaris).

Lähmung des distalen Teils des R. profundus des N. ulnaris an der Hand

In diesem Fall bleiben die Hypothenarmuskeln und die Sensibilität der Hand verschont. Die rein motorischen Ausfälle betreffen nur die Mm. interossei, Mm. lumbricales III und IV sowie den M. adductor pollicis und das Caput profundum m. flexor pollicis brevis.

Besonderheiten
Alle typischen Zeichen der Ulnarislähmung an der Hand sind vorhanden: Krallenstellung des 4. und 5. Fingers, Skeletthand, motorische Ausfälle der Flexion des 1. Gliedes des 2.–5. Fingers und Adduktion des Daumens mit Froment-Zeichen.

20.5.7 N. thoracicus longus

Motorische Innervation
Der N. thoracicus longus innerviert den M. serratus anterior (Abduktion der Skapula).

Motorische Ausfälle
Sie betreffen die Abduktion der Skapula, deren Stabilität beeinträchtigt ist.

Diagnostik
Hierfür werden folgende 2 Tests eingesetzt:

- *Abduktionstest des Oberarms im Schultergelenk:* Die Abduktion des Oberarms bleibt aufgrund einer Pseudostabilisation der Skapula durch Hyperadduktion mithilfe des M. rhomboideus und M. trapezius normal. Der mediale Rand der Skapula wird gegen die Wirbelsäule gedrückt und so stabilisiert (**Abb. 20.7**).
- *Flexionstest des Oberarms im Schultergelenk:* Durch die Flexionshaltung der oberen Extremität entfernt sich der mediale Rand der Skapula von der BWS, sodass die Pseudostabilisation nicht stattfinden kann. Dadurch ist die Flexionskraft des Oberarms stark vermindert. Der mediale Rand der Skapula steht vom Brustkorb ab.

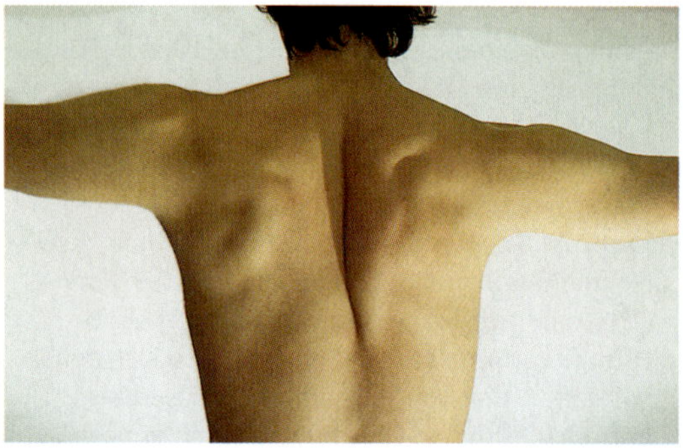

Abb. 20.7 Lähmung des M. serratus anterior. Die Abduktion des Oberarms ist durch die Pseudostabilisation der Skapula in Hyperadduktion normal.

Da der N. thoracicus longus ein langer Nerv ist, erscheinen bei einer totalen Axonotmesis die ersten Reinnervationspotenziale im M. serratus anterior erst nach ca. 6–8 Monaten (siehe **Abb. 20.1a**).

20.5.8 Gleichzeitige Lähmung des M. serratus anterior und des M. trapezius

Eine derartige Lähmung hat eine maximale Instabilität der Skapula mit einer eindeutigen Scapula alata zur Folge (**Abb. 20.8a–b**). Durch die Regeneration beider Nerven ist der Verlauf günstig.

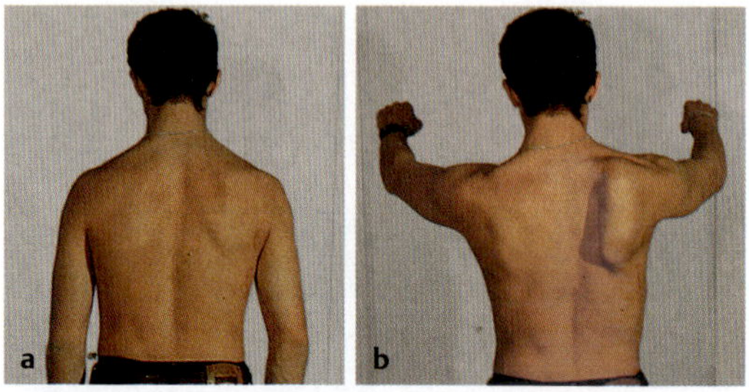

Abb. 20.8a–b Gleichzeitige Lähmung des M. trapezius und M. serratus anterior: **a** Das Relief des M. rhomboideus ist gut erkennbar. **b** Maximale Instabilität der Skapula mit Scapula alata rechts, während der Flexion des Arms.

20.6 Akute Lähmungen der Nerven der unteren Extremität

Die Nerven der unteren Extremität sind die Endäste des Plexus lumbalis und des Plexus sacralis (**Abb. 20.9**).

20.6.1 N. peronaeus communis

Motorische Innervation: Der N. peronaeus communis innerviert die Dorsalflexoren des Fußes und der Zehen. Er teilt sich in N. peronaeus superficialis und N. peronaeus profundus.

Der N. peronaeus superficialis innerviert die Mm. peronaei longus und brevis (Abduktion und Pronation des Fußes). Der N. peronaeus profundus innerviert die Mm. extensor digitorum longus, extensor hallucis longus und tibialis anterior am Unterschenkel sowie den M. extensor digitorum brevis am Fußrücken (Dorsalflexion und Supination des Fußes, Dorsalflexion der Zehen).

Hautinnervation: Bevor sich der N. peronaeus communis in seine 2 Endäste teilt, gibt er als Nebenast den N. cutaneus surae lateralis ab, der die Außenseite des Unterschenkels innerviert.

- Der N. peronaeus profundus innerviert den Raum zwischen dem großen und dem 2. Zeh.
- Der N. peronaeus superficialis innerviert die Rückseite des Fußes, den medialen Rand des großen Zehs, die Rückseite der Zehe bis zur medialen Hälfte des 4. Zehs.

Die Haut auf der Rückseite des distalen Zehenglieds wird von den Nn. plantares, der laterale Rand der Rückseite des Fußes vom N. suralis innerviert. (Der N. suralis ist der Endast des N. cutaneus surae medialis.)

Totale Lähmung

Eine totale Lähmung des N. peronaeus communis entsteht durch die Läsion des Nervs oberhalb des Fibulakopfes.

Motorische Ausfälle: Die Lähmung betrifft die Dorsalflexion des Fußes und der Zehen.

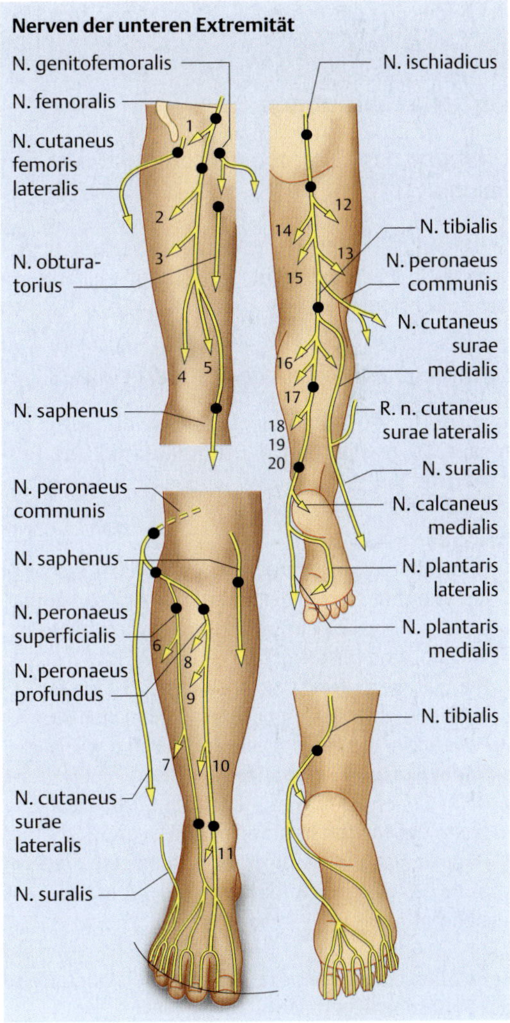

Abb. 20.9 Nerven der unteren Extremität und ihren Verläufen.

N. femoralis
1 M. iliacus
2 M. sartorius
3 M. quadriceps, rectus femoris
4 M. quadriceps, caput lateralis
5 M. quadriceps, caput medialis

N. peronaeus supervicialis
6 M. peronaeus longus
7 M. peronaeus brevis

N. peronaeus profundus
8 M. tibialis anterior
9 M. extensor digitorum longus
10 M. extensor hallucis longus
11 M. extensor digitorum brevis

N. ischiadicus
12 M. biceps femoris, caput longus
13 M. biceps femoris, caput brevis
14 M. semimembranosus
15 M. semitendinosus

N. tabialis
16 M. gastrocnemius
17 M. seleus
18 etibialis posterior
19 M. flexor digitorum longus
20 M. flexor hallucis longus

Besonderheiten

- Beim Sitzen mit herunter hängendem Unterschenkel befindet sich der gelähmte Fuß in Plantarflexion (Gefahr eines Spitzfußes) und in Varusstellung (durch den M. tibialis posterior).
- Im Stehen kann ein Plattfuß in Varusstellung beobachtet werden. Die willkürliche Dorsalflexion des Fußes und der Zehen ist unmöglich, der Patient kann mit seinem Fuß nicht mehr den Takt schlagen oder sich auf die Ferse stellen.
- Beim Gehen wird das Knie stark angehoben, um das Durchschwingen des Unterschenkels mit dem hängenden Fuß zu ermöglichen *(Steppergang)*. Beim Auftreten des Fußes kommt zuerst die Fußspitze, dann erst die Ferse in Kontakt mit dem Boden.

Sensibilitätsausfälle: Die Ausfälle sind auf dem Außenrand des Unterschenkels und auf der Rückseite des Fußes und der Zehen lokalisiert (**Abb. 20.9**).

Partielle Lähmungen

Lähmung des N. peronaeus communis am Fibulahals

In diesem Fall bleibt der N. cutaneus surae lateralis verschont. Es treten keine Sensibilitätsausfälle auf der Außenseite des Unterschenkels auf.

Lähmung des N. peronaeus superficialis

Motorische Ausfälle: Sie betreffen die Mm. peronaei longus und brevis. Die Abduktion und Pronation des Fußes fallen aus.

Besonderheiten

- Beim Sitzen mit herunter hängenden Unterschenkeln kommt es zu einer Adduktions- und Supinationsstellung des Fußes (durch die Mm. tibialis anterior und posterior).
- Beim Stehen ist ein Plattfuß mit einer Varusstellung des Fußes zu beobachten. Wenn sich der Patient auf die Ferse stellt, dreht sich der Fuß in Adduktion und Supination.
- Beim Gehen kommt es nicht zum Steppergang, wenn der M. tibialis anterior stark genug ist. Dagegen ist beim Auftreten auf die Ferse die Drehung des Fußes in Adduktion und Supination sichtbar.

Sensibilitätsausfälle: Sie sind auf der Dorsalseite des Fußes lokalisiert (**Abb. 20.9**).

Lähmung des N. peronaeus profundus

Motorische Ausfälle: Sie betreffen die Adduktion und Supination des Fußes (Lähmung des M. tibialis anterior) sowie die Dorsalflexion der Zehen.

Besonderheiten

- Beim Sitzen mit herunter hängenden Unterschenkeln hängt der Fuß nach unten in einer Abduktions- und Pronationsstellung (durch die stärkeren Mm. peronaei).
- Im Stehen kommt es zur Senkung der Fußwölbung in Valgusstellung des Fußes (durch die stärkeren Mm. peronaei).
- Beim Gehen tritt der typische Steppergang auf.

Sensibilitätsausfälle: Sie sind im Raum zwischen Großzeh und 2. Zeh lokalisiert.

20.6.2 N. tibialis

Motorische Innervation: Der N. tibialis innerviert die Plantarflexoren des Fußes und der Zehen auf der Rückseite des Unterschenkels, den M. triceps surae, die Mm. tibialis posterior, flexor digitorum longus und flexor hallucis longus.

Distal des Tarsaltunnels teilt sich der Nerv in seine 2 Endäste, die Nn. plantares medialis et lateralis. Sie innervieren die Muskeln der Fußsohle.

Der *N. plantaris medialis* (entspricht dem N. medianus an der Hand) innerviert teilweise den M. quadratus plantae, die Muskelgruppe des großen Zehs (M. abductor hallucis, M. flexor hallucis brevis), den M. flexor digitorum brevis und die Mm. lumbricales I und II.

Der N. *plantaris lateralis* (entspricht dem N. ulnaris an der Hand) innerviert teilweise den M. quadratus plantae, die Muskelgruppe des kleinen Zehs (M. abductor, M. flexor brevis, M. opponens digiti quinti) sowie die Mm. lumbricales III und IV, die Mm. interossei dorsales et plantares und den M. adductor hallucis.

Hautinnervation: In der Fossa poplitea gibt der N. tibialis als Nebenast den N. cutaneus surae medialis ab. Dieser innerviert die Haut auf der Rückseite des Unterschenkels. Der N. cutaneus surae medialis erhält in Höhe des Sprunggelenks einen kleinen Nebenast vom N. cutaneus surae lateralis und wird dann zum N. suralis. Dieser innerviert den Außenrand des Fußrückens sowie die Rückseite des 5. und die laterale Hälfte des 4. Zehs.

Der N. tibialis innerviert:

- Die Rückseite des Unterschenkels (N. cutaneus surae medialis);
- Die mediale Seite der Ferse (Rr. calcanei mediales) und die Plantarseite der Ferse;
- Die Fußsohle und die Plantarseite der Zehen (der ersten 3 Zehen und der medialen Hälfte des 4. durch den N. plantaris medialis, der lateralen Hälfte des 4. und 5. Zehs durch den N. plantaris lateralis). Die Nn. plantares innervieren auch die Dorsalseite des Zehenendglieds;
- Den Außenrand des Fußrückens und die Rückseite des 5. und die laterale Hälfte des 4. Zehs (N. suralis, Endast des N. cutaneus surae medialis).

Totale Lähmung

Eine totale Lähmung des N. tibialis entsteht durch eine Läsion im proximalen Teil der Fossa poplitea oder auf der Rückseite des Oberschenkels.
Motorische Ausfälle: Sie betreffen die Plantarflexoren des Fußes und der Zehen. Achillessehnen-, Tibialis-posterior- und Plantarreflex fallen aus.

Besonderheiten

- Beim Sitzen mit herunter hängenden Unterschenkeln kommt es zu einer Fehlstellung mit einer Dorsalflexion (Gefahr eines Hackenfußes) und einem Valgus des Fußes (durch die stärkeren Peronaeimuskeln). Es entsteht ein paralytischer Hohlfuß und eine Krallenstellung des 2.–5. Zehs (Hyperextension des 1. Glieds und Flexion des 2. und 3. Gliedes des 2.–5. Zehs durch die Lähmung der Mm. interossei und Mm. lumbricales).
- Beim Stehen fehlt die Spannung der Achillessehne. Die Fußwölbung ist abgeflacht und der Fuß befindet sich in einer Valgusstellung. Der Patient kann sich nicht auf die Fußspitze stellen.
- Das Gehen ist unelegant und schwerfällig. Der angehobene Fuß gerät in eine Valgusstellung und beim Auftreten des Fußes kommt zuerst der Fußinnenrand auf. Das Abrollen des Fußes ist unmöglich, die Ferse kann sich nicht vom Boden heben und der Patient kann sich nicht nach vorn abdrücken.

Sensibilitätsausfälle: Sie sind auf der Rückseite des Unterschenkels, auf der medialen- und der Plantarseite der Ferse, auf der Fußsohle, der Plantarseite der Zehen und der Dorsalseite des Zehenendglieds sowie dem Außenrand des Fußrückens lokalisiert.

Partielle Lähmungen

Lähmung des N. tibialis am distalen Teil der Fossa poplitea

In diesem Fall sind keine Sensibilitätsausfälle auf der Rückseite des Unterschenkels (im Bereich des N. cutaneus surae medialis) und im Bereich des N. suralis vorhanden.

Lähmung des N. tibialis distal des Triceps surae

Motorische Ausfälle

- Die Plantarflexion des Fußes durch den M. triceps surae und der Achillessehnenreflex sind erhalten.
- Die Plantarflexion der Zehen und die Adduktion/Supination des Fußes durch den M. tibialis posterior fallen aus.
- Der Tibialis-posterior-Reflex und der Plantar-Reflex fallen aus.
- Die Fehlstellung des Fußes und der Zehen (paralytischer Hohlfuß und Krallenstellung der Zehen durch die Lähmung der Mm. interossei und Mm. lumbricales) bleibt bestehen.

Sensibilitätsausfälle: Die Sensibilität auf der medialen- und der Plantarseite der Ferse, auf der Fußsohle, auf der Plantarseite der Zehen und der Dorsalseite des Zehenendglieds fällt aus.

Lähmung des N. tibialis im Tarsaltunnel

Motorische Ausfälle: Sie betreffen nur die Plantarmuskeln (paralytischer Hohlfuß und Krallenstellung der Zehen durch die Lähmung der Mm. interossei und Mm. lumbricales). Der Plantar-Reflex fällt aus.

Die Sensibilitätsausfälle sind auf der Fußsohle, der Plantarseite der Zehen und der Dorsalseite des Endgliedes der Zehen lokalisiert.

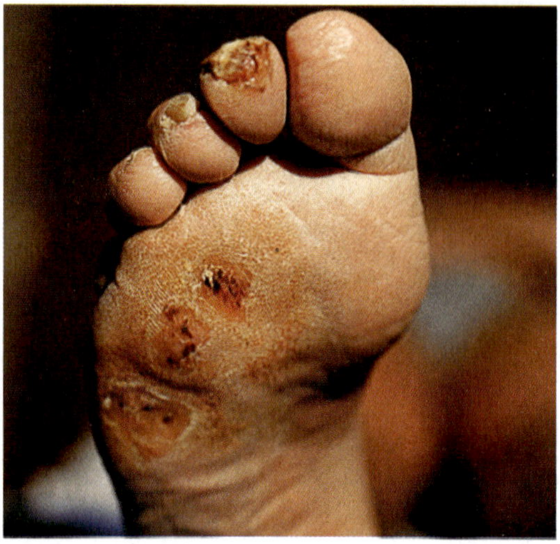

Abb. 20.10 Lochgeschwür der Fußsohle bei Lähmung des N. ischiadicus.

Einzellähmungen der Nn. plantares

Einzellähmungen der Nn. plantares sind selten.

> *Bei kompletten Sensibilitätsausfällen auf der Fußsohle besteht die Gefahr einer Hautnekrose (neuroparalytisches Lochgeschwür,* **Abb. 20.10***), der vorgebeugt werden muss (z. B. Schuhe kontrollieren).*

20.6.3 N. ischiadicus

Totale Lähmung

Bei einer totalen Lähmung des N. ischiadicus kommt es zu motorischen und Sensibilitätsausfällen im Bereich der Nn. peronaeus communis und tibialis und zu motorischen Ausfällen der ischiokruralen Muskeln, des M. semimembranosus und M. semitendinosus (Flexion und Innenrotation des Unterschenkels) auf der medialen Rückseite und M. biceps femoris caput longum und caput breve (Flexion und Außenrotation des Unterschenkels) auf der lateralen Rückseite des Oberschenkels.

Die Lähmung führt zu motorischen Ausfällen der Extension des Hüftgelenks, die vom M. glutaeus maximus kompensiert wird, und der Flexion des Kniegelenks, die teilweise vom M. gracilis kompensiert wird. Semi- und Biceps-femoris-Reflex fallen aus.

Partielle Lähmung

Bei einer partiellen Lähmung des N. ischiadicus ist es immer von großer Bedeutung, das Caput breve des M. biceps femoris (klinisch und elektromyographisch) zu prüfen, besonders wenn nach einem Trauma des N. ischiadicus die Ausfälle im Bereich des N. peronaeus communis vorherrschend sind.

20.6.4 N. cutaneus femoris posterior

Bei einer Lähmung dieses Nervs kommt es zu Sensibilitätsausfällen auf der Rückseite des Oberschenkels. Einzellähmungen sind selten. Meist ist der Nerv bei akuten Lähmungen des Plexus sacralis mitbetroffen.

20.6.5 N. glutaeus superior

Motorische Innervation
Der Nerv innerviert die M. glutaeus medius, M. glutaeus minimus und M. tensor fasciae latae. Die Lähmung des M. glutaeus medius ist am deutlichsten.

Motorische Ausfälle
Die Abduktion des Oberschenkels im Hüftgelenk sowie die laterale Stabilisation des Hüftgelenks in einer geschlossenen Muskelkette fallen aus. Die laterale Instabilität des Hüftgelenks beim Gehen führt zum Absinken des Beckens auf der Gegenseite (*Trendelenburg-Hinken*).

20.6.6 N. glutaeus inferior

Motorische Innervation
Der Nerv innerviert den M. glutaeus maximus.

Motorische Ausfälle
Die Extension des Oberschenkels im Hüftgelenk fällt aus. Diese Ausfälle werden durch die ischiokruralen Muskeln kompensiert, wenn sich das Kniegelenk in Neutral-Null-Stellung befindet. Die Atrophie des M. glutaeus maximus ist deutlich zu sehen.

20.6.7 N. femoralis

Motorische Innervation
Der N. femoralis innerviert den M. iliacus oberhalb der Leiste (Flexion im Hüftgelenk gemeinsam mit dem M. psoas, der vom Plexus lumbalis innerviert wird) sowie auf der Vorderseite des Oberschenkels den M. quadriceps (Flexion des Oberschenkels im Hüftgelenk, Extension des Unterschenkels im Knie-

gelenk) und den M. sartorius (Flexion, Abduktion und Außenrotation des Oberschenkels im Hüftgelenk) (siehe **Abb. 20.9**).

Hautinnervation

Der Nerv innerviert die Vorderseite des Oberschenkels im Bereich der Dermatome L2/L3 und die Innenseite des Unterschenkels im Bereich des Dermatoms L4 (N. saphenus).

Totale Lähmung

Eine totale Lähmung des Nervs tritt bei einer Läsion oberhalb der Leiste auf.

Motorische Ausfälle

- Flexion des Oberschenkels im Hüftgelenk (M. iliacus und M. rectus femoris). Die Ausfälle werden durch den M. psoas (Plexus lumbalis) und die Mm. adductores (N. obturatorius) kompensiert. Die Lähmung des M. iliacus lässt sich mithilfe des EMG feststellen.
- Extension des Unterschenkels im Kniegelenk. Der Patellarreflex fällt aus.
- Abduktion und Außenrotation des Oberschenkels im Hüftgelenk (diese werden kompensiert).

Sensibilitätsausfälle

Sie sind auf der Vorderseite des Oberschenkels und auf der Innenseite des Unterschenkels lokalisiert.

Besonderheiten

- Beim Sitzen mit herunter hängenden Unterschenkeln ist die Verminderung der Tonizität des M. quadriceps gut zu erkennen. Der Winkel zwischen Ober- und Unterschenkel ist (im Vergleich zur Gegenseite) vermindert. Die willkürliche Extension des Unterschenkels im Kniegelenk ist unmöglich.
- Im Stehen kommt es oft zu einer Pseudostabilisation des Kniegelenks durch die Rekurvatumstellung.
- Das Gehen ist auf der Seite der Lähmung nur mit durchgedrücktem Kniegelenk möglich. Versucht der Patient, sich auf sein flektiertes Kniegelenk zu stützen, fällt er zu Boden.

> *Häufiges Fallen ist oft ein Zeichen einer Lähmung des N. femoralis.*

- Auch das Treppensteigen wird unmöglich, da sich der Patient mit seinem gelähmten Bein nicht hochdrücken kann. Eine inkomplette Lähmung des M. quadriceps kann durch den *Schemeltest* festgestellt werden: Der Patient kann sich nicht ohne Schwung hochdrücken.

Partielle Lähmungen

Lähmung des N. femoralis in der Leiste

Motorische Ausfälle

Sie sind unverändert, aber diesmal ist der M. iliacus erhalten (EMG-Prüfung). Die klinischen Zeichen bleiben dieselben, nur die Reinnervationsdauer des M. quadriceps ist kürzer.

Sensibilitätsausfälle

Sie sind unverändert.

Einzellähmung des N. saphenus

Eine Einzellähmung des N. saphenus kann durch eine Läsion auf der Innenseite des Kniegelenks vorkommen. Die Sensibilitätsausfälle sind auf der Innenseite des Unterschenkels lokalisiert.

20.6.8 N. obturatorius

Motorische Innervation

Der Nerv innerviert den M. obturatorius externus (Außenrotation des Oberschenkels im Hüftgelenk), die Mm. adductor longus et brevis, M. pectineus und M. gracilis durch den R. superficialis, den M. adductor magnus durch den R. profundus. Die Adduktoren haben als Funktion die Adduktion, Flexion und Innenrotation des Oberschenkels im Hüftgelenk.

Hautinnervation

Der Nerv innerviert den distalenTeil der medialen Seite des Oberschenkels (R. superficialis).

Motorische Ausfälle

Die Adduktion, Flexion und Innenrotation des Oberschenkels im Hüftgelenk ebenso wie der Adduktorenreflex fallen aus.

Sensibilitätsausfälle

Sie sind auf der unteren Hälfte der medialen Seite des Oberschenkels lokalisiert.

Besonderheiten

- Der Patient beklagt sich über eine schlechte Gangführung der unteren Extremität.

> *Das typische Zeichen einer Adduktorenlähmung ist in Rückenlage zu beobachten, wobei es zu einer spontanen*

Fehlstellung des Beins im Hüftgelenk in Außenrotation kommt.

- Ist die Lähmung komplett, wird in Rückenlage die Flexion des gestreckten Beins im Hüftgelenk unmöglich.
- Ist die Lähmung inkomplett, wird die Flexion gegen die Schwere des gestreckten Beines im Hüftgelenk von einer Außenrotation des Oberschenkels begleitet.

20.6.9 N. cutaneus femoris lateralis

Hautinnervation

Der Nerv innerviert die laterale Seite des Oberschenkels bis zum Knie.

Sensibilitästausfälle

Sie sind auf der Außenseite des Oberschenkels lokalisiert. Bei einer chronischen Kompression des Nervs an der Leiste treten Schmerzen, Parästhesien (z.B. Brennen) oder Dysästhesien auf der Außenseite des Oberschenkels (*Meralgia paraesthetica*) auf.

20.6.10 N. genitofemoralis

Motorische Innervation

Der Nerv innerviert den M. cremaster.

Hautinnervation

Der Nerv innerviert den proximal-medialen Teil des Oberschenkels (R. femoralis), das Skrotum beim Mann sowie die Labia majora bei der Frau (R. genitalis). Der Kremasterreflex (L2) fällt aus.

Sensibilitätsausfälle

Schmerzen, Parästhesien, Dysästhesien oder Sensibilitätsausfälle sind am proximalen Teil der medialen Hälfte des Oberschenkels und an den äußeren Geschlechtsorganen lokalisiert.

20.7 Prinzipien der Physiotherapie

Während der Phase der akuten Lähmung und der Reinnervation müssen folgende Behandlungen vorgenommen werden

Phase der akuten Lähmung

Während der Phase der kompletten Lähmung des peripheren Nervs ist das Ziel, Komplikationen (posttraumatisches oder post-paralytisches Ödem, Hautnekrosen, Gelenksteifheit, Muskelatrophien und Muskelsklerosen) vorzubeugen bzw. zu behandeln, die durch therapeutische Immobilisation nach Trauma der Weichteile, Nervennaht (8–10 Tage Immobilisation) oder Nervenplastik (1 Monat Immobilisation) entstehen können.

Besonders wichtig ist die Vorbeugung der Fehlhaltungen, die durch die Unterbrechung des Tonusgleichgewichts zwischen gelähmten Agonisten und nicht gelähmten Antagonisten entstehen. Hierzu können prophylaktisch Orthesen eingesetzt werden.

Phase der Reinnervation der Muskeln und der Haut

Während dieser Phase ist der elektrophysiologische Befund von großer Bedeutung.

Wiedergewinn der Motorik

Die Wiederherstellung der Motorik beruht auf der Zurückgewinnung der Muskelkraft. Im Anfangsstadium der Muskelreinnervation bleibt die Kraft der reinnervierten Muskeln aus. Das Ende der Muskelreinnervation (EMG) muss abgewartet werden, um die Kraft und die motorische Koordination mittels neurophysiologischer Methoden (z.B. PNF) verbessern zu können.

Nach dem Wiedergewinn der Kraft muss die Propriozeption besonders an den unteren Extremitäten gefördert werden. Die Ausdauer und Automatisierung der Bewegungen wird durch konsequentes Nutzen im Alltag begünstigt, was in der Ergotherapie vermittelt wird.

Wiedergewinn der Sensibilitäten

Die Behandlung wird durch die klinische Feststellung des fortschreitenden Rückgewinns der einzelnen Sensibilitäten (Schmerz- und Vibrationsgefühl mit einer Stimmgabel von 30 Hz, deplatziertes bzw. immobiles Takt- und Vibrationsgefühl mit einer Stimmgabel von 256 Hz.) geleitet. Sie ist an der Hand besonders wichtig. Zuerst erfolgt eine analytische, dann eine globale Behandlung zur Rückgewinnung der Hylo- und Stereognosie.

Eine normale taktile Zweipunktdiskrimination der Finger wird bei Erwachsenen nie wieder erreicht.

20.8 Engpasssyndrome

Chronische Kompressionen von peripheren Nerven können beim Durchgang des Nervs durch einen Kanal oder durch einen Engpass entstehen. Daher werden diese chronischen Nervenkompressionen als *Engpasssyndrome* bezeichnet. Die klinischen Zeichen einer progredienten Lähmung eines Nervs hängt von den Eigenschaften des Nervs ab.

Handelt es sich um einen motorischen Nerv, kommt es zu Beginn zu chronischen Schmerzen, später zu einer progredienten Muskelatrophie.

Bei einem sensiblen Nerv entwickeln sich zu Beginn chronische Parästhesien, später progrediente globale Sensibilitätsausfälle, besonders der taktilen Sensibilität.

Handelt es sich um einen gemischten Nerv mit motorischen und sensiblen Fasern, entstehen zu Beginn chronische Schmerzen und Parästhesien, später progrediente Muskelatrophien und globale Sensibilitätsausfälle, besonders der taktilen Sensibilität.

Die Diagnose eines Engpasssyndroms beruht auf der Feststellung der fokalen Verlangsamung der Leitgeschwindigkeit des Nervs an der Stelle der chronischen Kompression.

Das häufigste und typischste Beispiel einer chronischen Kompression betrifft an der oberen Extremität den N. medianus im Karpaltunnel (Karpaltunnelsyndrom, KTS).

20.8.1 Karpaltunnelsyndrom

Hierbei handelt es sich um eine chronische Kompression des N. medianus im Karpaltunnel (**Abb. 20.11**), wobei sich eine Stenose des Nervs unter dem Lig. carpi transversum *(Retinaculum flexorum)* bildet. Es gibt verschiedene Formen, die von der Dauer und dem Schweregrad der chronischen Kompression des Nervs abhängen.

Viele Patienten beklagen sich über Schmerzen und Parästhesien der Hände, die oft durch vasomotorische Störungen hervorgerufen werden. Ist der elektrophysiologische Befund normal, kann die Hypothese eines Karpaltunnelsyndroms nicht bestätigt werden. Beim Gesunden lässt sich nur eine physiologische Verlangsamung der sensiblen Leitgeschwindigkeit des N. medianus im Karpaltunnel feststellen.

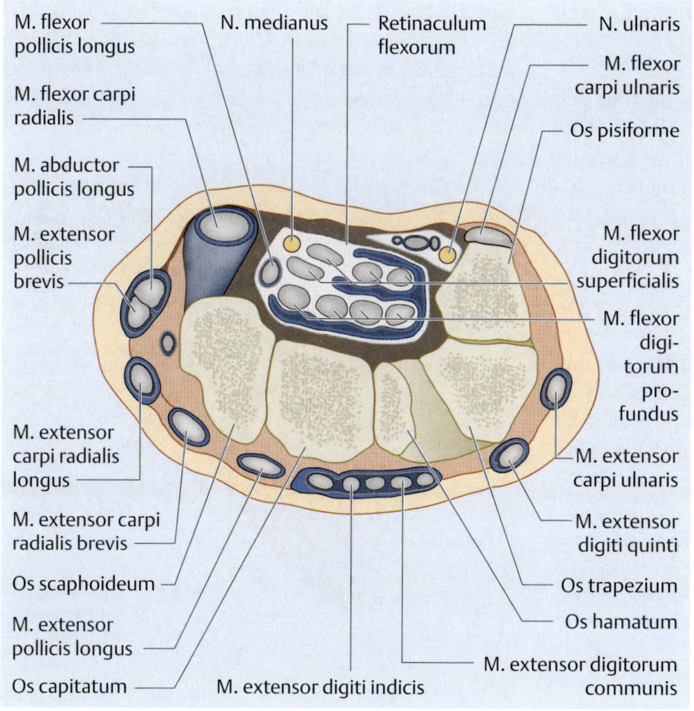

Abb. 20.11 Karpaltunnel.

KTS Typ 1

Das KST Typ 1 geht mit Schmerzen und Parästhesien der Hände einher, besonders während der Nacht. Diese Form tritt vor allem bei Frauen sehr häufig auf. In solchen Fällen ist der klinische neurologische Befund normal. Auch sind keine EMG-Zeichen einer neurogenen Thenarmuskelatrophie vorhanden. Die erhöhte distale motorische Latenz (> 4 ms) und die Verlangsamung der sensiblen Leitgeschwindigkeit des Nervs im Karpaltunnel sind eindeutig. Während der elektrophysiologischen Untersuchung sollte die Temperatur der Hand und der Finger über 30° C liegen.

Die sensible Leitgeschwindigkeit im Karpaltunnel zwischen der Handfläche und dem Handgelenk muss systematisch gemessen werden (Kap. 12.3.1). Damit lassen sich die elektrophysiologischen Zeichen einer beginnenden Kompression des N. medianus feststellen, obwohl die sensible Leitgeschwindigkeit zwischen dem 2. Finger und dem Handgelenk über 50 m/s liegt.

KTS Typ 2 und 3

Beim KTS Typ 2 und 3 tritt eine progrediente Atrophie der Handmuskeln des N. medianus auf. Zuerst kommt es zu elektromyographischen (Typ 2) und erst dann zu klinischen Zeichen einer progredienten Thenaratrophie (besonders des M. abductor pollicis brevis und M. opponens; Typ 3).

Zur gleichen Zeit entstehen Ausfälle der taktilen Sensibilität der ersten 3 und des lateralen Randes des 4. Fingers In diesen Fällen ist die Verlangsamung der Leitgeschwindigkeit der motorischen und sensiblen Fasern stärker.

KTS Typ 4

Bei älteren Patienten kann es zu einer kompletten Atrophie der Thenarmuskeln der Hand (Typ 4) und zu kompletten Ausfällen der taktilen Sensibilität im Medianusgebiet an der Hand kommen. Hier lässt sich die motorische und sensible Leitgeschwindigkeit im Karpaltunnel nicht mehr messen.

Da das Karpaltunnelsyndrom oft bilateral ist, kann man sich – falls möglich – durch die Messung der Verlangsamung der Leitgeschwindigkeit auf der Gegenseite helfen.

KTS Typ 5

Beim KTS Typ 5 handelt es sich um paralytische Formen mit einer akut auftretenden Lähmung der Handmuskeln des N. medianus. In solchen Fällen mit einer akuten Waller-Degeneration alleine der motorischen Fasern des Nervs ist es möglich, die Verlangsamung der Leitgeschwindigkeit der Sensibilitätsfasern des Nervs im Karpaltunnel festzustellen. Dies ist für die Differenzialdiagnose zu einer akuten Lähmung des N. medianus am Handgelenk von Bedeutung und erlaubt die Indikation einer Neurolyse zu stellen.

In einigen Fällen kann es zu einer simultanen akuten Degeneration der motorischen und sensiblen Fasern des Nervs kommen. Hier ist auch der elektrophysiologische Befund auf der Gegenseite maßgebend.

20.8.2 Andere Engpasssyndrome der oberen Extremität

N. suprascapularis

Der N. suprascapularis kann in der Incisura scapulae mit einer progredienten Atrophie des M. supraspinatus und M. infraspinatus oder an der Basis der Spina scapulae mit einer progredienten Atrophie alleine des M. infraspinatus eingeklemmt werden (**Abb. 20.12**).

Im elektrophysiologischen Befund ergibt sich eine Erhöhung der motorischen Latenz: Erb-Punkt – M. supraspinatus und M. infraspinatus (normale distale Latenz nach Delisa et al. 1986: 2,7 ms ± 0,5 und 3,3 ± 0,5 ms).

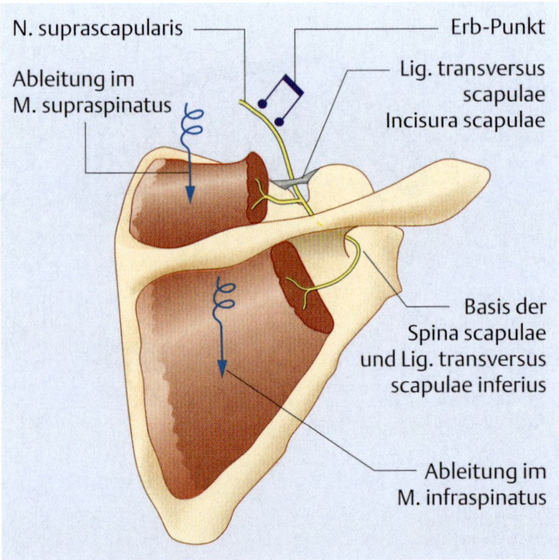

Abb. 20.12 Kompressionsstellen des N. suprascapularis in der Incisura scapulae oder in Höhe der Basis der Spina scapulae mit Reiz- und Ableitungspunkten.

Ist die Stromstärke des Reizes am Erb-Punkt zu schwach, könnte das abgeleitete Summenpotenzial ein Reflexpotenzial mit einer erhöhten Latenz sein.

N. ulnaris

Der N. ulnaris kann am Ellenbogen entweder unter dem Epicondylus medialis humeri (Druckschädigungen, degenerative oder posttraumatische Veränderungen des Sulkus, chronische Luxation des N. ulnaris, chronische Kompression durch einen überzähligen M. anconeus epitrochlearis) oder der Arkade des M. flexor carpi ulnaris eingeklemmt werden (**Abb. 20.13**).

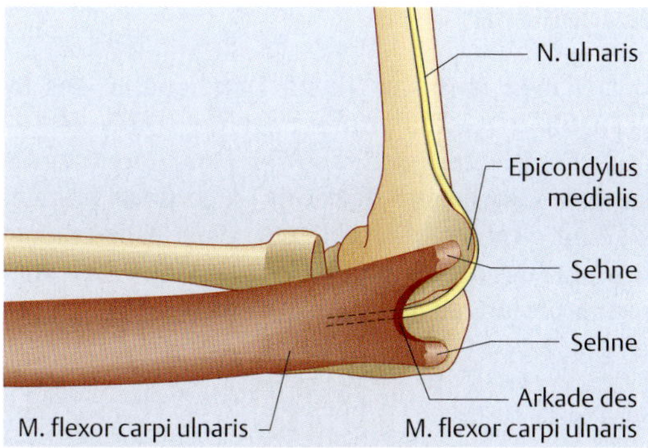

Abb. 20.13 Verlauf des N. ulnaris am gebeugten Ellenbogen. Eine chronische Kompression kann unter dem Epicondylus medialis humeri oder unter der Arkade des M. flexor carpi ulnaris entstehen.

Zunächst treten Schmerzen und Parästhesien am ulnaren Rand der Hand und des 4. und 5. Fingers auf. Später entstehen eine progrediente Atrophie der vom N. ulnaris innervierten Handmuskeln mit Krallenstellung des 4. und 5. Fingers, Skeletthand und Atrophie des M. adductor pollicis.

Der elektrophysiologische Befund zeigt schon beim Gesunden eine physiologische Verlangsamung der motorischen (-7%) und sensiblen (-19%) Leitgeschwindigkeit am Ellenbogen im Vergleich zur Leitgeschwindigkeit am Unterarm (oberhalb Ellenbogen – Handgelenk). Bei einer chronischen Kompression des N. ulnaris verringern sich die motorische und sensible Leitgeschwindigkeit des Nervs am Ellenbogen dann signifikant.

Eine chronische Kompression des R. profundus des N. ulnaris kann auch am Handgelenks auftreten. Oft handelt es sich hier um eine chronische Kompression des Nervs durch eine Zyste oder einen kleinen Tumor von außen her (**Abb. 20.14a**). Hier können ebenfalls eine paralytische Form mit einer akuten kompletten Lähmung im distalen Bereich des R. profundus des N. ulnaris an der Hand und eine heterogene Verlangsamung der Leitgeschwindigkeit der motorischen Fasern des Ramus für die Hypothenarmuskeln entstehen (**Abb. 20.14b**).

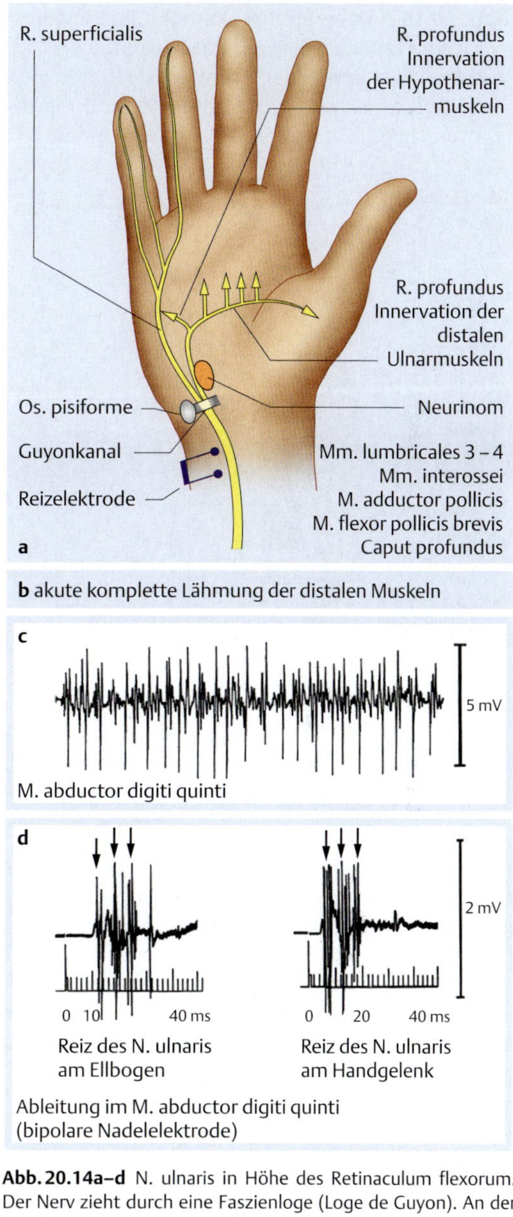

Abb. 20.14a–d N. ulnaris in Höhe des Retinaculum flexorum. Der Nerv zieht durch eine Faszienloge (Loge de Guyon). An der Hand zweigt der Ramus profundus ab, der die Hypothenar- und distalen Handmuskeln innerviert. **a** Chronische Kompression des Ramus profundus am Handgelenk (Neurinom). **b** Akute komplette Lähmung der distalen Muskeln des Ramus profundus (totale Waller-Degeneration). **c** Inkomplette Atrophie der Hypothenarmuskeln. Potenziale erreichen hohe Frequenzen. **b** Heterogene Verlangsamung der Leitung des Hypothenarastes. Dieses Zeichen veranlasste die Neurolyse.

N. interosseus posterior

Eine chronische Kompression des N. interosseus posterior kann beim Durchtreten durch den M. supinator unter der Arkade von Frohse entstehen (**Abb. 20.15**). Dabei treten laterale Epikondylusschmerzen und eine progrediente Atrophie der Fingerextensoren sowie der Daumenextensoren und -abduktoren auf. Auch hier kann es zur Kompression von außen kommen, z.B. durch ein Lipom.

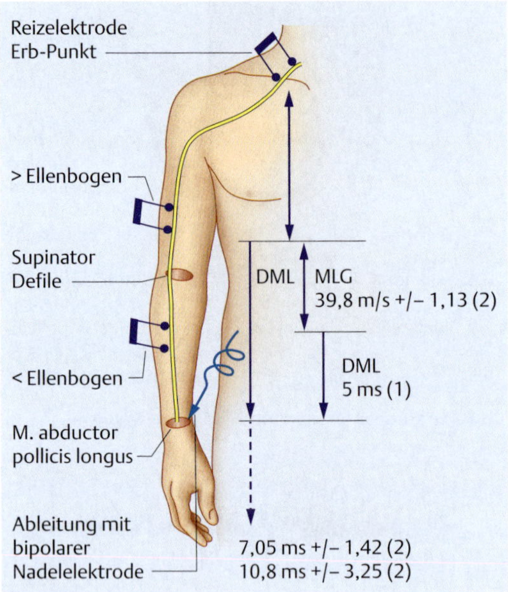

Abb. 20.15 Kompression des N. interosseus posterior unter der Arkade von Frohse.

Durch die chronische Kompression finden eine signifikante Verlangsamung der motorischen Leitgeschwindigkeit des N. interosseus posterior (wenn er proximal oder distal des Ellenbogens gereizt wird) oder eine anormale Erhöhung der motorischen Latenz nach Reiz des Nervs an der lateralen Seite des Oberarms und Ableitung am M. abductor pollicis longus statt.

Elektrophysiologische Beispiele

Bei chronisch lateralen Epikondylusschmerzen soll eine eventuell assoziierte chronische Kompression des N. interosseus posterior gesucht werden.

- Beim Gesunden liegt die motorische Leitgeschwindigkeit des Nervs nach Reiz ober- und unterhalb des Ellenbogengelenks bei 61,86 m/s ± 3.79 (8) und die distale motorische Latenz bei 2,63 ms ± 0,41. Das am M. abductor pollicis longus abgeleitete motorische Summenpotenzial mit bipolarer Nadelelektrode hat eine Dauer von 7,6 ms ± 1,2 und eine Amplitude von 1,9 mV ± 0,7.
- Bei chronischer Kompression des Nervs ist die motorische Leitgeschwindigkeit verlangsamt (39,8 m/s ± 1,13 [2]) und die distale motorische Latenz erhöht (5 ms).
- Die motorische Latenz von der lateralen Seite des Oberarm zum M. abductor pollicis longus beträgt beim Gesunden (Länge: 17,4 cm ± 1,52) 4,36 ms ± 0,46 (14)
- Bei einer chronischen Kompression des Nervs ist die motorische Latenz erhöht (7,05 ± 1,42 [2] oder 10,8 ± 3,25 [2]; Ableitung mit bipolarer Nadelelektrode).

N. medianus

Der N. medianus kann beim Durchqueren des M. pronator teres komprimiert werden (**Abb. 20.16**). Auch der N. interosseus anterior kann unter der Arkade des M. flexor digitorum superficialis eingeklemmt werden. So entsteht eine progrediente Atrophie des M. flexor pollicis longus, M. flexor digitorum profundus des 2. und 3. Fingers (Flexion des

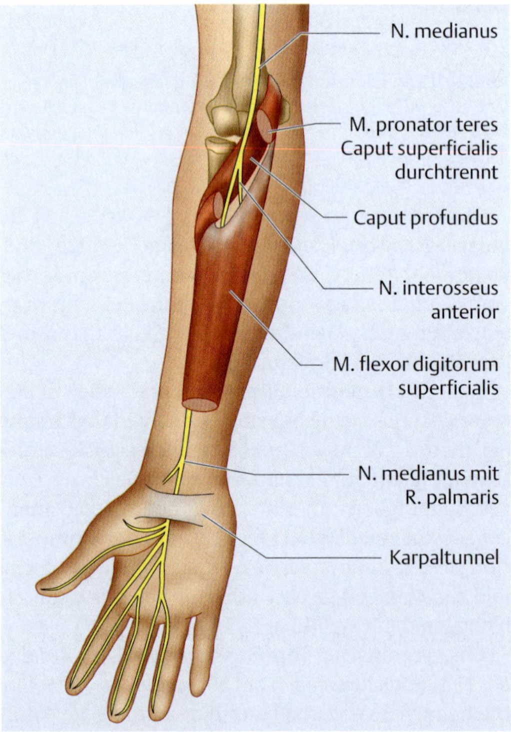

Abb. 20.16 N. medianus beim Durchtritt durch den M. pronator teres und unter der Arkade des M. flexor digitorum superficialis. In dieser Höhe zweigt der N. interosseus anterior ab, der auch einzeln komprimiert werden kann.

distalen Glieds) und des M. pronator quadratus (EMG).

Im elektrophysiologischen Befund zeigt sich eine Erhöhung der motorischen Latenz vom Ellenbogen zum M. flexor pollicis longus oder eine Verminderung der motorischen Leitgeschwindigkeit des Nervs beim Durchtritt durch den M. pronator teres.

20.8.3 Engpasssyndrome der unteren Extremität

N. peronaeus communis

Eine chronische Kompression des N. peronaeus communis kann am Fibulahals mit einer progredienten Atrophie der Dorsalflexoren des Fußes und der Zehen entstehen.

Im elektrophysiologischen Befund zeigt sich eine Verlangsamung der motorischen Leitgeschwindigkeit des Nervs am Fibulahals (Nerv wird proximal und distal des Fibulahalses gereizt; Ableitung des Summenpotenzials z. B. im M. extensor digitorum brevis).

N. tibialis

Eine chronische Kompression des N. tibialis kann im Tarsaltunnel mit einer progredienten Atrophie der Plantarmuskeln des Fußes auftreten (**Abb. 20.17**).

Im elektrophysiologischen Befund findet sich eine Verminderung der motorischen Leitgeschwindigkeit des N. tibialis im Tarsaltunnel. Diese wird festgestellt, indem der Nerv proximal und distal des Tarsaltunnels gereizt und das Summenpotenzial in den medialen oder lateralen Plantarmuskeln abgeleitet wird. Auch Messungen der sensiblen Leitgeschwindigkeit können vorgenommen werden.

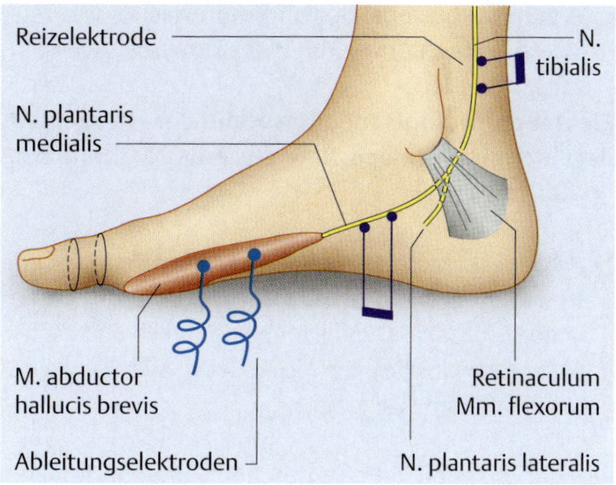

Abb. 20.17 Tarsaltunnel und elektrophysiologische Untersuchungsmöglichkeiten bei einer Kompression des N. tibialis oder seiner terminalen Äste (Nn. plantares medialis et lateralis).

N. ischiadicus

Eine chronische Kompression des N. ischiadicus kann unter dem M. piriformis entstehen. Es kommt zu chronischen Neuralgien und distalen Parästhesien der unteren Extremität.

Beim klinischen Befund können eine Hypotonie des M. triceps surae, eine Verminderung des Achillessehnenreflexes (oft mit Ausfall des H-Reflexes, Verminderung der Amplitude und Steigerung der Latenz der F-Welle) sowie progrediente motorische Ausfälle der Dorsalflexoren des Fußes und der Zehen festgestellt werden.

20.9 Behandlungsmethoden der Engpasssyndrome

Bei Karpaltunnelsyndromen mit Schmerzen und Parästhesien sind Orthesen während der Nacht angebracht, um eine gute Stellung und Stabilisation des Handgelenks in einer leichten Extension zu gewährleisten.

Bei chronischer Kompression des N. ulnaris am Ellenbogen ist eine Orthese indiziert, um eine andauernde Flexionsstellung des Gelenks während der Nacht zu vermeiden.

Die Neurolyse des Nervs (chirurgische Freilegung des komprimierten Nervs oder Entfernung einer äußerlichen Kompression) ist die beste Behandlung.

Bevor aber eine chirurgische Behandlung eingeleitet wird, muss die Diagnose eines Engpasssyndroms anhand des elektrophysiologischen Befunds gesichert sein.

Nach der Neurolyse können folgende Resultate erzielt werden:

- Nervenfasern, die durch die chronische Kompression eine funktionelle Unterbrechung der Leitfähigkeit erlitten hatten, können ihre Leitfähigkeit wieder gewinnen.
- Beschleunigung der Nervenleitgeschwindigkeit und

- Regeneration sensibler und motorischer Nervenfasern können durch die Elektrophysiologie bestätigt werden.

Elektrophysiologische Beispiele der Nervenleitbeschleunigung nach Neurolyse des N. medianus im Karpaltunnel

Die angegebenen elektrophysiologischen Daten umfassen die distale motorische Latenz (DML in ms) zwischen Handgelenk und M. abductor pollicis brevis und die sensible Leitgeschwindigkeit (SLG in m/s) zwischen dem 2. Finger und dem Handgelenk.

- *KTS Typ 1:* Bei 38 Patienten betrugen vor der Operation die DML 5,94 ± 0,20 ms (38) und die SLG 34,34 m/s ± 1,65 (19), ca. 24 Wochen nach der Neurolyse die DML 4,59 ms ± 0,17 (38) und die SLG 41,64 m/s ± 1,24 (21).
- *KTS Typ 2:* DML 6,32 ms ± 0,22 (24) und SLG 33,32 m/s ± 1,72 (21). Ca. 52 Wochen nach der Neurolyse bei 24 Patienten wurden folgende Resultate erzielt: DML 4,24 ms ± 0,10 (24) und SLG 45,38 m/s ± 1,66 (22).
- *KTS Typ 3:* DML 12,05 m/s ± 2,12 (14) und SLG 23,62 ± 1.71(4)]. Ca. 72 Wochen später nach der Neurolyse bei 15 Patienten DML 4,64 ms ± 0,14 (13) und SLG 38,58 m/s ± 1,98 (10).
- *KTS Typ 4:* 8 Patienten mit einer kompletten Atrophie der Handmuskeln und einem kompletten Ausfall der taktilen Sensibilität wurden operiert. Ca. 69 Wochen nach der Neurolyse konnten die motorische und sensible Leitgeschwindigkeit wieder gemessen werden: MLG am Unterarm 35,74 m/s ± 0,48 (6), DML 9,30 ms ± 1,66 (6), Summenpotenzial im M. abductor pollicis brevis (bipolare Nadelelektrode): Amplitude 1,89 mV ± 0,48 (6), Dauer 5,53 ms ± 0,97 (6). SLG im Karpaltunnel 31,33 m/s ± 3,82 (6), Amplitude am Handgelenk 1,64 µV ± 0,45 (7).

Elektrophysiologische Beispiele der Regeneration sensibler und motorischer Nervenfasern nach Neurolyse:

- Regeneration sensibler Fasern nach einer spät unternommenen Neurolyse des N. medianus im Karpaltunnel (**Abb. 20.18 a–d**).

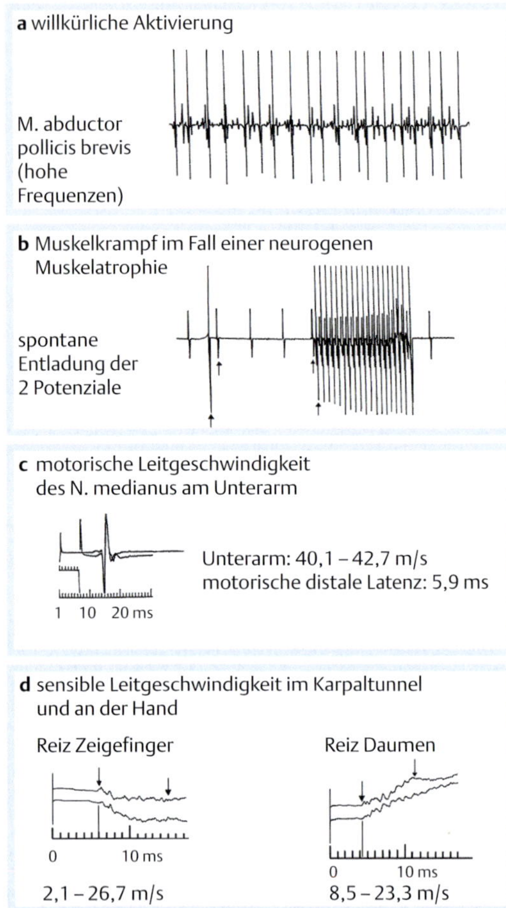

Abb. 20.18a–d Elektrophysiologische Resultate nach Neurolyse des N. medianus im Karpaltunnel (KTS Typ 3). **a** Im M. abductor pollicis brevis typische Zeichen einer chronischen neurogenen Muskelatrophie, keine Reinnervationspotenziale. **b** Spontane Entladung von 2 Potenzialen, die sehr hohe Frequenzen erreichen (konzentrische Nadelelektrode). **c** Motorische Leitgeschwindigkeit des N. medianus am Unterarm (40,1–42,7 m/s) und erhöhte distale motorische Latenz (5,9 ms). **d** Orthodrome sensible Leitgeschwindigkeit des Daumens und des 2. Fingers im Karpaltunnel und an der Hand. Heterogene Leitgeschwindigkeit der regenerierenden Sensibilitätsfasern (2,1–26,7 m/s am Daumen und 8,5–23,3 m/s am 2. Finger).

Tabelle 20.1 Regeneration motorischer Fasern des N. ulnaris nach Neurolyse am Ellbogen . Elektrophysiologische Bestätigung.

Verlauf nach Monaten	*4,5*	*17*	*23*	*55,5*	*55,5*
	Summenpotenzial (bipolare Nadelelektrode)				
M.flexor carpi ulnaris MSP*	Reiz des N. ulnaris am Ellbogen				Heterogene motorische **Leitgeschwindigkeit** des N. ulnaris am Unterarm
Dauer (ms)		**32,5**	**16**		
Amplitude (mV)		**0,9**	**1,5**		
M. abductor digiti quinti MSP*	Reiz des N. ulnaris am Handgelenk				
Dauer (ms)		**24–30**	**16**	**4,4**	**52,9 – 55**
Amplitude (mV)		**1**	**2,5**	**5**	**28,1 – 31,7**
M. 1 interosseus dorsalis MSP*	Reiz des N. ulnaris am Handgelenk				
Dauer (ms)			**17**	**9,4**	**48,2**
Amplitude (mV)			**3,5**	**6**	**26,2**

MSP* = motorisches Summenpotenzial

- Regeneration motorischer Fasern des N. ulnaris nach Neurolyse des Nervs am Ellbogen. Diese wurde unternommen infolge einer progredienten inkompletten neurogenen Atrophie der vom N. ulnaris innervierten Muskeln am Unterarm und an der Hand sowie einer Verlangsamung der motorischen Leitgeschwindigkeit des Nervs am Ellbogen und Unterarm (27–30,5 m/s). Nach 17, 23 und 55,5 Monaten (**Tab. 20.1**) wurde die Reinnervation der verschiedenen Muskeln durch die Verlängerung der Dauer des abgeleiteten Summenpotenzials festgestellt. Nach und nach vermindert sich die Dauer des Summenpotenzials und seine Amplitude wird größer durch die Resynchronisation, gleich wie bei der Regeneration nach Nerventrauma (s. **Abb. 13.6 a–b**). Am Ende bleibt die motorische Leitgeschwindigkeit der regenerierten Nervenfasern vermindert (26.2–28.1–31.7 m/s), während die vor der Neurolyse funktionell bebliebenen Nervenfasern wieder eine gute Leitgeschwindigkeit zurückgewinnen (48.2–52.9–55 m/s). Es ist eine definitive heterogene motorische Nervenleitgeschwindigkeit (**Tab.20.1**), wie bei spontaner partieller Regeneration des Nervs (**Abb.13.10**).

21 Plexuslähmungen

21.1 Plexus brachialis

21.1.1 Anatomischer Überblick

Im Plexus brachialis kann man einen proximalen und einen distalen Teil unterscheiden (**Abb. 21.1**).

- *Proximaler Teil:* Dieser besteht aus dem ventralen Ast der Spinalnerven C5–T1 und den 3 Trunci superior, medius und inferior, die sich in einer frontalen Ebene befinden. Die arterielle Versorgung dieser Nervenstränge geschieht durch die Aa. cervicales.
- *Distaler Teil:* Er wird durch 3 Faszikeln gebildet, von denen der eine dorsal liegt *(Fasciculus posterior)* und als dorsale terminale Äste den N. axillaris (C5–C6) und N. radialis (C6–C8) abgibt. Die beiden anderen sind ventral *(Fasciculus lateralis* und *Fasciculus medialis)*.
  Der Fasciculus lateralis gibt den N. musculocutaneus (C5–C6) und die Radix lateralis (C6–C7) des N. medianus, der Fasciculus medialis den N. ulnaris (C8–T1), die Radix medialis (C8–T1) des N. medianus und 2 Sensibilitätsäste (N. cutaneus antebrachii medialis (T1) und N. cutaneus brachii medialis (T2) ab. Die arterielle Versorgung geschieht durch Arterien, die aus der A. axillaris entspringen.
- *Nebenäste* des Plexus brachialis werden in distale und proximale eingeteilt:
  - distale Nebenäste für Muskeln der ventralen Körperseite: Mm. pectoralis major (C7) et minor (C8–T1) und der dorsalen Körperseite: M. latissimus dorsi und M. teres major (C7).
  - proximale Nebenäste: N. thoracicus longus (C5–C6) für den M. serratus anterior und Äste für die Mm. levator scapulae und rhomboideus (C4–C5).

21.1.2 Akute Lähmungen des Plexus brachialis

Im Plexus brachialis kommen akute proximale und akute distale Lähmungen vor.

Akute proximale Lähmungen

Partielle Lähmungen

C5–C6-Lähmung (Duchenne-Erb-Lähmung)

Motorische Ausfälle

Es ist eine periphere, globale und schlaffe Lähmung, mit Ausfällen der folgenden Muskelfunktionen:

- Stabilisation der Skapula;
- Außenrotation und Abduktion des Oberarms im Schultergelenk;
- Flexion und Supination des Unterarms;
- Radiale Extension der Hand.

Ausfälle der Eigenreflexe

- Delta-Reflex;
- Biceps-brachii-Reflex;
- Brachioradialis-Reflex.

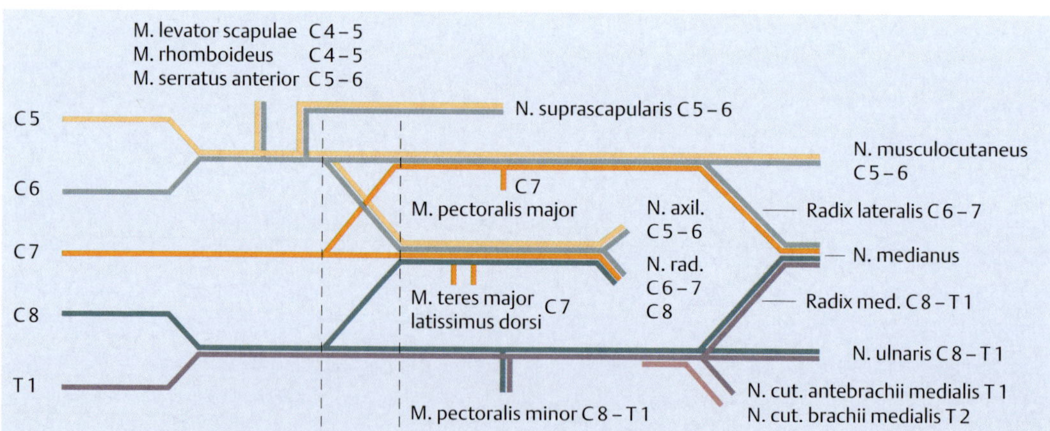

Abb. 21.1 Plexus brachialis mit segmentaler Innervation der distalen Nervenstränge.

Sensibilitätsausfälle

Es kommt zu globalen Sensibilitätsausfällen, die am lateralen Rand des Oberarms, am radialen Rand des Unterarms und am Daumen lokalisiert sind.

Klinische Zeichen und Diagnose

Die Lähmung hat eine typische Fehlstellung der oberen Extremität zur Folge, d.h. der Arm hängt am Rumpf herunter, der Oberarm ist in Innenrotation, der Unterarm in Pronation, die Hand in Flexion.

Beim Erwachsenen ist der klinische Befund durch die Lokalisation der motorischen und der Sensibilitätsausfälle einfach zu erkennen. Beim Neugeborenen gestaltet sich die Diagnose schwieriger, obwohl die Fehlstellung der oberen Extremität identisch ist. Die Diagnose wird durch die Feststellung der Unterbrechung des Tonusgleichgewichts zwischen Agonisten und Antagonisten gestellt. Die gelähmten agonistischen C5–C6-Muskeln sind schlaff, darum hyperextensibel, die normalen antagonistischen Muskeln C7–C8–T1 haben einen gesteigerten Grundtonus und leisten Widerstand, wenn sie passiv gedehnt werden.

> *Die antagonistischen Muskeln mit gesteigertem Grundtonus sind die Adduktoren und Innenrotatoren des Oberarms, die Extensoren des Unterarms, die Pronatoren des Unterarms und die Flexoren der Hand.*

Als klinisches Zeichen der gelähmten proximalen Muskeln der oberen Extremität dient das *Halstuchzeichen*: Wird der gelähmte Arm über die Schulter hinweg in den Rücken gedrückt, lässt sich feststellen, dass diese passive Bewegung im Vergleich zur gesunden Seite ein größeres Ausmaß hat.

Als klinisches Zeichen der Tonussteigerung der antagonistischen Adduktoren und Innenrotatoren (C7) des Oberarms fällt Folgendes auf: Wird das Neugeborene an den Füßen hoch gehalten, fällt der Arm auf der gesunden Seite senkrecht nach unten, auf der gelähmten Seite bleibt er in Abduktion stehen.

C5–C6–C7-Lähmung

Motorische Ausfälle

Sie betreffen die Muskeln der Myotome C5--C6 und des Myotoms C7: Adduktoren und Innenrotatoren des Oberarms, 3 Muskeln der Radix lateralis des N. medianus (M. pronator teres, M. flexor carpi radialis und M. palmaris longus) sowie die Extensionssynergien des N. radialis: Extension des Unterarms im Ellenbogengelenk, der Hand im Handgelenk, des ersten Gliedes des 2.–5. Fingers, Extension und Abduktion des Daumens.

Reflexausfälle

- Triceps-brachii-Reflex;
- Pronatorenreflexe.

Sensibilitätsausfälle

Die globalen Sensibilitätsausfälle sind in den Dermatomen C5, C6 und C7 festzustellen.

Klinische Zeichen und Diagnose

Der Arm hängt am Rumpf herunter, aber diesmal ist der Oberarm nicht in Innenrotation, die Pronation des Unterarm ist weniger ausgeprägt, die Hand ist in einer ulnaren Flexion. Es kommt zu einer Fallhand.

Beim Erwachsenen ist die Diagnose einfach durch die Feststellung der motorischen und der Sensibilitätsausfälle. Beim Neugeborenen fehlt hier – im Vergleich mit einer C5–C6-Lähmung – die Tonussteigerung der Adduktoren, der Innenrotatoren des Oberarms und der Extensoren des Unterarms. Die Tonussteigerung der Pronatoren des Unterarms ist nur gering. Die Tonussteigerung der ulnaren Flexoren der Hand und der Fingerbeuger ist stark.

C8–T1-Lähmung (Déjerine-Klumpke Lähmung)

Bei einer C8–T1-Lähmung entsteht ein Claude Bernard-Horner-Zeichen (Kap. 7.2.5) durch die Läsion der sympathischen Fasern des Spinalnervs T1 (Verengung der Augenlidspalte durch Enophthalmie und Verengung der Pupille, *Miosis).*

Motorische Ausfälle

Muskeln der Flexion der Finger, ulnare Flexion der Hand und alle Handmuskeln.

Ausfälle der Eigenreflexe

Fingerbeugerreflex.

Sensibilitätsausfälle

Globale Sensibilitätsausfälle des 5. Fingers, des ulnaren Randes der Hand und des Unterarms.

Klinische Zeichen

Die gesamte Handfunktion geht verloren!

Es entstehen eine Atrophie der Handmuskeln, besonders der Mm. interossei (Skeletthand), der Thenar- und Hypothenarmuskeln (flache Hand) und eine Krallenstellung des 2.–5. Fingers mit einer Hyperextensionsstellung des 1. und einer Flexion des 2. und 3. Glieds.

C7–C8–T1-Lähmung

Auch hier tritt das Claude Bernard-Horner-Zeichen auf.

Motorische Ausfälle

Zur Lähmung C8–T1 kommt noch eine Lähmung C7 mit motorischen Ausfällen der Adduktoren und Innenrotatoren des Oberarms, der 3 Muskeln der Radix medialis des N. medianus sowie der Muskeln zur Extension des Unterarms, der ulnaren Extension der

Hand, der Extension der Finger, der Extension und Abduktion des Daumens hinzu.

Am Unterarm ist nur die radiale Extension der Hand erhalten. Die Pronation des Unterarms und die radiale Flexion der Hand sind vermindert.

Sensibilitätsausfälle

Globale Sensibilitätsausfälle des 2.–5. Fingers, des ulnaren Randes der Hand und des Unterarms.

Totale Lähmung C5–T1

- Die motorischen Ausfälle betreffen alle Muskeln der oberen Extremität.
- Oft ist die totale Lähmung komplett.
- Alle Eigenreflexe fallen aus.
- Die globalen Sensibilitätsausfälle umfassen alle Dermatome von C5–T1.
- Das Claude Bernard-Horner-Zeichen ist vorhanden.

Ursachen und Prognose der proximalen Lähmungen

Die proximalen akuten Lähmungen des Plexus brachialis sind traumatisch bedingt. Die oberen proximalen Lähmungen C5–C6 oder C5–C7 werden durch Zerrbewegungen der Schulter nach unten verursacht. Es kann sich um geburtstraumatische Lähmungen (in unserem Krankengut von 95 Fällen war die Häufigkeit der proximalen geburtstraumatischen Lähmungen: C5–C6: 54,7%, C5–C7: 29,5%, C5–T1: 12,6%, C7–T1: 3,2%) oder um traumatische Lähmungen nach Motorradunfällen handeln. Die Zerrung kann die obere Extremität nach oben (C8–T1- oder C7–T1-Lähmungen) oder nach außen ziehen (C5–T1-Lähmungen, bei Fahrern, die vom Motorrad stürzen während die Hand durch den Griff (Grasp) an der Lenkstange bleibt).

Das Problem besteht darin zu erkennen, ob es zu einem Wurzelausriss aus dem Mark (**Abb. 21.2a**) der Spinalnerven C5–T1 gekommen ist. Dafür gibt es klinische, elektrophysiologische und röntgenologische Anhaltspunkte.

Klinische und elektrophysiologische Anhaltspunkte

- Totale komplette Lähmung der oberen Extremität mit elektrophysiologischen Zeichen einer totalen Waller-Degeneration sowie schnell eintretende Muskelatrophie.
- Globale komplette Sensibilitätsausfälle C5–T1. Es besteht aber die Möglichkeit, die sensible Leitgeschwindigkeit an der oberen Extremität zu messen (wenn das Ganglion spinale mit den Zellen der peripheren sensiblen Fasern auf der Radix posterior erhalten bleibt).

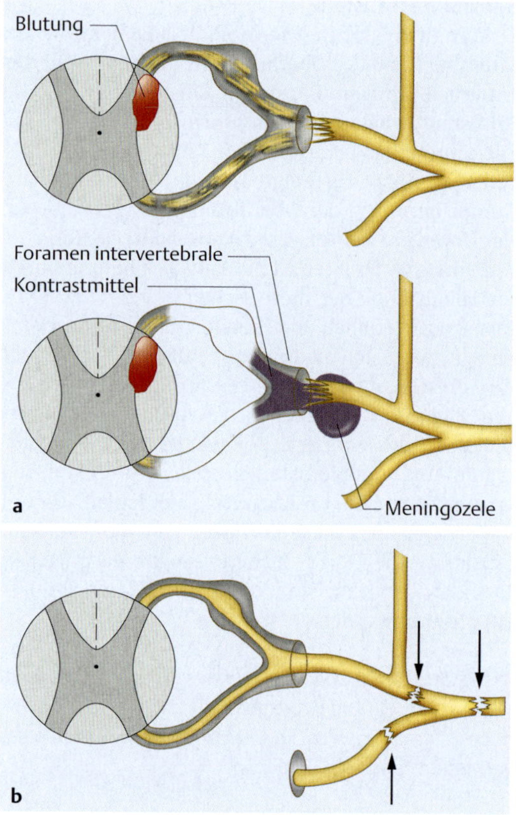

Abb. 21.2a–b Proximale Lähmungen des Plexus brachialis. **a** Partieller oder totaler Ausriss der Wurzel mit Bildung einer Meningozele – eine chirurgische Rekonstruktion ist unmöglich! **b** Schädigung des ventralen Astes der Spinalnerven oder des Trunkus – chirurgische Rekonstruktion ist möglich.

- Schmerzen, die der Patient genau an einer Stelle an der Hand lokalisieren kann, in einem Gebiet der globalen Anästhesie. Hier handelt es sich um einen Reizzustand des Hinterhorns durch den Wurzelausriss.
- Claude Bernard-Horner-Zeichen.
- Klinische Zeichen einer lateralen Läsion des Marks durch lokale Blutungen mit homolateralen Zeichen einer Pyramidenbahnstörung (Hyperextensibilität der unteren Extremität, Babinski-Zeichen oder zentrale motorische Ausfälle der unteren Extremität). Ein Brown-Séquard-Syndrom mit kontralateralen Ausfällen der Sensibilität für Schmerz und Temperatur kann sogar entstehen.

Röntgenologische Anhaltspunkte

Die Myelographie verdeutlicht, dass der radikuläre Kanal leer und mit Kontrastmittel gefüllt ist. Durch den Ausriss des Spinalnervs bildet sich außerhalb des Foramen intervertebrale eine kleine Meningozele (**Abb. 21.2a**), die sich auch mit Kontrastmittel füllen lässt.

Die Myelocomputertomographie zeigt, dass auf der Seite des Wurzelausrisses keine Wurzel im Spinalkanal zu sehen ist. Das Mark verzieht sich zur Gegenseite des Ausrisses.

Verlauf der akuten proximalen Lähmungen

Zerrungsläsionen sind immer schlimm, wenn ein partieller oder totaler Ausriss der Radices spinales aus dem Mark oder eine totale oder partielle Ruptur der Rr. ventrales oder der Trunki des Plexus brachialis entstehen (**Abb. 21.2b**).

Ein Wurzelausriss ist irreparabel!

Kommt es bei akuten traumatischen proximalen Lähmungen zu einer Regeneration, ist diese immer gering. Dabei entstehen Fehlleitungen der regenerierten motorischen Nervenfasern.

Beispiel:

Bei einer C5–C6-Lähmung können anormale assoziierte Bewegungen entstehen, wie z.B. die Kombination der Oberarmabduktion und der Unterarmflexion (Trompeter-Zeichen) oder Massenbewegung mit dem Verlust von Einzelbewegungen, wie z.B. der Außenrotation des Oberarms (**Abb. 21.4a–c**). Die Fehlstellung des Schultergelenks in einer Innenrotation durch die Hypertonie der Adduktoren und

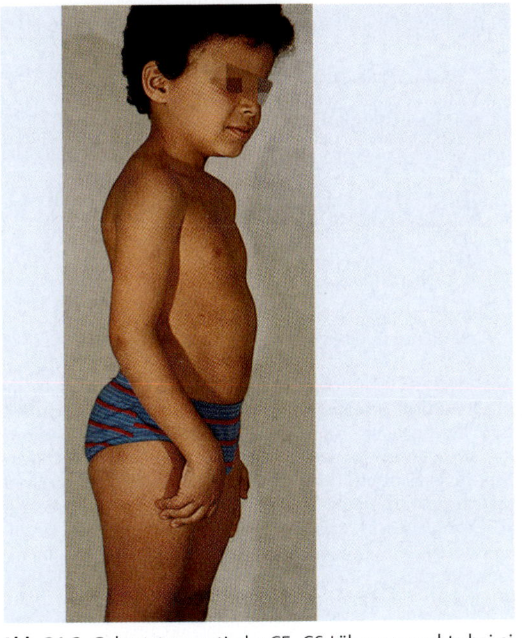

Abb. 21.3 Geburtstraumatische C5–C6-Lähmung rechts bei einem 7-Jährigen: Fehlstellung der rechten oberen Extremität.

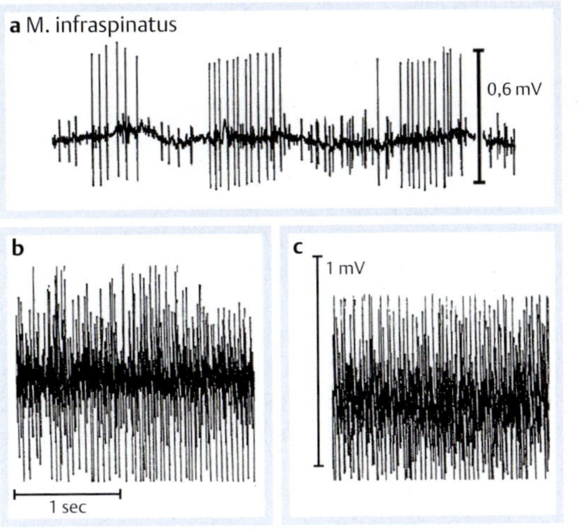

Abb. 21.4a–c EMG-Befund der C5–C6-Lähmung rechts (**Abb. 21.3**) mit Ableitung des M. infraspinatus. **a** Definitiver Ausfall der Außenrotation des Oberarms. Beim Versuch einer willkürlichen Außenrotation des Oberarms konnte im M. infraspinatus ein Einzelpotenzialmuster mit hohen Frequenzen abgeleitet werden. **b –c** Bei willkürlicher Abduktion des Oberarms oder Flexion des Unterarms besteht eine starke (ungewollte) Aktivierung des M. infraspinatus (konzentrische Nadelelektrode).

Innenrotatoren bei Kindern (**Abb. 21.3**) hat eine Fehlentwicklung des Schultergelenks zur Folge.

Behandlungsprinzip und Folgezustände

Bei traumatischen proximalen Lähmungen des Plexus brachialis stellt sich zuerst die Frage einer primären chirurgischen Reparatur der Nervenstränge, soweit diese möglich ist (Läsionen der Rr. ventrales der Spinalnerven und der Trunki). Eine derartige Behandlung kann nach einem Verlauf von 3 Monaten unternommen werden, wenn die Lähmung komplett bleibt. Später wird versucht mithilfe von Physiotherapie und eventuell Chirurgie, das beste funktionelle Resultat zu erzielen.

Bei Wurzelausrissen kann es zu starken Schmerzen im Arm kommen, die nicht auf Analgetika ansprechen. In diesen Fällen wird die neurochirurgische DREZ-Behandlung (Dorsal root entry zone coagulation = Koagulation der Eintrittsstelle der afferenten Schmerzfasern im Hinterhorn) empfohlen.

Akute distale Lähmungen

Distale Lähmungen des Plexus brachialis entstehen durch Läsionen der Faszikuli und des proximalen Teils der terminalen Nerven der oberen Extremität. In diesem Fall kommt es zu neurologischen Ausfällen im Bereich mehrerer peripherer Nerven der oberen Extremität.

Einzellähmungen der Faszikuli

Lähmung des Fasciculus posterior

Hier liegt eine Lähmung im Bereich des N. axillaris und N. radialis vor. Handelt es sich um eine distale Läsion des Faszikulus, bleiben der M. latissimus dorsi und M. teres major erhalten.

Lähmung des Fasciculus lateralis

Diese betrifft den N. musculocutaneus und die Radix lateralis des N. medianus. Die Radix leitet C6–C7-Fasern, die die C6–C7-Muskeln des N. medianus innervieren. Sie leitet auch die Sensibilitätsfasern des N. medianus. Bei einer distalen Läsion des Fasciculus lateralis bleibt der M. pectoralis major erhalten.

Lähmung des Fasciculus medialis

Die Lähmung des Fasciculus medialis erzeugt eine Lähmung im Bereich verschiedener peripherer Nerven: N. ulnaris, N. cutaneus antebrachii medialis (T1), N. cutaneus brachii medialis (T2) und Radix medialis des N. medianus (C8–T1). Letztere innerviert die Muskeln C8–T1 des N. medianus.

Im Falle einer distalen Läsion des Fasciculus medialis ist der M. pectoralis minor erhalten (die aktive Kontraktion dieses Muskels als Skapulastabilisator kann durch die Extension des Oberarms gegen Widerstand geprüft werden).

Totale Lähmung der 3 Faszikuli

Diese führt zu einer Lähmung sämtlicher distaler Nervenstränge des Plexus brachialis. In diesem Fall ist es sehr wichtig, alle proximalen Nebenäste des Plexus brachialis zu prüfen:

- M. serratus anterior;
- Mm. levator scapulae und rhomboideus;
- Mm. supraspinatus und infraspinatus;
- Mm. pectoralis major et minor;
- Mm. latissimus dorsi und teres major.

Zwar sind diese Muskeln theoretisch erhalten, dennoch können die längeren Nerven, wie der N. suprascapularis oder sogar der N. thoracicus longus mit betroffen sein.

Ursachen der akuten distalen Lähmungen

Es kann sich um Kompressions- oder Zerrungsläsionen der terminalen Nervenstränge des Plexus brachialis handeln.

Bei einer Kompression (mit Ausnahme der postradiotherapeutischen Lähmungen) ist die Prognose besser als bei einer Zerrung der Nervenstränge.

Traumen des Schultergürtels

Traumen des Schultergürtels können Frakturen der Klavikula, des Schulterblatts oder des proximalen Teils des Humerus ebenso wie Luxationen des Schultergelenks verursachen. In den meisten Fällen handelt es sich um akute Kompressionen der distalen Nervenstränge.

Die Prognose ist meistens befriedigend durch Wiedergewinn der Leitfähigkeit der Axone nach einer Neurapraxie oder durch Regeneration der Axone im Fall einer Axonotmesis (**Abb. 21.5a–d**).

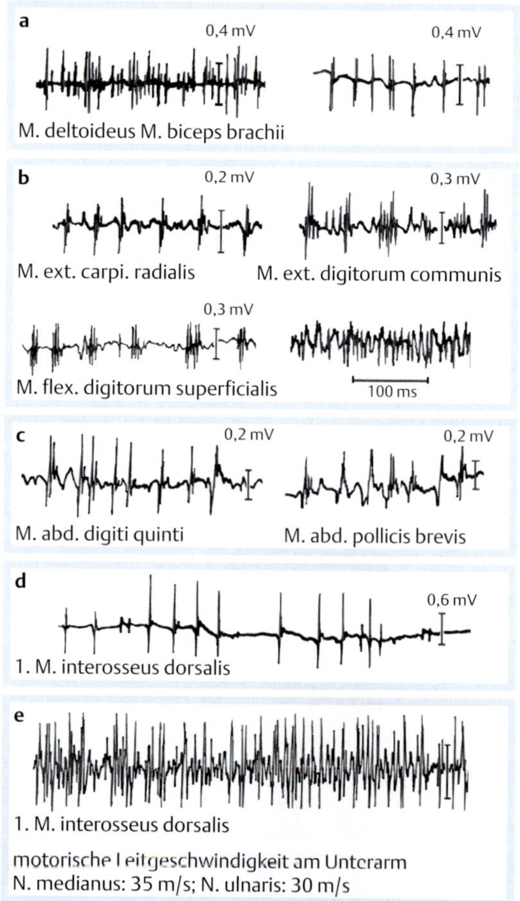

Abb. 21.5a–d Akute komplette distale Lähmung des Plexus brachialis nach Schultertrauma und Humerusfraktur. Regeneration der distalen Nervenstränge des Plexus brachialis und progressive Reinnervation der Muskeln der oberen Extremität (konzentrische Nadelelektrode). Nach 2,5 Jahren kehrt die Motorik der oberen Extremität zurück. Die motorische Nervenleitgeschwindigkeit des N. medianus (35 m/s am Unterarm) und N. ulnaris (30 m/s am Unterarm) blieb vermindert. **a** Nach 4 Monaten. **b** Nach 6 Monaten. **c** Nach 10 Monaten. **d** Nach 13 Monaten. **e** Nach 2,5 Jahren.

Nur selten kommt es zu einer Ruptur der Nervenstränge. Ausnahme: Handelt es sich um ein Schleudertrauma, kann es zu einer Ruptur des N. axillaris kommen. Diese muss vermutet werden, wenn die komplette Lähmung des N. axillaris mit Zeichen einer totalen Waller-Degeneration von einer partiellen Lähmung des N. radialis begleitet ist. In solchen Fällen kann frühzeitig eine Nervenplastik durchgeführt werden.Diese erlaubt, gute Ergebnisse zu erzielen.

Akutes Kostoklavikulärsyndrom

Das akute Kostoklavikulärsyndrom ist durch eine Kompression der distalen Nervenstränge des Plexus brachialis zwischen der Klavikula und der 1. Rippe charakterisiert. Dabei entstehen akute Lähmungen mehrerer peripherer Nerven der oberen Extremität (**Tab. 21.1**).

Begünstigende Faktoren

Das Syndrom wird durch eine chronische Verengung des kostoklavikulären Défilés, durch einen hypertrophischen Kallus der Klavikula nach einer Fraktur oder durch eine Lähmung des M. trapezius begünstigt. Oft haben junge Leute mit einem langen Hals durch niedriges Aufsetzen des Schultergürtels (hängende Schultern) eine konstitutionelle Verengung des kostoklavikulären Défilés.

Auslösende Faktoren

Die Nervenkompression kann entweder durch eine schnelle falsche Bewegung der oberen Extremität oder durch das Tragen einer schweren Last auf der Schulter ausgelöst werden.

Die Lähmung wurde bei Alpinisten nach dem Tragen des schweren Rucksacks, bei Soldaten nach dem Schleppen von Rucksack und Gewehr, in der Schweiz bei Steinträgern (Steinträgerlähmung) oder in den USA bei Sargträgern (Sargträgerlähmung) beschrieben.

Die Prognose ist günstig, da es sich um eine akute oder ischämische Kompression der Nervenstränge handelt, die häufig mit Zeichen einer funktionellen Unterbrechung der Nervenleitfähigkeit (Neurapraxie) im kostoklavikulären Défilé kombiniert ist.

Hyperabduktionssyndrome des Oberarms

Es gibt 2 Hyperabduktionssyndrome, nämlich das Wright-Syndrom und die brutale Hyperabduktion des Oberarms im Schultergelenk.

Wright-Syndrom

Dieses wurde bei Patienten nach einem chirurgischen Eingriff beobachtet. Die andauernde Hyperabduktion des Oberarms während der Operation (intravenöse Perfusion) führt zu einer ischämischen Kompression der distalen Nervenstränge des Plexus brachialis unter dem M. pectoralis minor.

Die Prognose ist günstig, da es sich in den meisten Fällen um eine ischämische Nervenkompression mit Zeichen einer funktionellen Unterbrechung der Nervenleitfähigkeit der Nervenstränge (Neurapraxie) handelt.

Brutale Hyperabduktion des Oberarms

Sie kommt bei Arbeitern vor, die vom Dach oder von einem schnell anfahrenden Lastwagen fallen und dabei versuchen, sich mit der Hand festzuhalten. Es entsteht eine brutale Hyperabduktion der oberen Extremität in einer geschlossenen Muskelkette. Solche Lähmungen können auch nach einem Motorradunfall mit diesen Folgen auftreten:

Tabelle 21.1 Akute distale Lähmungen des Plexus brachialis durch Nervenkompression im kostoklavikulären Défilé (+ leichte Lähmung, ++ mittelmäßige Lähmung, +++ schwere Lähmung)

Fälle	*N. axillaris*	*N. musculocutaneus*	*N. radialis*	*N. medianus*	*N. ulnaris*	*Mm. teres major, latissimus dorsi, serratus anterior*
1266/73	+		++	+	+	
321/75	++	+++	+	+	+	
846/75		+	+			++
1949/74		+++	++	++	+++	
298/72	++	++	++			
444/72	++	+	+++		+	
665/75	+					
882/75		+++	+++			
3393/75		+++	+	+	+	

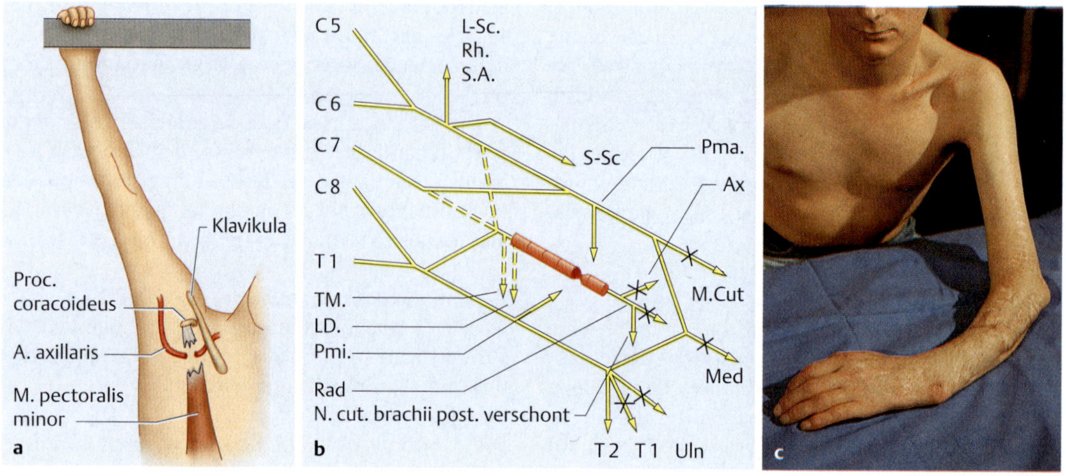

Abb. 21.6a–c Akute distale Lähmung des Plexus brachialis durch Hyperabduktion der oberen Extremität in einer geschlossenen Muskelkette. **a** Abriss vom Proc. coracoideus der Sehne des M. pectoralis minor und Durchriss der A. axillaris. **b** Distale Nervenschädigungen. **c** Schnell eintretende trophische Störungen der oberen Extremität.

- Abriss der Sehne des M. pectoralis minor vom Proc. coracoideus durch die brutale Hyperabduktion der oberen Extremität (**Abb. 21.6a**);
- Durchriss oder traumatische Obliteration der A. axillaris, was einen chirurgischen Eingriff nötig macht, um die Kontinuität der Arterie wieder herzustellen.
  Die Prognose ist ungünstig, da die A. axillaris die distalen Äste des Plexus brachialis versorgt. In den meisten Fällen – sogar nach chirurgischer Behandlung – erfolgt keine Nervenregeneration. Trophische Störungen der oberen Extremität treten schnell ein.

Fallbeispiel: Motorradunfall: Der 19-jährige K. Philippe leidet nach einem Motorradunfall unter: Gehirnerschütterung, Luxation des Ellbogens li., Fraktur des unteren Drittels des Humerus li. und Durchtrennung des N. radialis am Oberarm, Durchtrennung der Sehnen des M. extensor digitorum communis des 2.–5. Fingers und des M. extensor carpi ulnaris, distale Lähmung des Plexus brachialis, Durchriss der A. axillaris und Abriss der Sehnen des M. pectoralis minor am Proc. coracoideus (**Abb. 21.6b**); Fraktur Femur li.

Trotz Plastik durch die V. saphena magna und chirurgischer Behandlung der Plexusschädigung bleibt die Regeneration aus.

Starke trophische Störungen der oberen Extremität treten auf (**Abb. 21.6c**).

Akute postradiotherapeutische Lähmung

Akute postradiotherapeutische distale Lähmungen des Plexus brachialis sind bei Frauen nach der Bestrahlung eines Mammakarzinoms zu beobachten. Diese hat die Bildung einer Sklerose im kostoklavikulären Raum zur Folge. Einige Jahre nach der Bestrahlung entsteht plötzlich eine akute Lähmung der distalen Nervenstränge des Plexus brachialis. Sie wird von sehr starken Schmerzen sowie von trophischen und vasomotorischen Störungen (starkes Ödem) der oberen Extremität begleitet.

Dank einer besseren Dosimetrie der Bestrahlung sind die Lähmungen heute selten geworden. Die akute Lähmung des Plexus brachialis ist wahrscheinlich durch die ischämische Nekrose der Nervenstränge zu erklären. Sie entsteht durch die Kompression oder Nekrose der kleinen Arterien, die von der A. axillaris her die distalen Nervenstränge des Plexus brachialis versorgen.

Die Prognose ist schlecht, da es sich um irreversible Läsionen der Nerven handelt. Auch die chirurgische Behandlung ist zwecklos und wird nur bei starken Schmerzen vorgenommen.

21.1.3 Progrediente Lähmungen des Plexus brachialis

Progrediente proximale Lähmungen

Pancoast-Tobias-Syndrom

Das Syndrom ist durch eine progrediente proximale Lähmung des Truncus inferior C8–T1 und manchmal des Truncus medius C7 charakterisiert. Es entsteht durch eine Infiltration der proximalen Nervenstränge durch ein Karzinom der Lungenspitze (Pancoast-Tumor). Die Prognose hängt von den Behandlungsmöglichkeiten des Lungenkarzinoms ab.

Progrediente distale Lähmungen

Progrediente postradiotherapeutische Lähmungen

In diesem Fall kommt es zu einer progredienten Kompression der distalen Nervenstränge des Plexus brachialis durch die postradiotherapeutische Sklerose, die sich nach Bestrahlung eines Mamakarzinoms im kostoklavikulären Raum gebildet hat.

Die Prognose ist ungünstig. Eine Neurolyse der Nervenstränge ist technisch nicht einfach durchzuführen und wird nur unternommen, wenn starke chronische Schmerzen auftreten. Selbst nach einer chirurgischen Behandlung mit Abtragung der postradiotherapeutischen Sklerose, bildet sich diese wieder zurück.

Chronisches Kostoklavikulärsyndrom durch zervikale Missbildungen

Missbildungen im kostoklavikulären Raum gibt es viele, aber neurologische Komplikationen sind selten. Oft handelt es sich um eine zervikale Rippe oder um ein fibröses Band, die vom lateralen Proc. transversus C7 (oft hypertrophisch und verlängert) zur 1. Rippe herunter ziehen.

Klinische Zeichen

Bei Patienten (häufiger Frauen) erscheinen progredient folgende Zeichen:

- Atrophie der Thenarmuskeln der Hand im Bereich der Radix medialis des N. medianus, die meistens komplett ist.
- Motorische Ausfälle der Muskeln C8–T1 im Bereich der Radix medialis des N. medianus: M. flexor digitorum profundus des 2. und 3. Fingers (Flexion des Endglieds), M. flexor pollicis longus (Flexion des Daumenendglieds) und M. pronator quadratus mit EMG-Zeichen einer progredienten neurogenen Atrophie.
- Motorische Ausfälle und Sensibilitätsausfälle im Bereich des N. ulnaris, die weniger ausgeprägt sind. Eine leichte Atrophie der Mm. interossei kann beobachtet werden.
- Schmerzen, Parästhesien und Sensibilitätsausfälle im Bereich des N. cutaneus antebrachii medialis und oft sogar des N. cutaneus brachii medialis. Diese kommen häufig vor und sind für die Diagnose von großer Bedeutung.

Ätiologie

Die Patienten haben eine zervikale Rippe oder ein fibröses Band zwischen dem hypertrophischen Proc. transversus C7 und der 1. Rippe (**Abb. 21.7**). Die A. subclavia überquert diese Rippe bzw. das Band und liegt darum sehr hoch. Der Fasciculus medialis ist der einzige Nervenstrang, der die A. subclavia von unten her umgeht und sich sehr wahrscheinlich während des Wachstums nicht normal verlängert hat.

Durch die Abduktion des Armes kommt es zu einer Kompression der A. subclavia und zu einer Zerrung im Axillariskanal der Endäste des Fasciculus medialis und besonders der Radix medialis des N. medianus. Es ist also keine progrediente C8–T1-Lähmung, wie oft in der Literatur angegeben, sondern eine progrediente Lähmung der Endäste des Fasciculus medialis des Plexus brachialis. Der Mechanismus (kostoklavikuläre Stenose und Abduktion der oberen Extremität) erklärt die periphere Nerventopographie der progredienten neurologischen Ausfälle und die variable Lähmung der Endäste des Fasciculus medialis.

> *Die sehr späte Diagnose dieser chronischen Kompression beruht wahrscheinlich darauf, dass keine Sensibilitätsausfälle im Medianusbereich der Hand vorhanden sind (wichtig für die Differenzialdiagnose der chronischen progredienten amyotrophischen Form der Medianuskompression im Karpaltunnel).*

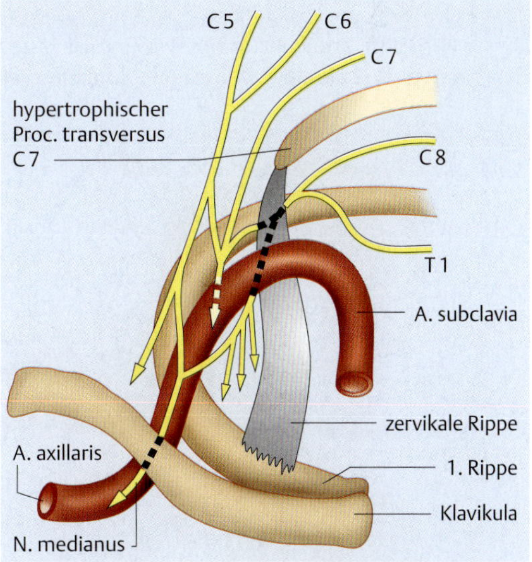

Abb. 21.7 Progressives kostoklavikuläres Syndrom mit der Erklärung der progressiven Schädigung durch die Abduktion der oberen Extremität der Endäste des Fasciculus medialis des Plexus brachialis und ganz besonders der Radix medialis des N. medianus.

Behandlungsmaßnahmen

Die Behandlung besteht in der chirurgischen Abnahme der zervikalen Rippe bzw. des fibrösen Bandes zwischen dem Proc. transversus C7 und der 1. Rippe. Dies führt zur Stabilisation der Muskelatrophie. Nur ganz selten kommt es zu einer Nervenregeneration, da die chirurgische Behandlung immer sehr spät unternommen wird.

21.2 Plexus lumbosacralis und Plexus pudendus

21.2.1 Anatomischer Überblick

Plexus lumbalis

Er wird durch eine Anastomose vom Spinalnerv T12 und den ersten 4 lumbalen Spinalnerven gebildet. Der Plexus gibt lange und kurze kollaterale sowie terminale Äste ab:

- Lange kollaterale Äste: N. iliohypograstricus (T12/L1), N. ilioinguinalis (L1), N. cutaneus femoralis lateralis (L2/L3) und N. genitofemoralis (L1/L2);
- Kurze kollaterale Äste innervieren den M. psoas;
- Terminale Äste:
  - N. obturatorius (L2/L3/L4): innerviert den M. obturatorius externus, M. gracilis und die Mm. adductores sowie die Haut auf der Innenseite des Oberschenkels;
  - N. femoralis (L2/L3/L4): innerviert den M. iliacus, M. sartorius und M. quadriceps sowie die Haut im Bereich der Dermatome L2/L3/L4.

Plexus lumbosacralis

Dieser wird vom Truncus lumbosacralis (L4/L5) und den ersten 3 sakralen ventralen Spinalnerven (S1–S3) gebildet, die auf der Innenseite des M. piriformis verlaufen (**Abb. 21.8**). Eine Einzellähmung des Truncus lumbosacralis ist einer L5-Lähmung ähnlich, unterscheidet sich aber durch eine komplette Lähmung des M. tibialis anterior.

Der Plexus lumbosacralis gibt kollaterale und terminale Äste ab:

- Kollaterale Äste: Verschiedene Nebenäste sind für die Außenrotatoren im Hüftgelenk (S1/S2) bestimmt: M. obturatorius internus (befindet sich als einziger im Beckeninnern), M. gemellus superior, M. piriformis, M. gemellus inferior und M. quadratus femoris.
- Terminale Äste:
  - N. glutaeus superior (L5) innerviert den M. glutaeus minimus, M. glutaeus medius und M. tensor fasciae latae.
  - N. glutaeus inferior (S1/S2) innerviert den M. glutaeus maximus.
  - N. cutaneus femoris posterior (S2) innerviert die Haut auf der Rückseite des Oberschenkels.
  - N. ischiadicus (L4–S2) verlässt das kleine Becken und zieht durch die Incisura ischiadica major nach außen. Er innerviert am Oberschenkel die ischiokruralen Muskeln und den gesamten Unterschenkel (außer N. saphenus) und den Fuß.

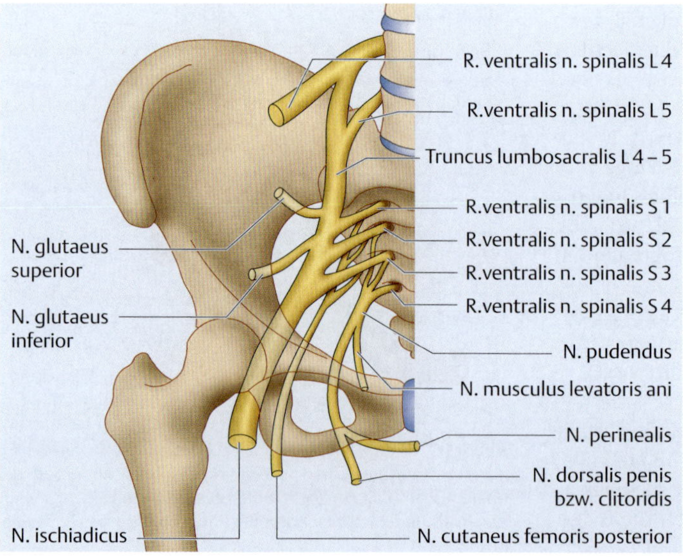

Abb. 21.8 Plexus lumbosacralis und Plexus pudendus.

Die Muskeln des N. ischiadicus, die durch L4/L5 innerviert werden, sind die Dorsalflexoren des Fußes und der Zehen, M. tibialis posterior, die mediale Gruppe der ischiokruralen Muskeln. Die durch S1/S2 innerviert werden, sind die Plantarflexoren des Fußes und der Zehen und die laterale Gruppe der ischiokruralen Muskeln (M. biceps femoris). Dies ist wichtig für die Diagnose der proximalen Läsionen des Plexus sacralis.

Plexus pudendus

Er wird von den ventralen Ästen der Spinalnerven S2–S4 gebildet (Kap. 19). Der Plexus übernimmt die motorische und sensible Innervation des Beckenbodens und der Geschlechtsorgane. Die parasympathischen Fasern S2–S4 innervieren Blase, Mastdarm und Genitalien. Der terminale Ast ist der N. pudendus.

- *Motorische Innervation:* alle Muskeln des Beckenbodens, besonders den M. levator ani und die quer gestreiften M. sphincter ani und M. urethrae.
- *Sensible Innervation:* Nn. perineales und N. dorsalis penis bzw. clitoridis innervieren den Beckenboden und die äußeren Geschlechtsorgane.
- *Parasympathische Innervation:* Die ventralen Äste des Plexus pudendus enthalten die parasympathischen Fasern, die von den parasympathischen Zellen in der Pars intermedioventralis der Segmente S2–S4 austreten. Sie verlassen den Plexus pudendus und bilden im kleinen Becken die Nn pelvici (Nn. erigentes). Diese begeben sich zum Plexus hypogastricus inferior, wo die Synapse mit den postganglionären Fasern liegt. Diese innervieren die Blase (Miktion), den Mastdarm (Defäkation) und die Sexualorgane (Erektion).

21.2.2 Lähmungen von Plexus lumbalis, Plexus lumbosacralis und Plexus pudendus

Akute Lähmungen

Akute Lähmungen entstehen durch ein Trauma des Beckens oder des Os sacrum. Die Nervenschädigung kann durch einen Zerrungs- oder Kompressionsmechanismus hervorgerufen werden:

- *Zerrung:* Fraktur-Luxation sacroiliaca, Azetabulumfraktur der Hüfte mit Luxation, Arthroplastie des Hüftgelenks;
- *Kompression:* Trümmerfraktur des Os sacrum oder chirurgische Eingriffe (chirurgische Klammern)

Unilaterale traumatische Lähmung des Plexus lumbosacralis

Es entsteht eine komplette oder inkomplette Lähmung im Bereich der Nn. glutaeus superior et inferior und des N. ischiadicus. Wertvoll für die Diagnose sind vor allem die globalen Sensibilitätsausfälle auf der Rückseite des Oberschenkels (N. cutaneus femoris posterior) und die motorischen Ausfälle der Hüftgelenkaußenrotatoren, die fast alle vom Plexus sacralis innerviert werden.

In diesen Fällen ist die Differenzialdiagnose zwischen einer Läsion der ventralen Äste der lumbosakralen Spinalnerven oder einer Läsion des proximalen Teils der terminalen Äste des Plexus sehr schwierig. Für letztere Diagnose müsste schon eine nicht gleichmäßige Lähmung der terminalen Äste vorhanden sein.

Klinisches Beispiel: Akute unilaterale Lähmung des Plexus lumbosacralis nach vertikaler Fraktur des Sakrums rechts, Fraktur des Ossa coxae rechts und Symphysensprengung.

- Befund am rechten Bein: Komplette Lähmung der Nn. glutaeus superior und inferior mit elektrophysiologischen Zeichen einer totalen Waller-Degeneration und inkomplette Lähmung des N. ischiadicus mit Zeichen einer partiellen Waller-Degeneration.
- Verlauf: Gute Regeneration des N. glutaeus superior und schwache Regeneration des N. ischiadicus. Die Lähmung des N. glutaeus inferior blieb in diesem Fall irreversibel komplett (Ruptur des Nervs?).

Bilaterale traumatische Lähmung der Plexus lumbosacralis und pudendus

Die neurologischen Ausfälle sind sehr diffus und die Differenzialdiagnose zu einem Cauda-equina-Syndrom ist schwierig.

Die Asymmetrie zwischen rechts und links der neurologischen Ausfälle sind hier von großer Bedeutung.

Fallbeispiel 1: Akute bilaterale asymmetrische Lähmung des Plexus lumbosacralis und bilaterale Lähmung des Plexus pudendus – guter Verlauf der Lähmung des Plexus pudendus

- 44-jähriger Patient nach Sturz aus 4 m Höhe: vertikale Fraktur des Os sacrum rechts und Fraktur des Os pubis und des Os ilium rechts; Osteosynthese.
- Folgezustände: Verminderung des Harn- und Defäkationdrangs, starke Obstipation, Harnretention (Dauerkatheter) sowie sexuelle Impotenz.
- Befund rechtes Bein:
  - komplette Lähmung der Nn. glutaeus superior et inferior und N. ischiadicus mit Zeichen einer totalen Waller-Degeneration;
  - Hyperästhesie der Schmerzempfindung und taktile Hypoästhesie auf der Außenseite des Unterschenkels, des Fußes, auf der Rückseite des Unterschenkels und des Oberschenkels.
- Befund linkes Bein:
  - inkomplette Lähmungen mit derselben Topographie, aber elektrophysiologische Zeichen einer partiellen Waller-Degeneration der motorischen Fasern;
  - Hyperästhesie auf der Fußsohle.
- Befund am Beckenboden:
  - bilaterale komplette Lähmung der Beckenbodenmuskeln mit einer totalen Waller-Degeneration;
  - bilaterale globale Hypoästhesie.
- Befund nach 4 Jahren:
  - Rechtes Bein: Reinnervation der ischiokruralen Muskeln; irreversible motorische Ausfälle der Dorsal- und Plantarflexoren des Fußes und der Zehen; Gehen auf der Ferse oder auf der Zehenspitze ist unmöglich; Hyperalgesie der Schmerzempfindung und taktile Hypoästhesie des Fußes.
  - Linkes Bein: trotz Zeichen einer inkompletten Muskelatrophie ist das Gehen auf Fußspitze und Ferse möglich; keine Sensibilitätsausfälle.
  - Beckenboden: gute Muskelreinnervation; keine Sensibilitätsausfälle; Blasen-, Mastdarm- und Sexualfunktionen befriedigend.

Fallbeispiel 2: Akute bilaterale asymmetrische Lähmung des Plexus lumbosacralis und bilaterale Lähmung des Plexus pudendus – schlechter Verlauf der Lähmung des Plexus pudendus.

- 27-jähriger Patient nach Autounfall: Bilaterale vertikale Fraktur des Os sacrum, Fraktur des Proc. transversus des 5. Lendenwirbels und retroperitoneales Hämatom; Fraktur des Kalkaneus rechts und des Sprunggelenks links (mit Immobilisation).
- Folgezustände:
  - Bilaterale Lähmung der Nn. glutaei inferiores, komplett rechts, inkomplett links; bilaterale inkomplette Lähmung der Nn. glutaei superiores mit Zeichen einer partiellen Waller-Degeneration; bilaterale inkomplette Lähmung des N. ischiadicus mit Zeichen einer partiellen Waller-Degeneration.
  - Globale Hypoästhesie auf der Rückseite des Oberschenkels (N. cutaneus femoris posterior) rechts; globale Hypoästhesie auf der Rückseite des Oberschenkels (N. cutaneus femoris posterior) und auf der Fußsohle links (N. plantares).
  - Bilaterale symmetrische komplette Lähmung des Plexus pudendus mit Zeichen einer totalen Waller-Degeneration der Beckenbodenmuskeln und Reithosenanästhesie.
- Befund nach 9 Monaten:
  - Guter Wiedergewinn der posturalen Funktion, trotz EMG-Zeichen einer chronischen Muskelatrophie. Der Patient kann auf den Fersen und Fußspitzen gehen.
  - Es blieben eine neurogene Atrophie der Beckenbodenmuskulatur (EMG-Zeichen einer Muskelreinnervation) und ein Verlust der Sensibilitäten des Damms zurück. Kein Harn und Defäkationsdrang. Definitiver Verlust der Blasenentleerung (5 Autosondierungen pro Tag), Mastdarmentleerung durch lauwarme Einläufe. Erektion möglich, aber keine Ejakulation.
- Verlauf wird verfolgt.

Progrediente Lähmungen

Diese entstehen nach einer Karzinomausbreitung oder nach der Bestrahlung eines Karzinoms mit Bildung einer postradiotherapeutischen Sklerose im kleinen Becken.

Klinisches Beispiel: Progrediente bilaterale Plexus-pudendus-Lähmung

- 67-jährige Patientin mit progredienter bilateraler Lähmung des Plexus pudendus wurde 1996 wegen eines Adenokarzinoms des Mastdarms operiert und bestrahlt.

- Im Mai 1999 beginnende progrediente Harn- und Mastdarminkontinenz, jetzt permanent.
- Harndrang stark vermindert, kein Defäkationsdrang mehr.
- Starke Atrophie der Beckenbodenmuskeln, komplett auf der rechten Seite des quer gestreiften M. sphincter ani.
- Globale Reithosenhypoästhesie, stärker rechts als links.
- Funktion der unteren Extremitäten erhalten, trotz elektrophysiologischer Zeichen einer chronischen Polyneuropathie mit diffusen axonalen Schädigungen, besonders der propriozeptiven Fasern.

Schlussfolgerungen

Bei einer akuten unilateralen Lähmung des Plexus lumbosacralis oder einer progredienten bilateralen Lähmung des Plexus pudendus ist die Diagnose relativ einfach. Dagegen ist sie bei akuten oder progredienten Lähmungen der Plexus lumbosacralis und pudendus schwierig, da die Läsionen meistens bilateral sind.

Ausschlaggebend für eine korrekte Diagnose sind die Vorgeschichte, die Asymmetrie der neurologischen Ausfälle sowie die periphere Nerventopographie der Ausfälle.

Die Prognose und das funktionelle Ergebnis hängen vom Regenerationsprozess der Nervenfasern ab und können sehr verschieden sein.

Kommt es zu einer Nervenregeneration, ist im Allgemeinen eine Reinnervation des Beckenbodens und der proximalen Muskeln der unteren Extremitäten zu erwarten. Die distalen Muskeln der unteren Extremitäten werden nur schwach reinnerviert.

22 Cauda-equina-Syndrome

Distal des Conus terminalis des Marks, der sich hinter dem Wirbelkörper L1 befindet, ziehen die Nervenstränge der Cauda equina vom lumbosakralen Mark hinunter zu den Foramina intervertebralia L1/L2–S4/S5 des Os sacrum. Bei einem Cauda-equina-Syndrom befinden sich also die neurologischen Ausfälle unterhalb des Niveaus L2.
Die Nervenstränge der Cauda equina enthalten folgende Fasern:

- Motorische Fasern zur Innervation der Muskeln der unteren Extremitäten und des Beckenbodens (hinzu kommen die afferenten propriozeptiven Fasern);
- Sensibilitätsfasern zur Innervation der Haut der unteren Extremitäten (L2–S2) und des Beckenbodens (S3–S5);
- Viszerosensible Fasern (S2–S4) für den Harn- und Defäkationsdrang sowie die sexuellen Empfindungen;
- Parasympathische Fasern (S2–S4) für die Blasen- (Miktion) und Mastdarmentleerung (Defäkation) sowie die sexuelle Motorik (Erektion).

Unterschieden werden akute und progrediente Cauda-equina-Syndrome.

22.1 Akute Cauda-equina-Syndrome

22.1.1 Ursache

Akute Cauda-equina-Syndrome werden in den meisten Fällen durch eine Kompression der Nervenstränge aufgrund einer Diskushernie verursacht (**Abb. 22.1**).

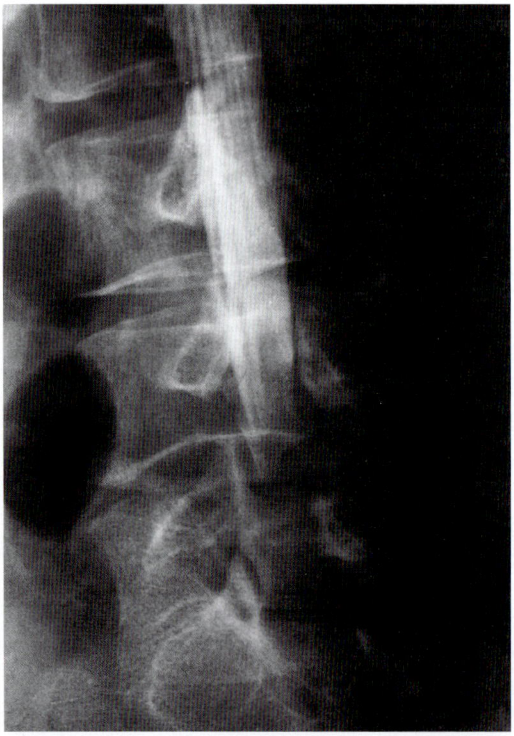

Abb. 22.1 Myelographie: Der Kontrastmittelstop aufgrund der Diskushernie L4/5 ist gut zu erkennen.

22.1.2 Klinische Zeichen

Nach einer falschen Bewegung oder nach starkem Husten oder Niesen treten plötzlich Schmerzen, Parästhesien, und eine sich schnell entwickelnde Lähmung der unteren Extremitäten und des Beckenbodens auf, sowie ein Versagen der Blasenentleerung (Harnretention), der Mastdarmentleerung (Obstipation) und der sexuellen Motorik (sexuelle Impotenz).

Das Niveau der neurologischen Ausfälle ist je nach Höhe der Kompression der Cauda equina unterschiedlich.

Motorische Ausfälle

- *Niveau L2/L3:* bilaterale, symmetrische periphere, d. h. globale (Ausfälle der Eigen- und Fremdreflexe) und schlaffe Lähmung der Bein- und Beckenbodenmuskeln, die komplett oder inkomplett sein kann;
- *Niveau L4:*
  - Wie bei L2/L3, aber die Flexoren, Adduktoren und Innenrotatoren des Oberschenkels bleiben verschont.
  - Die periphere Lähmung betrifft die Muskeln der Myotome L4–S5.
- *Niveau L5:*
  - Die Flexoren, Adduktoren und Innenrotatoren des Oberschenkels sowie die Extensoren des Unterschenkels und teilweise der M. tibialis anterior bleiben verschont.
  - Die periphere Lähmung betrifft die Muskeln der Myotome L5–S5.

- *Niveau S1:*
  - Die Flexoren, Adduktoren und Innenrotatoren des Oberschenkels, die Extensoren des Unterschenkels, die Dorsalflexoren des Fußes und der Zehen, der M. tibialis posterior, die Innengruppe der ischiokruralen Muskeln und der M. glutaeus medius bleiben verschont.
  - Die periphere Lähmung betrifft die Muskeln der Myotome S1–S5.

Sensibilitätsausfälle

Die bilateralen Sensibilitätsausfälle kaudal der akuten Cauda-equina-Kompression sind global (Ausfälle der Sensibilität für Schmerz und Temperatur, der taktilen Sensibilität und der Tiefensensibilität der Knochen und Gelenke), komplett oder inkomplett.

- *Niveau L2/L3:* Beine und Beckenboden;
- *Niveau L4:*
  Sensibilitätsausfälle: Dermatome L4–S5;
  - Die Sensibilität der Oberschenkelvorderseite (L2/L3) bleibt verschont.
- *Niveau L5:*
  Sensibilitätsausfälle: Dermatome L5–S5;
  - Die Sensibilität der Oberschenkelvorderseite (L2/L3) und der Innenseite der Unterschenkel (L4) bleibt verschont.
- *Niveau S1:*
  Sensibilitätsausfälle: Dermatome S1–S5;
  - Die Sensibilität der Oberschenkelvorderseite (L2/L3), der Innenseite der Unterschenkel (L4) und des medialen Rands der Füße (L5) bleibt verschont.

Viszerosensible Ausfälle

Es kommt zum Verlust des Harn- und Defäkationsdrangs sowie der sexuellen Empfindungen.

Parasympathische Ausfälle

Die Entleerungsfunktion von Blase und Mastdarm fallen aus, und es tritt eine sexuelle Impotenz auf.

22.1.3 Verlauf

Der Verlauf der neurologischen Ausfälle der Beine und des Beckenbodens hängt vom Schweregrad der Unterbrechung der Nervenleitfähigkeit ab.

Funktionelle Unterbrechung der Nervenleitfähigkeit

Bei einer funktionellen Unterbrechung der Nervenleitfähigkeit wird diese innerhalb von 3 Monaten zurückgewonnen. Dies lässt sich anhand des elektrophysiologischen Befunds feststellen.

Im Falle eines schnelleren Wiedergewinns der Leitfähigkeit der parasympathischen Nervenfasern entsteht nach der 1. Retentionsphase eine 2. Phase der Inkontinenz (Harn- und Mastdarminkontinenz). Diese Phase kann bis zum Funktionswiedergewinn der quer gestreiften Mm. sphincter ani und urethrae dauern.

Läsionelle Unterbrechung der Nervenleitfähigkeit

Bei einer läsionellen Unterbrechung der Nervenleitfähigkeit (**Abb. 22.3**) sind nach dem Verlauf der ersten 3 Monate die ersten Zeichen der Nervenregeneration und der Muskelreinnervation festzustellen. Die Reinnervation der Beckenboden- und der proximalen Muskeln der Beine ist oft innerhalb von 2–3 Jahren quantitativ gut. Die Reinnervation der distalen Muskeln der unteren Extremitäten, der Dorsal- und der Plantarflexoren der Füße und der Zehen ist quantitativ ungenügend, sodass das Gehen auf den Fußspitzen und den Fersen nicht möglich ist.

Auch die viszerosensiblen Dranginformationen, sowie die Blasen-, Mastdarm- und Sexualfunktionen sind innerhalb von 2–3 Jahren wiederhergestellt (**Abb. 22.3**).

22.1.4 Behandlungsprinzip

Im Anfangsstadium ist die sofortige chirurgische Resektion der Diskushernie indiziert. Nach der akuten Phase ist das Ziel der Behandlung, die posturale Funktion mithilfe der Physiotherapie wiederherzustellen sowie den Wiedergewinn der Blasen- und Mastdarmfunktion zu fördern. Bei einer läsionellen Unterbrechung der Leitfähigkeit der Axone hängt das Ergebnis vom Regenerationsprozess der Nervenfasern ab.

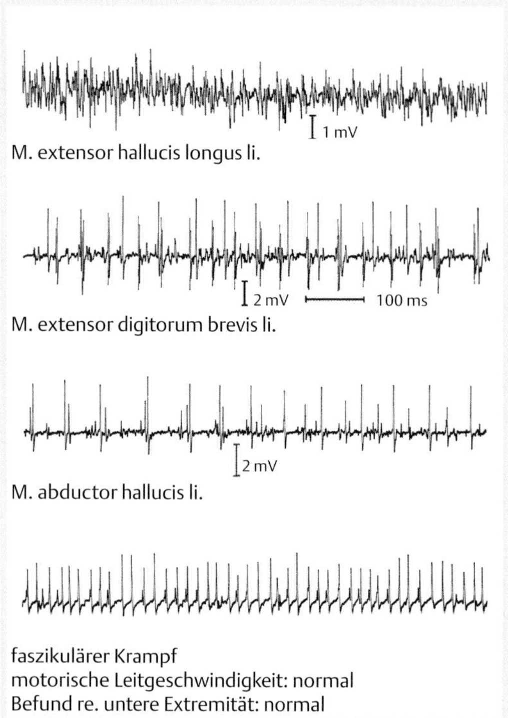

Abb. 22.2 Die EMG-Untersuchung ergibt schon Zeichen einer neurogenen Atrophie der Fußmuskeln links; M. extensor digitorum brevis und abductor hallucis: gemischtes Muster mit polyphasischen Potenzialen (6–8 mV), die hohe Frequenzen erreichen. Im M. abductor hallucis wurde ein faszikulärer Krampf abgeleitet (konzentrische Nadelelektrode). Im M. extensor hallucis longus, normales Interferenzmuster.

Klinisches Beispiel: Akutes Cauda-equina-Syndrom durch Diskushernie L4/L5

- 33-jähriger Patient mit chronischen Lendenschmerzen;
- August 1973: plötzliche Parästhesien der Füße; Verminderung der Achillessehnenreflexe;
- 30.10.1973: EMG-Untersuchung (**Abb. 22.2**).
- 30.06.1974: akuter Ischiasschmerz L5 links und akute radikuläre Lähmung L5 links; konservative Behandlung.
- 06.01.1977:
  - akute bilaterale Ischiasschmerzen L5;
  - akutes Cauda-equina-Syndrom ;
  - die Diskushernie L4/L5 wurde durch die Myelographie bestätigt (**Abb. 22.1**).
- 07.01.1977: chirurgische Abnahme einer bilateralen Diskushernie L4/L5 (auf der linken Seite hatte die Diskushernie das Lig. longitudinale posterius durchbohrt).
- 22.02.1977: postoperativer klinischer Befund:
  - akute bilaterale komplette periphere Lähmung unterhalb von L5,;
  - bilaterale komplette globale Sensibilitätsausfälle S1–S5;
  - Harn- und Defäkationsdrang: 0;
  - Blasenfunktion: 0 (chronische Retention – Entleerung durch starken Druck in der Bauchhöhle);
  - Mastdarmfunktion: 0 (chronische Obstipation – Entleerung durch Einläufe);
  - sexuelle Impotenz;
  - EMG (**Abb. 22.3**).

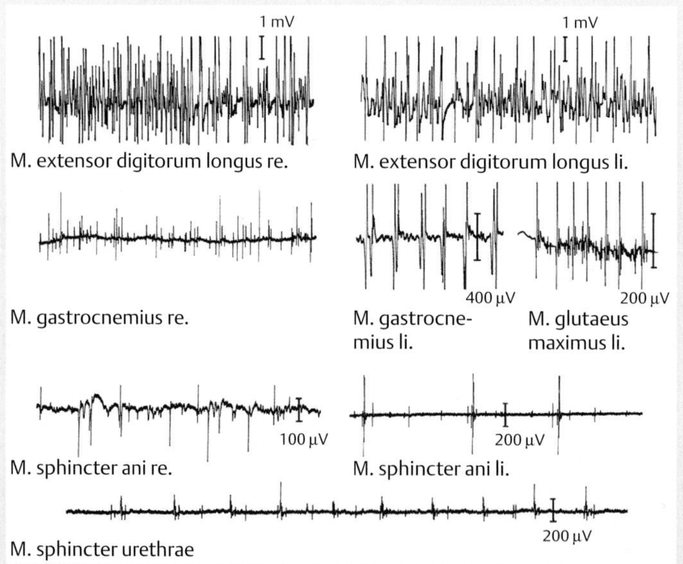

Abb. 22.3 Postoperativer EMG-Befund mit Zeichen einer Waller-Degeneration der motorischen Fasern der Cauda equina. M. extensor digitorum longus rechts: normale Aktivität mit Interferenzmuster (5 mV); M. extensor digitorum longus links: gemischtes Muster mit Potenzialen (5 mV) die hohe Frequenzen erreichen; M. gastrocnemius links: Einzelpotenzialmuster (400–800 mV), hohe Frequenzen; M. gastrocnemius rechts: komplette Atrophie und spontane Denervationsaktivität; Beckenbodenmuskeln und quer gestreifte Mm. sphincter ani und urethrae: komplette Atrophie und spontane Denervationsaktivität.

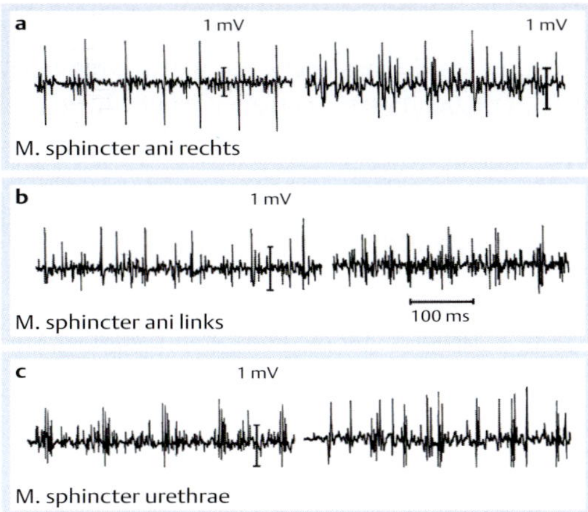

Abb. 22.4 EMG-Befund nach 9 Monaten: Reinnervation der quer gestreiften Mm. sphincter ani und urethrae: viele polyphasische Reinnervationspotenziale (konzentrische Nadelelektrode).

- 03.07.1978:
  - klinischer Befund unverändert;
  - EMG (**Abb. 22.4**).
- 12.12.1985:
  - Patient kann gut gehen;
  - Funktion von Blase und M. sphincter urethrae: +;
  - Obstipation: +;
  - sexuelle Funktion vermindert;
  - Muskelkraft der unteren Extremitäten und des Beckenbodens: +;
  - bilateraler inkompletter globaler Sensibilitätsausfall S1 (Außenrand der Füße) und S3–S5 (perianale Gegend).

22.2 Progrediente Cauda-equina-Syndrome

Bei einem progredienten Cauda-equina-Syndrom muss der Arzt möglichst frühzeitig die Diagnose stellen.

22.2.1 Klinische Zeichen und Ursachen

Die Patienten beklagen sich über unilaterale chronische radikuläre Schmerzen mit Ausstrahlung in die Beine oder in den Beckenboden. Objektive neurologische Ausfälle sind nicht festzustellen. Die chronischen Schmerzen treten immer auf derselben Seite und an derselben Stelle auf. Sie verstärken sich oft in Rückenlage und lassen während des Stehens oder Gehens nach.

Die Schmerzen sprechen nicht auf Analgetika an.

Bei den Symptomen handelt es sich meist um kleine harte intradurale Neurinome, die sich sehr einfach durch die Kernspintomographie lokalisieren lassen.

Andere Patienten leiden unter progredienten neurologischen Ausfällen der Beine oder des Beckenbodens. Dabei kann es zu Gangschwierigkeiten oder durch ungenügende willkürliche Kontrolle des quer gestreiften M. sphincter urethrae zu einer progredienten Harninkontinenz kommen. In diesem Fall handelt es sich entweder um einen intraduralen weichen, oft großen Tumor mit einer starken vaskulären Entwicklung (Ependymom, Meningeom, Hemangioblastom) oder um eine extradurale Kompression der Cauda equina (z. B. chronische Diskushernie nach Durchbohrung des Lig. longitudinale posterius oder raumfordernde Prozesse der lumbosakralen Mittellinie).

Letztere Prozesse sind oft embryonaler Herkunft (Teratom, Dermoidzyste, Cholesteatom, Lipom) und mit einer Missbildung des lumbosakralen Wirbelsäulenübergangs (Spina bifida occulta) verbunden.

Hier sollte nach lumbosakralen Hautanomalien, wie z. B. Dermalsinus, Fistel oder Hautwölbungen durch ein Lipom gesucht werden (S. 262–263, Dysrhaphismus).

22.2.2 Elektrophysiologische Prüfung

Bei einer progredienten neurogenen Atrophie der Beckenbodenmuskeln ist es angebracht – wenn Verdacht auf ein chronisches Cauda-equina-Syndrom besteht –, die motorische Leitgeschwindigkeit der Cauda equina sowie die distalen motorischen Latenzen zu messen (Swash u. Snooks 1985) mithilfe der Magnetstimulation. Bei einer chronischen Kompression kann es zu einer Verlangsamung der Leitgeschwindigkeit kommen.

Normalerweise liegt die motorische Leitgeschwindigkeit der Cauda equina zwischen L1 und L5 bei 57,9 m/s ± 10,3. Nach Magnetstimulation der Cauda equina kann das evozierte motorische Summenpotenzial in verschiedenen Beckenbodenmuskeln abgeleitet werden:

- Motorische Latenz im M. puborectalis: 3,7 ms ± 0,5 (21);
- Motorische Latenz im quer gestreiften M. sphincter ani: 4,4 ms ± 0,4 (21);
- Motorische Latenz im quer gestreiften M. sphincter urethrae: 4,1 ± 0,3 (16).

22.2.3 Kernspintomographie

Durch die Kernspintomographie hat sich die Diagnosenstellung dieser Anomalien deutlich vereinfacht.

22.2.4 Behandlungsmöglichkeiten

In allen Fällen der progredienten Cauda-equina-Kompressionen hängt die Behandlung von der Chirurgie ab.

23 Polyneuropathien

Die Polyneuropathie wird als eine axonale Nervenlähmung (nicht traumatischer Ursache) definiert, die bilateral und symmetrisch ist. Akute und chronische Polyneuropathien werden unterschieden.

23.1 Akute Polyneuropathie

Als Beispiel für die akuten Polyneuropathien wird hier die akute Polyneuropathie infolge *chronischen Alkoholabusus* beschrieben.

Im Vordergrund stehen akute motorische und Sensibilitätsausfälle der Extremitäten. In diesen Fällen sind die neurologischen Ausfälle hauptsächlich am distalen Teil der Extremitäten lokalisiert, weil die längsten Axone der Extremitätennerven am stärksten betroffen sind.

23.1.1 Verlauf der Krankheit

1. Phase (vor Eintreten der neurologischen Ausfälle)

Diese Phase dauert mehr oder weniger lange an. Sie entspricht dem chronischen Alkoholismus, wobei allmählich verschiedene Störungen auftreten:

- Der Allgemeinzustand verschlechtert sich.
- Der Patient hat keinen Hunger mehr, wird mager, aber trinkt weiter.
- Psychische Veränderungen: der Patient wird reizbarer und es kommt zu Eifersuchtsgefühlen aufgrund des Versagens der sexuellen Funktion.
- Die Arbeitsfähigkeit reduziert sich.
- Schließlich verliert der Patient die Selbstkritik.
- Subjektive Störungen erscheinen am Ende der Phase:
  - Parästhesien und Dysästhesien am distalen Teil der Extremitäten;
  - schmerzhafte Muskelkrämpfe;
  - Schmerzen der unteren Extremitäten, besonders während der Nacht;
  - schnelle Müdigkeit und Unsicherheit der Beine beim Gehen.

2. Phase

Die neurologischen Ausfälle treten plötzlich auf.

Klinische Zeichen

Motorische Ausfälle

Es entsteht eine periphere globale und schlaffe Lähmung, die bilateral und symmetrisch ist. Da die Ausfälle besonders am distalen Teil der Extremitäten ausgeprägt sind, besteht das Empfinden als wäre es eine bilaterale und symmetrische Radialislähmung an den Armen und eine bilaterale und symmetrische Peronaeus-communis-Lähmung an den Beinen.

Die motorischen Ausfälle können sich verschlechtern und auch die proximale Muskulatur der Extremitäten betreffen, sodass das Gehen unmöglich wird.

Sensibilitätsausfälle

Sie sind global und am stärksten distal. Trotz globaler, oft schwerer Ausfälle der Hautsensibilitäten (Schmerz, Temperatur, Tastempfindungen) kommt es zu einer schmerzhaften Anästhesie, d. h. jedes Berühren der Haut wird als schmerzhaft empfunden.

Die Ausfälle der taktilen und der Tiefensensibilität der Knochen und Gelenke haben eine Astereognosie durch Anästhesie der Hände zur Folge. Die Ausfälle der Tiefensensibilität der Knochen und Gelenke führt zu einer propriozeptiven Ataxie der Beine. Diese verschlechtert die funktionelle Behinderung.

> *Das Zusammendrücken der Wadenmuskeln löst einen sehr typischen starken Schmerz (Wadendruckschmerz) aus.*

Neurovegetative Störungen

Auch sie sind am distalen Teil der Extremitäten am stärksten ausgeprägt. Die Hände und Füße sind kalt und blau (Akrozyanose) und die Schweißsekretion (Schweiß perlt auf der Haut) ist erheblich gesteigert.

Elektrophysiologische Zeichen

Die Zeichen einer Waller-Degeneration sind eindeutig. Dagegen kommt es aber nur zu geringen Veränderungen der Nervenleitgeschwindigkeit der Axone, die funktionell geblieben sind.

3. Phase

Da es sich um eine axonale Lähmung handelt, sollte der Krankheitsverlauf durch die axonale Regeneration eigentlich günstig sein. Leider sind die Resultate in der Praxis nicht gut. Das hängt von verschiedenen Faktoren ab:

- Die psychischen Störungen sowie die Schmerzen der Haut und der Muskeln sind ein Hindernis für eine regelmäßige Physiotherapie.
- Die neurovegetativen Störungen haben trophische und vaskuläre Folgen, wie Gelenksteifheit, Muskelverkürzungen mit Fehlstellungen (z. B. Spitzfuß). Es entsteht eine Hautatrophie und eine Verminderung der Schweißsekretion. Die Körperbehaarung fällt aus. Die Nägel sind gestreift und brüchig.

Komplikationen des chronischen Alkoholismus

Allgemeine Komplikationen

- Der Allgemeinzustand ist oft schlecht.
- Abmagerung tritt auf.
- Die Magensekretion setzt aus.
- Es bildet sich eine Leberzirrhose.
- Das Risiko einer Lungentuberkulose besteht.
- Die allgemeinen Störungen führen zu einer Avitaminose B1, die für die akute Polyneuropathie verantwortlich ist.

Psychische Komplikationen

- *Korsakoff-Syndrom* oder Psychopolyneuropathie: Das Syndrom ist durch einen Gedächtnisschwund charakterisiert: Amnesie, Fabulation und falsches Erkennen (von Personen) sind die 3 Hauptzeichen.
- *Delirium tremens:* Verwirrtheit mit Onirismus (wie in einem Traumzustand). Die Agitation der Patienten kann zu einer akuten Dehydratation mit tödlichen Folgen führen.
- *Gayet-Wernicke-Syndrom* (Encephalopathia haemorrhagica): Diffuse Blutungen im Hirn mit Verwirrtheit, Tonusstörungen (Oppositionshypertonie) und anormale Bewegungen sowie zentrale Lähmungen (z. B. der Augen).

23.2 Chronische Polyneuropathie

Das beste Beispiel ist die chronische Polyneuropathie durch *Diabetes mellitus.* Obwohl distale motorische Ausfälle der unteren Extremitäten vorhanden sein können, stehen in diesem Fall die Sensibilitätsstörungen im Vordergrund. Dabei entsteht eine progrediente propriozeptive Steh- und Gehataxie.

Diabetes-Polyneuropathie

Dadurch entsteht eine progrediente propriozeptive Steh- und Gehataxie mit elektrophysiologischen Zeichen der Degeneration oder Verlangsamung der Leitgeschwindigkeit der propriozeptiven Fasern.

Bei einer Untersuchung von 90 Patienten (Daemgen, Frey, Jesel,1998), bei denen systematisch ein klinischer und ein elektrophysiologischer Befund erhoben wurde, konnten folgende sensible und motorische Anomalien festgestellt werden. Diese sind in der Tab 23.1. dargestellt:

- Verlust der Erregbarkeit des N. cutaneus surae medialis und Verlangsamung der Leitgeschwindigkeit der Fasern dieses sensiblen Nervs,
- H max Amplitude / M. max Amplitude: vermindert, was durch die Degeneration der propriozeptiven Fasern zu erklären ist, Index H: vermindert, was einer Verlangsamung der propriozeptiven Fasern entspricht.
- Verlangsamung der motorischen Leitgeschwindigkeit der Nerven der unteren Extremitäten (Elektroneurographie)
- Verminderung der Amplitude des motorischen Summenpotentials besonders des M. abductor hallucis (Ableitung mit Oberflächenelektrode).

Tabelle 23.1 Chronische Polyneuropathien durch Diabetes mellitus – Klinischer Befund

Verlauf des Diabetes mellitus: 13,3 Jahren ±0,8		
90 Patienten	39 Frauen und 51 Männer	
Insulinbehandlung	12/90	
	Mittelwert	Extreme Werte
Alter	62 J ±9,6	42–83 J
Grösse	166 cm±7,8	149–183 cm
Gewicht	79,4 kg±17,9	44–152 Kg
Klinische Beschwerden und Zeichen		***Zahl der Patienten***
Parästhesien Füsse		48 / 90
Unsicherheit beim Stehen und Gehen		20 / 90
Verminderung der Pallästhesie der unteren Extremitäten.		90 / 90
Distale globale inkomplette Sensibilitätsausfälle der UE		8 / 90
Distale inkomplette motorische Ausfälle der UE		25 / 90
Verminderung der Achillenssehnenreflexe		38 / 90
Ausfall der Achillessehnenreflexe		42 / 90
Elektrophysiologischer Befund		
Sensible Leitgeschwindigkeit - N. cutaneus surae medialis		
Nerv nicht erregbar	25 Patienten	Normalwerte (20)
Sensible Leitgeschwindigkeit (m/s)	**45,4 m/s ± 7,4**	53,49±6,29
Amplitude sens. Potential (uV)	**1,6 uV ± 2,79**	5,48±2,46
H-Reflex		
Kein H reflex	2 Patienten	Normalwerte (20)
Latenz des H-Reflexes (ms)	**32,6 ms ± 2,8**	29 ms ±1,65
Amplitude des H-Reflexes(mV)	**0,5 mV ± 0,97**	5,6 mV ± 1,8
H-Index (%)	**69,8 % ± 9,5**	94,6 % ± 10,9
H-Ampl.max/M-Amplitude max.	**0,22 ± 0,22**	0,65 ± 0,09
H-Reflex normal	**1/90**	
Motorische Leitgeschwindigkeit (MLG) - Elektroneurographie		
MLG. vermindert bei 85/90 Patienten		
N. tibialis	***Patienten***	***Normalwerte (25)***
MLG (m/s)	**39,5 m/s± 6,76**	44,28 m/s ± 2,55
Distale motorische Latenz (ms)	**5,74 ms± 1,25**	5,04 ms ± 0,93
Summenpotential: Amplitude (mV)	**7,5 mV± 4,9**	18,35 mV ± 3,88
Summenpotential: Dauer (ms)		10,91 ± 1,74
N. peronaeus communis	***Patienten***	***Normalwerte (25)***
Motorische Leitgeschwindigkeit	**39,5± 6,76 m/s**	44,75 ± 3,79 (25)
Distale motorische Latenz	**4,75± 1,18 ms**	4,58 ± 1,40
Summenpotential: Amplitude (mV)	**5,48 ± 4,06 mV**	7,32 ± 3,46
Summenpotential: Dauer (ms)		11,06 ± 1,43
Proximale motorische Leitgeschwindigkeit		
Keine F-Welle	2 Patienten	
mithilfe der Latenz der F-Welle	45,6 ± 7,8 m/s	
EMG Zeichen einer partiellen Waller-Degeneration: bei 8 Patienten und einer neurogenen Muskelatrophie der unteren Extremitäten: bei 24 Patienten		

23.3 Ursachen der Polyneuropathie

- *Vitaminmangel B1:* Die Nervenschädigungen werden durch die Avitaminose hervorgerufen, die z. B. bei chronischem Alkoholismus oder Beriberi (ausschließliche Ernährung mit geschältem Reis) entstehen.
- *Chronische Intoxikation durch Giftstoffe:* Bei Bleivergiftungen können z. B. bilaterale und symmetrische Lähmungen des N. interosseus posterior auftreten.
- *Toxische Polyneuropathie* durch Chemotherapie.
- *Toxiinfektiöse Polyneuropathie* durch Diphtherie.
- *Dysmetabolische Polyneuropathien* bei der chronischen diabetischen oder nephrogenen Polyneuropathie.
- *Paraneoplastische Polyneuropathien* durch Krebskrankheiten.

23.4 Behandlungsprinzipien

- Noxen ausscheiden;
- Vitaminmangel ausgleichen;
- Gestik- und posturale Funktionen durch Physio- und Ergotherapie wiederherstellen.

24 Akute Polyradikuloneuropathien

Die akute Polyradikuloneuropathie (Guillain-Barré-Syndrom) wird definiert als eine akut axonale Lähmung durch primäre Entmarkung der peripheren markhaltigen Nervenfasern. Dadurch entsteht eine typische Verlangsamung der Nervenleitgeschwindigkeit, besonders am distalen Teil der Nervenfasern.

24.1 Klinische Beschreibung und Verlauf der Krankheit

Phase vor dem Eintreten der neurologischen Ausfällen

Die Patienten beklagen sich über einen grippalen Infekt, Angina, Rhinopharyngitis oder Darmbeschwerden. Dann erscheinen neurologische Zeichen wie radikuläre Schmerzen, Parästhesien, Dysästhesien der Extremitäten, Störungen des Körperbildes (falsche Informationen über die Dimensionen oder die Stellung der Glieder). Es ist eine kurze Phase

Phase der akuten neurologischen Ausfälle

Motorische Ausfälle

Es entwickeln sich bilaterale und symmetrische periphere, globale und schlaffe Lähmungen mit *aufsteigendem Verlauf*. Zuerst sind die Beine und dann die Arme betroffen. Folgende Besonderheiten treten auf:

- Alle Eigenreflexe fallen aus, sogar in Gebieten, in denen die motorischen Ausfälle nur gering sind.
- Der Grundtonus der gelähmten Muskeln ist oft nur wenig vermindert.

Die Rumpfmuskeln sind auch betroffen, besonders die Atemmuskeln, sodass der Patient evtl. auf die Intensivstation eingeliefert werden muss. Auch die Gesichtsmuskulatur kann gelähmt sein. Es kann zu einer unilateralen oder häufigeren bilateralen Fazialislähmung kommen.

Die Diagnose einer Gesichtslähmung im Fall einer akuten Polyradikuloneuropathie ist einfach durch die Elektrophysiologie zu erkennen (**Abb. 24.1a–c**).

Sensibilitätsausfälle

Hier bestehen 2 Möglichkeiten:

- Es lassen sich keine Sensibilitätsausfälle feststellen, was bei Patienten überraschend ist, die sich während der 1. Phase über Parästhesien, Dysästhesien und Störungen des Körperbildes beklagten.
- Es kommt zu objektiven Sensibilitätsausfällen. Da die propriozeptiven Fasern, die über eine dicke Markscheide verfügen, am stärksten betroffen

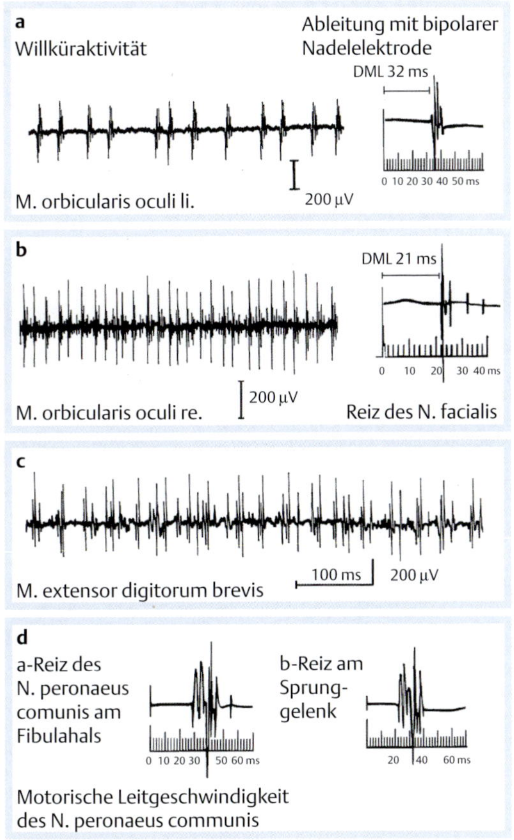

Abb. 24.1a–c Akute Polyradikuloneuropathie mit bilateraler Fazialislähmung. Resultate der elektrophysiologischen Untersuchung. **a** M. orbicularis oculi li.: Einzelpotenzialmuster, polyphasisches Potenzial, hohe Frequenzen (konzentrische Nadelelektrode); motorische Latenz des abgeleiteten Potenzials (bipolare Nadelelektrode) nach Reiz des N. facialis distal des Canalis facialis: 32 ms. **b** M. orbicularis oculi re.: gemischtes Muster; polyphasische Potenziale, hohe Frequenzen; motorische Latenz des abgeleiteten Potenzials: 21 ms. Bestätigung der Diagnose durch die elektrophysiologische Prüfung des N. peronaeus communis. **c** M. extensor digitorum brevis: gemischtes Muster, polyphasische Potenziale, hohe Frequenzen (konzentrische Nadelelektrode); motorische Leitgeschwindigkeit (MLG) des N. peronaeus communis: 48–56 m/s; distale motorische Latenz (DML): 22 ms; Ableitung des Summenpotenzials im M. extensor digitorum brevis mit bipolarer Nadelelektrode: desynchronisiertes Summenpotenzial (3 Potenzialgruppen sind erkennbar); Dauer: 20 ms, Amplitude: 800 µV.

sind, ist eine propriozeptive Ataxie besonders der Beine festzustellen.

Verlauf der neurologischen Ausfälle

Die rein motorischen akuten Polyradikuloneuropathien sind als gutartig zu bezeichnen. Oft kommt es nicht zur Waller-Degeneration, und schon nach 3 Monaten kann die Motorik vollständig zurückgewonnen sein.

Bei akuten Polyradikuloneuropathien mit propriozeptiver Ataxie kommt es oft zu einer Waller-Degeneration von motorischen und propriozeptiven Nervenfasern. Der Rückgewinn der Motorik und der Tiefensensibilität der Knochen und Gelenke dauert oft mehr als 1 Jahr. Rezidive sind möglich.

Komplikationen

- Versagen der Atemfunktion durch die Lähmung der Atemmuskulatur.

> *Patienten mit dem Verdacht einer akuten Polyradikulonеuropathie müssen stationär aufgenommen werden, um die rasche Verlegung auf die Intensivstation zu ermöglichen.*

- Beinvenenthrombosen.
- Fazialislähmungen:
  - Ohne Waller-Degeneration haben sie einen guten Verlauf. Schon nach 3 Monaten kehrt die Motorik zurück.

Tabelle 24.1 Akute Polyradikuloneuropathie: Elektrophysiologischer Befund

Untere Extremitäten				
MLG: Elektroneurographie-Ableitung mit Oberflächenelektroden				
	MLG (m/s)	DML (ms)	D (ms)	A (mV)
N. tibialis re. (28 d°C)	**32,3**	**13,8**	15	2,9
N. tibialis li. (28,4d°C)	**34,3**	**12,8**	17	1,8
N. peronaeus communis re.	**35,3**	**17,5**	18	0,416
MLG-Ableitung mit konzentischer Nadelelektrode				
N. tibialis re	**32**	**16,4**	15	1,5
SLG – orthodrome sensible Leitgeschwindigkeit				
	SLG (m/s)			
N. cutaneus surae medialis	**0**			
Propriozeptive Leitgeschwindigkeit				
H-Reflex	**0**			
Obere Extremitäten				
MLG: Elektroneurographie-Ableitung mit Oberflächenelektroden				
	MLG (m/s)	DML (ms)	D (ms)	A (mV)
N. medianus re.	50,9	**12**	15	4,1
N. ulnaris re.Unterarm + Ellenbogen	50,9	**5,8**	15,5	6,1
Ellenbogen	46,8			
Orthodrome sensible Leitgeschwindigkeit (SLG) an der Hand				
	SLG (m/s)	A (&myV)		
N. medianus re.	**20,4**	0,65		
N. ulnaris re.	**26**	0,6		

- Mit Waller-Degeneration der motorischen Nervenfasern entwickelt sich ein post-paralytischer Hemispasmus facialis (Kap. 17).

Klinisches Beispiel: Akute Polyradikuloneuropathie

- Bei einem 41-jährigen Patienten rasches Eintreten einer peripheren Lähmung der 4 Extremitäten, der Rumpfmuskeln mit Beeinträchtigung der Atemfunktion und einer bilateralen Lähmung des N. facialis.
- Intensivstation: 8 Tage lang Intubation, 4 Wochen lang Tracheotomie.
- 1 Monat nach der akuten Phase:
  - Patient autonom im Rollstuhl;
  - beklagt sich über Parästhesien der Hände und Füße;
  - guter Rückgewinn der Fazialismotorik;
  - Kraft an den oberen und unteren Extremitäten: 4 der proximalen Muskeln und 3 der distalen Muskeln.
  - Gestuelle Autonomie der Arme und proximale Eigenreflexe sind zurückgewonnen.
  - Keine objektiven Sensibilitätsausfälle an den Händen.
  - Die posturale Funktion (Stehen und Gehen) bleibt noch aus.
  - Keine Eigenreflexe.
  - Kinästhesie der Zehe ist erhalten.
  - Pallästhesie an den Füßen ist stark vermindert.
  - Elektrophysiologischer Befund: **Tab. 24.1.**

24.2 Zusatzuntersuchungen

Neben den klinischen Zeichen sind typische elektrophysiologische und biologische Veränderungen für die Diagnose maßgebend.

Elektrophysiologische Prüfung

Typisches Zeichen einer akuten Polyradikuloneuropathie ist die Verlangsamung der motorischen und sensiblen Nervenleitgeschwindigkeit, was vor allem am distalen Teil der motorischen Axone festzustellen ist. Dabei kommt es zu einer starken Erhöhung der distalen motorischen Latenzen (**Abb. 24.1** u. **Tab. 24.1**).

Bei einer rein motorischen akuten Polyradikulonеuropathie liegt keine Waller-Degeneration der Nervenfasern vor, während sie bei einer akuten Polyradikuloneuropathie mit propriozeptiver Ataxie auftritt. Die Verlangsamung der Nervenleitgeschwindigkeit ist in diesen Fällen viel stärker.

Biologische Prüfung des Liquors

Der Liquor ist wie Quellwasser, und enthält keine Zellen. Die Eiweißvermehrung (>0,50 mg/l) dagegen ist typisch. Man spricht von einer zytoalbuminären Dissoziation.

24.3 Ätiopathogenese und Behandlungsprinzip

Bei dem immunologischen Prozess bilden sich in Liquor und Serum Antikörper, die die Markscheiden der peripheren Nervenfasern angreifen. Die Herkunft der Antikörper ist ungeklärt.

Zur Behandlung sind Plasmapherese und Immunoglobuline indiziert. Physiotherapie ist besonders in schwereren Fällen von akuten Polyradikuloneuropathien mit einer propriozeptiven Steh- und Gehataxie oder mit akuten Atemstörungen angebracht. Ziel der Behandlung ist die Wiederherstellung der Atemfunktion sowie der Gestik- und posturalen Funktionen, um die Autonomie des Patienten zu gewährleisten.

25 Progrediente neurogene Muskelatrophien

Diese Muskelatrophien entstehen durch die Degeneration der Alpha-Motoneuronen. Es werden hereditäre und erworbene neurogene Muskelatrophien unterschieden.

Die Degeneration kann entweder die Zelle oder das Axon des Alpha-Motoneurons betreffen. Bei der progredienten Degeneration der Zellen handelt es sich um eine *Neuronopathie* oder eine progrediente somatische oder spinale Muskelatrophie. Die progrediente Degeneration der Axone wird als *Neuropathie* oder progrediente axonale Muskelatrophie bezeichnet. In allen Fällen kommt es zu einer mehr oder weniger raschen Verschlechterung der Muskelatrophie und zu einer zunehmenden funktionellen Behinderung.

25.1 Allgemeine Zeichen einer progredienten neurogenen Muskelatrophie

25.1.1 Klinische Zeichen

Die Muskelatrophie kann den motorischen Ausfällen vorausgehen. Bei Erbkrankheiten ist ihre Topographie an den Extremitäten meist bilateral und symmetrisch. Die progrediente Muskelatrophie kann entweder die proximalen oder die distalen Muskeln der Extremitäten (**Abb. 21.1d**) betreffen. Auch die Rumpfmuskeln können atrophisch werden, sodass Atemstörungen auftreten.

Die Eigenreflexe fallen frühzeitig aus. In den atrophischen Muskeln sind häufig Faszikulationen (spontane, sich rasch wiederholende Kontraktionen von Muskelfaszikeln) und Muskelkrämpfe (spontane andauernde Muskelkontraktionen) zu beobachten.

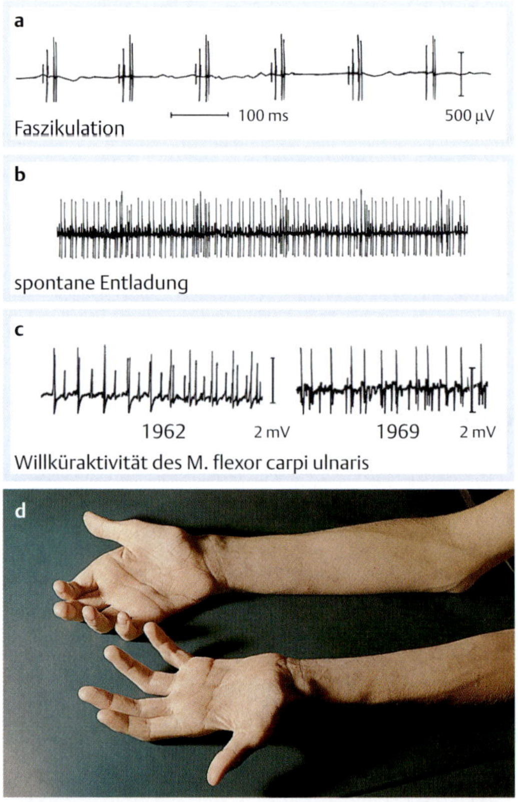

Abb. 25.1a–d EMG-Befund bei Aran-Duchenne-Atrophie der Hände. **a** Faszikulationen, spontane rhythmische Entladungen einer Potenzialgruppe (800 mV, 7 Hz). **b** Spontane krampfartige Entladungen hoher Frequenz (46 Hz) (konzentrische Nadelelektrode). **c** EMG-Zeichen der progredienten neurogenen Atrophie. **d** Atrophie der Hände und Manschettenatrophie der Unterarme.

25.1.2 Elektrophysiologische Zeichen

Durch die progrediente Degeneration der Alpha-Motoneuronen vermindert sich im atrophischen Muskel die Zahl der motorischen Einheiten. Bei willkürlicher Kontraktion kann kein normales Interferenzmuster mehr entstehen. Es bleibt oft bei einem Einzelpotenzial- oder gemischten Muster mit Potenzialen die hohe Frequenzen (≥25 Hz) erreichen (**Abb. 25.1c**). Im atrophischen Muskel ist manchmal eine spontane Denervationsaktivität zu beobachten.

Betrifft die Degeneration die Zellen, bleibt die motorische Leitgeschwindigkeit der Fasern der funktionell gebliebenen Alpha-Motoneurone normal; betrifft sie dagegen die Axone, kommt es zu deren Entmarkung und einer Verminderung der Nervenleitgeschwindigkeit.

Das im Muskel abgeleitete Summenpotenzial hat eine verminderte Amplitude. Faszikulationen und Muskelkrämpfe lassen sich ableiten (**Abb. 25.1a–b**).

25.2 Hereditäre progrediente neurogene Muskelatrophien

25.2.1 Progrediente spinale Muskelatrophien

Diese treten bei Neugeborenen, Jugendlichen oder jungen Erwachsenen auf. Sensibilitätsausfälle sind hier nicht vorhanden.

25.2.2 Progrediente proximale Atrophien

Sie werden autosomal rezessiv vererbt. Folgende 4 Typen werden unterschieden:

- Spinale Muskelatrophie Typ I und II: Werdnig-Hoffmann-Syndrom;
- Spinale Muskelatrophie Typ III und IV: Kugelberg-Welander-Syndrom.

Spinale Muskelatrophie Typ Werdnig-Hoffmann

Der Typ I ist die akute Form der Krankheit und tritt direkt nach der Geburt bis zum Alter von 6 Monaten auf. Die normale motorische Entwicklung bleibt aus. Die Lebenserwartung liegt oft unter 2 Jahren. Atemstörungen führen zu einem schnell eintretenden Ende.

Beim Typ II wird die Krankheit im 6.–18. Lebensmonat manifest. Sie ist durch das Ausbleiben der posturalen Funktion charakterisiert, da die Muskelatrophie vorwiegend die unteren Extremitäten betrifft. Außerdem treten Atemstörungen auf.

Spinale Muskelatrophie Typ Kugelberg-Welander

Die ersten klinischen Zeichen erscheinen bei Kindern über 2 Jahren (Typ III) oder erst über 20 Jahren (Typ IV). Die Erkrankung verläuft langsam mit einer progredienten Verschlechterung der Gehfähigkeit.

Aufgrund der progredienten Atrophie der proximalen Muskeln wurde die Krankheit lange mit einer Myopathie verwechselt.

Dabei treten Atrophie der Rumpfmuskeln, Deformationen der Wirbelsäule und Fehlhaltungen mit Flexionsstellungen der Hüfte und der Knie auf. Es besteht die Gefahr einer Hüftluxation.

Bei einem langsamen Verlauf der spinalen Muskelatrophien besteht die Möglichkeit, die Patienten physiotherapeutisch zu behandeln.

Durch das Versagen der Atemmuskulatur (Restriktionssyndrom) kommen häufig auch Atemstörungen vor.

Ein gut angepasstes Korsett ist indiziert.

25.2.3 Progrediente distale Atrophien der oberen Extremitäten

Die distalen Muskelatrophien der oberen Extremitäten erscheinen bei jüngeren Patienten und betreffen vorwiegend die Handmuskeln. Die progrediente Handmuskelatrophie wird als *Aran-Duchenne-Syndrom* bezeichnet (**Abb. 25.1d**):

- *Flachhand:* Auf der palmaren Seite der Hand ist kein Muskelrelief mehr zu sehen.
- *Skeletthand:* durch die Atrophie der Mm. interossei. Es entsteht eine typische Krallenstellung der Finger. Da die Muskelatrophie progredient ist und keine Sensibilitätsausfälle vorliegen, ist die funktionelle Behinderung der Hände geringer.
- *Manschettenatrophie:* Der distale Teil der Unterarmmuskeln ist atrophisch.

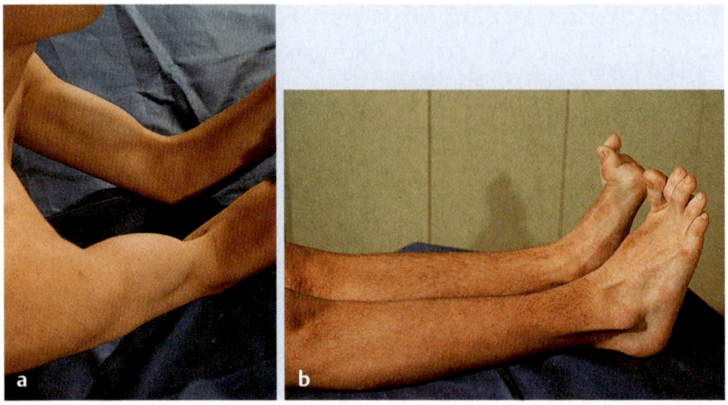

Abb. 25.2a–b Stark-Kaeser-Krankheit. **a** Progrediente Atrophie der Mm. brachialis und brachioradialis. **b** Progrediente Atrophie der Dorsalflexoren der Füße und Zehen.

25.2.4 Progrediente Atrophien der oberen und unteren Extremitäten

Die *Krankheit von Stark-Kaeser* ist durch eine progrediente bilaterale und symmetrische Atrophie der Mm. brachialis und brachioradialis an den Armen, der Dorsalflexoren des Fußes und der Zehen gekennzeichnet (**Abb. 25.2a–b**). Das Stehen auf den Fersen ist unmöglich. Das Stehen auf den Fußspitzen ist erhalten.

25.2.5 Progrediente axonale Muskelatrophien oder hereditäre motorische und sensible Neuropathien

Zu dieser Gruppe zählen folgende Krankheitsbilder:

- *Charcot-Marie-Tooth Typ I* und *Typ II* (Erbmodus: autosomal dominant);
- Hypertrophische Neuropathie Typ *Déjerine-Sottas (Typ III)*, charakterisiert durch eine Hypertrophie der peripheren Nerven (Erbmodus: autosomal rezessiv);
- Hereditäre Neuropathie *(Tomaculus neuropathy)* mit Neigung zu Drucklähmungen peripherer Nerven.

In allen Fällen erleichtert die bedeutende Verringerung der Nervenleitgeschwindigkeit die Diagnose. Sensibilitätsausfälle sind zwar vorhanden, stehen aber nicht im Vordergrund.

Charcot-Marie-Tooth Typ I und II

Klinische Zeichen

Schon im 1. oder 2. Lebensjahrzehnt kommt es zu einer progredienten neurogenen Muskelatrophie besonders der distalen Muskeln der Unterschenkel und Füße mit motorischen Ausfällen der Dorsal- und Plantarflexoren des Fußes und der Zehen. Dabei entwickeln sich ein reduzierbarer paralytischer Hohlfuß (**Abb. 25.3a**).

Die posturale Funktion ist stark behindert, sodass das Gehen auf den Fersen oder Fußspitzen allmählich unmöglich wird (**Abb. 25.3b**). Zum Gehen ist die Anpassung orthopädischer Schuhe empfohlen. Sensibilitätsausfälle sind vorhanden, aber kommen weniger zum Vorschein.

Es kommt auch zu einer Atrophie der Hände, manchmal sogar zu einer Verkürzung der langen Flexoren der Finger und zu einer Flexionsstellung des Daumens.

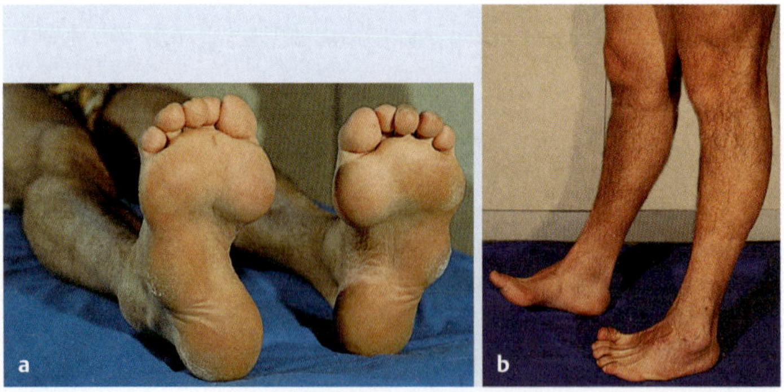

Abb. 25.3a–b Charcot-Marie-Tooth Typ I. **a** Typischer Hohlfuß. **b** Der Fersengang wird zunehmend schwieriger – distale Atrophie der Unterschenkel.

Elektrophysiologische und anatomopathologische Zeichen

Bei Charcot-Marie-Tooth Typ I ist die motorische Leitgeschwindigkeit sehr stark verlangsamt (10–15 m/s) und die distale Latenz proportional erhöht.

Elektrophysiologisches Beispiel: Charcot-Marie-Tooth Typ I:

Patient, 49 J. alt: komplette neurogene Atrophie der Fußmuskeln. Motorische Leitgeschwindigkeit nicht mehr messbar. Globale distale Sensibilitätsausfälle.

N. medianus: MLG (Elektroneurograpie am Unterarm): 14,9 m/s; DML: 18 ms; MSP im M. abductor pollicis brevis: Dauer: 16,41 ms, Amplitude: 1,48 mV; SLG (orthodrome) an der Hand: 28,4 m/s; Amplitude am Handgelenk: 1 uV

N ulnaris: MLG: (Elektroneurographie): 12 m/s am Ellbogen und Unterarm; DML: 10,4 ms; MSP im M. abductor digiti minimi: Dauer: 20,31 ms, Amplitude: 2,76 mV

Beim Typ II ist die Nervenleitgeschwindigkeit zwar weniger stark verändert, aber die Anomalien sind trotzdem sehr deutlich.

Elektrophysiologisches Beispiel: Charcot-Marie-Tooth Typ II

Bei einem betroffenen Patienten ergab der elektrophysiologische Befund folgende Resultate:

- Die typische progrediente Muskelatrophie (M. tibialis anterior) mit gut synchronisierten Potenzialen mit großer Amplitude (Rieseneinheiten), die hohe Frequenzen erreichen (**Abb. 25.4a**).
- Zwischen den großen sind auch kleine polyphasische Potenziale (M. rectus femoris) als Zeichen einer Reorganisation motorischer Einheiten vorhanden (**Abb. 25.4a**).
- Die motorische Leitgeschwindigkeit des N. peronaeus communis ist heterogen (26,1–44 m/s; **Abb. 25.4b**. Das mit bipolarer Nadelelektrode abgeleitete Summenpotenzial im M. extensor digitorum brevis ist in Potenzialgruppen zersplittert.
- Eigen- und H-Reflexe sind ausgefallen.
- Die F-Welle ist in mehrere Potenziale zersplittert und die Latenzen sind stark erhöht. Es sind typische Zeichen einer heterogenen Verlangsamung der motorischen Leitgeschwindigkeit der Alpha-Motoneuronen (kleinste Latenz: 41,1 ms; **Abb. 25.4d**).
- Die orthodrome sensible Leitgeschwindigkeit des N. cutaneus surae medialis ist vermindert (**Abb. 25.4e**).

Mithilfe einer Biopsie des peripheren sensiblen Nervs lässt sich die Degeneration der Axone und besonders die Zwiebelschalenstruktur der Schwann-Zellen um das Axon feststellen.

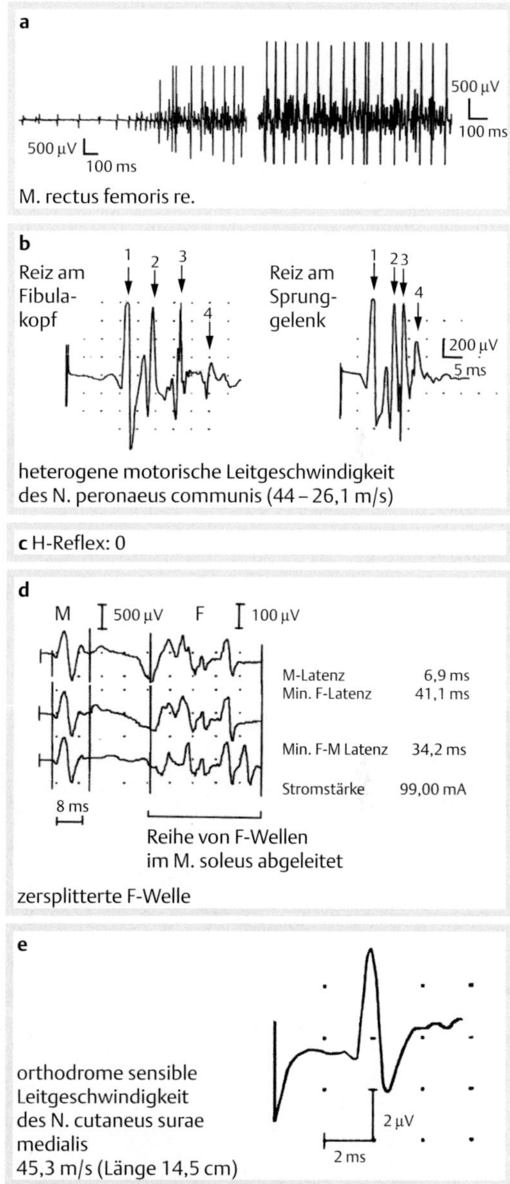

Abb. 25.4a–f EMG-Befund Charcot-Marie-Tooth Typ II. **a** Mm. tibialis anterior. **b** Willküraktivität im M. rectus femoris rechts (konzentrische Nadelelektrode). **c** Heterogene Leitgeschwindigkeit (bipolare Nadelelektrode) der motorischen Fasern des N. peronaeus communis (44–26,1m/s). **d** H-Reflex konnte nicht ausgelöst werden; nichtsynchronisierte F-Welle, die in mehrere Potenziale mit verlängerter Latenz aufgesplittert ist (Oberflächenelektrode). **e** Verminderung der orthodromen sensiblen Leitgeschwindigkeit des N. cutaneus surae medialis (N. suralis: 45,3m/s, 6 µV).

25.3 Erworbene progrediente neurogene Muskelatrophien

25.3.1 Progrediente spinale Muskelatrophien

Amyotrophische Lateralsklerose oder Charcot-Krankheit

Die Erkrankung ist durch eine simultane Degeneration der Zellen der Alpha-Motoneuronen im Vorderhorn der grauen Substanz des Marks oder des Hirnstamms sowie der Pyramidenbahnen rechts und links charakterisiert. Die motorische Leitgeschwindigkeit der nicht degenerierten Alpha-Motoneuronen ist normal.

Die Symptome treten im Alter von 40–60 Jahren und etwas häufiger bei Männern auf. Die Ursache ist nicht bekannt. Sobald die Diagnose gestellt wird, liegt die Lebenserwartung noch bei 2–3 Jahren. Eine erbliche Komponente ist selten (5–10%; Erbmodus: autosomal dominant).

Klinische Zeichen

Die ersten klinischen Zeichen der Degenerationen der Alpha-Motoneuronen können zuerst im zervikalen oder im lumbosakralen Abschnitt des Marks (75%) oder auch im Hirnstamm (25%) erscheinen. In allen Fällen sind keine Sensibilitätsausfälle vorhanden.

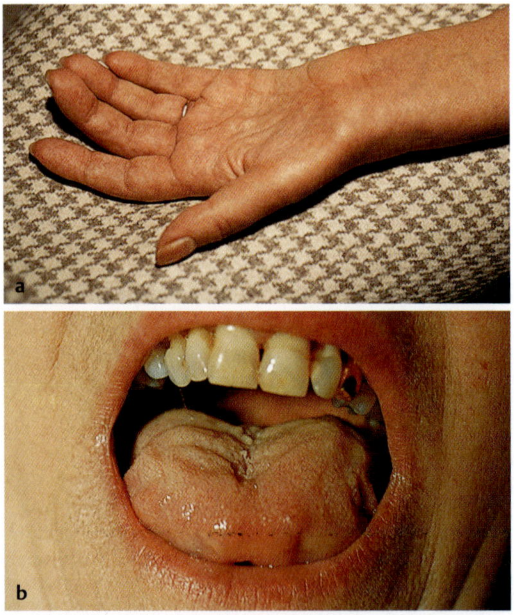

Abb. 25.5a–b Amyotrophe Lateralsklerose. **a** Progrediente Atrophie der Handmuskeln. **b** Atrophie und Faszikulationen der Zunge.

Beginnt die Muskelatrophie an den *Armen*, entstehen periphere globale und schlaffe Lähmungen mit einer unilateralen oder bilateralen, meist asymmetrischen Topographie. Häufiger sind die Handmuskeln betroffen (**Abb. 25.5a**). Muskelfaszikulationen sind diffus und wiederholen sich schnell. Durch die Muskelatrophie kommt es zu motorischen Ausfällen, aber die Eigenreflexe bleiben oft lange erhalten. Häufig lassen sich bei den Betroffenen klinische Zeichen einer Pyramidenbahnstörung an den unteren Extremitäten nachweisen, wie z.B. lebhafte Eigenreflexe, Babinski-Zeichen und spastischer Gang.

Beginnt die Muskelatrophie an den *Beinen*, entstehen periphere motorische Ausfälle, die häufig die Dorsalflexoren des Fußes und der Zehen betreffen. Im Falle einer kompletten peripheren Lähmung des M. extensor hallucis longus kann kein Babinski-Zeichen mehr festgestellt werden. In einigen Fällen fallen die Achillessehnenreflexe aus.

Beim Beginn der Muskelatrophie im *Hirnstamm* kommt es zu einer pseudobulbären Lähmung oder Pseudobulbärparalyse, d.h. zu einer simultanen peripheren und besonders zentralen dissoziierten Lähmung der vom Hirnstamm innervierten Muskeln.

Folgende Zeichen und funktionelle Störungen sind zu beobachten:

- Zungenatrophie und -faszikulationen (**Abb. 25.5b**) sind typische Zeichen einer peripheren Lähmung. Die willkürlichen Zungenbewegungen infolge der zentralen Lähmung sind sehr langsam und haben ein geringes Ausmaß.
- Die unteren Gesichtsmuskeln besitzen infolge der zentralen Lähmung nur geringe Kraft. Der Patient kann nicht mehr pfeifen oder die Backen aufblasen. Jedoch kann ein Saugreflex oder eine gesteigerte Erregbarkeit des M. orbicularis oris festgestellt werden, indem mit dem Finger über die Lippen gefahren oder die Lippen beklopft werden. Auch der *Palmomentalreflex* ist ein typisches Zeichen (einseitige reflektorische Kontraktion des M. mentalis nach Reiz der palmaren Handfläche).
- Kauen ist mühevoll, aber der Masseterreflex ist sehr lebhaft.
- Bei der Phonation entsteht nur eine geringe willkürliche Kontraktion der Pharynx- und Larynxmuskeln. Dagegen ist beim Berühren des

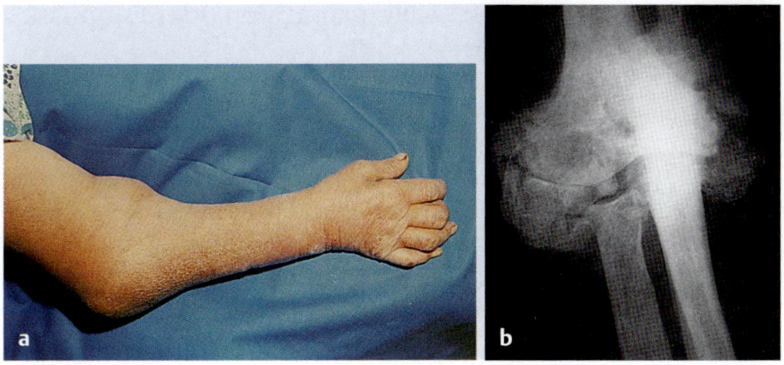

Abb. 25.6a–b Neurogene chronische Arthropathie des Ellbogens bei Syringomyelie. **a** Gelenkschwellung des Ellbogens. **b** Röntgenaufnahme: Knochen Ab- und Aufbau um das Ellbogengelenk.

Pharynx die reflektorische Kontraktion des Gaumens (Gaumenreflex) und des Pharynx (Würgreflex) sehr lebhaft.

- Als Folge der zentralen Lähmung ist die Phonation schwach, beim Reden hat der Patient Schwierigkeiten bei der Artikulation und spricht durch die Nase.
- Das Schlucken ist mühevoll. Es kommt zu einer zunehmenden Behinderung der Nahrungsaufnahme. Letzten Endes ist zur Ernährung des Patienten eine Gastrostomie notwendig.

Atemstörungen können der Krankheit ein schnelles Ende setzen.

Syringomyelie

Hierbei bilden sich Kanäle in der grauen Substanz des zervikalen Marks, die mit Liquor gefüllt sind. Dadurch entstehen zentromedulläre Läsionen des Vorderhorns, der Commissura grisea und der Pars intermediolateralis. Eine Ausbreitung der Läsionen in Richtung des Hirnstamms ist möglich.

Läsionen des Vorderhorns

Die Degeneration betrifft die Zellen der Alpha-Motoneuronen im Vorderhorn. Progrediente neurogene Muskelatrophien der Arme treten auf, die unilateral oder bilateral sein können. Sie haben eine segmentale Topographie, aber die Muskeln eines Myotoms werden nicht gleichmäßig betroffen. Elektrophysiologische Zeichen einer neurogenen Muskelatrophie sind vorhanden.

Läsionen der Commissura grisea

In der Commissura grisea kreuzt das 2. Neuron der Schmerz- und Temperaturempfindung auf die Gegenseite. So kommt es zu segmentalen Ausfällen der Sensibilität für Schmerz und Temperatur an den Armen. Diese sind unilateral oder bilateral, dann meist asymmetrisch.

Dermatome können ganz oder nur teilweise betroffen sein. Diese Ausfälle der Sensibilität für Schmerz und Temperatur mit syringomyelischer Dissoziation sind immer präzise abgegrenzt.

Läsionen der Pars intermediolateralis

In der Pars intermediolateralis befinden sich die Zellen des somatischen Sympathikus. Die Läsionen haben trophische Störungen, z. B. eine neurogene Arthropathie der oberen Extremität zur Folge (**Abb. 25.6a–b**).

> *Chronische neurogene Arthropathien sind nicht schmerzhaft.*

Innerliche Kompression der Pyramidenbahnen

Eine progredienten Paraplegie mit folgenden typischen Zeichen kann festgestellt werden:

- Verlangsamung der willkürlichen Bewegungen;
- Medulläre Claudicatio intermittens;
- Intentionsspastik der Beine beim Gehen;
- Zentrale Lähmung des quer gestreiften M. sphincter urethrae mit Schwierigkeiten, den Miktionsdrang zu unterdrücken.

Läsionen des Hirnstamms

Es entsteht eine Syringobulbie mit einem progredienten pseudobulbären Syndrom oder Pseudobulbärparalyse (wie bei der Charcot-Krankheit).

25.3.2 Progrediente axonale Muskelatrophien

Chronische Polyneuropathien

Hierbei handelt es sich meist um chronische Polyneuropathien, z. B. durch Diabetes oder Uremie (nephrogene Polyneuropathien). In diesen Fällen kann sich eine distale Muskelatrophie der Beine progredient ohne deutliche Behinderung für den Patienten entwickeln. Die neurogene Atrophie lässt sich durch die EMG-Ableitung der Willküraktivität der betroffenen besonders distalen Muskeln der Beine oder durch die Verminderung der Amplitude der in den distalen Muskeln abgeleiteten Summenpotenziale feststellen.

Die progrediente Muskelatrophie wird von Ausfällen der Tiefensensibilität der Knochen und Gelenke begleitet. Dabei kann sich eine propriozeptive Steh- und Gehataxie entwickeln, die dann im Vordergrund steht (Kap. 23).

Chronische Neuropathien oder Engpasssyndrome

Eine progrediente neurogene Muskelatrophie kann die Folge einer chronischen Kompression eines motorischen oder gemischten Nervs beim Durchtreten eines Kanals oder eines Engpasses sein. In diesem Fall handelt es sich um eine amyotrophische Form eines Engpasssyndroms, die durch eine starke Nervenstenose entsteht (Kap. 20).

26 Progrediente myogene Muskelatrophien

Von den vielen Krankheitsarten (z.B. progrediente hereditäre Muskeldystrophien, kongenitale, entzündliche, endokrine, metabolische Myopathien sowie mitochondriale Myopathien) werden in diesem Kapitel nur die hereditären Muskeldystrophien dargestellt. Diese vererblichen Erkrankungen entstehen durch die progrediente Degeneration der Muskelfasern, was zur Muskelatrophie und Muskelschwäche führt.

26.1 Klinische Zeichen – myopathisches Syndrom

26.1.1 Muskelschwäche und Muskelatrophie

Von einer Myopathie betroffene Patienten beklagen sich über Muskelschwäche, die die Gesichts-, Rumpf-, Schultergürtel- und Beckengürtelmuskulatur sowie die proximalen Extremitätenmuskeln betreffen kann. Die Muskelschwäche des Schulter- und Beckengürtels ist bilateral und symmetrisch. In einigen Fällen ist sie auf der dominanten Seite etwas stärker ausgeprägt.

Muskelschwäche entsteht durch eine progrediente Muskelatrophie. Diese Atrophie ist in der Regel harmonisch, d.h. der Muskel atrophiert gleichmäßig über die gesamte Länge. In einigen Fällen kann die Atrophie verstärkt die Muskelansatzbereiche betreffen, sodass in der Mitte ein Muskelballen zurückbleibt. In anderen Fällen ist die Atrophie des Muskels nicht zu beobachten, da sich eine Sklerose bildet, die zu einer Pseudohypertrophie des Muskels führt (z.B. Pseudohypertrophie des M. triceps surae bei progredienter Dystrophie Typ Duchenne bzw. Typ Becker, **Abb. 26.1a**).

Muskeln mit einer sklerotischen Pseudohypertrophie verkürzen sich. Die Verkürzung des M. triceps surae ist ein wichtiges und schon früh auftretendes Zeichen der Muskeldystrophie Typ Duchenne. Die Eigenreflexe bleiben erhalten, solange ausreichend Muskelfasern vorhanden sind, die eine reflektorische Kontraktion ermöglichen.

26.1.2 Morphologische und funktionelle Veränderungen

Gesichtsatrophie

Durch die Muskelatrophie verschwinden die Falten im Gesicht. Das Gesicht wird *amimisch* (ausdruckslos). Man spricht von der *Facies myopathica*.

Der Mund ist leicht geöffnet, und die untere Lippe steht etwas vor. Oft ist eine Ptose der oberen Augenlider zu bemerken. Während des Schlafs sind die Augen nicht ganz geschlossen.

Rumpfatrophie

Die Halsmuskeln werden atrophisch, der Hals ist abgemagert. Zuletzt kann der Patient seinen Kopf nicht mehr halten, sodass er nach vorne auf die Brust fällt. Die Atrophie der Rumpfmuskulatur erzeugt die *Wespentaille*. Es kommt zu einer Lendenhyperlordose, einer Protrusion des Bauches, einer Anteversion des Beckens und einer Flexionsstellung der Hüft- und Kniegelenke (**Abb. 26.1b**).

Der Patient kann sich nicht aus der Rückenlage aufrichten. Wird der Oberkörper im Stand nach vorne gebeugt, kann der Patient sich nicht mehr gegen die Schwerkraft aufrichten, weshalb er sich mit den Händen an den Beinen hochdrücken muss. Durch die Atrophie der Atemmuskeln treten Atemschwierigkeiten auf, die zu einem Restriktionssyndrom führen.

Schulter- und Beckengürtelatrophie

Durch die Atrophie der Schultergürtelmuskeln und besonders der Mm. trapezius und serratus anterior kommt es zu einer Instabilität der Skapula (*Scapula alata*). Bei der Elevation der Arme steht der mediale Rand des Schulterblatts vom Brustkorb ab, und die Skapulaspitze dreht sich nach dorsal. Im Stand hängen die Schultern nach vorne-unten. Der Abstand zwischen dem medialen Rand der beiden Skapulae wird viel größer. Nach und nach wird die Elevation der Arme unmöglich (**Abb. 26.2a**).

Auch die proximalen Muskeln der Arme können betroffen sein (M. pectoralis major, M. supra- und infraspinatus, M. deltoideus sowie die Unterarmbeuger).

Durch die Atrophie der Beckengürtelmuskeln, besonders des M. glutaeus medius, entsteht eine laterale Instabilität der Hüfte mit dem typischen Duchenne-Hinken. Manchmal sind auch die proximalen Muskeln der Beine atrophisch.

26.2 Klassifizierung der progredienten hereditären Muskeldystrophien

Die Klassifizierung beruht auf mehreren Faktoren, wie dem Erbmodus, der Topographie der Muskelatrophien, dem Alter beim Auftreten und dem Verlauf der Krankheit.

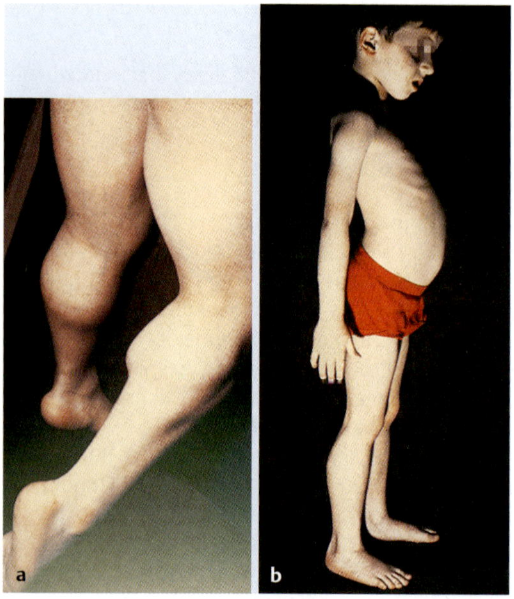

Abb. 26.1a–b Muskeldystrophie Typ Duchenne. **a** Pseudohypertrophie der Wade. **b** Typische Fehlhaltung mit Hyperlordose.

Muskeldystrophie Typ Duchenne

Die progrediente Muskeldystrophie Typ Duchenne wird rezessiv-X-chromosomal vererbt und ist durch das Fehlen von *Dystrophin* (Strukturprotein des Zytoskeletts an der Innenfläche der Muskelfasermembran) charakterisiert.

Die Erkrankung, die durch die Pseudohypertrophie der Mm. triceps surae gekennzeichnet ist, hat einen bösartigen Verlauf (**Abb. 26.1a–b**):

- Die ersten Zeichen erscheinen im Alter von 2–5 Jahren.
- Mit 8–15 Jahren verlieren die Patienten die Gehfähigkeit.
- Die Lebenserwartung liegt bei 20–25 Jahren.
- Der Tod tritt durch Atemstörungen oder Herzversagen ein.

Die typische Dystrophie Typ Duchenne wird von der Mutter übertragen und betrifft nur Kinder des männlichen Geschlechts. Die ähnliche progrediente *Dystrophie Typ Becker* tritt jedoch bei beiden Geschlechtern auf, verläuft aber langsamer.

Fazioskapulohumerale Myopathie Typ Landouzy-Déjerine

Die Erkrankung vererbt sich autosomal dominant. Die Muskelatrophie und Muskelschwäche sind typischerweise zuerst am Gesicht und am Schultergürtel zu beobachten (**Abb. 26.2a–b**). Später kann es zu einer Beckengürtelatrophie kommen. Oft sind auch die Dorsalflexoren der Füße und Zehen geschwächt.

Die ersten Krankheitszeichen werden bei Kindern, Jugendlichen oder bei Erwachsenen festgestellt. Der Verlauf ist langsam, mehr gutartig. Beide Geschlechter sind gleichmäßig betroffen.

Gürteldystrophie oder Gliedergürteltyp

In 60% der Fälle ist der Erbmodus autosomal rezessiv, die anderen 40% sind spontane Erkrankungen. Diese Gruppe ist durch die Gürtelatrophie und die Atrophie der proximalen Extremitätenmuskeln charakterisiert. Sie kann entweder am Schultergürtel oder am Beckengürtel beginnen.

Die ersten Zeichen erscheinen im Alter von 10–30, manchmal erst von 30–50 Jahren. Der Verlauf ist langsam, mehr gutartig. Am Ende sind oft

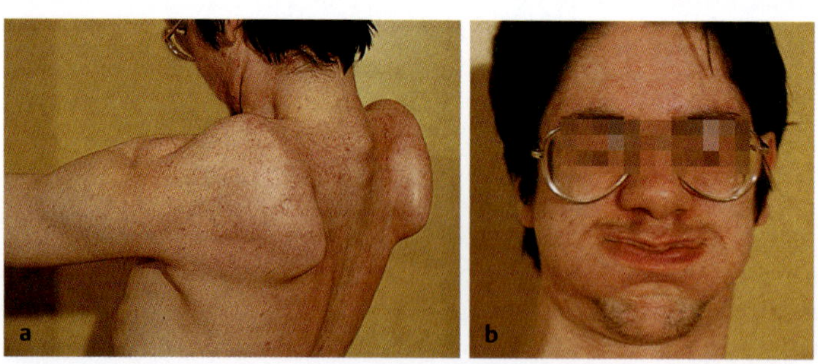

Abb. 26.2a–b Landouzy-Déjerine-Myopathie. **a** Scapula alata. **b** Atrophie der Gesichtsmuskulatur.

beide Gürtel atrophisch. Beide Geschlechter sind gleichmäßig betroffen.

Seltene Myopathien

- *Distale Myopathien* mit progressiver Handmuskelatrophie (Erbmodus: meist autosomal dominant);
- *Okulopharyngeale Myopathien* (> 50 Jahre) mit der typischen Ptose der oberen Augenlider und einer eventuellen Schwäche der Augenmuskeln sowie Schluckstörungen können vorhanden sein (Erbmodus: autosomal dominant).

Myotone Dystrophie Typ Curschmann-Steinert

Hierbei handelt es sich um die *Dystrophia myotonica*, dessen Erbmodus autosomal dominant ist. Die Krankheit ist durch die Myotonie, ein dystrophisches Syndrom und eine allgemeine Dystrophie charakterisiert.

Myotonie

Die Myotonie ist durch eine verlangsamte Muskelentspannung gekennzeichnet:

- *Klinische Myotonie:* Beim Öffnen der geschlossenen Faust hat der Patient große Schwierigkeiten und die Öffnung geschieht sehr langsam.
- *Mechanische Myotonie:* Werden die Thenarmuskeln mit dem Reflexhammer beklopft, entsteht eine andauernde myotonische Muskelkontraktion.
- *Elektrische Myotonie:* Werden die myotonen Muskeln mit einem galvanischem Strom gereizt, zeigt sich eine andauernde myotonische Muskelkontraktion, die länger als der Reiz anhält.
- *Elektromyographische Myotonie:* Beim Einstechen einer Nadelelektrode in den myotonen Muskel erscheinen im EMG myotone Entladungen mit entweder biphasischen oder elektropositiven Potenzialen mit hohen Frequenzen. Die Amplitude fällt rasch ab. Typische Geräusche sind im Lautsprecher zu hören.

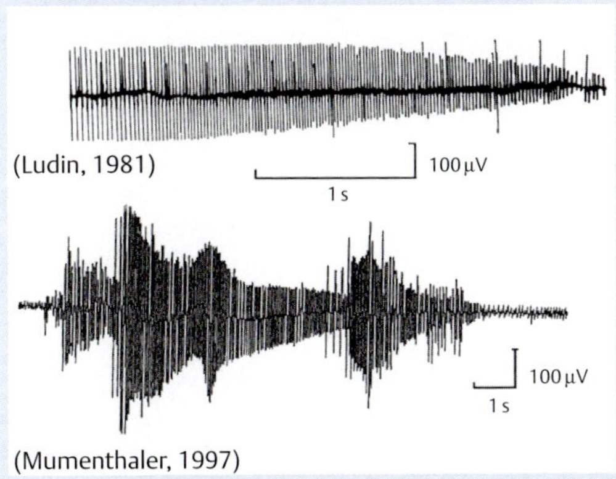

Abb. 26.3 Myotone Entladungen mit schnell abfallender Amplitude (schneller und langsamer Durchlauf des Films).

Dystrophisches Syndrom

Bei den von der Curschmann-Steinert-Krankheit betroffenen Patienten sind auch klinische Zeichen einer Muskeldystrophie vorhanden. Die Gesichts- (Facies myopathica), Augen- und Muskeln im oropharyngealen Bereich (Schluck- und Sprachstörungen) sowie die distalen Muskeln der Extremitäten sind betroffen.

Allgemeine Dystrophie

Hier treten Zeichen einer allgemeinen Dystrophie auf, wie z.B. Augenstar, frühzeitiger Haarausfall, endokrine und geistige Störungen.

26.3 Diagnose der vererblichen Myopathien

Die Diagnose erfolgt anhand folgender Kriterien:

- Studie des Erbmodus (Stammbaum) und klinische Zeichen der progredienten Muskeldystrophie;
- Prüfung der Herzfunktion;
- Prüfung der Atemfunktion (Restriktionssyndrom: regelmäßige spirometrische Kontrollen durchführen!);
- EMG-Prüfung: Die Aktionspotenziale haben eine kurze Dauer (< 4 ms) und eine schwache Amplitude. Bei maximaler Innervation kommt es zu einem pathologischen Interferenzmuster (Kap. 12). Die Oszillationen sind unregelmäßig mit vielen Zacken und haben eine kleine Amplitude. Das Missverhältnis zwischen den vielen übrig gebliebenen Aktionspotenzialen und der Schwäche des myopathischen Muskels fällt auf. Eine progrediente Summation der Aktionspotenziale ist nicht möglich, da der dystrophische Muskel sofort alle pathologischen Einheiten einsetzen muss, um eine schwache Bewegung in Gang zu bringen.

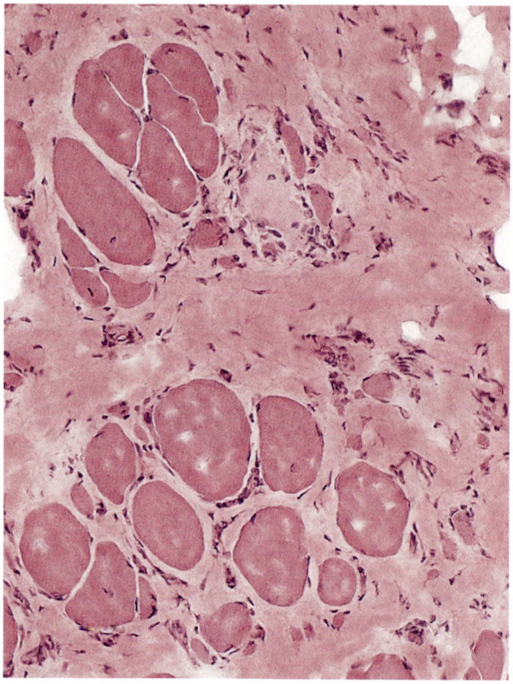

Abb. 26.4 Muskeldystrophie Duchenne: hypertrophische und atrophische Muskelfasern und Muskelsklerose im Lichtmikroskop.

- Muskelbiopsie (**Abb. 26.4a–b**): Im Mikroskop sind Degenerationen einzelner Muskelfasern zu erkennen. Die Verteilung der Läsionen im Muskel lässt sich nicht systematisieren. Der Durchmesser der Muskelfasern ist sehr unterschiedlich, die einen sind hypotrophisch, andere hypertrophisch. Im Muskel bildet sich eine Sklerose. Die Diagnose der progredienten Myopathie Typ Duchenne kann durch das Fehlen des Dystrophins auf der Innenfläche des Sarkolemms (Immunfärbung des Dystrophin) gestellt werden.
  Die Muskelbiopsie ist von großem Interesse, für die Differenzierung mit den kongenitalen Myopathien (Erbmodus: meist autosomal dominant) und anderer vererblicher Myopathien, wie z.B. die mitochondrialen Myopathien oder die Glykogenosen (metabolische Myopathien).
- Blutuntersuchung: Die Enzyme (Kreatinkinase) des Muskelkatabolismus sind im Serum erhöht, besonders bei der Dystrophie Typ Duchenne. Diese Enzyme sind auch bei der übertragenden Mutter (Konduktorin) erhöht (Prävention der Übertragung der Krankheit durch Nachwuchsplanung!
- Genetische Forschung.

26.4 Behandlungsprinzipien der Duchenne-Dystrophie

> *Bei progredienter Dystrophie lässt sich die Muskelschwäche durch Physiotherapie nicht korrigieren!*

Durch die Prävention der orthopädischen Komplikationen (Orthesen sollen die Beine, das Korsett den Rumpf unterstützen und so Fehlstellungen und Fehlhaltungen vorbeugen) bei der progredienten Dystrophie Typ Duchenne muss die posturale Funktion so lange wie möglich erhalten werden.

Bettlägerige Patienten sind nach der chirurgischen Korrektur der Fehlstellungen zu vertikalisieren. Ihre Autonomie lässt sich mithilfe eines elektrischen Rollstuhls mit Kopfstütze und Unterarmstützen *(Feeders)* verbessern. Eine eingebaute Schale beugt dabei der Querstellung des Beckens und der dadurch entstehenden Lendenskoliose vor.

Da sich auch die Atemfunktion verschlechtert, wird letztlich eine maschinelle Beatmung oder eine Tracheostomie vorgenommen.

Glossar zur Pathologie des peripheren Nervensystems und der Muskeln

Analgetika: Schmerzstillende Arzneimittel.

Arteriovenöse Fistel: pathologische Kurzschlussverbindung (Shunt) zwischen dem arteriellen und venösen Blutgefäßsystem.

Arteriitis dissecans: pathologische Aufspaltung zwischen Media und Intima der Arterie z.B. durch Arteriosklerose.

Chemonukleolyse: chemisch-enzymatische (chymopapain) Auflösung der degenerierten Bandscheibe, mittels perkutaner Punktion in Lokalanästhesie unter röntgenologischer Kontrolle.

Cholesteatom: aus Cholesterolbrei bestehender Tumor, umgeben von einer Matrix aus verhornendem Plattenepithel.

Dermoidzyste: Im Bereich der Haut vorhandene Zyste von Epidermis ausgekleidet und mit Haaren vermengte talgartige Masse die Zähne, Knorpel, Knochen, Nervengewebe enthalten kann.

Dystrophie (Muskeln): Myopathie durch Degeneration der Muskelfasern.

Duchenne-Hinken: Hinken der Schultern durch rhythmische alternierende Lateroflexion des Rumpfes; ist durch die Muskelschwäche der lateralen Stabilisatoren (Mm. glutaeus medius) der Hüfte zu erklären.

Endokrine Myopathien: Myopathien bei hormoneller Dysfunktion (z.B. thyreotoxische Myopathie durch Hyperthyreose).

Erbmodus (Rezessiv-X chromosomal und Autosomal-dominanter und autosomal-rezessiver Erbgang): Geschlechtschromosome sind Heterochromosome (XX weiblich, XY männlich) und Körperchromosome sind Autosome (22 Paare). Chromosome sind die Träger der genetischen Information. Es gibt Ermodus -X-chromosomal z.B. bei Duchenne-Dystrophie (Schema: die Anomalie befindet sich auf dem X**x** des weiblichen Chromosoms) und Erbmodus autosomal dominant oder rezessiv (siehe **Abb. 26.5** Schema auf S. 228). Auf den Autosomen sind die Gene linear angeordnet. Darauf befindet sich die Genlokus die von Allelen besetzt sind und die für die Übertragung eines Erbmals bestimmt sind. Konduktorin bei Duchenne-Dystrophie bezeichnet die Mutter die zwar nicht krank ist, die aber die Krankheit übertragen wird.

Glykogenosen: hereditäre metabolische Myopathien durch Enzymdefekt (z.B. Maltasedefekt).

Immunität: nach Schutzimpfung induzierte Abwehr mit Bildung von spezifischen Antikörper die den Organismus z.B. gegen den Virus der Poliomyelitis schützen.

Karzinom: vom Epithel ausgehender bösartiger Tumor mit lokaler Ausbreitung.

Kernspintomographie: Magnetresonanztomographie (NMR) mit hoher Kontrastauslösung und Darstelung der anatomischen Strukturen. Besonders geeignet zur Darstellung von Anomalien des Nervengewebs.

Konduktorin: Mutter die die Krankeit zum Kind übertragen kann, ohne selbst krank zu sein (bei rezessiv-X chromosomaler Vererbung bei Duchenne-Dystrophie).

Kongenitale Myopathien: Gruppe von Myopathien mit Missbildungen der Muskelfasern.

Mitochondriale Myopathien: Gruppe von Myopathien die durch eine Störung der mitochondrialen Atmungskette entstehen (sog. Ragged-red-fibres-Myopathy).

Lipom: gutartige Fettgewebeneubildung.

Myelographie: röntgendiagnostisches Verfahren zur Darstellung des spinalen Subarachnoidalraums nach Einspritzung eines iodhaltigen Kontrastmittels in den Spinalkanal; wird heute durch Computertomographie oder Kernspintomographie ersetzt.

Computertomographie: röntgenologisches Verfahren mit Bilderzeugung durch Detektoren der X-durchstrahlten Körperschicht und Rechner. Erlaubt morphologische Veränderungen festzustellen (Tumoren, Diskushernien usw.).

Myogen: Muskelatrophie durch Degeneration der Muskelfasern.

Neurogen: Muskelatrophie durch Läsion des alpha-Motoneurons.

Ptose (des oberen Augenlids): Herabhängen des Oberlids.

Restriktionssyndrom: Beeinträchtigung der Atemfunktion.

Teratom: solider Tumor mit Geweben embryonaler, epithelialer oder mesenchymaler Struktur.

Tinel-Zeichen (Hoffmann-Tinel-Zeichen): die Perkussion der Haut über einem geschädigten oder genähten peripheren Nerv kann ein Ameisengefühl einleiten, die der Patient im distalen Hautareal, das reinnerviert werden soll, wahrnimmt.

Tracheotomie: vorübergehende Eröffnung der Trachea.

Tracheostomie: definitive Eröffnung der Trachea.

Triggerpunkt: Reizpunkt dessen Druckbelastung Schmerzen auslöst.

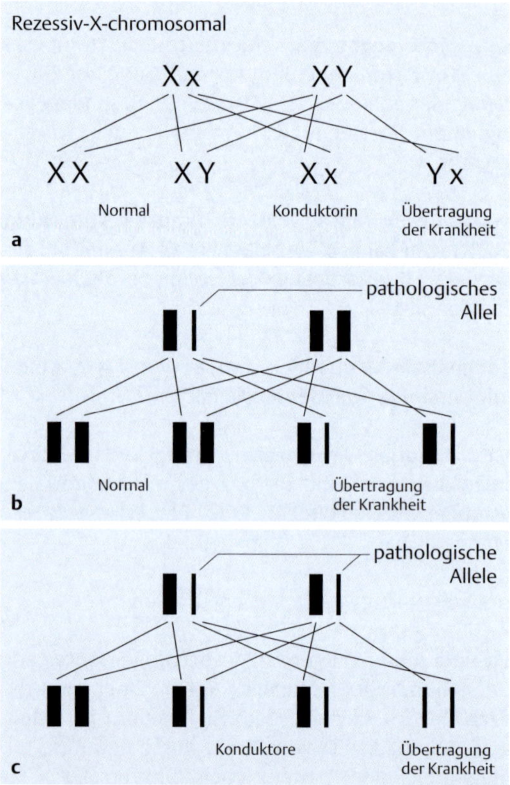

Abb. 26.5a–c **a** Erbmodus bei Duchenne-Dystrophie **B** Erbmodus autosomal dominant **c** Erbmodus autosomal rezessiv.

Übungsfragen zu den Pathologien des peripheren Nervensystems und der Muskeln

Wiederholen und vertiefen Sie die Inhalte und bereiten Sie sich auf das Examen vor. (Die Seitenzahlen in Klammern nennen Ihnen die Fundstellen für die Antworten.)

Definieren Sie „periphere Lähmung" und nennen Sie die typischen klinischen Zeichen. (Seite 127–128)

Wie lässt sich beim klinischen Befund eine somatische von einer axonalen Lähmung unterscheiden? (Seite 127–129)

Beschreiben Sie die klinischen Zeichen einer kompletten Lähmung des Nervus medianus oberhalb des Handgelenks. (Seite 175 u. 176)

Beschreiben Sie den Heilungsverlauf nach einer Nervennaht oder Nervenplastik des Nervus medianus oberhalb des Handgelenks. (Seite 134 u. 136)

Beschreiben Sie die klinischen Zeichen einer akuten Myelopathie durch zentromedulläre Ischämie C5-C6 (oder C7-C8-T1). Nennen Sie fördernte und auslösende Faktoren. (Seite 143–144 u. 148–149)

Beschreiben Sie den akuten radikulären Schmerz C7 (oder L5 oder S1) im Fall einer akuten Kompression des Spinalnervs durch eine Diskushernie sowie die Ausfallssymptome der akuten radikulären Lähmung C7 (oder L5 oder S1). (Seite 150–152)

Beschreiben Sie den Schweregrad und den Verlauf der akuten traumatischen Lähmung eines peripheren Nervs. (Seite 128–129)

Beschreiben Sie die klinischen Zeichen einer akuten kompletten Fazialislähmung a frigore links. Wie entsteht solch eine Lähmung? (Seite 156–157 u. 161)

Beschreiben Sie die Ausfälle und die typischen klinischen Zeichen einer akuten Lähmung des Nervus phrenicus (oder der verschiedenen Nerven der oberen oder unteren Extremität). (Seite 163, 171–178 u. 179–184)

Was versteht man unter Karpaltunnelsyndrom? Wie viele Formen können unterschieden werden? (Seite 185–186)

Beschreiben Sie die klinischen Zeichen einer traumatischen Lähmung C5-C6 Typ Duchenne-Erb beim Erwachsenen und beim Neugeborenen. (Seite 192–193)

Was versteht man unter Cauda equina Syndrom? Bechreiben Sie die klinischen Zeichen eines akuten Cauda equina Syndroms mit Niveau L5. (Seite 204–205)

Beschreiben Sie die klinischen Zeichen einer akuten Polyneuropathie durch chronischen Alkoholabusus. (Seite 209–210)

Nennen Sie die klinischen Zeichen und möglichen Komplikationen einer akuten Polyradikuloneuropathie. (Seite 213–215)

Beschreiben Sie die klinischen Zeichen einer amyotrophischen Lateralsklerose. (Seite 220–221)

Erklären Sie den pathologischen Process der Syringomyelie und beschreiben Sie die klinischen Zeichen die durch die verschiedenen Schädigungen entstehen können? (Seite 221)

Beschreiben Sie die klinischen Zeichen und funktionelle Behinderungen sowie den Verlauf der progredienten Dystrophie Typ Duchenne. (Seite 223–224)

IV Pathologie des ZNS, der Hirn- und Spinalhäute

Teil IV Pathologie des ZNS, der Hirn- und Spinalhäute

Der letzte Teil dieses Lehrbuches befasst sich mit der Pathologie des zentralen Nervensystems und der Hirn- und Spinalhäute. Es werden beschrieben:

- Die klinischen Zeichen progredienter oder akuter zentraler Lähmungen in Fällen von Hemiplegien, Paraplegien oder Tetraplegien,
- Progrediente oder akute Myelopathien mit gleichzeitigen Läsionen der Zellen des Alpha-Motoneurons im Vorderhorn der grauen Substanz und der medullären Bahnen,
- Krankheitsbilder durch Läsionen des extrapyramidalen Systems,
- Assoziationen von neurologischen Syndromen bei Krankheiten wie Multiple Sklerose oder spinopontozerebellärer Atrophien,
- Epilepsie, Schädel- und Hirntraumen sowie Hirnhautsyndrome.

Pathologische Vorgänge werden anhand vieler Beispiele erklärt.

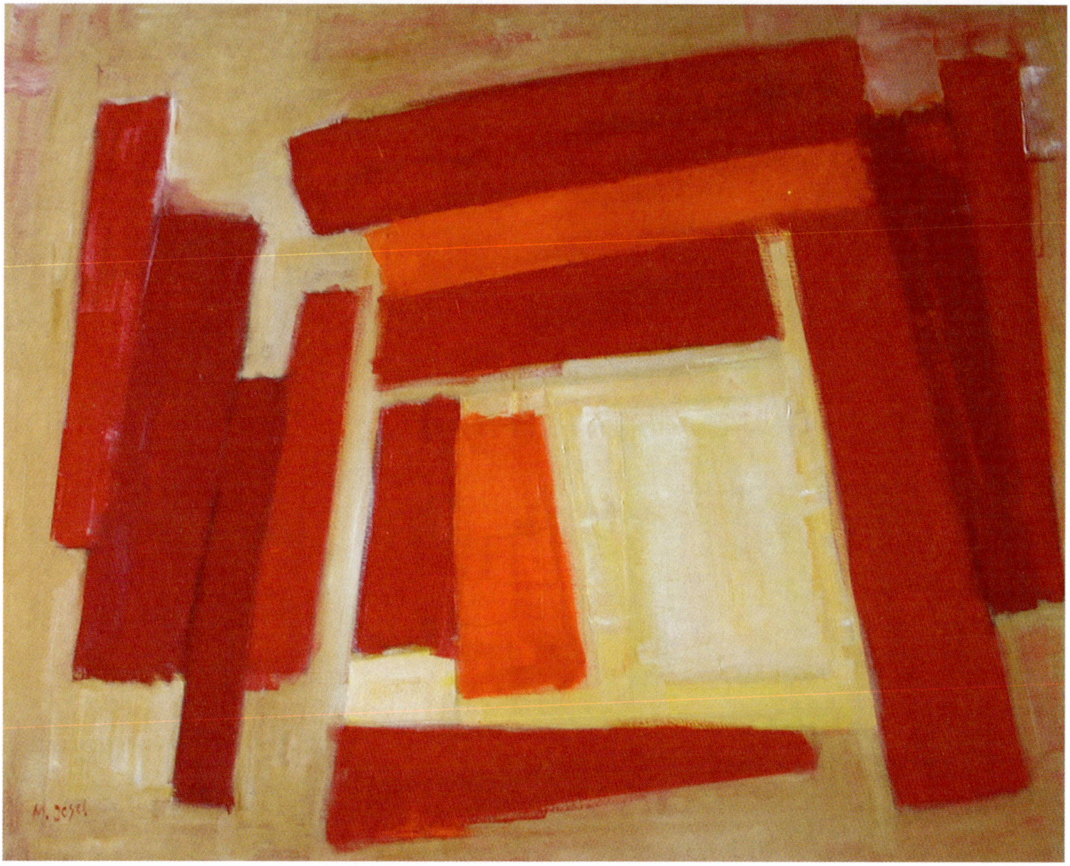

27 Zentrale Lähmungen

Eine zentrale Lähmung ist die Folge entweder einer Schädigung der motorischen Hirnrinde (der Befehl entsteht nicht mehr) oder einer partiellen oder totalen Unterbrechung der absteigenden Pyramidenbahn, die die motorische Hirnrinde mit dem Alpha-Motoneuron im Hirnstamm bzw. im Mark verbindet. Die Übertragung des Befehls auf das Alpha-Motoneuron ist teilweise oder vollständig unterbrochen.

Die absteigenden Bahnen der Willkürmotorik verlaufen von der frontalen motorischen Großhirnrinde zum Hirnstamm *(Tractus corticonuclearis)* und zum Mark *(Tractus corticospinalis lateralis* und *Tractus corticospinalis anterior;* **Abb. 27.1**).

Die Fasern der Pyramidenbahn ziehen durch das Genu (Tractus corticonuclearis) und die vorderen Anteile des dorsalen Schenkels (Tractus corticospinalis) der Capsula interna, die von den tiefen Äste der A. cerebri media versorgt wird. Im Hirnstamm kreuzen die Fasern des Tractus corticonuclearis zur Gegenseite und begeben sich zu den Alpha-Motoneuronen der Kranialnerven mit motorischer Funktion (Kranialnerven III - XII). Die meisten Fasern der Pyramidenbahn kreuzen im kaudalen Teil der Medulla oblongata zur Gegenseite *(Decussatio pyramidalis)* und bilden den Tractus corticospinalis lateralis im Mark. Diese Fasern ziehen zu den Alpha-Motoneuronen der Vorderhörner.

Einige Fasern verlaufen im Vorderstrang des Marks auf der homolateralen Seite weiter nach kaudal und bilden den Tractus corticospinalis anterior. Sie kreuzen erst in ihrem Zielsegment zur Gegenseite und erreichen dann die Alpha-Motoneuronen des Vorderhorns.

Der *Tractus corticomesencephalicus* ist für die Wendung der Augen und die Drehung des Kopfes zur Gegenseite zuständig (s. Kap. 8).

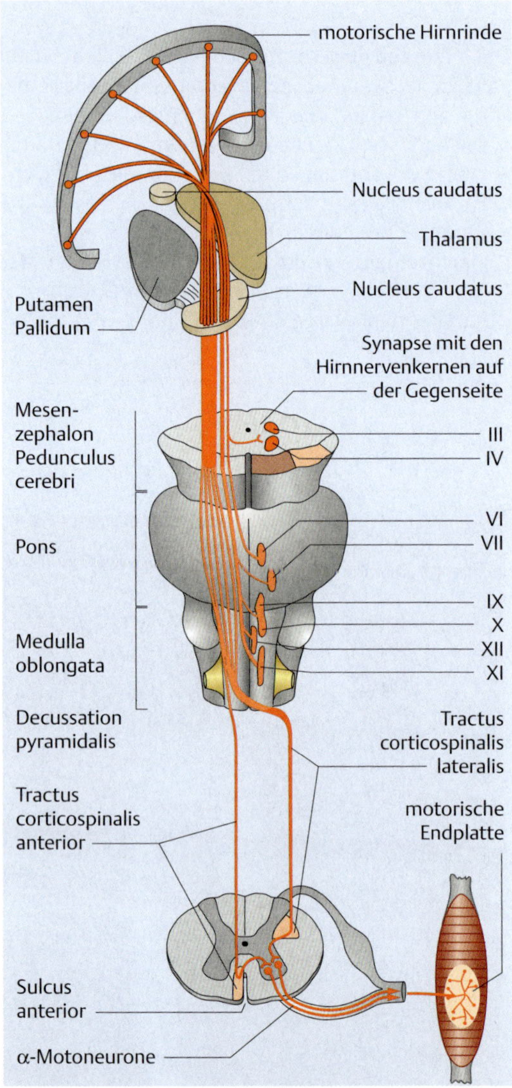

Abb. 27.1 Bahnen der Willkürmotorik: Tractus corticonuclearis und Tractus corticospinales lateralis et anterior.

27.1 Klinische Zeichen einer zentralen Lähmung

Eine zentrale Lähmung wird als *Parese* bezeichnet, wenn sie inkomplett, und als *Plegie*, wenn sie komplett ist. Sie ist *dissoziiert* und *spastisch*. Progrediente zentrale Lähmungen sind sofort dissoziiert und spastisch. Akute zentrale Lähmungen sind zunächst global und schlaff und können später dissoziiert und spastisch werden.

27.1.1 Dissoziierte zentrale Lähmung

Die Dissoziation besteht darin, dass im Gegensatz zur peripheren Lähmung nur die willkürlichen Bewegungen inkomplett oder komplett ausfallen.

Willkürliche Bewegungen

Zentrale motorische Ausfälle betreffen nur die willkürlichen Bewegungen. Wie bei den peripheren Lähmungen können die Ausfälle inkomplett oder komplett sein.

Im Gegensatz zu einer peripheren Lähmung ist hier die Prüfung der Kraft einzelner Muskeln von geringem Interesse. Vielmehr muss die Funktion der verschiedenen Muskelsynergien der Extremitäten geprüft werden, um festzustellen, ob der Patient Einzelbewegungen gegen die Schwerkraft oder gegen Widerstand ausführen kann.

Zentrale motorische Ausfälle können vorübergehend oder permanent sein.

Vorübergehende motorische Ausfälle

Bei einer progredienten zentralen Lähmung klagen die Patienten über eine Verlangsamung der willkürlichen Bewegungen oder über motorische Ausfälle, die nach Wiederholen willkürlicher Bewegungen oder nach andauerndem Halten einer Stellung eintreten. Aus diesem Grund werden bei der Diagnostik einer zentralen Lähmung Halteversuche eingesetzt:

Obere Extremität

Hier sind zuerst die Strecker betroffen, weshalb mögliche motorische Ausfälle mit dem *Armhalteversuch* in Extensionsstellung mit geschlossenen Augen gesucht werden.

Armhalteversuch (Abb. 27.2a)

- Der Patient sitzt auf einem Stuhl, wobei sein Rumpf gut stabilisiert sein muss.
- Er hält die gestreckten Arme vor sich.
- Die Oberarme sind in Außenrotation, die Unterarme in Supination, sodass die Handfläche nach oben gerichtet ist.
- Die Finger sind gestreckt, der Daumen in Abduktion/Extension.

> *Bei einer zentralen Lähmung ist folgender Ablauf zu beobachten:*
> *Die Fingerextension lässt nach, und die Hand wird allmählich hohl.*
> *Der Unterarm dreht sich langsam in Pronation.*
> *Der Unterarm wird im Ellenbogengelenk flektiert*
> *Der Arm sinkt langsam nach unten ab.*

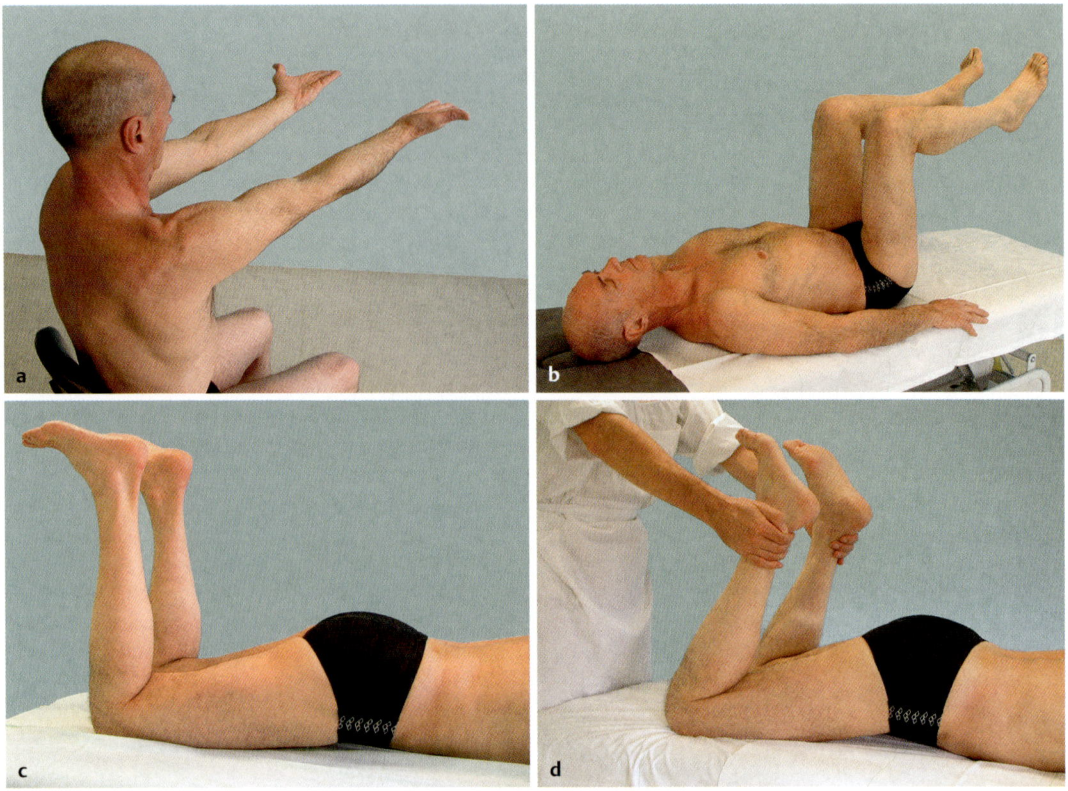

Abb. 27.2a–d Tests für passagere motorische Ausfälle. **a** Armhalteversuch mit Schultergelenk in Außenrotation, Ellenbogengelenk in Extension und Supination. Die Handfläche ist nach oben gerichtet. **b** Mingazzini-Test in Rückenlage **c** u. **d** Barré-Test in Bauchlage: Die Unterschenkel sind im Kniegelenk 90° flektiert. Während der Flexionsbewegung der Unterschenkel werden sie rasch vom Prüfer in Extension gezogen.

Untere Extremität

Hier sind zuerst die Beuger betroffen. Die Ausfälle lassen sich mithilfe des *Mingazzini-* oder *Barré-Tests* feststellen.

Mingazzini-Test (Abb. 27.2b):

- Der Patient liegt in Rückenlage und wird aufgefordert, seine Beine in Flexion zu halten: 90° Flexion im Oberschenkel, 90° Flexion im Unterschenkel und 90° Dorsalflexion im Sprunggelenk.
- In dieser Stellung sinkt auf der Seite der motorischen Ausfälle das Bein langsam ab.

Barré-Test mit 3 Untersuchungsphasen (Abb. 27.2c–d)

- Der Patient liegt in Bauchlage und hält seine Unterschenkel in 90° Kniegelenkflexion. In dieser Stellung sinkt auf der Seite der motorischen Ausfälle der Unterschenkel allmählich ab (**Abb. 27.2c**).
- Der Patient wird nun aufgefordert, in 90° Kniegelenkflexion eine schnelle willkürliche Flexionsbewegung auf Kommando auszuführen. Auf der Seite der motorischen Ausfälle erfolgt die willkürliche Flexionsbewegung langsamer und in geringerem Ausmaß.
- Während der schnellen willkürlichen Flexionsbewegung der Unterschenkel wird der Patient mit einer schnellen Rückbewegung der Unterschenkel durch den Prüfer überrascht (**Abb. 27.2d**). Auf der gesunden Seite wird diese Rückbewegung sofort, auf der Seite der motorischen Ausfälle erst mit Verspätung blockiert.

Permanente motorische Ausfälle

Zentrale motorische Ausfälle der Extremitäten können distal lokalisiert sein und eine periphere Lähmung vortäuschen. Solche Ausfälle können akut oder progredient auftreten.

An der oberen Extremität behindern die motorischen Ausfälle hauptsächlich die willkürliche Extension der Hand und der Finger. Es entsteht eine Fallhand, die eine Radialislähmung vortäuscht.

An der unteren Extremität beeinträchtigen die Ausfälle die willkürliche Dorsalflexion des Fußes und der Zehen. Der Fuß hängt nach unten und kann eine Lähmung des N. peronaeus communis vortäuschen.

Zentrale motorische Ausfälle können beide unteren Extremitäten *(Paraplegie)* oder beide unteren und oberen Extremitäten *(Tetraplegie)* betreffen. Bei einer Querschnittlähmung des thorakalen Marks (oberhalb des Segments T10) oder des zervikalen Marks (oberhalb des Segments C5) kann der Patient keine willkürlichen Bewegungen kaudal des Niveaus der medullären Läsion mehr ausführen. Hierbei handelt es sich um eine totale komplette zentrale Lähmung der unteren bzw. aller Extremitäten sowie des Beckenbodens.

Reflektorische Bewegungen

Eigenreflexe

Bei einer progredienten oder einer akuten zentralen Lähmung (nach der 1. Phase der globalen und schlaffen zentralen Lähmung) sind die Eigenreflexe (monosynaptische Reflexe) gesteigert. Sie sind *lebhaft*, *polykinetisch* (mehrere aufeinander folgende reflektorische Muskelkontraktionen) und die reflektorischen Muskelkontraktionen breiten sich *anormal aus*.

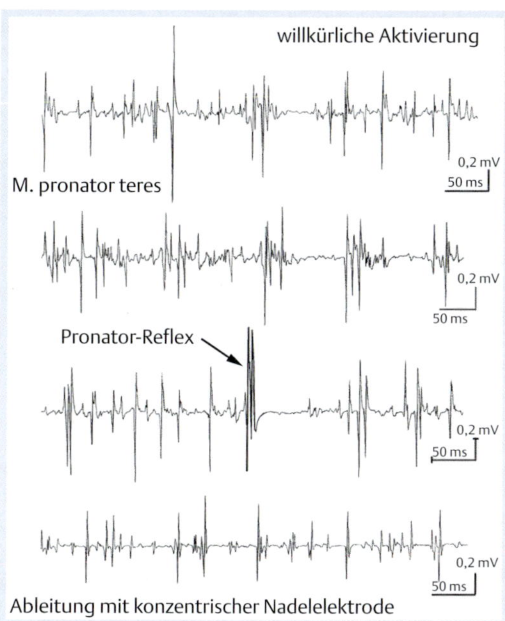

Abb. 27.3 EMG-Ableitung der Willküraktivität des M. pronator teres bei einer inkompletten zentralen Lähmung. Beim Versuch, den M. pronator teres willkürlich zu aktivieren, erreichen die Potenziale nur schwache Frequenzen (< 25 Hz). Hingegen ist der Pronatoren-Reflex lebhaft und löst ein gut synchronisiertes Potenzial mit einer großen Amplitude aus.

Beispiel: Bei der Auslösung des Brachioradialis-Reflexes kommt es auch zu einer reflektorischen Kontraktion der Pronatoren des Unterarms und der Fingerbeuger.

Der elektrophysiologische Befund bei einer inkompletten zentralen Lähmung zeigt bei einer willkürlichen Kontraktion des M. pronator teres ein gemischtes Muster, aber die Aktionspotenzialgruppen erreichen nur niedrige Frequenzen. Hingegen ist der Pronatoren-Reflex sehr lebhaft, gut synchronisiert und hat eine größere Amplitude als die willkürliche Aktivität (**Abb. 27.3**).

Fremdreflexe

Die Fremdreflexe (polysynaptische Reflexe) fallen aus, z. B. der Plantarreflex fällt bei einer zentralen Lähmung der unteren Extremität aus.

Pathologische Reflexe

Bei einer zentralen Lähmung kommt es zu pathologischen Reflexen.

An der oberen Extremität sind dies die beiden folgenden:

- *Hoffmann-Knipsreflex:* Beim Knipsen des Zeigefingers entsteht eine Flexion des Daumens;
- *Mendel-Reflex:* Wird mit dem Reflexhammer auf den Handrücken geschlagen, erfolgt die Flexion der Finger.

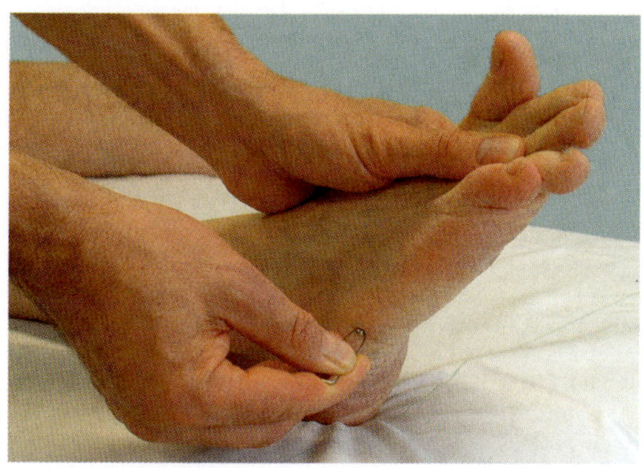

Abb. 27.4 Babinski-Zeichen. Das Babinski-Zeichen wird ausgelöst durch den Hautreiz am Außenrand des Fußes, von der Ferse in Richtung des kleinen Zehs.

An der unteren Extremität lässt sich das *Babinski-Zeichen* (**Abb. 27.4**) auslösen, indem mit einem stumpfen Gegenstand der Außenrand des Fußes, von der Ferse in Richtung des 5. Zehs, gereizt wird. Dadurch entsteht eine langsame majestätische Dorsalflexion des großen Zehs. Diese Bewegung wird oft von einem Ausspreizen der Zehen *(Fächerzeichen)* begleitet.

Das Babinski-Zeichen kann auch gesucht werden, indem vorher die Zehen passiv in Plantarflexion gedrückt werden, um Abwehrbewegungen vorzubeugen (**Abb. 27.4**).

Automatische Bewegungen

Im Falle einer kompletten zentralen Lähmung ist es wichtig, die erhalten gebliebenen *automatischen Koordinationsmitbewegungen* zu testen. Bei einer Paraplegie durch Querschnitt des Marks nach dem Rückgewinn der automatischen Funktionen kann der Patient keine willkürliche Bewegung ausführen. Aber ein Schmerzreiz, der durch das Drücken der Zehe in maximale Flexion erfolgt, löst die automatische 3-fache Flexion der unteren Extremität aus: aufeinander folgende Dorsalflexion des Fußes und der Zehen, Flexion des Knie- und Hüftgelenks. Die automatische Kontraktion des M. tibialis anterior wird durch den elektrophysiologischen Befund bestätigt (**Abb. 27.5**).

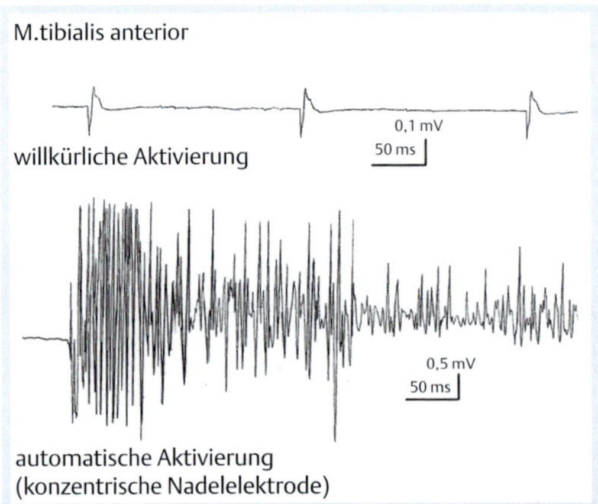

Abb. 27.5 EMG-Ableitung der automatischen Aktivierung des M. tibialis anterior bei einer kompletten zentralen Lähmung der unteren Extremität. Die Aktivität des Muskels während der 3-fachen automatischen Flexion der unteren Extremität entspricht einem normalen Interferenzmuster.

Bei einer kompletten zentralen distalen Lähmung der Hand- und Fingerextensoren ist die willkürliche Extension der Hand und der Finger unmöglich. Beim Versuch, die Hand zu schließen, entsteht eine automatische Extension der Hand.

Bei einer kompletten zentralen distalen Lähmung der Dorsalflexoren des Fußes und der Zehen (progrediente Hemiplegie, z. B. durch ein parasagittales Meningeom) ist die willkürliche Dorsalflexion des Fußes und der Zehen unmöglich. Durch den Strümpell-Test (willkürliche Flexion des Oberschenkels gegen Widerstand) kommt es jedoch zu einer automatischen Dorsalflexion des Fußes und der Zehen (Kap. 5).

27.1.2 Spastische zentrale Lähmung

Die Spastik ist eine Hypertonie, die eine zentrale Lähmung begleiten kann. Da es sich um eine Steigerung des Grundtonus der Muskeln handelt, kommt es zu Änderungen der Tonizität, der Extensibilität und der Passivität.

Klinische Zeichen

- *Tonizität:* Sie ist vermindert. Das Relief des spastischen Muskels ist abgeflacht, wie z. B. beim spastischen M. gastrocnemius. Dies wird als „tote" Hypertonie bezeichnet.
- *Extensibilität:* Sie ist gesteigert. Ein spastischer Muskel lässt sich anormal dehnen. (Man beachte jedoch, dass spastische Muskeln zur Verkürzung neigen!)

Beispiel: Die passive Dorsalflexion des Fußes und der Zehen ist durch die Hyperextensibilität des M. gastrocnemius auf der Seite der spastischen Lähmung gesteigert. Auch die ischiokruralen Muskeln lassen sich anormal dehnen, was auf der Seite einer spastischen Hemiplegie ein Genu recurvatum und eine Zerstörung der Gelenkkapsel und Bänder verursachen kann. In Bauchlage lässt sich eine Hyperextensibilität des M. quadriceps feststellen. Nach maximaler Dehnung kehrt der spastische Muskel in die Ausgangsstellung zurück. Daher wird die Spastik auch als *elastische Hypertonie* bezeichnet.

- *Passivität:* Sie ist vermindert. Beim passiven Dehnen eines spastischen Muskels ist ab einer bestimmten Gelenkstellung ein Widerstand zu spüren, der sich in Abhängigkeit von der Schnelligkeit der Bewegung verändert.
  Beim schnellen passiven Dehnen (Schnelligkeit 3, z. B. M. quadriceps oder M. triceps surae) kommt es zu einem *Klonus*, einer rhythmischen reflektorischen Kontraktion des Muskels mit einer Frequenz von 7 Hz.
  Auch beim schnellen Schütteln der Hand in Flexion und Extension oder des Fußes in Adduktion und Abduktion zeigt sich, dass die passiven Bewegungen langsamer sind und ein geringeres Ausmaß haben.
  Beim langsamen passiven Dehnen eines spastischen Muskels (Schnelligkeit 1) ist von Beginn der Bewegung bis zu einer bestimmten Gelenkstellung nichts zu spüren, dann tritt ein Widerstand

auf, der bis zu einem Maximum kontinuierlich zunimmt und plötzlich abfällt. Diese *spastische Dehnungsreaktion* lässt sich mithilfe des EMG ableiten.

Bewertung der Spastik durch passive Bewegungen

Bei der Bewertung der Spastik durch das passive Bewegen müssen folgende Faktoren berücksichtigt werden:

- Schnelligkeit der passiven Bewegung (1 = langsam oder 3 = schnell; die Referenzschnelligkeit 2 ist die einer herabfallenden Extremität, wenn sie der Schwerkraft überlassen wird);
- Gelenkstellung beim Einsetzen des Widerstands;
- Dehnungsreaktion des spastischen Muskels:
  - 1: Eine schnelle Muskeldehnung löst eine reflektorische Muskelkontraktion aus, die zwar sichtbar, aber nicht spürbar ist.
  - 2: Eine schnelle Muskeldehnung löst eine reflektorische Muskelkontraktion aus, die spürbar ist, da durch die stärkere reflektorische Kontraktion des gedehnten Muskels ein kurzer Ruck entsteht.
  - 3: Die Muskeldehnung löst einen Klonus oder eine Dehnungsreaktion aus, die erschöpfbar sind (Klonus und Dehnungsreaktion können aufeinander folgen).
  - 4: Klonus oder Dehnungsreaktion sind nicht erschöpfbar.

Die Bewertungen 1 und 2 sind wichtig, weil das Wiedererscheinen der Eigenreflexe das 1. Zeichen des Übergangs von einer akuten schlaffen zu einer spastischen zentralen Lähmung ist.

Topographie

Die Topographie der Spastik ist präzise.

- *Obere Extremität:* Die Beuger sind spastisch, weshalb es in schweren Fällen einer Hemiplegie zu einer typischen Fehlhaltung der oberen Extremität kommt: Adduktion und Innenrotation des Oberarms, Flexion und Pronation des Unterarms, Flexion der Hand und der Finger (Finger in Flexion über dem Daumen).
- *Untere Extremität:* Die Strecker sind spastisch. Die Extensionsspastik hat Vor- und Nachteile. Sie führt zu einer guten Stabilität, erlaubt aber nicht mehr die 3-fache Flexion zum Durchschwingen der unteren Extremität. Außerdem besteht die Gefahr eines Spitzfußes durch die Verkürzung des M. triceps surae.

Der Patient hat 2 Möglichkeiten die untere Extremität vorwärts zu bewegen, entweder durch eine Zirkumduktion *(Sensergang)* oder eine Lateralflexion des Rumpfes zur Gegenseite.

27.2 Verlauf einer zentralen Lähmung

Hier werden progrediente und akute zentrale Lähmungen unterschieden.

27.2.1 Progrediente zentrale Lähmung

Ursache

Meist ist ein raumfordernder Prozess im Schädel oder im Spinalkanal die Ursache.

Klinische Zeichen

Die willkürlichen Bewegungen sind verlangsamt. Die motorischen Ausfälle sind nicht permanent und treten beim Wiederholen willkürlichen Bewegungen auf.

Beispiel: Bei einer progredienten Paraplegie tritt die *medulläre Claudicatio intermittens* ein. Dabei entsteht während des Gehens eine anormale, mehr oder weniger schnell eintretende Ermüdung der unteren Extremitäten. Der Patient muss stehen bleiben und sich ausruhen, bevor er weitergehen kann.

Die motorischen Ausfälle können beim andauernden Halten einer Stellung auftreten (Armhalteversuch, Mingazzini- oder Barré-Test jeweils mit geschlossenen Augen).

Gleichzeitig entsteht eine *Intentionsspastik*. Diese erscheint während des Gehens, ist aber nur gering oder nicht festzustellen, wenn der Befund des Patienten in Rückenlage erhoben wird.

Eine progrediente zentrale Lähmung des Beckenbodens und des quer gestreiften M. sphincter urethrae kann zu einer unwillkürlichen automatischen Miktion führen, da der Patient durch die fehlende Willkürkontrolle der quer gestreiften Sphinkter nicht mehr in der Lage ist, die Miktion zu verzögern.

27.2.2 Akute zentrale Lähmung

Ursachen

Akute zentrale Lähmungen haben meistens eine vaskuläre oder eine traumatische Ursache. Die zentralen motorischen Ausfälle zeigen einen präzisen Verlauf.

Klinische Zeichen

Zuerst sind die motorischen Ausfälle wie bei einer peripheren Lähmung global (alle aktiven Bewegungen, die willkürlichen ebenso wie die automatischen und reflektorischen Bewegungen fallen aus) und schlaff (Muskelatonie).

Bei einer akuten Hemiplegie wird dieses Stadium als Hirnschlag *(Hirnapoplexie)*, bei einer akuten Paraplegie oder Tetraplegie als *spinaler Schock* bezeichnet.

Die motorischen Ausfälle haben eine genaue Topographie: akute Lähmung einer Körperhälfte *(Hemiplegie)*, akute Lähmung der unteren Extremitäten *(Paraplegie)* oder der oberen und unteren Extremitäten *(Tetraplegie)*. Die Muskelatrophie ist hier nicht ausgeprägt und die elektrische Erregbarkeit der gelähmten Muskeln bleibt normal.

Das 2. Stadium hängt vom Verlauf der zentralen Lähmung und dem Schweregrad der zentralen Läsion ab. Ist der Verlauf günstig, kommt es zum Rückgewinn nicht nur der automatischen und reflektorischen, sondern auch der willkürlichen Bewegungen. Bei einem ungünstigen Verlauf werden nur die automatischen und reflektorischen (Eigenreflexe) Bewegungen zurückgewonnen. Die Spastik kann zur selben Zeit eintreten. Die Ausfälle der Willkürmotorik bleiben komplett.

28 Hemiplegien

Eine Hemiplegie entsteht entweder durch eine Läsion der motorischen Hirnrinde (der Befehl kommt nicht mehr zustande) oder durch eine Unterbrechung der Pyramidenbahn (der Befehl wird nicht mehr auf das Alpha-Motoneuron übertragen). Im Falle einer Läsion der zerebralen Hemisphäre oder des Hirnstamms befinden sich die motorischen Ausfälle auf der kontralateralen Körperhälfte.

Eine Hemiplegie kann definiert werden, als eine zentrale Lähmung einer Körperhälfte. Die Lähmung betrifft hauptsächlich das Gesicht und die obere und untere Extremität, wo die Willkürmotorik am stärksten entwickelt ist. Aber auch die Rumpfmuskulatur ist betroffen. Besonders im akuten Stadium der Hemiplegie macht es die Instabilität des Rumpfes dem Patienten unmöglich, die Sitzstellung zu halten.

28.1 Klinisches Bild einer dissoziierten und spastischen Hemiplegie

Gesicht

Die motorischen Ausfälle der willkürlichen Bewegungen sind besonders im unteren Teil des Fazialisgebietes ausgeprägt.

- Im Ruhezustand sind die Gesichtszüge mehr oder weniger symmetrisch.
- Während des Zähnezeigens (willkürliche Bewegung) verzieht sich der Mund auf die gesunde stärkere Seite.
- Beim Lachen (automatische Bewegung) verzieht sich der Mund mehr symmetrisch.

Die Dissoziation zwischen willkürlichen und automatischen Bewegungen ist typisch!

Obere Extremität

Die zentrale Lähmung ist dissoziiert und spastisch. Die Ausfälle der Willkürmotorik betreffen die Strecker, die Außenrotatoren des Oberarms und die Supinatoren des Unterarms. Die Spastik betrifft die Beuger, die Innenrotatoren des Oberarms und die Pronatoren des Unterarms.

Bei schweren Hemiplegien kommt es dadurch zu einer typischen Fehlhaltung mit dem spastischen Muster in Adduktion und Innenrotation des Oberarms, Flexion und Pronation des Unterarms, Flexion der Hand und der Finger (Letztere sind über dem Daumen gebeugt).

Diese, durch die Spastik hervorgerufene Fehlhaltung der oberen Extremität kann sich verstärken, z. B. beim Gehen. Man spricht von einer globalen anormalen Synergie (Syncinésies globales). Synergien können auch durch willkürliche Bewegungen der nicht betroffenen oberen Extremität eingeleitet werden (Syncinésies d'imitation).

Untere Extremität

Die zentrale Lähmung ist dissoziiert und spastisch. Die Ausfälle der Willkürmotorik betreffen die Beuger. Die Spastik betrifft die Strecker.

Es tritt eine Extensionsspastik mit dem Vorteil der Stabilität beim Stehen und dem Nachteil des schlechten Ganges ein (Sensergang, Lateralflexion des Rumpfes zur Gegenseite; Kap. 27).

28.2 Verlauf der Hemiplegien

Progrediente und akute Hemiplegien werden unterschieden.

28.2.1 Progrediente Hemiplegien

Ursachen

Progrediente Hemiplegien entstehen durch raumfordernde Prozesse im Schädel (z. B. durch einen Hirntumor = *kontralaterale Hemiplegie*) oder im kranialen Teil des zervikalen Spinalkanals *(homolaterale Hemiplegie).*

Klinische Zeichen

- Verlangsamung der willkürlichen Bewegungen, besonders an der oberen Extremität;
- Auftreten motorischer Ausfälle beim Wiederholen willkürlicher Bewegungen (z. B. medulläre Claudicatio intermittens) der betroffenen unteren Extremität;

- Intentionsspastik beim Gehen: der Fuß auf der spastischen Seite schleift über den Boden, was deutlich zu hören ist.

Untersuchung des Patienten

- Der Armhalteversuch und die Tests von Mingazzini und Barré ermöglichen die Feststellung einer nicht permanenten zentralen Lähmung.
  - Die Eigenreflexe sind gesteigert.
  - Pathologische Reflexe erscheinen: Mendel- und Hoffmann-Zeichen an der oberen bzw. Babinski-Zeichen an der unteren Extremität.
  - Die spastischen Muskeln sind hyperextensibel. Der Test der passiven Flexion der Unterschenkel in Bauchlage (Fersen beiderseits auf das Gesäß gedrückt) ergibt auf der Seite der progredienten Hemiplegie ein deutlich größeres Ausmaß.
- Die zentralen motorischen Ausfälle können permanent und sehr lokalisiert sein (z. B. nur am distalen Teil der unteren Extremität).

Klinisches Beispiel: Parasagittales Meningeom

Liegt eine progrediente Kompression der motorischen Hirnrinde der unteren Extremität durch ein parasagittales Meningeom vor, kann es alleine auf der kontralateralen Seite zu Ausfällen der Dorsalflexion des Fußes und der Zehen kommen, die wie eine Lähmung des N. peronaeus communis aussieht. Hier sollte mithilfe des Strümpell-Tests (Kap. 5.2) die automatische Dorsalflexion des Fußes und der Zehen durch die willkürliche Flexion des Oberschenkels gegen Widerstand ausgelöst werden.

Bei einer progredienten Hemiplegie ist es wichtig, schnellstmöglich die Diagnose zu stellen, um sofort therapeutisch einzugreifen und ein weiteres Fortschreiten der Erkrankung zu verhindern.

28.2.2 Akute Hemiplegien

Ursachen

- Schwere Hirntraumen;
- Vaskuläre Ursachen:
  - Hirnnekrose (Infarkt) durch Verschluss einer Arterie (Arteriosklerose: 50–60%) oder Embolie einer Arterie bei Patienten mit Herzkrankheiten (20–30%);
  - Entwicklung von Hirnblutungen oder Hämatomen in der zerebralen Hemisphäre.
- Infektionen: Hirnabszess;
- Akute Entmarkung des ZNS bei Multipler Sklerose.

Klinische Zeichen

Der Verlauf der akuten Hemiplegie wird am Beispiel einer vaskulären Läsion der Hirnhemisphäre dargestellt, die in 2 Phasen verläuft.

Phase I

Durch einen Hirnschlag tritt plötzlich die Hemiplegie ein *(Apoplex)*:

- Der Patient verliert das Bewusstsein.
- Kopf und Augen drehen sich bei einem Hemisphäreninfarkt zur Seite der Hirnläsion (durch die zentrale Lähmung der Blickrichtung zur Gegenseite).
- Die Lähmung ist global und schlaff wie bei einer peripheren Lähmung.

Klinisches Beispiel: Befund am bewusstlosen Patienten

- Gesicht:
  - Die gelähmte Gesichtshälfte ist hypoton. Während des Ausatmens kommt es zu einem passiven Aufblasen der Wange („Patient raucht Pfeife").
  - Ein nozizeptiver Reiz durch bilaterale Fazialiskompression auf dem Unterkiefer verursacht eine Grimasse, die durch den Schmerz ausgelöst wird. Die untere Gesichtsmuskulatur (Mund) verzieht sich dann zur gesunden Seite.
- Extremitäten:
  - Die obere und untere Extremität auf der gelähmten Seite liegen bewegungslos.
  - Ein nozizeptiver Reiz auf der gelähmten Seite führt zu keiner Bewegung.
  - Werden die Extremitäten auf der gelähmten Seite zuerst hochgehoben und dann fallengelassen, erfolgt dies schneller als auf der nichtbetroffenen Seite, da die passiven Bewegungen durch die Hypotonie nicht mehr abgebremst werden. Wird der gelähmte Unterarm in einer vertikalen Stellung gehalten, fällt die Hand in Flexion.

Phase II

- Überlebt der Patient und erreicht wieder das volle Bewusstsein, kann es bei günstigem Verlauf zum Wiedergewinn der willkürlichen Bewegungen kommen.
- Bei ungünstigem Verlauf kehrt die Willkürmotorik nicht zurück, und es entwickelt sich eine komplette dissoziierte und spastische zentrale Lähmung.

28.2.3 Hemiplegien durch arterielle Durchblutungsstörungen

Arterielle Durchblutungsstörungen kommen häufig bei Patienten mit Arteriosklerose und Bluthochdruck vor. Der Insult ist die dritthäufigste Todesursache und steht an 1. Stelle für bleibende schwere Behinderungen.

> *Vor der Entstehung eines Insults erscheinen oft warnende vorübergehende Ausfallssymptome in Abhängigkeit von ihrer Dauer:*
> *Transiente ischämische Attacken (TIA): sind nach einigen Stunden, spätestens jedoch nach 24 Stunden reversibel.*
> *Reversible ischämische neurologische Defizite (RIND): können bis zu 7 Tage andauern, bevor sie sich zurückbilden.*

Klinisches Beispiel: Amaurose

Ein plötzlich auftretender und vorübergehender einseitiger Ausfall der Sehfunktion eines Auges *(Amaurose)* kann durch eine Zirkulationsinsuffizienz im Bereich der A. ophthalmica hervorgerufen werden und das 1. Zeichen (TIA) einer Karotisstenose sein.

Diese Erscheinungen sind für die Diagnose einer arteriellen Stenose ausschlaggebend. Stenosen der extra- (Kap. 1.8) oder intrakraniellen Hirnarterien können lokalisiert und wirksam behandelt werden (z. B. mit Endarterektomie oder Angioplastik). Kommt es zum Infarkt, sind die klinischen Ausfallssymptome präzise und hängen von der Lokalisation des Arterienverschlusses ab.

28.2.4 Hemiplegien durch Läsionen der zerebralen Hemisphäre

> *Als Folge eines Insults durch den Verschluss einer zerebralen Arterie entsteht ein Infarkt (Nekrose) in einem umschriebenen Teil des Großhirns mit typischen klinischen Ausfällen auf der kontralateralen Körperhälfte.*

Kortikale Hemiplegien

- *Krurale Hemiplegie:*
  - Folge eines Infarkts im Bereich der A. cerebri anterior.
  - Die motorischen Ausfälle sind an der unteren Extremität lokalisiert.
- *Faziobrachiale Hemiplegie:*
  - Folge eines Infarkts des oberflächlichen Bereichs der A. cerebri media (Kap. 1.8.1).
  - Die motorischen Ausfälle sind am Gesicht und besonders an der oberen Extremität lokalisiert.

Zu den motorischen Ausfällen einer kortikalen Hemiplegie kommen außerdem hinzu:

- Globale Sensibilitätsausfälle.
- Motorische Broca-Aphasie (Kap. 11) bei einer rechtsseitigen Hemiplegie durch Läsion der dominanten linken Hemisphäre (bei Rechtshändern).

> *Zwar ist die Kommunikation mit den Betroffenen möglich, da sie ein gutes Sprachverständnis haben, sie können jedoch keine Worte mehr formulieren oder aussprechen.*

- Bilaterale Apraxie bei rechtsseitiger Hemiplegie durch die Läsion der dominanten linken Hemisphäre (Kap. 11).

Kapsuläre Hemiplegie

Diese entsteht durch einen Infarkt im tiefen Bereich der A. cerebri media (Kap. 1.8.1), wobei es zu einer totalen, gleichmäßig verteilten und rein motorischen Hemiplegie kommt. Die motorischen Ausfälle sind am Gesicht sowie an der oberen und unteren Extremität lokalisiert, gleichmäßig verteilt und betreffen hauptsächlich den distalen Teil der Extremitäten. Es handelt sich um eine rein motorische Hemiplegie, d. h. ohne Sensibilitätsausfälle.

> *In seltenen Fällen kann sich der Infarkt zum Thalamus ausbreiten. Nur dann wird die kapsuläre Hemiplegie von globalen Sensibilitätsausfällen begleitet.*

Hemiplegie durch Infarkt des gesamten Gebiets der A. cerebri media

> *Diese Hemiplegie ist die schlimmste! Betroffen sind der oberflächliche und tiefe sowie der temporale Bereich der A. cerebri media (Kap. 1.8.1).*

- *Motorische Ausfälle:* Sie sind total, aber nicht gleichmäßig verteilt und betreffen die Willkürmotorik des Gesichts, der oberen und der unteren Extremität. Am Gesicht, an der oberen Extremität und am distalen Teil der unteren Extremität sind sie komplett. Dies entspricht der Assoziation einer kortikalen faziobrachialen Hemiplegie und einer kapsulären Hemiplegie. Die Willkürmotorik am proximalen Teil der unteren Extremität bleibt erhalten, was das Wiedererlernen des Gehens ermöglicht.

- Globale *Sensibilitätsausfälle* sind vorhanden.
- Eine *homonyme laterale Hemianopsie* befindet sich auf der Seite der Hemiplegie.
- Eine *Wernicke-Aphasie* begleitet eine rechtseitige Hemiplegie durch Läsion der dominanten linken Hemisphäre bei Rechtshändern. Die Kommunikation mit den Betroffenen, ist sehr schwierig bzw. unmöglich, da sie das Sprachverständnis verloren haben (Kap. 11).
- *Neglekt*, *Pusher-Syndrom* und *Extinktionsphänomene* können eine linksseitige Hemiplegie durch Läsion der nichtdominanten rechten Hemisphäre (bei Rechtshändern) begleiten (Kap. 11).

28.2.5 Hemiplegien durch Läsionen des Hirnstamms

Der Hirnstamm wird durch die beiden Aa. vertebrales und die A. basilaris versorgt (Kap. 1.8). Unilaterale vaskuläre Schädigung im Hirnstamm, der Pyramidenbahn und der Hirnnervenkerne haben *gekreuzte Hirnstammsyndrome* mit folgenden Zeichen zur Folge:

- Homolaterale Läsion der Kranialnerven;
- Kontralaterale Hemiplegie (aufgrund der Decussatio pyramidalis im kaudalen Abschnitt der Medulla oblongata).

Die neurologischen Ausfälle im Bereich der Kranialnerven geben das Niveau der Hirnstammläsion an.

Klinische Beispiele:

Weber-Syndrom

Das Syndrom ist gekennzeichnet durch eine homolaterale Lähmung des III. Kranialnervs (axonale Läsion des N. oculomotorius) und eine kontralaterale Hemiplegie (Gesicht, obere und untere Extremitäten) durch Läsion des Tractus corticospinalis und Tractus corticonuclearis für den Nucleus des N. facialis. Dies sind die Zeichen einer unilateralen Läsion des Mesenzephalons.

Millard-Gübler-Syndrom

Eine homolaterale Lähmung der Kranialnerven VI (axonale Lähmung des N. abducens) und VII (somatische Lähmung des N. facialis) und eine kontralaterale Hemiplegie, die die Extremitäten, aber nicht das Gesicht (der Tractus corticonuclearis für den N. facialis ist hier erhalten) betrifft, begleitet von Ausfällen der Sensibilität für Schmerz und Temperatur, sind die Zeichen einer unilateralen Läsion des Pons.

28.2.6 Spinale Hemiplegie

Eine Läsion der Pyramidenbahn am kranialen Teil des zervikalen Marks (kaudal der Decussatio pyramidalis und kranial des Segments C5) hat eine homolaterale spinale Hemiplegie zur Folge, die die obere und untere Extremität betrifft.

Klinisches Beispiel: Brown-Séquard-Syndrom

Eine Schädigung des Vorderseitenstrangs des zervikalen Marks oberhalb des Segments C5 führt zu einer homolateralen spinalen Hemiplegie und Ausfällen der Sensibilität für Schmerz und Temperatur auf der kontralateralen Seite.

28.3 Behandlungsprinzipien

Die Behandlungsmöglichkeiten einer Hemiplegie hängen vom Verlauf der Krankheit ab. Bei progredienten Hemiplegien ist es wichtig, so schnell wie möglich die Ursache zu erkennen, um die spezifische Behandlung einleiten zu können.

Bei akuten vaskulären Hemiplegien spielen folgende Faktoren eine Rolle:

- Alter;
- Allgemeinzustand des Patienten;
- Arterielle Sklerose;
- Behinderungsgrad der neurologischen Ausfälle.

Ziele der Behandlung sind der Wiedergewinn der posturalen (Gehfähigkeit) und möglichst der gestuellen Autonomie des Patienten.

29 Paraplegien

Paraplegie bezeichnet eine zentrale Lähmung der unteren Extremitäten und des Beckenbodens. Bedingungen für diese Definition sind, dass keine Unterbrechung der Reflexbogen im Bereich des lumbosakralen Marks auftritt und die arterielle Versorgung des lumbosakralen Marks erhalten ist.

Progrediente oder akute Paraplegien durch Läsionen oberhalb der arteriellen Versorgung des lumbosakralen Marks entsprechen dieser Definition.

29.1 Progrediente Paraplegien

Ursachen

- Kompression des thorakalen Marks;
- Medulläre Degeneration oder chronische Myelopathien durch arthrotische Verengung des zervikalen Spinalkanals.

Eine ***progrediente Kompression*** des thorakalen Marks kann durch Läsionen der Wirbelsäule, der Spinalhäute oder Tumoren (Meningeom, Neurinom) entstehen.

> *Wichtig für die Diagnose einer chronischen Kompression des thorakalen Marks sind einseitige chronische radikuläre Schmerzen als Zeichen einer assoziierten chronischen Spinalnervenkompression.*

Auch eine ***progrediente medulläre Degeneration,*** wie z. B. spinopontozerebelläre Atrophien (progrediente Paraplegie von Westphal-Strümpell), eine Entmarkung bei einer Multiplen Sklerose oder eine zervikale Syringomyelie können sie auslösen.

Bei ***chronischen zervikalen Myelopathien*** durch arthrotische Verengung des zervikalen Spinalkanals ist die progrediente Paraplegie das 1. Zeichen. Die klinische Prüfung der oberen Extremitäten ist in diesem Fall von großer Bedeutung. Dabei wird nach einer Verminderung oder einem kompletten Ausfall eines Eigenreflexes, einem segmentalen inkompletten Ausfall der Kraft mit elektrophysiologischen Zeichen einer progredienten neurogenen segmentalen Muskelatrophie oder nach einem segmentalen Ausfall der Sensibilität für Schmerz und Temperatur gesucht.

Sind klinische oder elektrophysiologische Zeichen einer ehemaligen zentromedullären Ischämie des zervikalen Marks vorhanden, lässt sich daraus schließen, dass auch eine Behinderung der arteriellen Versorgung des zervikalen Marks vorliegt.

Klinische Zeichen

> *Die Diagnose einer progredienten Paraplegie muss vom Arzt frühzeitig gestellt werden. Die motorischen Zeichen sind funktionelle Störungen.*

- ***Verlangsamung*** der willkürlichen Bewegungen der unteren Extremitäten.
- ***Medulläre Claudicatio intermittens:*** Eintreten der zentralen Lähmung der unteren Extremitäten durch die repetitiven Bewegungen beim Gehen. Der Patient muss stehen bleiben und sich eine Weile ausruhen, bevor er weitergehen kann.

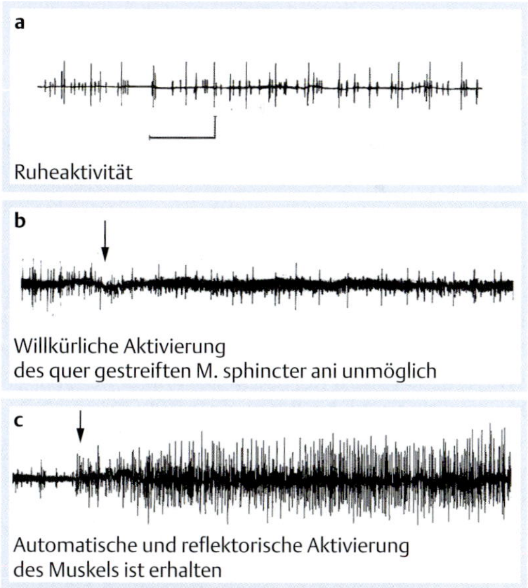

Abb. 29.1a–c EMG-Ableitung (mit Nadelelektrode) des quer gestreiften M. sphincter ani bei einer kompletten dissoziierten Lähmung dieses Muskels.
a Ruheaktivität.
b Willkürliche Aktivierung des quer gestreiften M. sphincter ani unmöglich.
c Automatische und reflektorische Aktivierung des Muskels ist erhalten.

- *Intentionsspastik:* Der Gang ist spastisch, aber bei dem auf dem Untersuchungstisch liegenden Patienten sind objektive klinische Zeichen der Spastik nicht oder nur sehr schwer nachweisbar.
- *Zentrale Lähmung des quer gestreiften M. sphincter urethrae :* Diese kann sich frühzeitig bemerkbar machen. Der Patient spürt den Harndrang, ist aber nicht mehr fähig, seinen quer gestreiften M. sphincter urethrae willkürlich zu kontrahieren, um die Miktion zu verzögern.
- Objektive Zeichen
- Motorische Ausfälle, die nicht permanent sind, werden durch Halteversuche (Mingazzini- oder Barré-Test) festgestellt.
- Eigenreflexe sind lebhaft und polykinetisch.
- Pathologische Reflexe (Babinski-Zeichen) sind vorhanden.
- Zeichen einer Spastik treten auf (Hyperextensibilität der unteren Extremität, verminderte Passivität mit Klonus oder Dehnungsreaktion der spastischen Muskeln).
- Dissoziierte Lähmung des quer gestreiften M. sphincter ani. Beim Fingertest ist die automatische oder reflektorische stärker als die willkürliche Kontraktion. Dies bestätigt die elektrophysiologische Untersuchung des Sphinkters (**Abb. 29.1a–c**).

29.2 Akute Paraplegien

Ursachen

Meist ist die Ursache traumatisch. Die Paraplegien werden durch Wirbelsäulenfrakturen und Luxationen oberhalb des Wirbels L1 hervorgerufen. Traumatische Schädigungen der Wirbelsäule können zu mechanischen und vaskulären Verletzungen des Marks führen. Auch eine Multiple Sklerose kann eine akute Paraplegie verursachen.

Klinische Zeichen

Akute Paraplegien sind durch komplette oder inkomplette motorische und sensible Ausfälle kaudal der medullären Läsion durch bilaterale Schädigung der Pyramiden- und Sensibilitätsbahnen charakterisiert.

Handelt es sich um eine funktionelle Unterbrechung der Leitfähigkeit der medullären Bahnen (medulläre Erschütterung), ist die Prognose günstig. Im Falle einer läsionellen Unterbrechung der Leitfähigkeit der medullären Bahnen ist die Prognose schlecht, da kaudal der medullären Läsion irreversible neurologische Ausfälle bestehen bleiben.

29.2.1 Akute traumatische Paraplegie durch Querschnitt des Marks in Höhe des Segments T8

Die Beschreibung einer Querschnittläsion des Marks in Höhe von T8 hat folgende Bedeutung:

- Die Bezeichnung *Paraplegie T8* gibt das Niveau der medullären Läsion an. Die Lähmung erstreckt sich von kaudal nach kranial bis zum 8. Segment des thorakalen Marks.
- Ein Querschnitt des Marks ist eine irreversible, d. h. irreparable Läsion.
- Bei einer Querschnittlähmung des Marks in Höhe von T8 bleibt die arterielle Versorgung des lumbosakralen Marks erhalten (im Bereich der Aa. Adamkiewicz oder Lazorthes). So entsteht keine medulläre Nekrose kaudal der Läsion. Nach einer 1. Phase des spinalen Schocks kommt es zum Rückgewinn der automatischen Funktionen kaudal des Segments T8.

Phase I: Spinaler Schock

Klinische Zeichen und Verlauf

Der spinale Schock dauert ca. 3–6 Wochen. Kaudal der medullären Durchtrennung kommt es zu motorischen, sensiblen und vegetativen Ausfällen.

Motorische Ausfälle

Aufgrund der Durchtrennung der Pyramidenbahnen sind die Ausfälle komplett. Es handelt sich um eine globale und schlaffe Lähmung:

- *Globale Lähmung:* Willkürliche, reflektorische oder automatische Bewegungen sind nicht möglich.
- *Schlaffe Lähmung:* Der Grundtonus der gelähmten Muskeln ist vermindert.

Die zentrale Lähmung betrifft folgende Muskeln:

- Abdominale und untere interkostale Muskeln T8–T12 (aktive Expiration fällt aus);
- Paravertebrale Muskeln T8–L5 (Instabilität des Rumpfes);
- Muskeln der unteren Extremitäten L1–S2;
- Beckenbodenmuskeln S2–S5.

Sensibilitätsausfälle

Kaudal der medullären Durchtrennung sind die Ausfälle komplett und global. Alle Sensibilitätsarten der Somästhesie fallen aus:

- Sensibilität für Schmerz und Temperatur (Durchtrennung des Tractus spinothalamicus lateralis);
- Taktile und Tiefensensibilität der Knochen und Gelenke (Durchtrennung des Tractus gracilis).

Diese Sensibilitätsausfälle haben den Verlust des Körperbildes kaudal der medullären Läsion sowie des Miktions- und Defäkationsdrangs und der sexuellen Empfindungen zur Folge.

Vegetative Funktionen

- *Somatischer Sympathikus T9–L2:* Die vasomotorische Regulation des unteren Teils des Körpers fällt aus. Es entsteht eine Instabilität des Blutdrucks, der oft vermindert ist.
- *Parasympathikus S2–S4:*
  - Die Harnblase verliert die automatische Entleerungsfunktion, sodass eine akute Harnretention auftritt. Die Blase erweitert sich. Ist aber die Dehnbarkeit der Blasenwand erschöpft, kommt es zur *Überlaufblase* (der Blasendruck übersteigt den Harnröhrenverschluss, ohne dass eine Kontraktion des M. detrusor vesicae erfolgt).
  - Der Mastdarm verliert die automatische Entleerungsfunktion, und es entsteht eine akute Obstipation. Der Mastdarm kann sich nicht mehr aktiv entleeren.
  - Die sexuelle Funktion (Erektion) fällt aus.

Phase II: Rückgewinn der automatischen Funktionen

Klinische Zeichen und Verlauf

Es ist die Phase des Rückgewinns der reflektorischen (Eigenreflexe) und automatischen Funktionen kaudal des medullären Querschnitts (komplette Paraplegie, dissoziierte und spastische Lähmung).

Motorische Ausfälle

Die komplette zentrale Lähmung kaudal der medullären Durchtrennung ist jetzt dissoziiert und spastisch:

- *Dissoziiert:*
  - Willkürliche Bewegungen sind nicht mehr möglich.
  - An der unteren Extremität sind die Eigenreflexe lebhaft und polykinetisch.
  - Pathologische Reflexe sind vorhanden: Babinski-Zeichen.
  - Die automatischen Koordinationsmitbewegungen, wie die 3-fache Flexion der unteren Extremitäten können durch einen nozizeptiven Reiz ausgelöst werden.
  - Die zentrale Lähmung der quer gestreiften Mm. sphincter ani und urethrae ist komplett und dissoziiert (**Abb. 29.1a–c**).
- *Spastisch:*
  - Es erscheint eine Spastik der unteren Extremitäten und des Beckenbodens..
  - Die Tonizität und die Passivität sind vermindert, die Extensibilität gesteigert.
  - Entweder entsteht ein Klonus beim schnellen Dehnen oder eine Dehnungsreaktion beim langsamen Dehnen der spastischen Muskeln.

Die Spastik betrifft hauptsächlich die Strecker der unteren Extremität (Extensionsspastik).

Sensibilitätsausfälle

Sie bleiben komplett kaudal der medullären Durchtrennung der Sensibilitätsbahnen.

Vegetative Funktionen

- *Somatischer Sympathikus:* Die vasomotorische Regulation verbessert sich progredient, und der Blutdruck stabilisiert sich allmählich.
- *Parasympathikus:* Die automatische Blasen- und Mastdarmentleerung und die sexuelle Motorik werden zurückgewonnen.
  - Automatische Harnblase: Sobald die Blase gefüllt ist, kontrahiert und entleert sie sich automatisch. Die Miktion erfolgt jetzt automatisch, d. h. unwillkürlich. Wegen der kompletten globalen Sensibilitätsausfälle unterhalb von Segment T8 ist sie auch unbewusst.
  - Automatischer Mastdarm: Die Defäkation ist auch automatisch, unwillkürlich und unbewusst.
  - Sexuelle Funktion: Beim Mann kommt es zu automatischen Erektionen (durch unbewusste mechanische Reize); die Fortpflanzung ist möglich. Bei der Frau sind Schwangerschaft und Geburt auf physiologischer Weise möglich.

29.3 Rehabilitationsprinzipien

Die Rehabilitation einer akuten Paraplegie durch Querschnitt des Marks in Höhe von T8 lässt sich in folgende 2 Phasen einteilen:

- Phase der Vorbeugung der Komplikationen;
- Phase der Rehabilitation mit Rückgewinn der Autonomie des Patienten.

Phase I

In dieser Phase des spinalen Schocks steht die Vorbeugung der Komplikationen im Vordergrund, da der bettlägerige Paraplegiker verschiedenen Gefahren ausgesetzt ist.

Lokale Gefahren und Komplikationen

Durch Dekubitus entwickeln sich Hautnekrosen. Dabei wird die Haut zuerst rot, und durch das ischämische Ödem entsteht eine Hautgeschwulst. Dann bildet sich eine ischämische Hautnekrose, die bis zu den Knochen und Gelenken in die Tiefe eindringen kann (Infektionsgefahr).

Die Topographie der Hautnekrosen ist durch die Lagerung des Patienten bedingt. Sie treten an folgenden Stellen der Kompression der Haut zwischen Bett und Knochen auf:

- Rückenlage: Fersen, Os sacrum und Tuber ischiadicum
- Seitenlage: Malleolus lateralis, Trochanter major, Innenseite der Knie.

Die Knie nie übereinander lagern.

- Bauchlage: Knie, Spina iliaca anterior superior.

Die Hautkompression wird durch die Hautanästhesie (Verlust des Druckgefühls), das Aufweichen der Haut nach unbewusstem Harnverlust oder gesteigerter Schweißsekretion sowie einen erhöhten Druck (z.B. durch Falten im Laken) begünstigt.

Die spontane Heilung einer Hautnekrose dauert viele Wochen. Um Zeit zu gewinnen, ist daher die chirurgische Behandlung mithilfe von Hautplastiken vorzuziehen.

Neben den Hautnekrosen besteht noch die Gefahr von Gelenksteife und Fehlstellungen der unteren Extremität.

Allgemeine Gefahren

Durch die Bettlägerigkeit kommt es zu folgenden allgemeinen Gefahren:

- Niedriger Blutdruck.
- Funktionelle Herzinsuffizienz: Das Herz schlägt schon im Ruhezustand schnell, und noch schneller nach einer geringen Anstrengung.
- Funktionelle Niereninsuffizienz: Die Urämie steigt an.
- Venenthrombose und Lungenembolie: Die Bettlägerigkeit führt zu einer Blutstauung in den unteren Extremitäten, einer Verlangsamung des Blutrückflusses und einer Reduktion der Fibrinolyse. Diese Faktoren begünstigen die Bildung von Venenthrombosen der unteren Extremitäten.
- Osteoporose durch den Ausfall der Knochenbelastung.
- Verminderung der Atemfunktion: Das Einatmen erfolgt aktiv, das Ausatmen durch die zentrale Lähmung der abdominalen Muskeln jedoch nur passiv. Husten und Auswurf werden unmöglich.
- Als Folge des Motorikverlusts des glatten M. detrusor vesicae besteht die Gefahr einer Überdehnung der Blase, was später den Rückgewinn der automatischen Blasenfunktion behindern könnte. Auch Harnwegsinfektionen sind zu befürchten.
- Durch den Verlust der Mastdarmmotorik können sich Koprolithe (Kotsteine) bilden, die das Risiko eines Darmverschlusses in sich bergen.

Behandlungsmaßnahmen

Korrekte Lagerung des Patienten

- Rückenlage:
  - Hüfte und Knie in Neutral-Null-Stellung;
  - Sprunggelenke in 90° Dorsalflexion;
  - Hüftgelenke in Rotationsnullstellung.

Die Fersen frei legen (breites Kissen unter die Unterschenkel) und durch ein Fell schützen!

- Seitenlage: Die unten liegende Extremität ist gestreckt, die oben liegende in Flexion auf einem Kissen gelagert.

Kniegelenke nie übereinander lagern!
Es darf keine Adduktion oder Rotation im Hüftgelenk entstehen.

Regelmäßiges Umlagern

- Um Hautnekrosen vorzubeugen, ist es wichtig, den Patienten regelmäßig zu drehen und ihn abwechselnd in Rücken- oder Seitenlage rechts oder links zu lagern.

Das Umlagern sollte tagsüber stündlich und nachts zweistündlich erfolgen.

Passives Durchbewegen der unteren Extremitäten

- Die Beine sollten 2–3-mal täglich systematisch durchbewegt werden.
- Die Behandlung ist zur Vorbeugung der lokalen und allgemeinen Gefahren wichtig.

Diese passive Mobilisation der unteren Extremitäten muss sehr vorsichtig erfolgen, um keine traumatische Läsionen (z. B. Frakturen durch Osteoporose, Rupturen von Muskeln oder Sehnen) zu provozieren!

Atemtherapie

- Förderung der passiven Ausatmung durch Kopftieflagerung, sodass die Bauchorgane das Zwerchfell nach kranial drücken.
- Durch Handdruck des Therapeuten auf den Bauch des Patienten ist es möglich, das Husten zu fördern und den Auswurf zu erleichtern. Später wird ein Bauchgurt angepasst.

Der Patient sollte so schnell wie möglich vertikalisiert werden!

Vertikalisation auf einem Stehbrett

- Diese Maßnahme ist bereits nach 15–20 Tagen vorzunehmen.
- Vorsichtsmaßnahmen:
  - Kompressionsstrümpfe anziehen, um den Blutrückfluss zu fördern.
  - Wegen der Lähmung der abdominalen Muskeln Bauchgurt anlegen.

Die Vertikalisation muss schrittweise erfolgen, damit sich der Blutdruck stabilisieren kann.

- Die Belastung des Skeletts ist zur Vorbeugung der Osteoporose günstig.
- Die Vertikalisation begünstigt das passive Ausatmen.

Blasenbehandlung

- Die passive Entleerung der Harnblase wird zunächst durch einen Dauerkatheter gewährleistet. Später wird durch intermittierendes Sondieren der Zyklus mit Füllung und Entleerung der Blase wiederhergestellt.

Der Patient sollte die Selbstentleerung der Blase schnell erlernen.

- Vorsichtsmaßnahmen:
  - Vorbeugung von Harnwegsinfektionen durch Verwendung sauberen Materials.
  - Beim Mann wird der Dauerkatheter auf dem Bauch oder am Oberschenkel befestigt, um ein Abknicken der Harnröhre mit der Folge einer Nekrose zu vermeiden.

Bei der intermittierenden Sondierung (4–5-mal täglich) soll der Blaseninhalt wegen der Gefahr der Blasenüberdehnung 500 ml nicht überschreiten.
Den pH-Wert des Harns kontrollieren, um der Bildung von Harnsteinen vorzubeugen.
Eine regelmäßige bakteriologische Kontrolle des Harns ist notwendig.

Mastdarmbehandlung

- Die passive Defäkation lässt sich durch lauwarme Einläufe fördern.
- Die Defäkation sollte täglich oder alle 2 Tage erfolgen.

Abführmittel sind unwirksam!

Phase II

Nach der akuten Phase folgt die Rehabilitation mit Rückgewinn der Autonomie des Patienten. Während des Wiedererlangens der reflektorischen und automatischen Funktionen soll der Paraplegiker autonom werden.

Ziel der Rehabilitation ist die Autonomie des Patienten.

Autonomie der Harnblasenfunktion

Der Patient hat keinen Harndrang mehr. Die Miktion erfolgt automatisch, d.h. unwillkürlich. Sobald die Blase gefüllt ist, entleert sie sich automatisch. Aufgrund der kompletten und globalen Sensibilitätsausfälle unterhalb des medullären Querschnitts ist die Miktion unbewusst.

Im Vordergrund steht die Herstellung eines neuen Gleichgewichts zwischen der automatischen parasympathischen Funktion des Detrusors, der Spastik und der reflektorischen und automatischen Funktion des quer gestreiften M. sphincter urethrae.

Das ideale Verhalten der Blase und des quer gestreiften M. sphincter urethrae beruht auf folgenden 3 Kriterien:

- Disziplinierte automatische Miktion: Der Patient soll die Möglichkeit haben, die automatische Miktion einzuleiten. Das geschieht z. B. durch das Beklopfen des Bauchs.
- Vollständiges Entleeren der Blase ohne Restharn, da dieser Harnwegsinfektionen begünstigt.
- Totale Kontinenz zwischen 2 aufeinander folgenden automatischen Miktionen.

Als Folge der Unterbrechung des Gleichgewichts entstehen häufig Dysfunktionen.

Blase

- Sie ist nicht mehr durch die Zentren des Nervensystems gehemmt.
- Durch Harnwegsinfektion oder Harnsteine entsteht eine Reizblase.
- Die Blase lässt sich nicht mehr normal füllen, sie kontrahiert sich häufig *(Pollakiurie)*, was eine Inkontinenz vortäuschen kann.

Quer gestreifter M. sphincter urethrae

Die Spastik oder die gesteigerte automatische und reflektorische Aktivität des M. sphincter urethrae verursacht reflektorische Kontraktionen während der Miktion, sodass diese unterbrochen wird. Folgende Komplikationen können auftreten:

- Die automatische Miktion wird rhythmisch unterbrochen.
- Die automatische Miktion ist dauerhaft unterbrochen, und es verbleibt Restharn.
- Das Nichtöffnen des M. sphincter urethrae während der Kontraktion des Detrusors führt zu unilateralem oder bilateralem Reflux, der eine Nierenbeckenentzündung verursachen kann.

> *Heute wird das Selbstsondieren bevorzugt, das der Patient in der Rehabilitation erlernt.*

Autonomie der Mastdarmfunktion

Der Rückgewinn der Mastdarmfunktion ermöglicht die Verwendung von Abführmittel.

> *Der Patient sollte täglich oder alle 2 Tage eine automatische Defäkation haben.*

Autonomie im alltäglichen Leben

Das Programm dieser Rehabilitation ist ganz präzise und wird langsam folgendermaßen gesteigert:

- **Stärkung der oberen Extremitäten:** für das Aufrichten im Bett, Lagerungswechsel, Transfer zum Rollstuhl und später Erlernen des Pendelgangs an Gehstützen.

> *Wichtig ist die Kraft besonders der Adduktoren des Oberarms und der Extensoren des Unterarms.*

- **Erlernen des Gleichgewichts beim Sitzen:**
  - Die Augenkontrolle beim Sitz vor dem Spiegel ermöglicht die Kompensation der verlorenen Tiefensensibilität.
  - Für das Sitzen müssen Bauchgurt und Kompressionsstrümpfe angelegt werden.
  - Die Kräftigung des M. latissimus dorsi erleichtert es dem Patienten, wieder im Gleichgewicht zu sitzen.
- **Autonomie im Rollstuhl:** Der Rollstuhl für Paraplegiker ist 65–70 cm breit und 110–120 cm lang. Sein Wendekreis hat einen Durchmesser von 150 cm. Er hat große Räder hinten, kleine Räder vorne, Rückenlehne, Unterarmlehne, Fußstütze und Bremsen.
  - Die Autonomie im Rollstuhl wird folgendermaßen erreicht:
  - Transferübungen vom Bett zum Rollstuhl und zurück;
  - Gleichgewichtsübungen auf den großen hinteren Rädern;
  - Kippübungen mit Abstützen mit der Hand;
  - Kippübungen mit Nach-hinten-Fallen und Sich-wieder-Aufrichten;
  - Gleichgewichtsübungen mit Überwinden von Höhenunterschieden und Hindernissen (Bürgersteig, Rampen).
- **Erlernen des Pendelgangs mit Orthesen und Unterarmstützen:** Nach Anpassung von Orthesen kann der Pendelgang erlernt werden. Die klassische Orthese (Grand appareil) besteht aus einem Bauchteil zur Stabilisation des Rumpfes, Schienen zur Stabilisation der Beine sowie orthopädischen Schuhen. Riegelverschlüsse an den Hüft- und Kniegelenken ermöglichen die Stabilisation während des Stehens sowie das Sitzen. Es gibt auch pneumatische Orthesen, die hauptsächlich im Rehazentrum zum Training verwendet werden. Nach Erlernen des Pendelgangs muss der Patient auch üben, auf schwierigen Untergründen zu gehen und Hindernisse und Treppen zu überwinden. Außerdem muss das Fallen und selbstständige Wiederaufrichten trainiert werden.
- **Autonomie der Alltagsaktivitäten:** Wichtige Alltagsaktivitäten, die der Patient selbstständig ausführen muss, umfassen folgende Bereiche:
  - Toilette, Bad, Dusche;
  - An- und Ausziehen;

- Orthese anlegen und abnehmen;
- Sport treiben im Rollstuhl (Pingpong, Bogenschießen, Basketball);
- Autofahren mit Handbedienung.
- **Behandlung einer starken Spastik der unteren Extremitäten:** Eine zu starke Spastik der unteren Extremitäten lässt sich folgendermaßen unterdrücken:
  - Medikamente (Lioresal, Diazepam, Dantrium);
  - Injektionen mit Alkohol oder Botulinum Toxin A in den spastischen Muskel;
  - Chirurgische Eingriffe (z. B. Sehnenverlängerung, partielle Nervendurchtrennung).

Häusliche Reintegration

Die Rückkehr des Paraplegikers in sein Zuhause sollte von Mitarbeitern einer Sozialstation vorbereitet werden. Sie besichtigen zuerst die Wohnung des Patienten und schätzen die Kosten der Einrichtungen und Ausrüstungen, die für die Autonomie unbedingt nötig sind.

Kann der Patient die Kosten nicht selbst übernehmen, sollte sich eine Sozialhelferin für die Finanzierung einsetzen..

Bei der rollstuhlgerechten Einrichtung sind folgende Aspekte zu berücksichtigen:
- Einfahrt ins Haus mit dem Rollstuhl (Rampe 6°, Flur mit Wendekreis von 1,50 m);
- Türbreite (80–100 cm);
- Aufzug (Breite 1,10–1,40 m);
- Telefonbedienung im Sitz.
- Rutschfester Boden.
- Sanitäre Einrichtungen:
  - Waschbecken mit eingebautem Siphon, damit es mit dem Rollstuhl unterfahren werden kann;
  - Spiegel in Augenhöhe;
  - Badewanne oder Dusche mit Stützbalken und Handgriffen, um den Transfer zu erleichtern.
- Küche:
  - U- oder L-Form mit einem Wendekreis von 1,50 m Durchmesser;
  - Arbeitstische mit einer Höhe von 80–90 cm;
  - Erreichbarkeit von Herd und Kühlschrank im Sitz.
- Schlafzimmer:
  - Höhenverstellbares Bett auf Rädern mit Stützbalken;
  - Nachttisch auf Rädern.

Wiederaufnahme der Arbeit

Da oft jüngere Menschen betroffen sind, ist die Wiederaufnahme der Arbeit wichtig. In vielen Fällen kann der Paraplegiker seine frühere Arbeit auch im Sitzen ausführen. Ist dies nicht möglich, muss eine Umschulung erfolgen.

30 Akute medulläre Infarkte

Bei akuten zentromedullären Ischämien (Kap. 15) beschränken sich die Läsionen auf den ventralen Teil der grauen Substanz, der durch die A. sulcocommissuralis versorgt wird. In diesen Fällen bleiben die medullären Bahnen unversehrt.

Ist aber die arterielle Versorgung eines Markabschnitts unterbrochen, kann ein Infarkt mit einer bilateralen Degeneration der Zellen der Alpha-Motoneuronen im Vorderhorn der betroffenen Segmente und einer bilateralen Nekrose der medullären Bahnen entstehen. Nekrosen des sakralen Marks haben die Zerstörung des sakralen Parasympathikus S2–S4 zur Folge.

30.1 Unterteilung des Marks in arterielle Abschnitte

Hinsichtlich der arteriellen Versorgung durch die ventralen und dorsalen Aa. radiculomedullares lässt sich das Rückenmark in verschiedene arterielle Abschnitte unterteilen (**Abb. 30.1**).

- Die beiden ersten Abschnitte C1–C4 und C5–C6 werden reichlich durch radikulomedulläre Arterien versorgt. Zentromedulläre Ischämien C5–C6 sind häufig, wobei aber die medullären Bahnen meistens unversehrt bleiben (Kap. 15).
- Der Abschnitt C7–T1 wird durch eine große A. radiculomedullaris anterior versorgt. Sie ist die Hauptarterie der Intumescentia cervicalis (Lazorthes).
- Der Abschnitt T4–T10 ist ein Grenzgebiet, das nur durch eine geringe Zahl von radikulomedullären Arterien versorgt wird.
- Die arterielle Versorgung des kaudalen Abschnitts T10–S5 des Marks erfolgt entweder durch die A. Adamkiewicz oder die A. Lazorthes. Bei beiden handelt es sich um eine terminale Versorgung des kaudalen Abschnitts des Marks.
- Die A. Adamkiewicz versorgt den ventralen Teil des Marks. In diesem Fall wird der dorsale Teil separat durch dorsale Aa. radiculomedullares versorgt. Die A. Lazorthes versorgt gleichzeitig den ventralen und dorsalen Teil des kaudalen Markabschnitts.
- Der Conus terminalis des Marks kann in einigen Fällen durch zusätzliche radikulomedulläre Arterien versorgt werden. Diese werden zum Conus terminalis längs der Cauda equina hoch geleitet (Kap. 2).

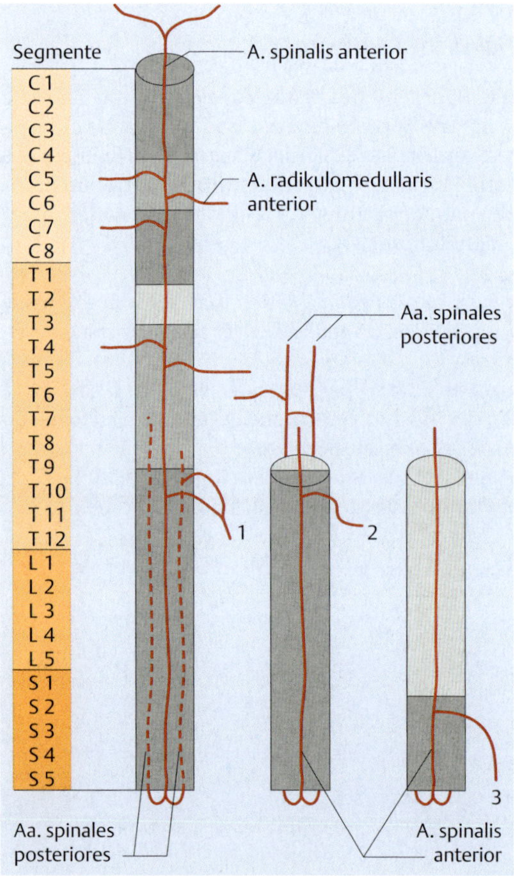

Abb. 30.1 Schematische Unterteilung des Marks in arterielle Abschnitte.
1 A. Lazorthes
2 A. Adamkiewicz
3 Zusätzliche Aa. radiculomedullares anteriores für den Conus terminalis.

30.2 Graphische Darstellung neurologischer Ausfälle

Der klinische und elektrophysiologische Befund wird nach 3 Wochen im Anschluss an die Phase des spinalen Schocks erhoben. Dabei werden die motorischen und Sensibilitätsausfällen dokumentiert (**Abb. 30.2**).

30.2.1 Motorische Ausfälle

Sie sind entweder komplett oder inkomplett. Die klinischen Zeichen werden durch die elektrophysiologischen Feststellungen ergänzt:

1 Komplette periphere Lähmung mit Zeichen einer totalen Degeneration aller Zellen der Alpha-Motoneuronen im Vorderhorn des betroffenen Segments.

- Komplette somatische Lähmung mit segmentaler Topographie;
- EMG:
  - Spontane Denervationsaktivität;
  - Willkürliche, automatische oder reflektorische Aktivierung des komplett gelähmten Muskels unmöglich;
  - Axone der degenerierten Alpha-Motoneuronen sind nicht erregbar.

2 Komplette zentrale Lähmung durch totale Unterbrechung der Pyramidenbahn.

- Komplette dissoziierte und spastische Lähmung;
- EMG:
  - Keine spontane Denervationsaktivität im gelähmten Muskel;
  - Willkürliche Aktivierung von Aktionspotenzialen im komplett gelähmten Muskel unmöglich;
  - Eigenreflexe erhalten und gesteigert;
  - Spastik mit Dehnungsreaktion vorhanden;
  - Die Axone der Alpha-Motoneuronen sind erregbar;
  - Normale Amplitude des motorischen Summenpotenzials.

3 Komplette zentroperiphere Lähmung mit partieller Degeneration der Zellen der Alpha-Motoneuronen des Vorderhorns und totale Unterbrechung der Pyramidenbahn.

- Willkürliche Kontraktion des komplett gelämten Muskels ist unmmöglich;
- Automatische und reflektorische Kontraktionen sind erhalten, aber vermindert;
- Spastik schwach;

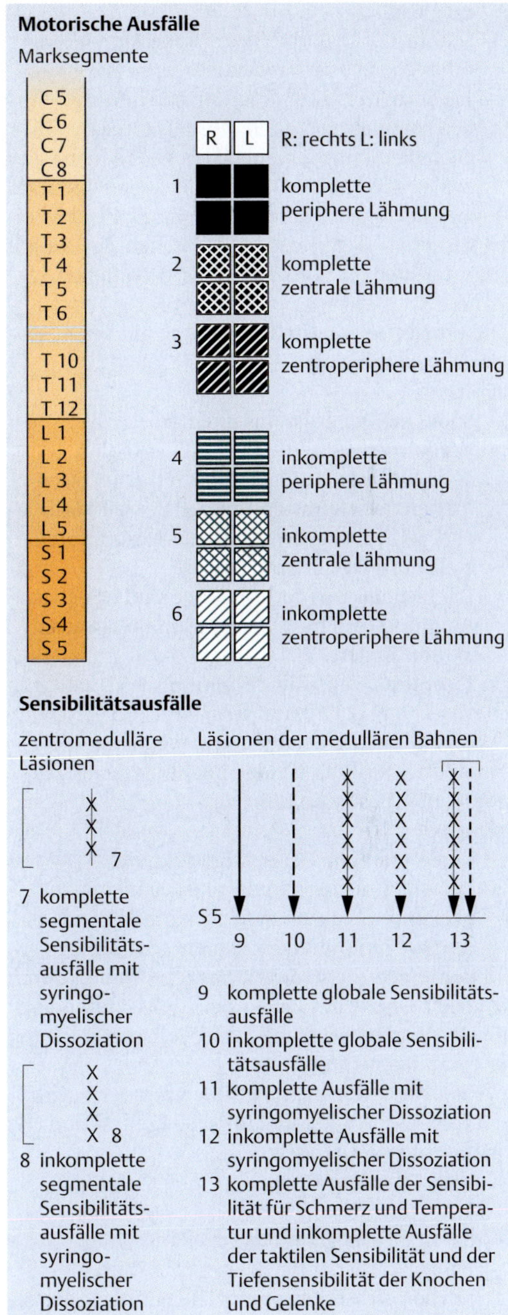

Abb. 30.2 Graphische Darstellung der motorischen und sensiblen Ausfälle.

- EMG:
  - Spontane Denervationsaktivität;
  - Willkürliche Aktivierung der Muskeln unmöglich;
  - Automatische und reflektorische Aktivierung erhalten aber vermindert;
  - Bei korrekter automatischer Aktivierung des komplett gelämten Muskels erreichen die Aktionspotenziale hohe Frequenzen (s. **Abb. 30.9**).

4 Inkomplette periphere Lähmung mit Zeichen einer partiellen Degeneration der Zellen der Alpha-Motoneuronen im Vorderhorn der betroffenen Segmente

- Inkomplette somatische Lähmung mit segmentaler Topographie;
- EMG:
  - Spontane Denervationsaktivität;
  - Willkürliche Aktivierung des inkomplett gelämten Muskels möglich mit zeitlicher Summation der Aktionspotenziale. Bei willkürlicher Aktivierung erreichen die Aktionspotenziale hohe Frequenzen (>25Hz);
  - Die nicht degenerierten Axone sind erregbar. Amplitude des motorischen Summenpotenzials vermindert.

5 Inkomplette zentrale Lähmung durch partielle Unterbrechung der Pyramidenbahn.

- Willkürliche Bewegungen sind möglich mit verminderter Kraft. Es ist eine inkomplette dissoziierte und spastische Lämung;
- EMG:
  - Keine spontane Denervationsaktivität;
  - Bei willkürlicher Aktivierung des inkomplett gelähmten Muskels erreichen die Aktionspotenziale nur niedrige Frequenzen (<25Hz).

6 Inkomplette zentroperiphere Lähmung durch partielle Nekrose der Zellen der Alpha-Motoneuronen des Vorderhorns und partielle Unterbrechung der Pyramidenbahn.

- Willkürliche Kontraktion mit verminderter Kraft;
- Automatische und reflektorische Kontraktion erhalten aber vermindert;
- Spastik schwach;
- EMG:
  - Spontane Denervationsaktivität;
  - Bei willkürlicher Aktivierung des Muskels erreichen die Aktionspotenziale nur niedrige Frequenzen (<25Hz), dagegen hohe Frequenzen (>25Hz) bei korrekter automatischer Aktivierung des inkomplett gelähmten Mustekls.

30.2.2 Sensibilitätsausfälle

Segmentale Ausfälle durch Läsion der Commissura grisea.

7 Komplette segmentale Sensibilitätsausfälle mit syringomyelischer Dissoziation durch totale Unterbrechung der Fasern (2. Neuron) der Sensibilität für Schmerz und Temperatur in Höhe der Commissura grisea;

8 Inkomplette segmentale Sensibilitätsausfälle mit syringomyelischer Dissoziation durch partielle Unterbrechung der Sensibilitätsfasern (2. Neuron) für Schmerz und Temperatur in Höhe der Commissura grisea.

Sensible Ausfälle durch Läsion der Sensibilitätsbahnen

9 Komplette globale Sensibilitätsausfälle bis zum Dermatom S5 durch totale Unterbrechung aller medullären Sensibilitätsbahnen;

10 Inkomplette globale Sensibilitätsausfälle durch partielle Unterbrechung aller medullären Sensibilitätsbahnen;

11 Komplette Sensibilitätsausfälle mit syringomyelischer Dissoziation durch totale Unterbrechung des Tractus spinothalamicus lateralis;

12 Inkomplette Sensibilitätsausfälle mit syringomyelischer Dissoziation durch partielle Unterbrechung des Tractus spinothalamicus lateralis;

13 Komplette Ausfälle der Sensibilität für Schmerz und Temperatur durch totale Unterbrechung des Tractus spinothalamicus lateralis und inkomplette Ausfälle der taktilen Sensibilität und der Tiefensensibilität der Knochen und Gelenke durch partielle Unterbrechung des Tractus gracilis bzw. Tractus gracilis und Tractus cuneatus.

30.3 Typische medulläre Infarkte

Medulläre Infarkte treten im zervikalen, thorakalen und vor allem im lumbosakralen Abschnitt des Marks auf. Nach 3 Wochen lassen sich die Diagnose und Prognose sichern.

Im Folgenden werden beispielhaft typische Fälle mit Nekrose eines Markabschnitts vorgestellt.

30.3.1 Zervikaler Infarkt C7–T1

Dieser wurde durch eine Frakturluxation des Wirbels C5 hervorgerufen (**Abb. 30.3**). Folgende definitive klinische Zeichen konnten festgestellt werden:

- Akute bilaterale inkomplette somatische Lähmung C5–C6 mit Zeichen einer partiellen Degeneration der Alpha-Motoneuronen im Vorderhorn:
  - Assoziierte Sensibilitätsausfälle sind nicht vorhanden.
  - In Höhe der Segmente C5–C6 sind die medullären Bahnen unversehrt.
- Akute bilaterale komplette somatische Lähmung C7–T1 mit Zeichen einer totalen Degeneration aller Alpha-Motoneuronen im Vorderhorn der Segmente.
- Kaudal der medullären Nekrose C7–T1:
  - Bilaterale komplette zentrale dissoziierte und spastische Lähmung T2–S5 durch totale Unterbrechung der Pyramidenbahnen. Komplette Ausfälle der Willkürmotorik des Rumpfes, der unteren Extremitäten und des Beckenbodens.
  - Komplette zentrale Lähmung der quer gestreiften Mm. sphincter ani und urethrae.
  - EMG: Automatische und reflektorische Aktivitäten (mit einem Interferenzmuster) der quer gestreiften Mm. sphincter ani und urethrae können abgeleitet werden.

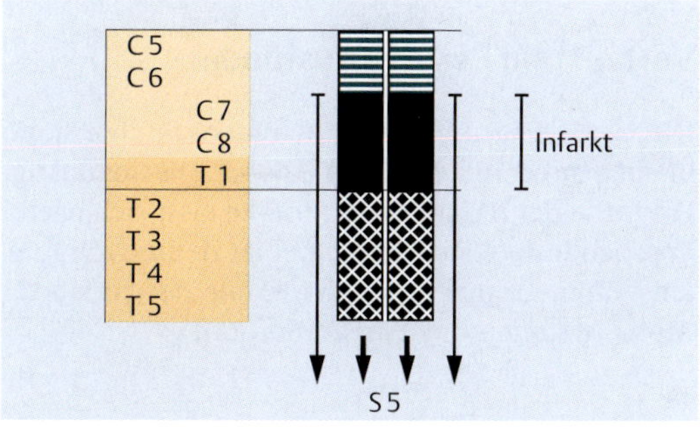

Abb. 30.3 Zervikaler Infarkt C7–T1 nach Frakturluxation des Wirbels C5.

- Die automatische Blasen- und Mastdarmfunktion sowie die automatische Erektion sind erhalten (Kap. 29).
- Bilaterale globale komplette Sensibilitätsausfälle T2–S5 durch Unterbrechung aller Sensibilitätsbahnen: Körperbild, Harndrang, Defäkationsdrang und sexuelle Empfindungen fallen aus.

Mit Ausnahme der zentromedullären Nekrose der Segmente C7–T1 sind die klinischen Zeichen die eines Querschnitts des Marks mit Niveau C7.

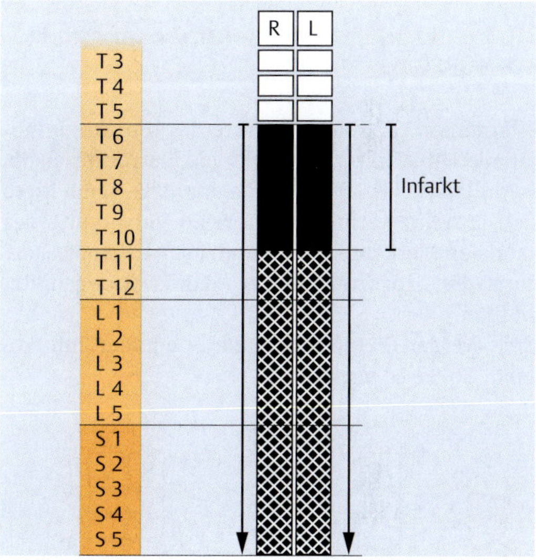

Abb. 30.4 Thorakaler Markinfarkt T6–T10.

30.3.2 Thorakaler Infarkt T6–T10

Thorakale Infarkte sind selten.

Der beschriebene thorakale Infarkt entstand bei einem 18-Jährigen nach chirurgischer Behandlung einer thorakalen Skoliose. Folgende Zeichen waren festzustellen:

- Akute bilaterale komplette somatische Lähmung T6–T10 mit Zeichen einer totalen Degeneration der Alpha-Motoneuronen des Vorderhorns dieser Segmente. Als Folge traten Instabilität des Rumpfes durch komplette periphere Lähmung der interkostalen Muskeln und der Bauchmuskeln sowie Verlust des aktiven Ausatmens auf.
- Kaudal der medullären Nekrose T6–T10:
  - Bilaterale komplette zentrale (dissoziierte und spastische) Lähmung T11–S5 durch totale

Unterbrechung der Pyramidenbahnen in Höhe der medullären Nekrose; komplette Ausfälle der Willkürmotorik der unteren Extremitäten und des Beckenbodens.

- Bilaterale globale komplette Sensibilitätsausfälle T6–S5 durch Unterbrechung aller Sensibilitätsbahnen: Körperbild, Harn- und Defäkationsdrang sowie sexuelle Empfindungen fallen aus.
- Automatische Blasen- und Mastdarmentleerung sowie Erektion sind erhalten (Kap. 29).

Mit Ausnahme der zentromedullären Nekrose T6–T10 sind die klinischen Zeichen die eines Querschnitts des Marks mit Niveau T6.

30.3.3 Kaudale thorakolumbosakrale Infarkte

Es kommen zahlreiche Infarkte des thorakolumbosakralen Abschnitts des Marks vor. Erstreckt sich die medulläre Nekrose bis zum Segment S5, handelte es sich um eine terminale arterielle Versorgung des kaudalen Markabschnitts durch die Aa. spinales, die durch die A. Lazorthes oder A. Adamkiewicz gebildet werden.
Hier werden 2 typische Fälle spontaner Infarkte (**Abb. 30.5a–b**) angeführt.

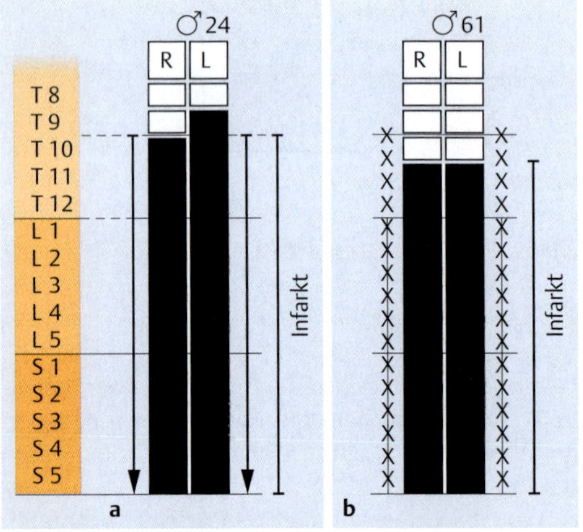

Abb. 30.5a–b Spontane thorakolumbosakrale Infarkte im Bereich

Klinische und elektrophysiologische Zeichen

Spontaner dorsaler und ventraler Infarkt des thorakolumbosakralen Marks durch Verschluss der A. Lazorthes

- Bilaterale komplette somatische Lähmung T10–S5 rechts, T9-S5 links mit Zeichen einer totalen Degeneration der Zellkörper der Alpha-Motoneuronen im Vorderhorn der Segmente und bilaterale Nekrose der Pyramidenbahnen.
- Bilateraler kompletter globaler Ausfall aller Sensibilitäten T10–S5 (**Abb. 30.5a**) durch Nekrose der medullären Sensibilitätsbahnen: kompletter Verlust des Körperbilds, des Harn- und Defäkationsdrangs sowie der sexuellen Empfindungen.
- Nekrose der parasympathischen Zentren S2–S4. Als Folge: autonome Blase und autonomer Mastdarm sowie sexuelle Impotenz.

Spontaner ventraler Infarkt des lumbosakralen Marks durch Verschluss der A. Adamkiewicz

- Bilaterale komplette periphere Lähmung T11–S5 mit totaler Degeneration der Zellen der Alpha-Motoneuronen im Vorderhorn der Segmente und bilaterale Nekrose der Pyramidenbahn.
- Bilateraler inkompletter Ausfall T10–T12, dann kompletter Ausfall der Sensibilität für Schmerz und Temperatur T12–S5 mit syringomyelischer Dissoziation (**Abb. 30.5b**).
- Nekrose der parasympathischen Zentren S2–S4, gefolgt von autonomer Blase und autonomem Mastdarm sowie sexueller Impotenz.
- Taktile Sensibilität, bewusste Tiefensensibilität T1-S5 sowie Körperbild, Miktions- und Defäkationsdrang und sexuelle Empfindungen sind teilweise erhalten.

Verlauf und Residualzustände

Die Ausfälle nach Nekrose des lumbosakralen Marks bleiben unverändert (**Abb. 30.6a–d**). Die ungünstige Prognose der motorischen Ausfälle lässt sich nach 3 Wochen feststellen (Zeichen einer definitiven totalen Waller-Degeneration der Axone der zerstörten Alpha-Motoneuronen im Vorderhorn).

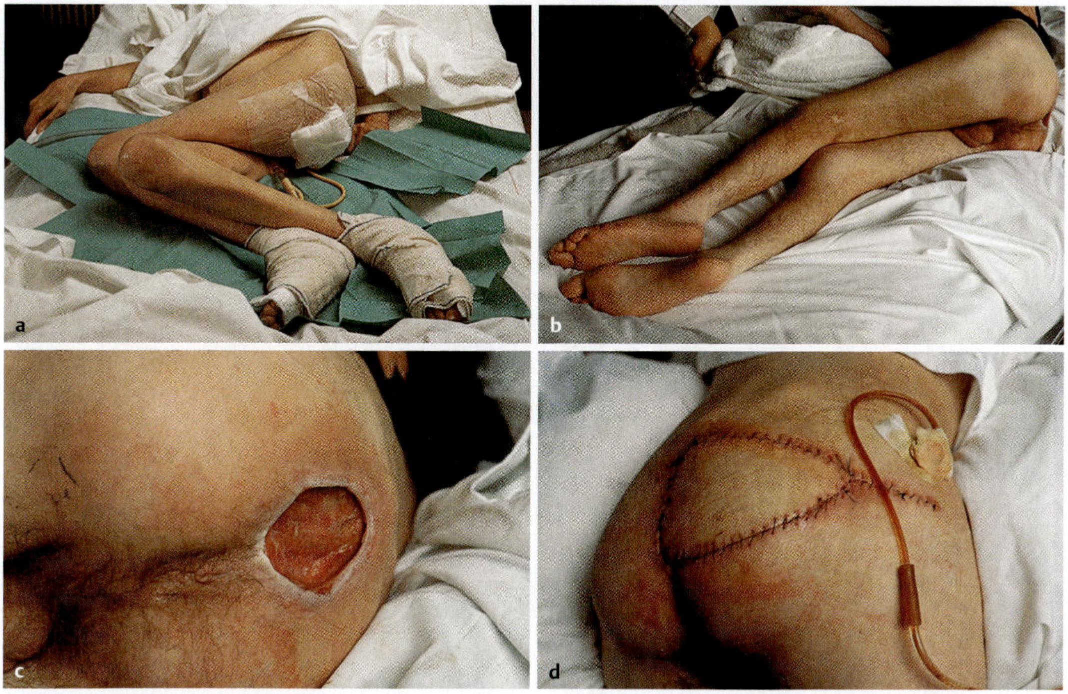

Abb. 30.6a–d Infarkt des lumbosakralen Marks. **a** Bettlägeriger Patient mit kompletter somatischer Lähmung der unteren Extremitäten und des Beckenbodens, autonomer Blase und autonomem Mastdarm. Durch die erhalten gebliebenen Mm. adductores sind die Oberschenkel gekreuzt. Aufgrund der Fehlstellung gestalten sich Hygiene und Pflege als sehr schwierig. **b** Nach operativer Durchtrennung der Adduktorensehnen. **c** Hautnekrose am Kreuzbein durch Dekubitus. **d** Operative Deckung der Hautnekrose.

Autonome Blase

Die Blase kann sich nicht mehr aktiv entleeren, sodass trotz kompletter Lähmung des quer gestreiften M. sphincter urethrae eine chronische Harnretention entsteht. Der Harn wird passiv durch Körperbewegungen oder Drucksteigerung in der Bauchhöhle ausgeführt. Es scheint, als wäre eine chronische Inkontinenz vorhanden (Harn muss aufgefangen werden, z. B. mithilfe Penilex oder Einlagen).

Die autonome Blase zieht sich zusammen. Bei der Blasenfüllung und Druckmessung im Blaseninnern kommt es sofort zu einer Steigerung des Drucks. Der Blasendom lässt sich nicht mehr dehnen, als hätte sich eine Sklerose des M. detrusor gebildet. Dadurch besteht die Gefahr des Verschlusses der Ureterostien, die eine Hydronephrose mit progredienter Zerstörung der Nieren zur Folge haben kann. In diesem Fall muss ein chirurgischer Eingriff zur Umleitung der Harnleiter unternommen werden.

Kommt es zu einer Sklerose des Blasenhalses mit Harnretention ist auch hier eine chirurgische Erweiterung des Blasenhalses erforderlich.

Autonomer Mastdarm

Der Mastdarm kann sich nicht mehr aktiv entleeren, wodurch sich eine chronische Obstipation ergibt. Die Entleerung geschieht passiv mit dem Finger oder mithilfe von Einläufen.

Während bei harten Fäzes keine Inkontinenz auftritt, ist diese bei flüssigem Stuhlgang obligatorisch.

Sexuelle Impotenz

Die Erektion fällt definitiv aus.

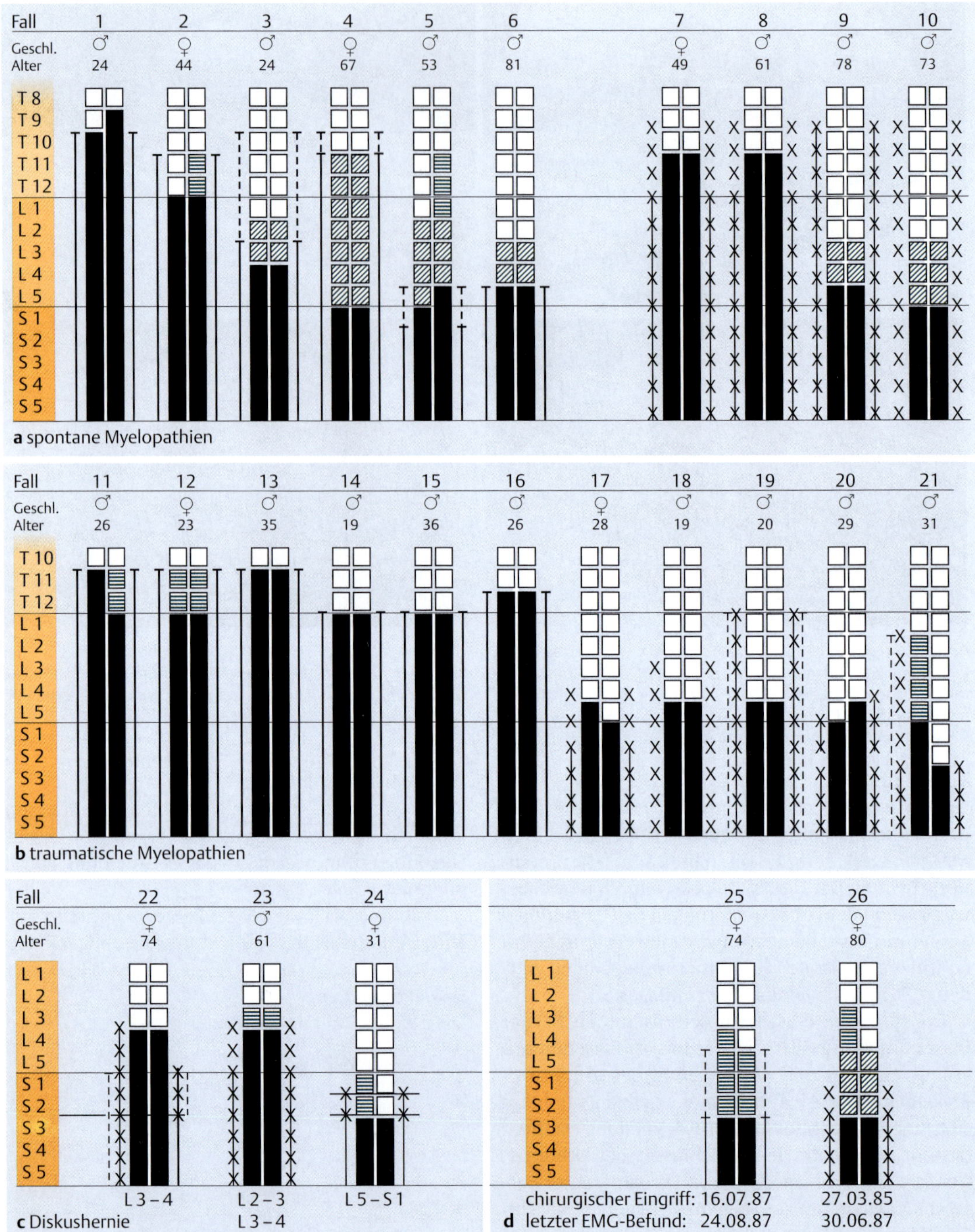

Abb. 30.7a–d Akute Myelopathien **a** Fälle 1 – 10 **b** Fälle 11–21 **c** Fälle 22–24 **d** Fälle 25–26

Ursachen akuter thorakolumbosakraler Myelopathien mit kaudaler Nekrose des Marks und des sakralen Parasympathikus

Die Myelopathien können spontan, seltener nach Diskushernien oder posttraumatisch auftreten. Der Begriff *akute Myelopathie* wird hier bevorzugt, weil in vielen Fällen inkomplette periphere oder zentroperiphere Lähmungen kranial der kaudalen Marknekrose vorliegen.

Auch das Niveau der motorischen und sensiblen Ausfälle ist oft verschieden. Anhand einer Reihe solcher akuter Myelopathien (aus dem Krankengut der Autoren) lässt sich die Verschiedenheiten der Markläsionen gut darstellen.

Spontane akute Myelopathien

- Dorsale und ventrale Myelopathien durch Verschluss der A. Lazorthes oder der Aa. spinales anterior et posterior (Fälle 1–6, **Abb. 30.7a**).
- Ventrale Myelopathien durch Verschluss der A. Adamkiewicz oder der A. spinalis anterior (Fälle 7–10, **Abb. 30.7a**).

Traumatische Myelopathien

Sie treten nach Frakturen oder Dislokationen der Wirbel T11/T12/L1/L2 auf. Nach einem Trauma des thorakolumbalen Wirbelsäulenabschnitts entstehen auch Schädigungen des proximalen Teils der Nervenstränge der Cauda equina, aber die Prognose wird durch die Läsionen des lumbosakralen Marks bestimmt.

- Dorsale und ventrale Myelopathien mit kompletter peripherer Lähmung der unteren Extremitäten und des Beckenbodens (Fälle 11–16, **Abb. 30.7b**)
- Ventrale Myelopathien mit kaudaler ventraler Nekrose des Marks (Fälle 17-21, **Abb. 30.7b**).

Akute Myelopathien durch Diskushernien

> *Akute lumbosakrale Myelopathien durch Diskushernie kommen seltener vor (Fälle 22-24,* **Abb. 30.7c***). Sie dürfen nicht mit einem Cauda-equina-Syndrom verwechselt werden.*

Klinisches Beispiel: Die Patientin klagt seit 1985 über Rückenschmerzen und Ischialgie rechts.

- 01.02.87: akute Rückenschmerzen, Ischialgie rechts und Ausfall der Blasenentleerung;
- 02.02.87: chirurgische Abnahme einer Diskushernie L5/S1;
- 10.10.88: dorsale und ventrale sakrale Marknekrose S3–S5 (Ergebnisse des Befunds (**Abb. 30.7c**; Fall 24).

Akute Postoperative Myelopathien

Sie wurden nach chirurgischer Behandlung einer arthrotischen Stenose des lumbalen Spinalkanals festgestellt (Fälle 25-26, **Abb. 30.7d**).

30.3.4 Akute kaudale thorakolumbosakrale Myelopathien mit totaler oder partieller Verschonung des sakralen Parasympathikus

Die medulläre Nekrose erstreckt sich nicht immer bis zum Segment S5. Der Conus terminalis und die sakralen parasympathischen Zentren können kaudal der Marksnekrose total oder partiell erhalten bleiben.

Klinisches Beispiel 1: Posttraumatische akute lumbosakrale Myelopathie nach Wirbelsäulenfraktur von L1 (**Abb. 30.8**)

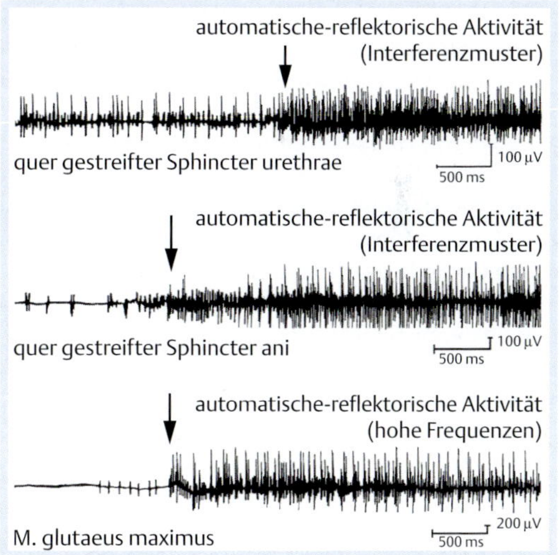

Abb. 30.8 Traumatische Myelopathie mit kompletter peripherer Lähmung der unteren Extremitäten und komplette zentrale Lähmung S2–S5. EMG-Befund: Interferenzmuster bei reflektorischer Aktivierung der quer gestreiften Mm. sphincter ani und urethrae.

- Komplette periphere Lähmung der unteren Extremitäten mit Zeichen einer totalen Waller-Degeneration. Komplette zentrale Lähmung des Conus terminalis S2–S5.

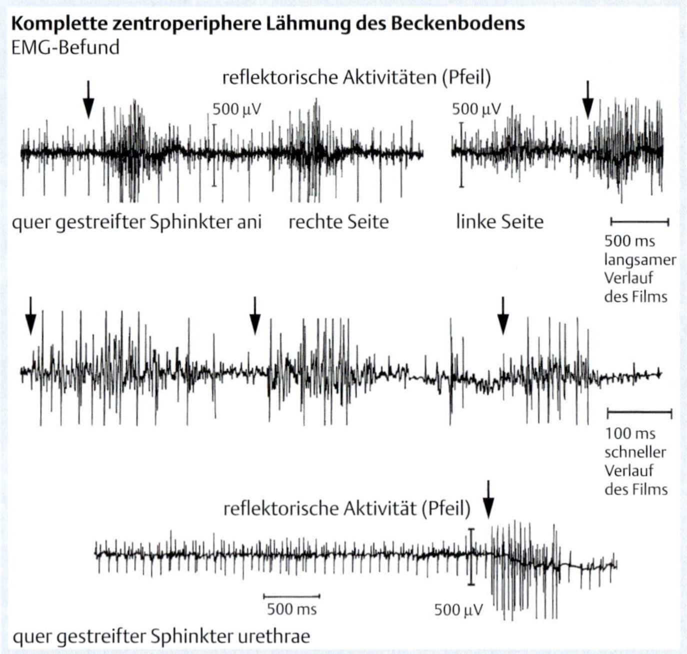

Abb. 30.9 Komplette zentroperiphere Lähmung S2–S5. EMG-Befund: bei automatischer oder reflektorischer Aktivierung erreichen die Aktionspotenziale der quer gestreiften Mm. sphincter ani und urethrae hohe Frequenzen.

- Der elektrophysiologische Befund bestätigte die Diagnose: Interferenzmuster der automatischen und reflektorischen Aktivitäten der quer gestreiften Mm. sphincter ani und urethrae.

Die parasympathischen Zentren sind unversehrt.

Klinisches Beispiel 2: Bilaterale komplette zentroperiphere Lähmung der Beckenbodenmuskeln durch partielle Degeneration der Zellen der Alpha-Motoneuronen im Vorderhorn der Segmente S3–S4 und bilaterale totale Unterbrechung der Pyramidenbahn (**Abb. 30.9**)

- Der elektrophysiologische Befund bestätigte die Diagnose:
  - komplette zentrale Lähmung der quergestreiften Mm. sphincter ani und urethrae;
  - automatische und reflektorische Aktivitäten mit gemischtem Muster und Potenzialen, die hohe Frequenzen erreichen.

Das entspricht meist einer partiellen Degeneration der parasympathischen Zentren S2–S4 mit einer variablen Beeinträchtigung von Miktion, Defäkation und sexueller Motorik. Alle Stadien einer beeinträchtigten Blasenentleerung zwischen einer automatischen und einer autonomen Blase können beobachtet werden.

31 Malformative lumbosakrale Myelopathien

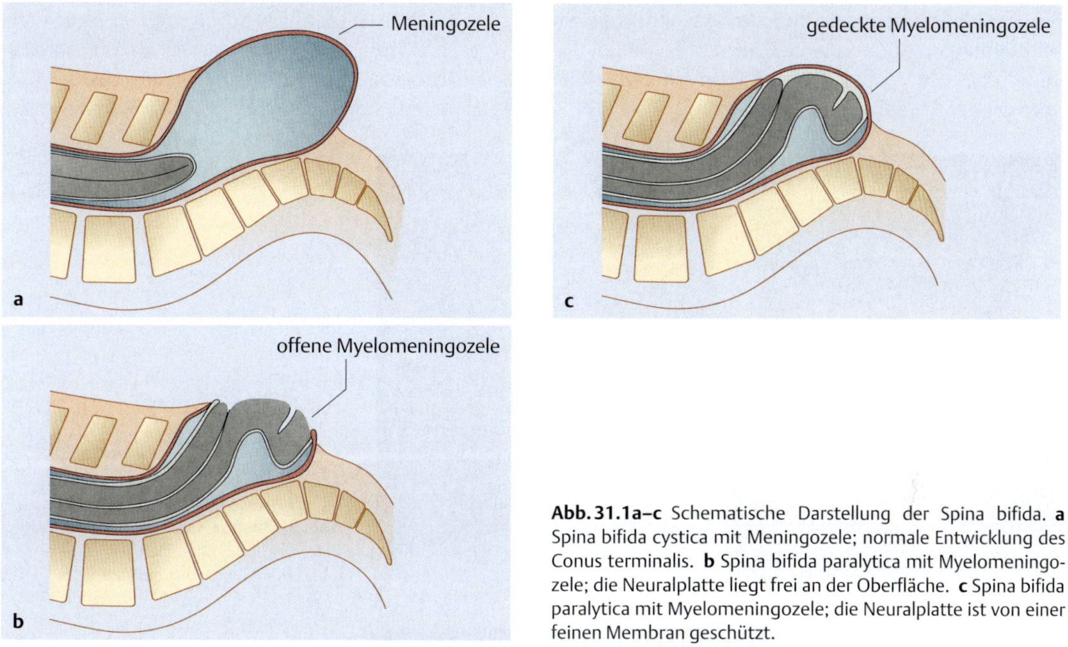

Abb. 31.1a–c Schematische Darstellung der Spina bifida. **a** Spina bifida cystica mit Meningozele; normale Entwicklung des Conus terminalis. **b** Spina bifida paralytica mit Myelomeningozele; die Neuralplatte liegt frei an der Oberfläche. **c** Spina bifida paralytica mit Myelomeningozele; die Neuralplatte ist von einer feinen Membran geschützt.

Missbildungen des lumbosakralen Markabschnitts erscheinen schon am 28. Tag in utero. Am 8. Tag in utero entwickelt sich die Neuralplatte, die sich zum Neuralrohr einrollt. Findet das Einrollen am kranialen und kaudalen Teil des Marks nicht statt, entstehen Missbildungen. Kranial handelt es sich um Missbildungen vom Typ Arnold-Chiari mit dem Risiko eines Hydrozephalus oder einer Syringomyelie und kaudal um die Spina bifida paralytica (**Abb. 31.1a–c**).

Beispiel: Bipolare Missbildung (Abb. 31.2a–d)

- Lipom und Dermalsinus auf der Mittellinie oberhalb des Kreuzbeins (**Abb. 31.2a**);
- Missbildung der Wirbelbogen L5 und S1 (**Abb. 31.2b**);
- Ptosis des linken Augenlids (**Abb. 31.2c**);
- Beim Blick nach oben hebt sich das linke Auge nicht (**Abb. 31.2d**).

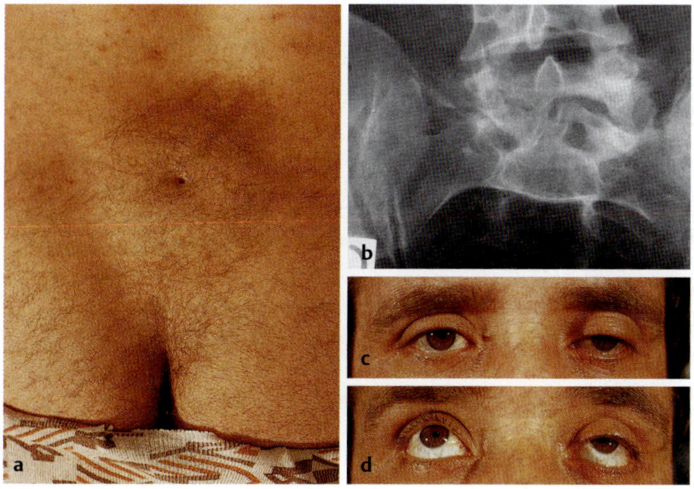

Abb. 31.2a–d Dysrhaphismus mit klinischen Zeichen einer bipolaren Missbildung. **a** Lipom und Dermalsinus auf der Mittellinie oberhalb des Kreuzbeins. **b** Missbildung der Wirbelbogen L5 und S1. **c** Ptosis des linken Augenlids. **d** Das linke Auge hebt sich nicht beim Blick nach oben.

31.1 Dysrhaphismus im lumbosakralen Gebiet

Entwicklungsstörungen können zu knöchernen Missbildungen führen, wie z. B. durch fehlenden Bogenschluss der Wirbelsäule, am häufigsten in Höhe von L5 oder S1 (*Spina bifida occulta*).

Der fehlende Bogenschluss ist von außen nicht zu erkennen, muss aber bei Anomalien der Haut im lumbosakralen Teil des Rückens systematisch gesucht werden (z. B. Lipom, das sich auch im lumbalen Spinalkanal entwi-

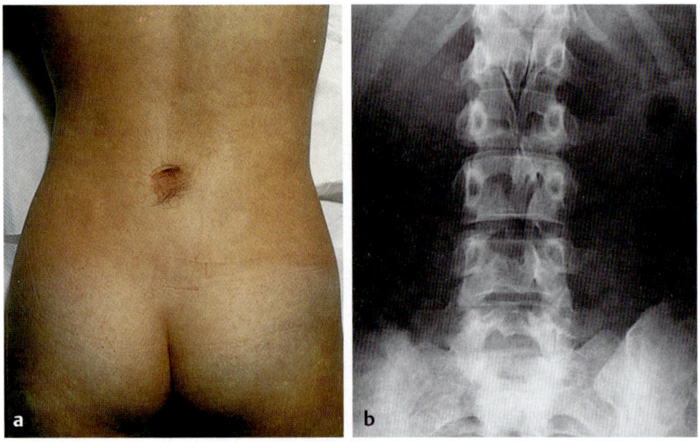

Abb. 31.3a–b a Dermalsinus und Haarbüschel auf der Mittellinie in Höhe der LWS. **b** Spalte des Wirbelbogens.

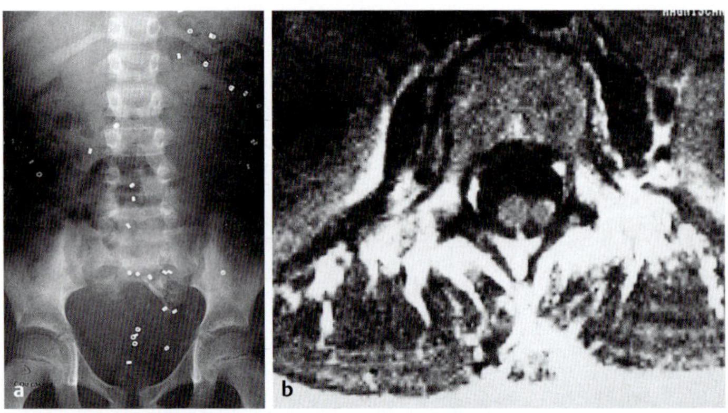

Abb. 31.4a–b a Operation nach der Geburt an einer analen Imperforation; Missbildung des Os sacrum. **b** Missbildung des Marks (Diastomyelie).

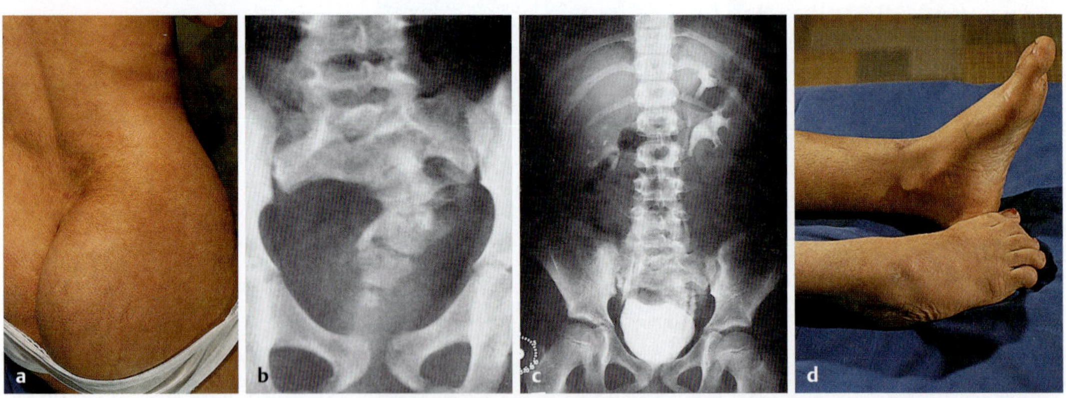

Abb. 31.5a–d a Komplexe lumbosakrale Missbildung mit Pigmentierung und narbenartigen Veränderungen der Haut auf der Mittellinie. **b** Missbildung des Os sacrum. **c** Missbildung der linken Niere. **d** Missbildung der rechten unteren Extremität mit Klumpfuß.

ckelt hat, angiomatöser Fleck, Pigmentierung, Haarbüschel, Fistel, Dermalsinus; **Abb. 31.3a–b**).

Bei komplexen Dysrhaphismen sind auch Fehlbildungen des Os sacrum (**Abb. 31.4a–b**), orthopädische Komplikationen (z. B. Deformationen einer unteren Extremität mit Muskelatrophien und Klumpfuß; **Abb. 31.5a–d**) sowie Harninkontinenz (Enuresis) zu beobachten.

In einigen Fällen ist das Rückenmark im kaudalen Sakralkanal durch ein kurzes Filum terminale verankert, oder eine Missbildung des kaudalen Marks mit Diastomyelie kann beobachtet werden (Mark in 2 Hälften getrennt; **Abb. 31.4b**).

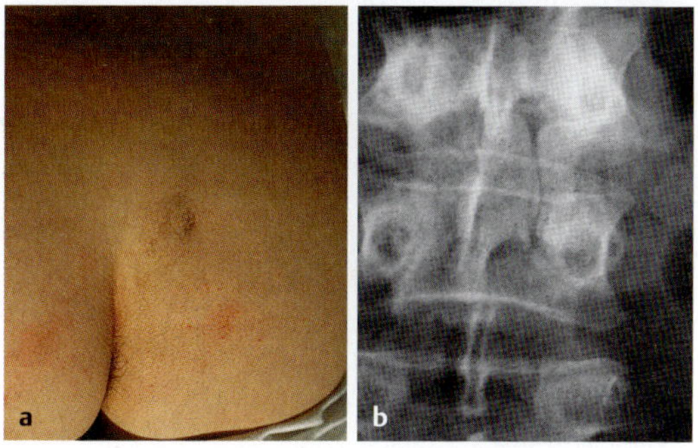

Abb. 31.6a–b **a** Dermalsinus rechts von der Mittellinie. **b** Missbildung der Lendenwirbel mit Spalte des Wirbelbogens.

31.2 Spina bifida paralytica

Bei schwereren Entwicklungsstörungen können sich eine Meningozele *(Spina bifida cystica)* oder eine Myelomeningozele bilden. In letzterem Fall bleibt die Neuralplatte frei an der Oberfläche, was zu lokalen Nekrosen führt, oder sie wird nur von einer feinen Membran überdeckt (**Abb. 31.1a–c**).

Bei einer Myelomeningozele handelt es sich um die *Spina bifida paralytica*, da regelmäßig neurologische Komplikationen auftreten (**Abb. 31.7a–b**).

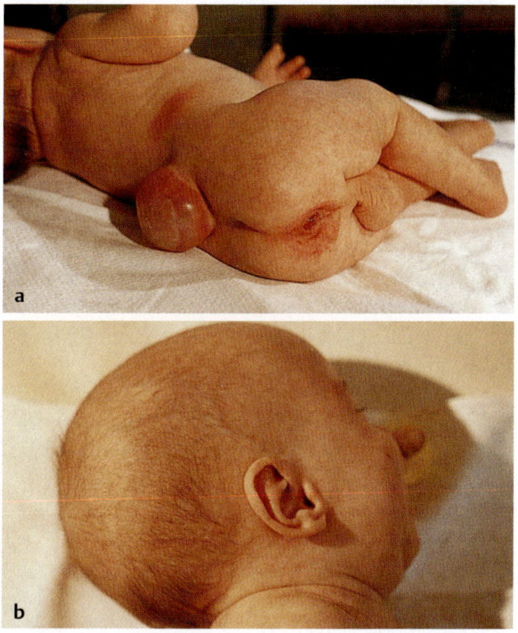

Abb. 31.7a–b Spina bifida paralytica. **a** Neugeborenes mit Myelomeningozele, Atrophien der unteren Extremitäten und des Beckenbodens mit Atonie des Anus. **b** Hydrozephalus.

Als Folge der Missbildung am kaudalen Teil des Marks entstehen schon in utero Nekrosen mehrerer lumbaler oder lumbosakraler Segmente oder auch des gesamten lumbosakralen Marks mit dem Conus terminalis.

Durch regelmäßige Ultraschallkontrolle während der Schwangerschaft lassen sich derartige Anomalien frühzeitig feststellen und die therapeutische Unterbrechung der Schwangerschaft wird erwogen.

31.2.1 Befund an den unteren Extremitäten

Motorische Ausfälle

Die motorischen Ausfälle treten in unterschiedlicher Ausprägung auf. Es kommt zu peripheren, globalen und schlaffen Lähmungen mit einer segmentalen Topographie, die sich bilateral symmetrisch oder asymmetrisch verteilen. Aufgrund der Nekrose des Vorderhorns sind die Lähmungen meistens komplett. Die Folge sind Fehlstellungen der unteren Extremitäten, die durch ihre Stellung in utero und die Unterbrechung des Tonusgleichgewichts der betroffenen und nichtbetroffenen Muskeln zu erklären sind.

Handelt es sich z. B. um eine Lähmung kaudal des Segments L4, wird das Tonusgleichgewicht zwischen den starken Flexoren, Adduktoren und Innenrotatoren des Oberschenkels und den komplett gelähmten Antagonisten der Segmente L5–S2 unterbrochen. Dies fördert eine paralytische Hüftluxation.

Sensibilitätsausfälle

Hierbei handelt es sich meistens um globale Sensibilitätsausfälle, die sich durch die Nekrose der Sensibilitätsbahnen erklären lassen.

31.2.2 Befund am Beckenboden

Mithilfe des klinischen und elektrophysiologischen Befunds lassen sich frühzeitig 3 Arten von Lähmungen erkennen.

Komplette periphere Lähmung der quer gestreiften Mm. sphincter ani und urethrae mit EMG-Zeichen einer totalen Degeneration der Alpha-Motoneuronen

> *Die Lähmung tritt am häufigsten auf.*

Es handelt sich um eine totale bilaterale Nekrose des Vorderhorns S2–S4 und eine totale Nekrose der sakralen parasympathischen Zentren (**Abb. 31.7a**). Sowohl Blase als auch Mastdarm sind autonom.

Komplette zentrale Lähmung der quer gestreiften Mm. sphincter ani und urethrae

> *Diese Störung ist selten.*

Die Lähmung ist dissoziiert und spastisch. Die sakralen parasympathischen Zentren sind erhalten. Liegen globale komplette Sensibilitätsausfälle S3–S5 vor, kann es zu automatischen, unwillkürlichen und meist unbewussten Miktionen und Defäkationen kommen.

Komplette zentroperiphere Lähmung der quer gestreiften Mm. sphincter ani und urethrae mit teilweise erhaltenen sakralen parasympathischen Zentren

Es kann zu einer aktiven Blasen- und Mastdarmentleerung kommen, die jedoch in unterschiedlichem Maße eingeschränkt ist.

> *In allen Fällen ist die elektrophysiologische Untersuchung des quer gestreiften M. sphincter ani und/oder M. urethrae maßgebend für die Diagnose und Prognose ebenso wie für die Behandlung.*
> *Eine Zystomanometrie muss systematisch durchgeführt werden.*

31.3 Allgemeine Behandlungsprinzipien

Nach der Geburt sind 2 Hauptprobleme zu lösen:
- Chirurgische Behandlung der Myelomeningozele;
- Eventuelle neurochirurgische Behandlung des Hydrozephalus (Drainage des Liquors aus den zerebralen Ventrikeln).

Vorbeugemaßnahmen bis zum Alter von 3 Jahren

- Vorbeugung der Hautnekrosen durch Dekubitus;
- Korrektur der Gelenkdeformationen der unteren Extremitäten, besonders des Klumpfußes;
- Vorbeugung der paralytischen Hüftluxation;
- Steuerung der aktiv gebliebenen Bewegungen der unteren Extremitäten;
- Förderung der posturalen Funktion des Rumpfes und der unteren Extremitäten.

Maßnahmen bei Kindern über 3 Jahre

- Korrektur der Wirbelsäulendeformationen;
- Zur Harnblasen- und Mastdarmentleerung bestehen folgende 2 Möglichkeiten:
  - Vollständige Blasenentleerung: bei einer inkontinenten autonomen Blase (offener Sphinkter urethrae, beständige Entleerung durch abdominalen Überdruck) oder bei einer automatischen Blase mit guter Blasenfüllung und Entleerung.
  - Behinderte Blasenentleerung: chronische Harnretention mit Überlaufblase, die Infektionen fördert und besonders in Fällen eines Refluxes, der zu einer Schädigung der Nierenfunktion führen kann.

> *Regelmäßiges Sondieren ist indiziert!*

32 Zervikale Myelopathien

Zervikale Myelopathien können eine Tetraplegie verursachen, d. h. definitionsgemäß eine zentrale Lähmung der oberen und unteren Extremitäten sowie des Beckenbodens. Eine derartige zentrale Lähmung der 4 Extremitäten kann aber nur durch eine Schädigung der Pyramidenbahnen kranial des Segments C5 des zervikalen Marks entstehen.

Kommt es aber zu einer traumatischen Schädigung der Intumescentia cervicalis C5-T1, dann entstehen nicht nur Läsionen der Bahnen, sondern auch zentromedulläre Läsionen durch assoziierte Unterbrechung der arteriellen Versorgung der Segmente. In diesem Fall können periphere oder zentroperiphere Lähmungen an den oberen Extremitäten festgestellt werden, durch assoziierte Nekrosen von Zellen der Alpha Motoneuronen im Vorderhorn.

Auch für diese traumatischen zervikalen Myelopathien wird der Begriff Tetraplegie benutzt, was aber nicht der Definition entspricht.

Das Niveau einer Tetraplegie muss jeweils angegeben werden.

Beispiel: Eine Tetraplegie C7 bedeutet, dass sich die Lähmung von kaudal nach kranial bis zum Segment C7 erstreckt. In diesem Fall sind die Segmente C5–C6 vollständig erhalten.

Progrediente und akute zervikale Myelopathien werden unterschieden.

32.1 Progrediente zervikale Myelopathien

Diese Myelopathien werden häufig von einer starken Zervikalarthrose hervorgerufen, wobei es sich dann um chronische zervikale Myelopathien handelt. Die Arthrose führt zu einer Stenose des zervikalen Spinalkanals mit progredienter Kompression des Marks und besonders der Pyramidenbahnen. Zusätzliche vaskuläre Schädigungen des Marks mit zentromedullären Läsionen können assoziiert sein.

Funktionelle motorische Störungen

Die ersten funktionellen motorischen Zeichen erscheinen an den unteren Extremitäten, wie bei einer progredienten Paraplegie:

- Verlangsamung der willkürlichen Bewegungen;
- Motorische Ausfälle der Beine beim Gehen (medulläre Claudicatio intermittens);
- Intentionsspastik der Beine beim Gehen;
- Ungenügende Willkürkontrolle des quer gestreiften M. sphincter urethrae (Patient kann die Miktion nicht verzögern).

Klinische Zeichen

An den unteren Extremitäten bestätigen der Mingazzini- und der Barré-Test die progrediente zentrale Lähmung. Die Eigenreflexe sind lebhaft und polykinetisch. Der Plantarreflex ist ausgefallen, pathologische Reflexe wie das Babinski-Zeichen sind vorhanden. Die automatische und reflektorische Kontraktion des quer gestreiften M. sphincter ani ist stärker als die willkürliche Kontraktion.

Bei diesen Patienten ist der neurologische Befund der oberen Extremitäten von großer Bedeutung. Ausfälle von Eigenreflexen, einzelne Muskelatrophien in einem Myotom oder segmentale motorische Ausfälle müssen systematisch gesucht werden. Elektrophysiologische Zeichen einer progredienten neurogenen Muskelatrophie der oberen Extremität und Anomalien der motorischen und somatosensiblen evozierten Potenziale sind für die Diagnose maßgeblich.

Die klinischen und elektrophysiologischen Zeichen werden mit den röntgenologischen Daten (Kernspintomographie) korreliert, um das Niveau der zervikalen Markkompression erkennen zu können. Dies ist für eine eventuelle chirurgische Behandlung wichtig.

32.2 Akute zervikale Myelopathien

Die Hauptursache von akuten zervikalen Myelopathien sind Traumen mit Frakturen oder Luxationen der HWS. Ein Trauma löst nicht nur mechanische, sondern auch vaskuläre Schädigungen des zervikalen Marks aus. Letztere sind durch die vorübergehende oder definitive Unterbrechung der arteriellen Versorgung des zervikalen Marks zu erklären.

Bei einer akuten traumatischen Tetraplegie sind die Ausfälle an den oberen Extremitäten wie am Rumpf, an den unteren Extremitäten und am Beckenboden sehr verschieden.

- An den oberen Extremitäten können gleichzeitig Ausfälle durch zentromedulläre Nekrosen und Ausfälle durch Läsionen der Bahnen festgestellt werden. Der EMG-Befund ist für die Diagnose wie auch für die Prognose maßgeblich. Jeder Fall ist anders und muss einzeln geprüft werden (**Abb. 32.1**).
- Am Rumpf, an den unteren Extremitäten und am Beckenboden sind die Ausfälle nur auf die Schädigungen der medullären Bahnen zurückzuführen.

32.2.1 Befunderhebung an den oberen Extremitäten

Motorische Ausfälle

Die Ausfälle müssen lokalisiert, ihr Schweregrad abgeschätzt und ihre Verteilung in den betroffenen Myotomen festgelegt werden.
Mithilfe der Muskeltests der oberen Extremitäten lässt sich das Niveau der medullären Läsion feststellen. Die Tetraplegie kann ein Niveau C5, C6, C7, C8 oder T1 haben. Am häufigsten kommen Tetraplegien C6 oder C7 vor.

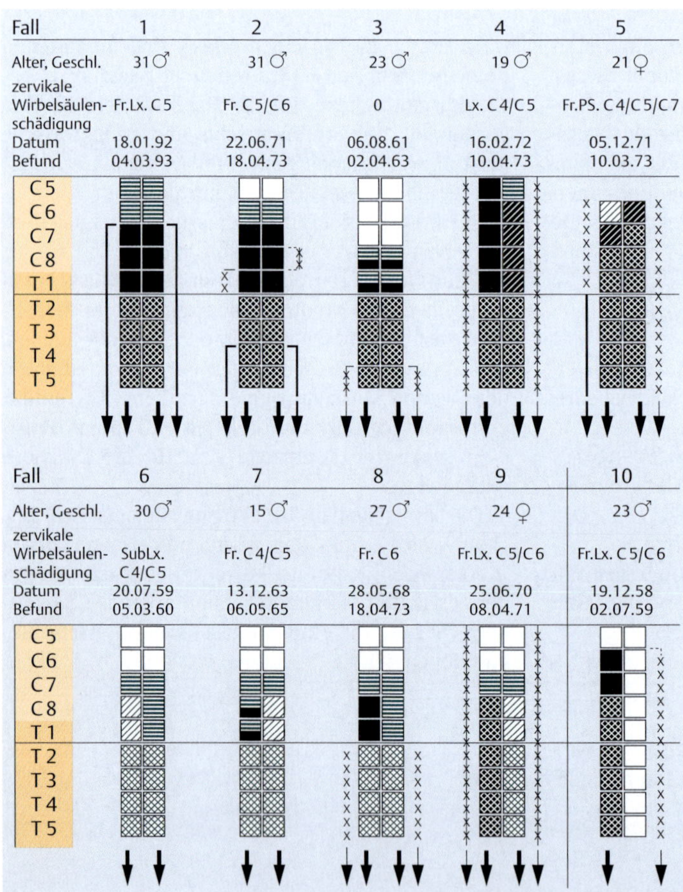

Abb. 32.1 Traumatische zervikale Myelopathie (Grafische Darstellung der Ausfälle s. Abb. 30.2).

Schweregrad der motorischen Ausfälle

Kaudal dieses Niveaus ist die Lähmung komplett oder inkomplett. Zur genauen Analyse der motorischen Ausfälle hilft der EMG-Befund (**Abb. 32.1**).

Komplette Lähmung

- Komplette periphere somatische Lähmung (totale Nekrose der Zellen der Alpha-Motoneurone im Vorderhorn);
- Komplette zentrale Lähmung (totale Unterbrechung der Pyramidenbahn);
- Komplette zentroperiphere Lähmung (inkomplette somatische Lähmung, aber totale Unterbrechung der Pyramidenbahn).

Inkomplette Lähmung

- Inkomplette periphere Lähmung (partielle Nekrose der Zellen der Alpha-Motoneurone des Vorderhorns);
- Inkomplette zentrale Lähmung (partielle Unterbrechung der Pyramidenbahn);
- Inkomplette zentroperiphere Lähmung (Inkomplette somatische Lähmung und partielle Unterbrechung der Pyramidenbahn).

Verteilung der motorischen Ausfälle

Die Verteilung der motorischen Ausfälle kaudal vom Niveau ist sehr unterschiedlich und hängt von den Vorderhornläsionen ab (**Abb. 32.1**). Diese können symmetrisch oder asymmetrisch verteilt sein. Darum ist es wichtig, die Kraft aller Muskelsynergien der verschiedenen Myotome systematisch zu prüfen.

Einige Möglichkeiten der Verteilung der motorischen Ausfälle bei einer Tetraplegie C7 werden hier beispielhaft aufgeführt:

- Komplette Lähmung C7 und T1, inkomplette Lähmung C8: es besteht ein aktiver Fingerschluss der drei ersten Finger.
- komplette Lähmung C7 und C8, inkomplette Lähmung T1: es bleibt eine Greifmöglichkeit der Hand durch die Flexion des 4. und 5. Fingers oder durch die Adduktion des Daumens zurück.
- komplette Lähmung C7, inkomplette Lähmung C8–T1: In diesem Fall ist ein globaler Handgriff möglich, auch durch die langen Fingerbeuger, selbst wenn die Kraft der Hand sehr vermindert ist.

Funktionen kranial des medullären Niveaus

Bei einer Tetraplegie ist es auch wichtig die verbliebenen motorischen Funktionen kranial der medullären Schädigungen zu testen:

- Tetraplegie C5 : Halsmuskeln, Gesichtsmuskeln und Mundmuskeln können eine gewisse Kontrolle der Umwelt ermöglichen, mit Hilfe elektronischer Geräte.
- Tetraplegie C6 : die Muskeln des Myotoms C5 und oft auch die Flexion / Supination des Unterarms bleiben erhalten.
- Tetraplegie C7: die Muskeln der Myotome C5–C6 sind erhalten. In diesem Fall ist die Kraft der radialen Extension der Hand normal. Durch diese radiale Extension der Hand ist ein passiver Faustschluss möglich aber nur, wenn die Fingerbeuger verkürzt sind. Die Verkürzung der Fingerbeuger lässt sich im akuten Stadium der Tetraplegie durch Flexionsorthesen der Finger erreichen. Durch die Spastik der Fingerbeuger bei einer zentralen Lähmung der Muskeln der Myotome C8-T1 bildet sie sich ohnehin. Der mechanische Handgriff durch willkürliche radiale Extension der Hand und mechanische Flexion der verkürzten Fingerbeuger wird unmöglich,
  - wenn die Kraft der radialen Extension der Hand vermindert ist,
  - oder eine Steifheit in Nullstellung des Grundgelenks des 2. - 5. Fingers vorliegt,
  - oder die Lähmung der Fingerbeuger eine periphere komplette Lähmung ist. In letzterem Fall ist keine Verkürzung der schlaffen Fingerbeuger möglich. Der passive Fingerschluss der ersten 3 Finger kann mit Hilfe einer Orthese (**Abb. 32.2**) durch die willkürliche radiale Extension der Hand ausgeführt werden. Dieser passive Handschluss ist hilfreich, da die Sensibilität des Daumens und des Zeigefingers bei einer Tetraplegie C7 erhalten ist.

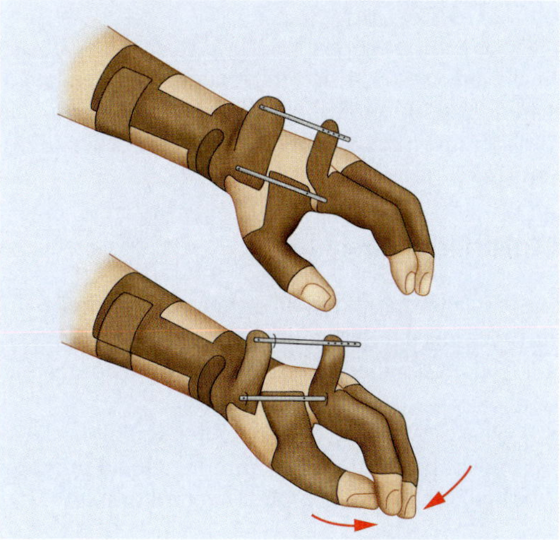

Abb. 32.2 Orthese für Tetraplegiker C7 mit kompletter peripherer Lähmung C7–C8–T1.

- Tetraplegie C8: das Problem der Handfunktion ist unverändert aber die Unterarmextension bleibt erhalten. Das Handöffnen ist besser. Die Adduktion und Innenrotation des Oberarms kann funktionell ausgenutzt werden.
- Tetraplegie T1: Der aktive Fingerschluss der ersten 3 Finger ist möglich

Sensibilitätsausfälle

An den oberen Extremitäten, kann man folgende komplette oder inkomplette Sensibilitätsausfälle finden:

- segmentale dissoziierte Ausfälle der Sensibilität für Schmerz und Temperatur mit syringomyelischer Dissoziation. Das ist ein Zeichen der Läsion der Commissura grisea des Segments (**Abb. 32.1**, Fall 2).
- dissoziierte Ausfälle der Sensibilitäten für Schmerz und Temperatur kaudal vom medullären Niveau (bis zu S5). Das ist das Zeichen einer totalen oder partiellen Unterbrechung des Tractus spino-thalamicus lateralis (**Abb. 32.1**, Fälle 4, 5 links, 8, 9 u. 10 links).
- globale Sensibilitätsausfälle kaudal vom medullären Niveau. In diesem Fall handelt es sich um eine totale oder partielle Unterbrechung der gesamten Sensibilitätsbahnen (Tractus spino-thalamicus lateralis sowie Tractus gracilis und cuneatus; **Abb. 32.1**, Fälle 1, 2 u. 5 rechts).

32.2.2 Befunderhebung am Rumpf, an den unteren Extremitäten und am Beckenboden

In diesen Bereichen ist die Analyse der neurologischen Ausfälle einfacher, da die Ausfälle nur auf Schädigungen der medullären Bahnen zurückzuführen sind.

Motorische Ausfälle

Die Ausfälle sind durch die totale oder partielle Unterbrechung der Pyramidenbahn zu erklären. Wie in allen akuten Fällen, werden 2 Phasen unterschieden:

- 1. Phase: Während der Phase des spinalen Schocks ist die zentrale Lähmung global und schlaff, entweder komplett oder inkomplett.
- 2. Phase: Die zentrale Lähmung ist dissoziiert und spastisch.
  - Komplette Lähmung: Autonomie ist nur im Rollstuhl möglich (**Abb. 32.1**, Fälle 1–5, 9 rechts u. 10 rechts).
  - Inkomplette Lähmung: Die Gehfähigkeit ist mit Hilfsmitteln möglich. Der Gang ist aber spastisch. Ein Pendelgang mit Orthesen und Unterarmstützen ist nicht möglich.

Sensibilitätsausfälle

Kaudal des medullären Niveaus sind die Sensibilitätsausfälle unterschiedlich. Je nach Topographie der Schädigungen der Bahnen sind folgende Ausfälle festzustellen:

Globale Sensibilitätsausfälle

Globale Ausfälle der Sensibilitäten für Schmerz und Temperatur, der taktilen Sensibilität und der Tiefensensibilität der Knochen und Gelenke können komplett oder inkomplett sein. Sind sie bilateral und komplett, ist das ein Zeichen eines medullären Querschnitts.

Dissoziierte Sensibilitätsausfälle

Bei bilateralen Ausfällen der Sensibilität für Schmerz und Temperatur mit einer *syringomyelischen Dissoziation* handelt es sich um eine ventrale Läsion des Marks mit einer bilateralen Schädigung des Tractus spinothalamicus lateralis.

Bei Ausfällen der taktilen und der Tiefensensibilität der Knochen und Gelenke mit einer *tabetischen Dissoziation* liegt eine dorsale Läsion des Marks mit der Schädigung des Tractus gracilis vor. Dabei kommt es zur Verminderung oder zum Verlust des Körperbilds am Rumpf und an den unteren Extremitäten.

Bei einer bilateralen, aber asymmetrischen Schädigung des Vorderseitenstrangs des Marks entsteht ein bilaterales *Brown-Séquard-Syndrom.* Die Sensibilitätsausfälle für Schmerz und Temperatur sind auf einer Seite stärker als auf der anderen.

Ausfälle der vegetativen Funktionen

Diese Ausfälle betreffen besonders die parasympathischen Zentren S2–S4 des sakralen Marks. Während der 1. Phase des spinalen Schocks fällt die automatische Blasen- und Mastdarmentleerung aus (akute Harnretention, akute Obstipation), die während der 2. Phase zurückgewonnen wird.

Verbleibende Störungen der Blasen- und Mastdarmentleerung hängen von folgenden Faktoren ab:

- Harn- und Defäkationsdrang gehen nur bei kompletten globalen Sensibilitätsausfällen in den Dermatomen S2–S4 verloren.

Dies ist selten der Fall.

- Die willkürliche Kontrolle der quer gestreiften Sphinkter entfällt nur bei bilateraler kompletter zentraler Lähmung des Rumpfes, der unteren Extremitäten und des Beckenbodens. In den schlimmsten Fällen kann es zu einer automatischen Miktion und Defäkation kommen. Wie bei den Paraplegien können auch Dysfunktionen der Harnblase entstehen.

32.3 Behandlungsprinzipien

Während der akuten Phase einer traumatischen globalen und schlaffen Tetraplegie sind die Vorbeugungsmaßnahmen dieselben wie bei einer akuten Paraplegie (Kap. 29). Während der Phase des Rückgewinns der automatischen, reflektorischen eventuell willkürlichen Funktionen wird versucht, die maximale Autonomie für den Patienten zu erreichen.

An den oberen Extremitäten ist der präzise Befund für die Behandlung mit Orthesen, mithilfe der funktionellen Stimulation oder der funktionellen Chirurgie maßgeblich. Für die gestuelle Autonomie müssen – wenn möglich – die Extension des Unterarms und ein passiver oder aktiver Handgriff hergestellt werden.

Hinsichtlich der posturalen Funktion sollte die Steh- und Gehfunktion zurückgewonnen werden, eventuell mit Hilfsmitteln. Ist das nicht möglich, kommt nur der Rollstuhl in Frage.

Die physiologische Blasen- und Mastdarmentleerung ist in der Regel wieder möglich. Globale komplette Sensibilitätsausfälle S2–S5 sind selten, können aber den Harn- und Defäkationsdrang sowie die sexuellen Empfindungen aufheben.

33 Extrapyramidale Pathologie

33.1 Anatomischer und physiologischer Überblick

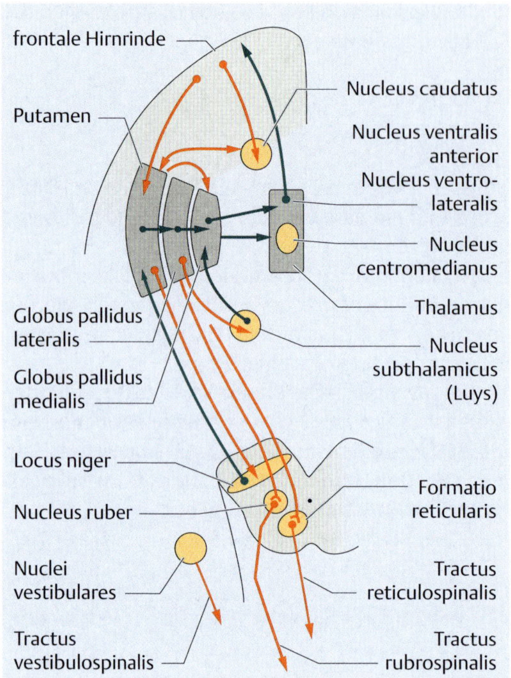

Abb. 33.1 Extrapyramidale Zentren, Bahnen und Regelkreise.

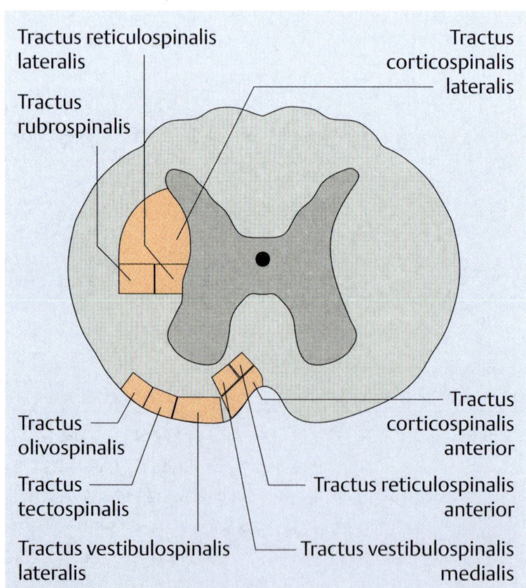

Abb. 33.2 Pyramidale und extrapyramidale Bahnen im zervikalen Mark.

Das extrapyramidale System besteht aus Zentren, Bahnen und Regelkreisen (**Abb. 33.1, Abb. 33.2, Abb. 33.3**).

Zentren

- Striatum *(Corpus striatum)*: besteht aus dem Nucleus caudatus und dem Putamen, die das Neostriatum bilden (neuerer Teil des Striatums).
- Globus pallidus lateralis und Globus pallidus medialis. Das Pallidum gehört zum Paleostriatum (älterer Teil des Striatums).
- Nucleus subthalamicus *(Corpus Luys)*.
- Zentren des Hirnstamms: Nucleus ruber, Substantia nigra und Formatio reticularis.

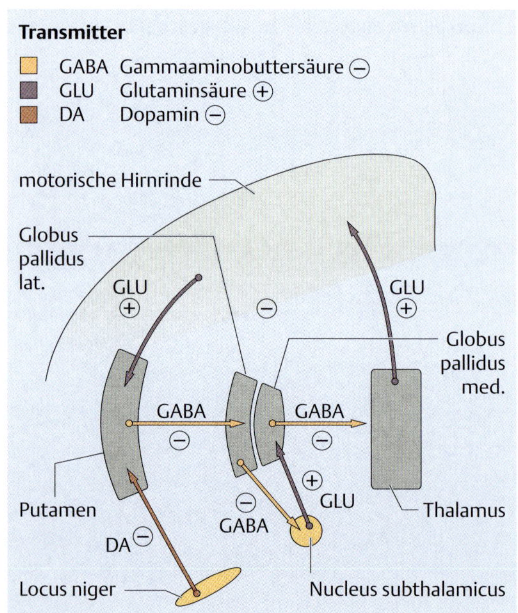

Abb. 33.3 Neurotransmitterfunktionen im extrapyramidalen System. 3 Transmitter kommen zum Einsatz: Glutaminsäure (GLU) mit bahnender Funktion (+) sowie GABA (Gammaaminobuttersäure) und Dopamin (DA) mit hemmender Funktion (-). Der Regelkreis verläuft von der motorischen Hirnrinde zum Striatum (Nucleus caudatus und Putamen). Vom Striatum sind 2 Verbindungen mit dem Globus pallidus medialis vorhanden: eine direkte und eine indirekte hemmende Verbindung über den Nucleus subthalamicus. Der Globus pallidus medialis ist mit dem Thalamus und dann mit der motorischen Hirnrinde verbunden. Die Verbindungen haben eine bahnende (+) oder hemmende (-) Funktion.

Das vestibuläre System kann in das extrapyramidale System eingegliedert werden.

Bahnen und Regelkreise

- Bahn von der motorischen Hirnrinde zum Neostriatum (Nucleus caudatus und Putamen).
- Regelkreis vom Nucleus caudatus zum Putamen, Pallidum und Thalamus (Nuclei ventralis anterior und ventrolateralis des Thalamus). Vom Thalamus zieht dann eine Bahn zur motorischen Großhirnrinde (präfrontale Hirnrinde; *Tractus corticostriatopallidothalamocorticalis)*. Somit kann das extrapyramidale System die Funktion der motorischen Hirnrinde kontrollieren.
- Verbindung zwischen dem Neostriatum und dem zentralen Teil des Thalamus oder Nucleus centromedianus, wo sich Zellen des retikulären Systems befinden. Das extrapyramidale System kontrolliert den Wachzustand.
- Auf- und absteigende Bahnen zwischen dem Pallidum und den unteren Zentren. Diese Bahnen ziehen zum Nucleus subthalamicus (pallido-subthalamischer-pallidaler Regelkreis), Substantia nigra, Nucleus ruber, Formatio reticularis, auch zu den vestibulären Zentren. Von dort aus bilden sich absteigende Bahnen zum Mark: Tractus reticulospinalis (kontrolliert das Gamma-Motoneuron), Tractus rubrospinalis und Tractus vestibulospinalis (kontrollieren das Alpha-Motoneuron).
- Bahnen zwischen dem Neostriatum (Nucleus caudatus und Putamen) und der Substantia nigra (Striatonigrostriärer Regelkreis). Die absteigende Bahn hat als Neurotransmitter GABA (Gammaaminobuttersäure), die aufsteigende Bahn Dopamin.

Ein Mangel an Dopamin durch den Verlust der dopaminergen Neurone der Substantia nigra verursacht Morbus Parkinson.

Das extrapyramidale System hat 2 Hauptfunktionen: motorische Funktion und Kontrolle des Wachzustands.

Extrapyramidale Motorik

- Ausdrucksbewegungen (Gesichts- und gestuelle Mimik): z. B. automatische Bewegungen der oberen Extremitäten beim Sprechen;
- Mitbewegungen, z. B. Pendelbewegungen der oberen Extremitäten beim Gehen;
- Kontrolle des posturalen Tonus durch bahnende oder hemmende Einwirkungen auf die Motorik;
- Kontrolle des Grundtonus der Muskeln.

Kontrolle des Wachzustands

Das extrapyramidale System kontrolliert den Wachzustand.

33.2 Pathologien

Bei einer Läsion des extrapyramidalen Systems treten Veränderungen des Grundtonus der Muskeln und unwillkürliche und anormale Bewegungen auf, die während des Ruhezustands geringer sind und während des Schlafs vollständig verschwinden. Sie werden durch willkürliche Bewegungen oder durch Erregung gesteigert.

33.3 Extrapyramidale Syndrome

Hierzu zählen das choreatische, ballistische, athetotische und dystone Syndrom sowie die Parkinson-Syndrome.

33.3.1 Choreatisches Syndrom

Krankheitsbilder

Chorea Sydenham
Diese rheumatische Hirnentzündung wird von Streptokokken verursacht und war früher eine häufige Komplikation des akuten Gelenkrheumatismus. Durch den Einsatz von Antibiotika ist die Krankheit selten geworden.

Chorea Huntington
Es handelt es sich um eine vererbliche progrediente Degeneration des ZNS, die zur Demenz führt.

Unwillkürliche und anormale Bewegungen

Die *choreatischen Bewegungen* sind typische Zeichen der beiden Krankheitsbilder. Es handelt sich um rasche, flüchtige Muskelkontraktionen mit dem Bewegungseffekt eines einzelnen Muskels oder einer Muskelgruppe. Die Wiederholung der Bewegungen ist nicht vorauszusehen.

Die diffusen Bewegungen treten im Gesicht, an den Extremitäten und am Rumpf auf. Besonders stark kommen sie an den distalen Gliedabschnitten zum Vorschein.

Mithilfe der EMG-Ableitung lässt sich feststellen, dass die choreatische Bewegung einer Potenzialgruppe entspricht, die plötzlich in den agonistischen oder antagonistischen Muskeln auftritt.

Veränderungen des Grundtonus der Muskeln

Bei der Chorea Sydenham ist der Grundtonus der Muskeln stark vermindert (Chorée molle), während er bei der Chorea Huntington vermindert oder gesteigert ist. In letzterem Fall ist, wie bei Morbus Parkinson, eine Akinese und ein Rigor festzustellen.

Behandlungsprinzipien

Die Anwendung von Antibiotika, Kortison und Neuroleptika bietet eine erfolgreiche Behandlung der Chorea Sydenham.

Eine kausale Behandlung der Chorea Huntington ist nicht bekannt.

33.3.2 Ballistisches Syndrom

Ursache

Das ballistische Syndrom wird durch einen vaskulären Insult am kranialen Teil des Hirnstamms mit einer einseitigen Läsion des Corpus Luys verursacht. In diesem Fall betrifft der Hemiballismus die kontralaterale Körperhälfte.

Unwillkürliche und anormale Bewegung

Die starken Kontraktionen der proximalen Extremitätenmuskeln setzen plötzlich ein und führen zu blitzartigen, schleudernden Bewegungen mit großer Wucht und großem Ausmaß. Der Patient kann die Bewegungen nicht willkürlich unterdrücken. Beim Sitzen versucht er, seine obere Extremität zwischen seinem Rücken und der Stuhllehne einzuklemmen.

Veränderung des Grundtonus der Muskeln

Bei der Prüfung des Grundtonus der betroffenen Körperhälfte während des Ausbleibens der unwillkürlichen Bewegungen ist eine Verminderung festzustellen.

Verlauf

Der Verlauf des Syndroms hängt vom Schweregrad des Insults ab. In einigen Fällen endet die Erkrankung aufgrund vaskulärer Läsionen des Hirnstamms tödlich, in anderen verläuft sie gutartig und die unwillkürlichen Bewegungen hören auf.

33.3.3 Athetotisches Syndrom

Krankheitsbilder

Hier werden die *doppelseitige Athetose* (Athetose double) und die einseitige posthemiplegische Athetose *(Hemiathetose)* unterschieden. In beiden Fällen handelt es sich um perinatale Hirnschädigungen, die zu den Zerebralparesen zählen.

Unwillkürliche und anormale Bewegungen

Die Bewegungen sind langsam, weshalb sie als träge, wurm- und krampfartig bezeichnet werden. Sie erfolgen unaufhörlich und führen zu einer ständig wechselnden Stellung des distalen Teils der Extremitäten.

Veränderungen des Grundtonus der Muskeln

Der Grundtonus ist stark, aber wechselnd erhöht, da die Muskelspannung die agonistischen und antagonistischen Muskeln gleichzeitig betrifft.

Im EMG lässt sich diese Hypertonie und die simultane, wechselnde Aktivität der agonistischen und antagonistischen Muskeln feststellen *(Raidissement).*

Behandlungsmöglichkeiten

Die athetotischen Bewegungen können durch Medikamente (Diazepam) oder Injektionen von Botulinum Toxin A unterdrückt werden. Letzteres wird in den Muskel eingespritzt, um die synaptische Übertragung durch das Azetylcholin zu blockieren.

33.3.4 Dystonie-Syndrome

Krankheitsbilder

Es werden die Rumpfdystonie und die posthemiplegische Bewegungsdystonie der Extremitäten unterschieden.

Rumpfdystonie

Sie wird durch eine asymmetrische Verteilung der posturalen Impulse hervorgerufen. Sobald der Patient seine posturalen Muskeln kontrahiert, entstehen unwillkürliche langsame dystonische Bewegungen.

- *Zervikale Dystonie:* Sobald der Patient versucht, seinen Kopf aktiv aufrecht zu halten, kommt es zu einer unwillkürlichen langsamen Drehbewegung (Torticollis spasticus), d.h. Flexions- (Antecollis), Extensions- (Retrocollis) oder Lateroflexionsbewegung (Laterocollis), die der Patient nicht willkürlich unterdrücken kann.
  Wird sein Kopf festgehalten, sodass die Halsmuskeln entspannt sind, erscheint in der EMG-Ableitung der Halsmuskeln keine anormale Aktivität. Beim plötzlichen Loslassen des Kopfes erscheint die dystonische Aktivität der Halsmuskeln.
- *Torsionsdystonie:* Die gesamten Rumpfmuskeln sind betroffen, und auch hier entstehen unwillkürliche Drehbewegungen, Flexions- oder Extensions- (hyperlordosierende Bewegungen) sowie Lateroflexionsbewegungen.
  Bei entspannten Muskeln ist der Grundtonus vermindert.

Posthemiplegische Bewegungsdystonie der Extremitäten

Nach einer akuten vaskulären oder traumatischen Hemiplegie, die sich ganz zurückgebildet hat, kann nach einigen Monaten eine Bewegungsdystonie der Extremitäten der vorher betroffenen Körperhälfte auftreten.

Die anormalen und unwillkürlichen Bewegungen erscheinen während der willkürlichen Bewegungen und entfernen diese vom Ziel.

Beispiele:

- Dystonische Bewegungen der oberen Extremität (**Abb. 33.4**).
- Dystonische Extension des großen Zehs während des Gehens (**Abb. 33.5**).

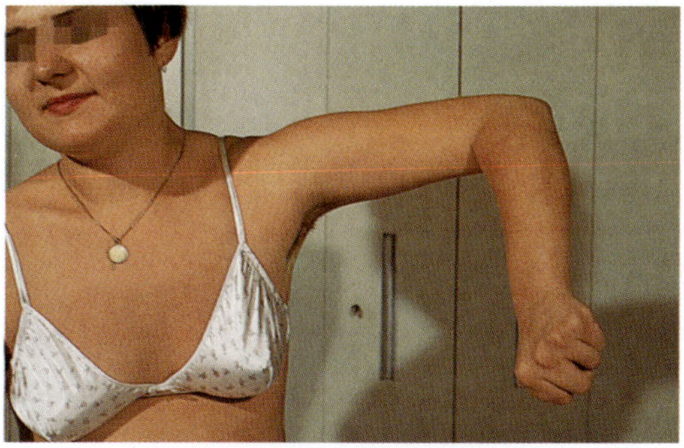

Abb. 33.4 Posthemiplegische Bewegungsdystonie der oberen Extremität.

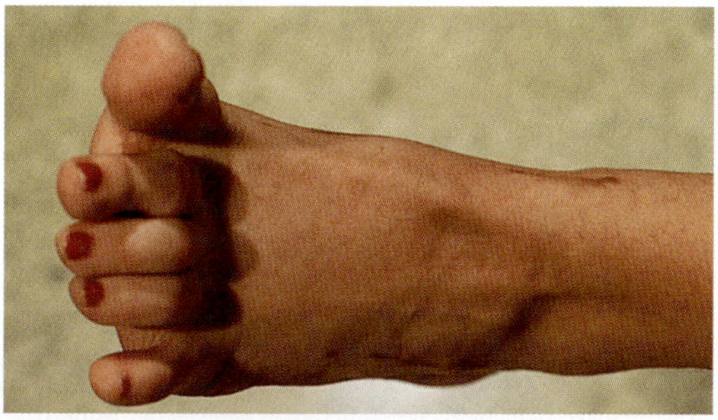

Abb. 33.5 Posthemiplegische Extensionsdystonie des großen Zehs.

Behandlungsprinzipien

Die Behandlung erfolgt durch Diazepam oder Injektionen von Botulinum Toxin A in die dystonischen Muskeln.

33.3.5 Parkinson-Syndrome

Parkinson-Syndrome haben wie Morbus Parkinson (Kap. 33.4) klinische Hauptzeichen (Akinese, Rigor und Tremor), sie unterscheiden sich aber vom idiopathischen Morbus Parkinson, da in diesen Fällen die Ursache bekannt ist.

Ursachen

- Postenzephalitischer Parkinsonismus (nach einer Hirnentzündung oder Encephalitis lethargica);
- Kohlenmonoxid- oder Manganvergiftung;
- Arteriosklerose (z.B. bei Lues-Erkrankung);
- Hirntumoren (parasagittales Meningeom);
- Degeneration des ZNS (z.B. bei spinopontozerebellärer Atrophie);
- Schwere Hirntraumen;

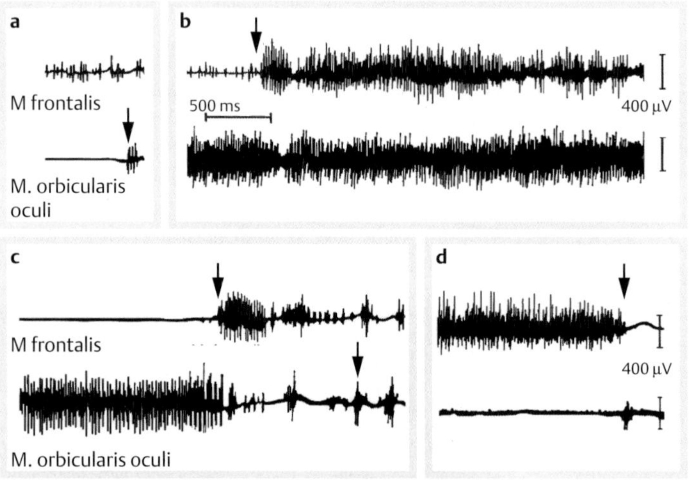

Abb. 33.6a–d Blepharospasmus, der durch simultane EMG-Ableitung mit konzentrischer Nadelelektrode des M. frontalis und M. orbicularis oculi bestätigt wird. **a** Spontanes Blinzeln mit Potenzialgruppe im M. orbicularis oculi (Pfeil). **b** Aktivierung des M. orbicularis oculi beim willkürlichen Schließen der Augen. Bei der Aufforderung, die Augen zu öffnen, wird sofort der M. frontalis physiologisch aktiviert (Pfeil). Trotz energischer willkürlicher Kontraktion des M. frontalis bleibt die dyskinetische Aktivität des M. orbicularis oculi bestehen und entspricht dem Blepharospasmus. Die Augen bleiben geschlossen. **c** Beim willkürlichen Schließen der Augen wird der M. orbicularis oculi physiologisch aktiviert. Bei der Aufforderung zum schnellen Öffnen der Augen wird umgehend der M. frontalis aktiviert. Diesmal erscheint kein Blepharospasmus, sondern ein spontanes Blinzeln (Pfeil). **d** Physiologische willkürliche Aktivierung des M. frontalis.

- Neuroleptikabehandlung.

Parkinson-Syndrome werden oft von folgenden assoziierten neurologischen Störungen begleitet:

- *Dyskinesien:* Die anormalen und unwillkürlichen Bewegungen erscheinen ganz plötzlich und werden von einem Krampfzustand begleitet, der eine gewisse Zeit anhält:
  - Blinzelkrampf *(Blepharospasmus):* Der Muskelkrampf wird durch das willkürliche Schließen der Augen eingeleitet und betrifft die Mm. orbiculares oculi, die anormal andauernd aktiviert werden. Trotz der energischen bilateralen Kontraktion des M. frontalis bleiben die Augen geschlossen (**Abb. 33.6a–d**).
  - Schauanfälle oder Blickkrämpfe: Die Augen drehen sich nach oben und bleiben einige Zeit in dieser Richtung stehen.
  - Zungendyskinesie mit andauernder Protraktion der Zunge.
- *Dystonien:* Torticollis spasticus oder Torsionsdystonie.
- *Psychische Störungen,* z. B. wie Depression und verlangsamtes Denken.
- *Schlafstörungen.*
- *Endokrine Störungen.*

33.4 Morbus Parkinson

33.4.1 Klinische Zeichen

Morbus Parkinson ist durch 3 Hauptsymptome *Akinese* (defizitäres Symptom), *Tremor* und *Rigor* (Überschusssymptome) gekennzeichnet.

Akinese

Die Akinese ist als wichtigste Störung zu bezeichnen.

- Bei Betroffenen fehlen spontane Bewegungen. Patienten haben große Schwierigkeiten, willkürliche Bewegungen einzuleiten und zu Ende zu führen. Es sieht aus, als müssten sie große Willenskraft aufbringen. Die willkürlichen Bewegungen setzen verspätet ein und werden langsam ausgeführt *(Bradykinese)*.
- Die Ausdrucks- und Mitbewegungen sind verarmt oder fallen ganz aus:
  - Das Gesicht ist ohne Ausdruck und maskenartig *(Hypomimie* oder *Amimie)*.
  - Blinzeln erfolgt nur selten.
  - Die Augenbewegungen sind erhalten.
  - Ausdrucksbewegungen der oberen Extremitäten beim Erzählen gehen verloren.
- Die Sprache ist monoton und leise. Der Patient artikuliert mangelhaft und wird zunehmend stimmlos.
- Kauen und Schlucken sind mühevoll, spontanes Schlucken wird seltener und manchmal fließt der Speichel (vermehrte Speichelsekretion) aus dem Mund.
- Beim Schreiben werden die Buchstaben immer kleiner *(Mikrographie)*.
- Das gesamte Bewegungsverhalten wird immer ärmer:
  - Der Patient hat Schwierigkeiten, sich auf den Stuhl zu setzen und sich wieder zu erheben, sich ins Bett zu legen und wieder aufzustehen.
  - Er läuft wie ein Automat, mit kleinen Schritten und ohne die Arme zu schwingen. Beim Umkehren wird die globale Bewegung in kleine drehende Schritte zersetzt.

Paradoxale Kinesen

Sie treten meist unerwartet mit folgenden Zeichen auf:

- Enthemmungsphasen: Während einer gewissen Zeit wird die Beweglichkeit des Patienten normal.
- Hemmungssymptome: z. B. während des Gehens beginnt der Patient mit den Füßen zu trampeln und kommt nicht mehr vorwärts *(Freezing)*.
- Plötzlich auftretende Überschusssymptome:
  - Während des Gehens macht der Patient immer schnellere Schritte *(Festination)* und kann nicht mehr anhalten. Stößt er auf ein Hindernis, fällt er zu Boden.
  - Das Sprechen wird immer schneller, bis überhaupt nichts mehr zu verstehen ist *(Tachyphémie paroxystique)*
  - Beim Schreiben werden die Buchstaben immer kleiner und schneller, bis zum unleserlichen Gekritzel.

Tremor

Typisch bei M. Parkinson ist ein *Ruhetremor*. Er ist regelmäßig, mit einer alternierenden unwillkürlichen Aktivierung der Agonisten und Antagonisten und hat eine Frequenz von ca. 4–6 Hz. Besonders deutlich ist er an den Lippen und am distalen Teil der Extremitäten zu beobachten (es sieht aus, als würde der Patient Münzen zählen oder Pillen drehen).

Der Tremor ist in Ruhe vermindert und verschwindet während des Schlafs. Verstärkt wird er bei Müdigkeit oder durch seelische Erregung. Bei willkürlichen Bewegungen verschwindet er, sodass er keine funktionelle Behinderung darstellt.

Bei der EMG-Ableitung treten die Potenzialgruppen alternierend und regelmäßig in den Agonisten und Antagonisten auf.

Manchmal tritt auch ein *Intentionstremor* auf, der hier eine funktionelle Behinderung hervorruft, da er sich während der willkürlichen Bewegungen verstärkt.

Rigor

Bei dieser extrapyramidalen Hypertonie sind folgende klinische Zeichen zu beobachten:

- Die Tonizität ist erhöht, das Muskelrelief und die Muskelfestigkeit sind gesteigert, als wären die Muskeln nicht entspannt.
- Die Extensibilität ist vermindert.
- Die Passivität ist verringert; beim passiven Durchbewegen der Extremitäten ist ein starker Widerstand festzustellen.
  - Der Widerstand ist wächsern und bleibt während des Bewegungsablaufs gleichmäßig. Die

Gliedmaßen verharren in der Stellung, in der sie losgelassen werden. Es handelt sich also um eine plastische Hypertonie.
  - Der Widerstand beim Dehnen der Muskeln lässt ruckartig nach *(Zahnradphänomen)*, was durch die Steigerung der posturalen Reflexe zu erklären ist.
- Die Hypertonie ist unabhängig von der Schnelligkeit der passiven Bewegung.
- Der Rigor ist dauerhaft. Das Wiederholen von passiven Bewegungen kann zu einer Steigerung führen.
- Der Rigor betrifft alle Muskeln, die eine posturale (Rumpfmuskulatur) oder eine mimische und Gestikfunktion haben.

Folgen des Rigors

- Die posturalen Anpassungs- oder Stützreaktionen werden unmöglich.

Beispiele:
  - Bei der Durchführung des Stoßtests bei einem aufrecht stehenden Patienten fällt dieser wie eine Statue nach hinten um.
  - Bei einem auf dem Tisch sitzenden Patienten mit herunter hängenden Unterschenkeln fällt dieser beim Stoßtest zwar zurück, seine Beine bleiben jedoch in der Flexionsstellung.
- Restriktionssyndrom.
- Orthopädische Komplikationen:
  - Gelenksteife, Fehlstellungen und -haltungen.
  - Die thorakolumbale Wirbelsäule ist hyperkyphotisch.
  - Kopf und Schultern sind nach ventral verschoben.
  - An der unteren Extremität befinden sich Hüfte und Knie in Flexionsstellung.
  - An der oberen Extremität sind die Oberarme in Adduktion und Innenrotation, die Unterarme in Flexion und Pronation. An der Hand ist eine Flexionsstellung des 1. und eine Extensionsstellung des 2. und 3. Gliedes des 2.–5. Fingers zu sehen (extrapyramidale Hand durch Hypertonie der M. interossei und lumbricales). Oft kommt es zu einer Adduktionsstellung des Daumens und einer ulnaren Abweichung der Hand und der Finger.

Assoziierte Störungen

Subjektive Sensibilitätsstörungen

Die Betroffenen klagen oft über Schmerzen der Muskeln und der Gelenke, Steifheit, Starre und Unruhe *(Restless legs)*, besonders der unteren Extremitäten, die sie zur Bewegung drängt *(Acathisie)*. Diese unangenehmen Empfindungen sind nachts am stärksten und werden durch passive oder aktive Bewegungen gelindert.

Psychische Störungen

Die Patienten leiden oft unter Depressionen, weshalb sich die Physiotherapie schwierig gestaltet.

Außerdem kann das Denken verlangsamt sein, was ein erstes Zeichen eintretender Demenz ist (Demenzrisiko bei 30% der Patienten).

33.4.2 Verlauf der Krankheit

Ohne Behandlung kommt es im Verlauf zu einer zunehmenden Verschlechterung, wobei 4 Stadien unterschieden werden:

- *Stadium 1:* Die Akinese ist nur wenig ausgeprägt; die funktionelle Behinderung ist sehr gering.
- *Stadium 2:* Akinese und Rigor sind stärker entwickelt; die Behinderung wird größer, aber der Patient bleibt autonom.
- *Stadium 3:* Die funktionelle Behinderung ist sehr stark. Der Patient ist nicht mehr fähig, Alltagsbewegungen auszuführen. Auch das Gehen wird immer schwieriger und allmählich unmöglich. Der Patient wird von der Hilfe anderer abhängig.
- *Stadium 4 bzw. Endstadium:* Der Patient ist bettlägerig und kann sich nicht mehr bewegen. Er ist wie versteinert.

33.4.3 Behandlungsprinzipien

- **Medikamentöse Behandlung:** Morbus Parkinson wird mit L-Dopa-Präparaten behandelt oder mit Medikamenten zur Steigerung der Erregbarkeit der Dopaminrezeptoren (Bromocryptin). Bei beiden Präparaten können Nebenwirkungen, wie z. B. Übelkeit und Brechreiz, Tachykardie, orthostatische Senkung des Blutdrucks und psychische Störungen auftreten. Später erscheinen möglicherweise sogar Dyskinesen (unwillkürliche und anormale Bewegungen) und L-Dopa-induzierte Wirkungsschwankungen (on/off).

- **Physiotherapie:** Sie spielt bei Parkinsonpatienten eine sehr wichtige Rolle und sollte frühzeitig beginnen!
  - **Bei** *selbstständigen Patienten* **sind** Übungen mit aktiven, rhythmischen Bewegungen mit großem Ausmaß der Extremitäten wichtig. Die Motivation kann durch Gruppenarbeit, Variationen der Übungen und Einsatz von Geräten gesteigert werden.

Die Übungen müssen orthopädischen Komplikationen vorbeugen.

  - Bei *bettlägerigen Patienten* steht das Ziel des Wiederaufbaus der Motorik, besonders mit Rückgewinn des eigenständigen Gehens im Vordergrund, Verbesserung der posturalen Stützreaktionen sowie Korrektur der orthopädischen Komplikationen.
  - Auch Atemtherapie und Sprachübungen sind indiziert.
- **Stereotaktische Operationen** mit Implantation von Elektroden zur Neurostimulation von extrapyramidalen Zentren können gute Resultate ergeben.

34 Multiple Sklerose

Anatomopathologische Definition: Die auch Encephalomyelitis disseminata genannte Krankheit ist durch eine Entmarkung der weißen Substanz im ZNS charakterisiert. Die Entmarkung tritt herdförmig auf, besonders um die Venen der weißen Substanz herum.

Werden die Axone durch die Entmarkung nicht zerstört, verlangsamt sich die zentrale Leitgeschwindigkeit oder sie wird unterbrochen. Die Markscheiden bilden sich wieder und die Funktion wird zurückgewonnen.

Führt die Entmarkung jedoch zu einer axonalen Degeneration, entstehen herdförmige Nekrosen und später Sklerosen, die makroskopisch gut zu erkennen sind. Diese Degeneration ist irreversibel, da sich das ZNS nicht regenerieren kann. Die Folge sind irreversible neurologische Ausfälle. Häufig ist der II. Hirnnerv (N. opticus) betroffen, da er zum ZNS gehört.

Die Ursache der Krankheit ist unbekannt. Es handelt sich um einen immunologischen Prozess mit Bildung von Antikörpern, die die Markscheiden im ZNS schädigen.

Klinische Definition: Die Multiple Sklerose setzt meistens akut ein (selten progredient) und betrifft in der Regel jüngere Menschen im Alter von 20–40 Jahren (70% der Fälle). Frauen erkranken häufiger als Männer (3:2 im Anfangsstadium). Die Prävalenz liegt bei 70/100.000.

Der Verlauf der Krankheit ist nicht vorauszusehen. Er ist durch Schübe mit wechselnder Symptomatik charakterisiert. In einigen Fällen ist zwar eine gewisse Stabilisation der Erkrankung zu beobachten, oft kommt es aber nach 5–10 Jahren zu einer Verschlechterung und zunehmender Behinderung.

Der schubförmig-progrediente Verlauf ist am häufigsten. Er erfolgt zu Beginn in Schüben mit Remissionen von Monaten oder Jahren, später progredient mit fortschreitender Verschlechterung und zunehmender Behinderung.

34.1 Klinische Zeichen

Die klinischen Zeichen sind sehr verschieden und hängen von der Lokalisation des pathologischen Prozesses im ZNS ab. Sehr oft liegen mehrere neurologische Störungen vor, was den Befund manchmal erschwert.

34.1.1 Störungen der Sehfunktion und der Augenmotorik

Transversale Optikusneuropathie

Häufig tritt die Störung akut ein und wird von Schmerzen bei den Augenbewegungen begleitet. Die Neuropathie ist meistens unilateral. Der Verlust der zentralen und peripheren Sehschärfe kann komplett oder inkomplett sein.

Sind die Sehausfälle komplett, fallen der direkte und konsensuelle photomotorische Reflex aus. Der Wiedergewinn der Sehfunktion ist nach einigen Tagen zu beobachten.

Störungen der Augenmotorik

Diese Störungen werden durch eine zentrale Lähmung der Augenbewegungen, eine Augeninkoordination (internukleäre Ophthalmoplegie) oder einen starken Nystagmus (Empfinden, als würde man doppelt sehen) verursacht.

34.1.2 Behinderung der Bewegungsfunktion der Extremitäten

Zentrale Lähmung der Extremitäten (dissoziierte Lähmung)

Die entstehende Behinderung hat unterschiedliche Schweregrade. Es können eine Verlangsamung der willkürlichen Bewegungen, motorische Ausfälle, die durch das Wiederholen der willkürlichen Bewegungen sichtbar werden, oder permanente inkomplette oder komplette zentrale motorische Ausfälle auftreten.

Spastik

Unilaterale oder bilaterale Spastiken betreffen die Beuger an der oberen Extremität und begleiten eine zentrale Lähmung.

Zerebelläre Bewegungsataxie

Bei schnellen Bewegungen kommt es zur Hypermetrie, Adiadochokinese, Asynergie und Dyschronometrie.

Kann der Patient keine schnellen willkürlichen Bewegungen ausführen, sollten dringend der Babinski- und der Stewart-Holmes-Test durchgeführt werden zur Bestätigung der zerebellären Bewegungsataxie.

Propriozeptive Bewegungsataxie durch Ausfälle der Tiefensensibilität der Knochen und Gelenke

Die motorische Inkoordination wird bei Tests mit geschlossenen Augen deutlich (z.B. Finger-Nase-Test). Der Patient findet die Richtung der willkürlichen Bewegungen nicht mehr. Beim Halten der vor sich gestreckten oberen Extremitäten mit geschlossenen Augen kommt es zu einer Instabilität der Hände.

Astereognosie

Die Störung entsteht durch den Ausfall der taktilen und der Tiefensensibilität der Knochen und Gelenke an den Händen. Sobald der Patient die Augen schließt, kann er den Gegenstand in seiner Hand nicht mehr wahrnehmen und erkennen (Astereognosie durch Anästhesie).

Daneben besteht aber auch die Möglichkeit, dass die sensible Integration der parietalen Hirnrinde ausfällt. In diesem Fall kann der Patient mit geschlossenen Augen die physischen und räumlichen Eigenschaften des Gegenstands analysieren und beschreiben, findet aber das Symbol des Gegenstands nicht (Astereognosie durch taktile Agnosie).

Zerebellärer Tremor

Dieser Intentionstremor tritt beim Finger-Nase- oder Fersen-Knie-Test auf. Am Ende der willkürlichen Bewegung wird er besonders stark und verursacht oft eine starke Behinderung, insbesondere bei der Nahrungsaufnahme.

34.1.3 Behinderung der Steh- und Gehfunktion

Zentrale Lähmung der unteren Extremitäten

Die Lähmung betrifft die Beuger, vor allem die Hüftbeuger. Der Patient hat große Schwierigkeiten, seine untere Extremität vorwärts zu schieben.

Kommt es zu einer kompletten zentralen Lähmung der unteren Extremitäten (komplette Paraplegie), wird die posturale Steh- und Gehfunktion unmöglich.

Spastik der unteren Extremitäten

Hier sind die Strecker betroffen. Durch die Extensionsspastik treten Schwierigkeiten auf, die untere Extremität vorwärts zu schwingen, da sie nicht verkürzt werden kann.

Zerebelläre Steh- und Gehataxie

Trotz breitbeinigen Stehens entstehen Schwankungen in alle Richtungen, die durch eine Verkleinerung der Standfläche oder durch den Stoßtest noch verstärkt werden. Während des Gehens beginnt der Patient zu taumeln, als wäre er betrunken.

Propriozeptive Steh- und Gehataxie

Die Betroffenen stehen und gehen breitbeinig, wobei die Augen auf die Füße gerichtet sind. Beim Schließen der Augen fallen sie zu Boden *(Romberg-Zeichen)*.

Vestibuläre Steh- und Gehinkoordination

Das auftretende Schwindelgefühl lässt sich durch das Schließen der Augen vermindern. Es kommt zu einer mehr oder weniger starken Unsicherheit beim Stehen und Gehen.

Da es sich um einen zentralen Schwindel handelt, sind beim Befund oft keine deutlichen objektiven Zeichen festzustellen.

34.1.4 Behinderung der Sprache und des Schluckens

Diese Störungen sind häufig Zeichen einer pseudobulbären Lähmung, oft kombiniert mit einer zerebellären Inkoordination.

Die *pseudobulbäre (zentrale) Lähmung* der Phonationsmuskeln hat zur Folge, dass der Patient langsam und leise redet, mangelhaft artikuliert und durch die Nase spricht. Er ist kaum zu verstehen.

Bei einer *zerebellären Inkoordination* ist die Sprache skandierend .

Die Schwierigkeiten beim Schlucken (besonders von Flüssigkeiten) haben dieselben Ursachen und führen zu einer Behinderung der Nahrungsaufnahme. Der Patient verschluckt sich und hat Hustenattacken, Atembeschwerden und sogar Aspirationspneumonien.

34.1.5 Störungen der Blase und des M. sphincter urethrae

Die Störungen der Miktion haben 2 Ursachen:

- Bei einer *zentralen Lähmung des quer gestreiften M. sphincter urethrae* kann der Patient beim Harndrang die Miktion nicht verzögern oder unterdrücken. Durch den Verlust der willkürlichen Kontrolle über den Muskel erfolgt eine unwillkürliche automatische Miktion.
- Beim *Sensibilitätsausfall mit tabetischer Dissoziation* geht das Harndranggefühl allmählich verloren. Dadurch entwickelt sich eine progrediente Überdehnung der Blase, sodass sie letzten Endes die Entleerungsfunktion (autonome Blase) verliert.

> *Die entstehende Überlaufblase kann eine chronische Inkontinenz vortäuschen.*

34.1.6 Psychische Störungen

Zwar leiden Patienten mit Multipler Sklerose manchmal an Depressionen, oft zeigen sie aber einen gewissen Frohsinn, der sich durch eine verminderte Kritikfähigkeit erklären lässt.

> *Eine eintretende Demenz ist nicht auszuschließen!*

34.2 Diagnose und Behandlung

Vor Jahren erfolgte die Diagnose rein klinisch: anhand nach Alter und Geschlecht der Patienten, Erscheinen typischer funktioneller Störungen (z.B. transversale Optikusneuropathie), klinische Zeichen, die auf mehrere Herde hindeuten, Verlauf in Schüben und progrediente Behinderung.

Heute gibt es andere Möglichkeiten zur Sicherung der Diagnose, wie die Zellenreaktion und Erhöhung der Immunoglobuline G im Liquor, Verlangsamung der Leitgeschwindigkeit der zentralen Sensibilitäts-, Seh- oder Hörbahnen (evozierte Potenziale), Computer- und Kernspintomographie mit Herdlokalisation.

> *Die Behandlung beruht auf einer Unterdrückung oder Aufhebung der Immunabwehr durch Medikamente. Das Ziel besteht darin, soweit wie möglich die Funktionen wiederherzustellen, dem Patienten die beste Autonomie zu ermöglichen und die sozialen Folgen zu vermindern.*

Hier sind die Physio- und Ergotherapie sowie die psychologische Betreuung von sehr großer Bedeutung. Die Therapieziele hängen vom Befund ab. Bei der Behandlung müssen folgende verschiedene Faktoren berücksichtigt werden:

- Ausfallssymptome;
- Funktionelle Behinderungen und Einschränkung der Autonomie;
- Ermüdbarkeit und Partizipationsvermögen der Patienten an der Behandlung;
- Verlauf der Krankheit, Stabilisation oder Verschlechterung.

Die Bewertung der neurologischen und psychischen Defizite erfolgt am besten anhand der von Masur et al. (1995) analysierten Skalen.

35 Hereditäre spinopontozerebelläre Atrophien

Die Erkrankungen weisen progrediente neurologische und orthopädische Anomalien auf, die durch die hereditäre Übertragung (autosomal-rezessive oder autosomal-dominante Vererbung) bei mehreren Familienmitgliedern auftreten können.

35.1 Neurologische und orthopädische Anomalien

35.1.1 Neurologische Anomalien

Pyramidenbahnsyndrom

Die Hauptzeichen des Pyramidenbahnsyndroms sind die Verlangsamung der willkürlichen Bewegungen und die Spastik. Die Spastik, die schon frühzeitig auftritt, verursacht eine Verkürzung der Muskeln und ruft besonders in der Wachstumsphase des Patienten Probleme hervor.

Die Knochen der unteren Extremitäten verlängern sich normal, die spastischen Muskeln bleiben kurz. Es kommt zu schwerwiegenden motorischen Störungen und Fehlstellungen (Flexion und Adduktion der Hüfte, Flexion der Knie, Spitzfuß). Dagegen bleibt die Kraft oft erhalten.

Zerebelläre Ataxie

Die zerebelläre motorische Inkoordination betrifft die Steh-, Geh- und Bewegungsfunktion. Da diese Patienten durch das Pyramidenbahnsyndrom verlangsamte willkürliche Bewegungen aufweisen, ist es schwierig, die zerebelläre Bewegungsinkoordination festzustellen.

> *Für die Diagnosenstellung sind daher der Stewart-Holmes- und Babinski-Test mit der kombinierten Flexion von Rumpf und unteren Extremitäten von großer Bedeutung.*

Propriozeptive Ataxie

Hier fallen die Kinästhesie und hauptsächlich die Palllästhesie am distalen Teil der unteren Extremitäten aus. Klinische Zeichen einer propriozeptiven Steh- und Gehataxie und einer Bewegungsataxie können vorhanden sein.

Vestibuläres Syndrom

Bei den Betroffenen treten Gleichgewichtsstörungen und ein Nystagmus auf.

35.1.2 Orthopädische Anomalien

Orthopädische Störungen spielen bei der Diagnosenstellung eine große Rolle. Skoliosen und Deformationen der Füße lassen sich feststellen.

Die typischen Hohlfüße und Krallenstellung der Zehe sind Zeichen der Verkürzung der Fußsohlenmuskeln durch die Spastik. Da es sich um einen spastischen Hohlfuß handelt, ist er nicht reduzierbar.

35.2 Krankheitsbilder

Mehrere Krankheitsbilder mit unterschiedlicher Kombination der neurologischen Anomalien kommen vor.

Friedreich-Ataxie

Die Erkrankung vererbt sich autosomal-rezessiv. Bei ihr sind alle neurologischen und orthopädischen Anomalien vorhanden.

Die ersten Zeichen erscheinen während der Pubertät. Die posturale Funktion geht vor dem Erreichen des 30. Lebensjahres verloren. Eine hypertrophische Kardiomyopathie ist assoziiert. Es besteht das Risiko eines Diabetes mellitus.

Hereditäre zerebelläre Ataxie

Bei dieser auch *Ataxie Pierre Marie* genannten Krankheit stehen die zerebelläre Inkoordination und die Pyramidenbahnstörungen im Vordergrund.

Hereditäre spastische Paraplegie

Die hereditäre spastische Paraplegie (Strümpell-Lorrain) ist vor allem durch die Pyramidenbahnstörungen mit einer spastischen Paraplegie gekennzeichnet.

36 Epilepsie

Mit dem Begriff *Epilepsie* bezeichnet man plötzliche zerebrale Anfälle.

*Die **Epilepsie-Krankheit** (die Anfälle eines bestimmten Typs wiederholen sich; psychische Veränderungen treten auf; EEG-Anomalien sind vorhanden; die Behandlung ist indiziert) muss jedoch eindeutig von einem **Epilepsie-Symptom** (einzelne Gelegenheitsanfälle, Zeichen einer akuten Störung des ZNS, z. B. bei starkem Fieber) unterschieden werden!*

Bei ca. 0,5% der Bevölkerung treten epileptische Anfälle auf, die im Folgenden kurz beschrieben werden.

36.1 Generalisierte Epilepsie

36.1.1 Generalisierte Epilepsie mit Krampfanfällen

Generalisierter Krampfanfall

Der generalisierte Krampfanfall (Crise grand mal) tritt plötzlich auf und läuft typischerweise folgendermaßen ab:

- Der Patient wird *bewusstlos* und stürzt zu Boden.
- Es entstehen *tonische Krämpfe* (5–10 Sek. lang) der Atem-, Rumpf- und Extremitätenmuskeln. Durch die Krämpfe der Atemmuskeln wird die in den Lungen befindliche Luft durch die Stimmritze gepresst, und der Patient stößt einen Schrei aus (Initialschrei).
  Die Krämpfe der Rumpf- und Extremitätenmuskeln führen zu einer Flexion des Rumpfes und der Extremitäten, dann zu einer Extension des Kopfes und der Extremitäten.
- Ununterbrochene zuerst schnellere, dann langsamere *klonische Krämpfe* des Gesichts und der Extremitäten (ca. 1 Min. lang) erscheinen. Während dieser Zeit atmet der Patient nicht, sodass eine Zyanose entsteht und der Patient blau anläuft. Vegetative Störungen mit einer Steigerung des Blutdrucks und des Pulses sowie einer Speichel- und bronchialen Hypersekretion treten auf.
- Die schlaffe Phase des *postkritischen Komas* dauert weniger als 5 Minuten. Der Grundtonus ist vermindert und der Patient erschöpft. Eine tiefe, schwere, röchelnde Atmung setzt ein. Schaum tritt vor den Mund, oft mit Blut gemischt, wenn ein Zungenbiss vorausging. Eine spontane Miktion ist zu beobachten.
- Nach ca. 5 Minuten erlangt der Patient wieder das Bewusstsein, bleibt aber verwirrt. Er antwortet auf Fragen, hat aber eine vollständige postkritische Amnesie. Er weiß nicht, was geschehen ist und sinkt in einen tiefen Schlaf, der Minuten oder Stunden dauern kann.

Den ganzen Ablauf dies generalisierten Krampfanfalls lässt sich mit der Elektroenzephalographie (EEG) verfolgen:

- Tonische Krämpfe: Spitzen (Spikes): 300–500 µV; Frequenz: 8–30/Sek.;
- Klonische Krämpfe: Spitze gefolgt von einer Welle (pointe/onde). Eine Spitzen-Wellen-Entladung ist Zeichen eines klonischen Krampfes!
- Schlaffe Phase: keine Aktivität;
- Schlaf: langsame Wellen.

Außerhalb der klinischen Anfälle sind häufig keine spontane EEG-Anomalien zu beobachten. EEG-Anomalien lassen sich durch starkes schnelles Atmen (Alkalose), rhythmische Lichtreize oder Einspritzung von Medikamenten reproduzieren.

Handelt es sich um einen ersten generalisierten Krampfanfall, muss ein neurologischer Befund mit Computertomographie des Hirns erhoben werden.

Mögliche Ursachen generalisierter Anfälle

- Residualepilepsie (bei vorausgegangener Hirnschädigung);
- Hirntumoren;
- Hirngefäßkrankheiten;
- Hirnatrophien;
- Erbliche Faktoren.

Status epilepticus

Der Status epilepticus ist ein Notfall!

Er bezeichnet die Wiederholung der generalisierten Krampfanfälle, ohne dass der Patient das Bewusstsein zwischen 2 aufeinander folgenden Anfällen zurückgewonnen hat. Es kann sich ein Hirnödem mit Fieber (39–40°C) bilden. Da die Gefahr eines Herz-Kreislauf-Versagens besteht muss der Patient zur Behandlung stationär aufgenommen werden.

Klonische Anfälle
Diese Krampfanfälle mit starken Muskelkontraktionen der Extremitäten sind bilateral und symmetrisch. Sie haben eine sehr kurze Dauer von 1–2 Sekunden. Die Bewusstseinstrübung ist nicht bedeutend. Im EEG erscheinen bilaterale diffuse Spitzen-Wellen-Entladungen.

Tonische Anfälle
Bei tonischen Krampfanfällen kommt es beispielsweise zu einer Abduktion und Elevation der oberen Extremität. Die Anfälle dauern einige Sekunden bis zu einer Minute. Die Bewusstseinstrübung ist stärker. Es erscheinen vegetative Störungen.

Oft tritt ein postkritisches Koma ein. Im EEG sind Spitzenentladungen mit einer ansteigenden Amplitude zu beobachten.

36.1.2 Generalisierte Epilepsie ohne Krampfanfälle

Diese Epilepsieart (Crise petit mal; Absence) kommt bei jüngeren Patienten (4–14 Jahre) vor. Die Anfälle treten sehr häufig auf (5–10 Anfälle/Stunde). Sie sind durch plötzliches Beginnen und plötzliches Enden charakterisiert und dauern 5–60 Sekunden. Dabei wird der Betroffene blass, bekommt einen starren Blick, hält in seiner Tätigkeit inne, ohne auf den Boden zu stürzen, und reagiert nicht auf Zuruf. Es handelt sich um eine Kontaktunterbrechung.

Bei einfachen Absencen (Absences simples) bleibt es bei dieser Kontaktunterbrechung, während bei komplexen (Absences complexes) weitere Zeichen auftreten, wie z. B. rhythmische Muskelkontraktionen (Kloni), rhythmische Bewegungen der Augen, der Arme oder des Kopfes (ruckartiges Rückwärtsneigen des Kopfes). Selten kommt es zu oralen oder anderen Automatismen.

Im EEG zeigen sich bilaterale und synchrone Spitzen-Wellen-Entladungen mit einer Frequenz von 3/Sekunde.

36.2 Partielle Epilepsie oder fokale Anfälle

Bei fokalen Anfällen entwickelt sich eine Hyperaktivität durch eine andauernde anormale Depolarisation einer Zellgruppe in einem umschriebenen Teil der Hirnrinde. Abhängig von der Lokalisation der Störung kann es zu motorischen, sensiblen, sensoriellen, psychischen oder vegetativen Störungen kommen.

Die Diagnose beruht auf der Wiederholung der Anfälle mit genau dem gleichen Verlauf.

36.2.1 Fokale Anfälle mit elementaren Erscheinungen ohne Störung des Bewusstseins (ohne Kontaktunterbrechung)

Motorische- oder Jackson-Anfälle

Handelt es sich um eine pathologische Erregung der frontalen Hirnrinde, entsteht plötzlich eine anormale Spannung der unteren Gesichtsmuskeln, gefolgt von rhythmischen Muskelzuckungen.

Dasselbe kann sich am Daumen abspielen. Rhythmische Daumenzuckungen können von Gesichtszuckungen gefolgt werden.

Im EEG entspricht jede Muskelzuckung einer Spitzen-Wellen-Entladung.

Motorische Adversivanfälle

Eine pathologische Erregung kann die Area 6 und 8 der frontalen Hirnrinde betreffen: Wendung der Augen, Rotation des Kopfes und des Rumpfes zur Gegenseite, wo es zu einer Elevation des Arms gekommen ist.

Andere (nicht motorische) elementare Erscheinungen

Hierbei kann es sich um somästhetische Erscheinungen (Parästhesien), Hör- oder Sehwahrnehmungen (z. B. plötzliches Eintreten einer Hemianopsie mit EEG-Anomalien), Geruchs- oder Geschmackswahrnehmungen (z. B. unangenehmer Geruch oder Geschmack), vegetative Erscheinungen sowie Bauchschmerzen oder Hitzegefühle handeln.

36.2.2 Fokale Anfälle mit komplexen Erscheinungen und Kontaktunterbrechung

Fokale Anfälle mit komplexen Erscheinungen (Crises élaborées) und Kontaktunterbrechung (Bewusstseinstrübung) können sehr unterschiedlich sein:

- Anfälle mit Aphasiestörungen;
- Psychosensorielle Anfälle mit:
  - kognitiven Störungen: Aufdrängen eines präzisen Gedankens, Traumzustand;
  - Gedächtnisstörungen: Illusion, als hätte man etwas schon einmal gesehen, gehört oder erlebt oder niemals gesehen, gehört oder erlebt;
  - affektiven Störungen: Angst- oder Glücksgefühl, Gefühl der Entfremdung;
  - Halluzinationen.
- Anfälle mit *Automatismen:* Kau- oder Schluckbewegungen oder ziellose komplexe Bewegungsabläufe: z. B. zieht sich der Patient aus oder sucht einen Gegenstand.

36.2.3 Fokale Anfälle mit sekundärer Generalisation

Jeder fokale Anfall kann die erste Erscheinung *(Aura)* eines generalisierten Krampfanfalls sein. Diese Erscheinungen sind für die Lokalisation der Hirnrindenläsion von großer Bedeutung.

36.3 Behandlungsprinzipien

Bei einer Epilepsie-Krankheit muss der Patient im Anschluss an den systematischen neurologischen Befund mit spezifischen antikonvulsiven Medikamenten (Antiepileptika) versorgt werden. Diese werden an den Anfallstyp angepasst. Die Behandlung wird vom Facharzt vorgenommen, und der Patient muss die Medikamente regelmäßig einnehmen.

> *Die neurochirurgische Entfernung eines epileptogenen Fokus ist in Erwägung zu ziehen.*

Verhalten bei Auftreten eines Krampfanfalls

- Wenn möglich, den Patienten beim Fall auf den Boden abstützen, um eine Schädelfraktur zu vermeiden.
- Während der klonischen Phase versuchen, einen weichen Gegenstand (z. B. Hand- oder Taschentuch) in den Mund zu schieben, um dem Zungenbiss vorzubeugen.

> *Bei harten Gegenständen kommt es zu Frakturen der Zähne!*

- Keine Panik aufkommen lassen, obwohl das lang andauernde Atemaussetzen und die Zyanose des Patienten verängstigen.
- In der schlaffen Phase den Patienten auf die Seite drehen, um das Herausfließen des Speichels zu begünstigen, und den Unterkiefer etwas vorziehen, um das Atmen zu erleichtern.

> *Die Betroffenen müssen vor Verletzungen geschützt werden.*
> *Epileptische Anfälle sind eine Kontraindikation für die Balneotherapie.*
> *Das Führen von Fahrzeugen ist erst nach Stabilisation der Krankheit (2–3 Jahre Anfallfreiheit) möglich.*

37 Schädel- und Hirntraumen

Schädel- und Hirntraumen kommen besonders in jungen Jahren häufig vor. Bei den 15–25-jährigen sind sie die häufigste Todesursache. Der Schweregrad des Traumas und der Verlauf sind nicht vorauszusehen. Bei Patienten mit Schädel- und Hirntraumen sind oft andere traumatische Schädigungen assoziiert, z.B. Frakturen der HWS.

Mechanismen der Schädel- und Hirntraumen

- Ein Gegenstand prallt direkt auf einen stillstehenden Schädel und hinterlässt an dieser Stelle eine Hirnschädigung.
- Der Schädel schlägt gegen einen stillstehenden Gegenstand, wodurch das Hirn im Schädelinnern brutal hin- und zurückbewegt wird. Die Hirnrindenläsionen entstehen an der Stelle des Aufpralls und auf der Gegenseite.
- Der Schädel schlägt tangential gegen einen Gegenstand. Dadurch kommt zu einer brutalen Zerrbewegung des Hirns im Schädel. Es können kortikale Hirnblutungen, Läsionen der weißen Substanz sowie Läsionen des Hirnstamms entstehen.

37.1 Traumatische Läsionen und Komplikationen

Schädeltraumen können primäre Läsionen und sekundäre Komplikationen verursachen.

Eine Schädelfraktur ist immer ein Zeichen des Schweregrads des Traumas.

37.1.1 Primäre Läsionen

Hirntraumen mit Schädelfraktur

Offene Schädelfraktur

Durch die Fraktur entsteht an der Stelle des Aufpralls eine Schädelöffnung, mit dem Risiko einer Infektion (Hirnhautentzündung oder -abszess).

Geschlossene Schädelfraktur

- Betrifft die Fraktur das Schädeldach, kann es zu einer Ruptur der A. meningea media kommen und sich in kurzer Zeit ein extradurales Hämatom bilden.
- Das Trauma kann auch eine Schädelbasisfraktur mit eventuellen Schädigungen der Kranialnerven hervorrufen.
- Die Folge einer Fraktur der Fossa cranii anterior kann eine Anosmie und eine Rhinorrhoe (Nasenfluss mit Blut und Liquor) sein.
- Frakturen der Pars petrosa des Os temporale können zu Taubheit, einer Fazialislähmung oder einer Otorrhoe (seröser und eventuell blutiger Ausfluss aus dem Ohr) führen.
- Die Schädelfraktur kann die Hirnhäute und die Hirnvenen (Sinus) lädieren, wobei Blutungen auftreten.

Hirntraumen ohne Schädelfraktur

Ein geschlossenes Hirntrauma ohne Schädelfraktur kann zu einer Hirnerschütterung führen. In diesem Fall tritt vorrübergehend ein akuter Verlust des Bewusstseins auf. Dabei bilden sich im ZNS Mikroläsionen, die in den meisten Fällen gut ausheilen.

Eine Hirnerschütterung kann unangenehme Folgen haben, wie z.B. chronische Kopfschmerzen, Schwindelgefühl, Konzentrations- und Gedächtnisschwäche, Schlaflosigkeit, reizbarer Charakter sowie Verminderung der sexuellen Funktion.

37.1.2 Sekundäre Komplikationen

Extradurales Hämatom

Die Fraktur des Schädeldachs in der frontoparietalen Gegend verursacht durch die Ruptur der A. meningea media ein extradurales Hämatom, das zu einer mehr oder weniger schnellen Kompression des Großhirns führt. Der Verlauf ist in diesem Fall sehr typisch.

Bei dem Schädeltrauma mit Verlust des Bewusstseins kommt es nach einem freien Intervall von 6--24 Stunden (manchmal bis zu 5 Tagen) zu einem sekundären Verlust des Bewusstseins und zu neurologischen Zeichen der Hirnkompression und des Überdrucks im Schädel.

Um eine tödliche Folge dieser Komplikation zu vermeiden, muss der Patient sofort operiert werden!
Nach einem schweren Schädeltrauma stehen die Betroffenen mindestens 3 Tage lang unter regelmäßiger Überwachung.

Subdurales Hämatom

Ein subdurales Hämatom entsteht durch die Ruptur einer Vene zwischen Dura mater und Arachnoidea. Es kommt zu assoziierten zerebralen Schädigungen, die sofort zu einem Koma und zu motorischen Ausfällen auf der gegenseitigen Körperhälfte führen. Das freie Intervall zwischen Trauma und eintretenden Komplikationen ist weniger genau.

Eine chirurgische Behandlung ist bei subduralem Hämatom indiziert!

Schädeltrauma mit Hirnprellung und Hirnödem

Bei einer Hirnprellung entstehen intrazerebrale Schädigungen mit Blutungen und Bildung eines Hirnödems. Nach wenigen Stunden treten beim Patienten Agitation, Verwirrtheit und Koma ein.

Das Hirnödem führt zu einem Überdruck im Schädel und kann Ischämien und Nekrosen im ZNS verursachen. Außerdem kann es auch zu einer Kompression des Hirnstamms kommen, entweder am kranialen Teil des Hirnstamms durch die transfalxiale Einklemmung des Temporallappens (Läsion des Mesenzephalons z.B. mit Weber-Syndrom) oder am kaudalen Teil des Hirnstamms (Läsionen der Medulla oblongata) durch die Tonsillae cerebelli, die in das Foramen magnum eingeklemmt werden.

Die Prognose hängt von der Diffusion der Hirnläsionen und von der Wirksamkeit einer frühzeitigen Behandlung ab.

Hirnhautblutungen

Posttraumatische Hirnhautblutungen sind häufig. Dabei entwickelt sich ein Hirnhautsyndrom (Kap. 38), das oft mit einem schweren Schädeltrauma verbunden ist.

Posttraumatischer Hydrozephalus

Hierbei handelt es sich um eine mangelhafte Resorption des Liquors. Einige Wochen nach dem Trauma können psychische Veränderungen, Schwierigkeiten beim Gehen und ein Verlust der willkürlichen Kontrolle der quer gestreiften Sphinkter eintreten. Mithilfe der Computertomographie wird eine Erweiterung der intrazerebralen Ventrikel festgestellt, sodass die Entnahme von Liquor (30 ccm) durch Lumbalpunktion indiziert ist.

Posttraumatische epileptische zerebrale Anfälle

Diese können frühzeitig oder erst nach einer Woche erscheinen. Meistens handelt es sich um generalisierte Krampfanfälle.

Die medikamentöse Behandlung muss routinemäßig frühzeitig begonnen und 3 Monate lang fortgesetzt werden.

37.2 Einschätzung des traumatischen Komas

Das Koma kann als Verlust des Bewusstseins bezeichnet werden, der inkomplett oder komplett sein kann und durch den klinischen Befund bestätigt wird. Es gibt mehrere Methoden zur klinischen Prüfung

37.2.1 Klinische Prüfung nach Jouvet

Mit dieser Methode werden die *Perzeptivität* (Wahrnehmungsfähigkeit) sowie die *Reaktivität* (Reaktionsfähigkeit) des Patienten geprüft.

Perzeptivität (P)

P1: Der Patient kann geschriebene Aufforderungen ausführen.
P2: Der Patient kann auf Aufforderung komplexe Bewegungen ausführen.
P3: Der Patient kann auf Aufforderung einzelne Bewegungen ausführen.
P4: Der Patient kann auf Aufforderung mit den Augen blinzeln.
P5: Der Patient reagiert nicht auf Aufforderung.

Reaktivität

Reaktionen (R) auf Geräusche (akustischer Reiz)

R1: Der Patient orientiert sich in Richtung des Geräuschs.
R2: Der Patient öffnet die Augen.
R3: Der Patient reagiert nicht auf das Geräusch.

Reaktionen auf Schmerz (D)

D1: Der Patient verzieht sein Gesicht und jammert.
D2: Der Patient öffnet die Augen.
D3: Der Patient zieht die gereizte Extremität zurück.
D4: Der Patient reagiert nicht auf Schmerz.

Vegetative Reaktionen (V)

V1: Der Schmerzreiz hat vegetative Reaktionen zur Folge: Der Puls wird schneller und es kommt zum Schweißausbruch.
V2: Der Schmerzreiz löst keine vegetative Reaktionen aus.

37.2.2 Klinische Prüfung anhand der Glasgow Komaskala

Bei der Glasgow Komaskala (**Tab. 37.1**) werden 3 Tests durchgeführt, von denen jeder benotet wird. Die minimale Gesamtnote liegt bei 3, die maximale bei 15. Damit ist der Mittelwert 8 (> 8 günstige Prognose, < 8 schlechte Prognose).

Schädel- und Hirntraumen sind immer ernst zu nehmen.

Der klinische neurologische Befund muss von Anfang an systematisch durchgeführt und regelmäßig wiederholt werden, d. h. Prüfung des Bewusstseins, der Kranialnerven, der Motorik und der Sensibilitäten des Rumpfes und der Extremitäten sowie der vegetativen Funktionen (Herzrhythmus, Blutdruck, Atemfunktion).

Unentbehrliche Zusatzprüfungen sind die Prüfung des Augenfundus, EEG, und vor allem Computer- oder Kernspintomographie, sowie die Messung des intrakranialen Drucks.

Tabelle 37.1 Glasgow Coma Scale

		Note
1. Test: Öffnen der Augen	Augen öffnen sich spontan	4
	Augen öffnen sich nach Aufforderung oder durch Geräusche	3
	Augen öffnen sich nach Schmerzreiz	2
	Augen bleiben geschlossen	1
2. Test: Bewegungsreaktionen auf Aufforderung oder Schmerzreiz	Bewegungsreaktionen sind an Aufforderung adaptiert	6
	Bewegungsreaktionen sind orientiert (in Richtung des Reizes)	5
	Flexionsbewegungen, um dem Schmerz auszuweichen	4
	Stereotype Flexionskrämpfe als Zeichen einer Dekortikation (Ausfall der Funktionen des Cortex cerebri)	3
	Stereotype Extensionskrämpfe der Extremitäten als Zeichen einer Dezerebration oder Enthirnungsstarre durch Einklemmung des Mittelhirns (während der Streckkrämpfe sind der Kopf in Extension, die obere und untere Extremität gestreckt und innenrotiert, Handgelenke und Finger in Flexion, Fuß und Zehe in Plantarflexion)	2
	Keine Reaktion	1
3. Test: Sprachäußerungen (verbale Reaktionen)	Äußerungen des Patienten sind korrekt, zeitlich und räumlich orientiert	5
	Äußerungen sind verwirrt und konfus	4
	Patient spricht Wörter ohne Sinn	3
	Wörter sind nicht verständlich	2
	Keine Äußerungen	1

38 Hirnhautsyndrome

Hirn und Mark sind von den Häuten Dura mater, Arachnoidea und Pia mater umgeben (Kap. 1.6).

38.1 Klinische Zeichen

Ein Hirnhautsyndrom ist erkennbar an funktionellen und physischen Zeichen.

38.1.1 Funktionelle Zeichen

- Sehr heftige, diffuse, nicht nachlassende *Kopfschmerzen,* die durch Geräusche, Licht oder Bewegungen zunehmen.
- Sehr leichtes *Erbrechen.*
- *Obstipation.*

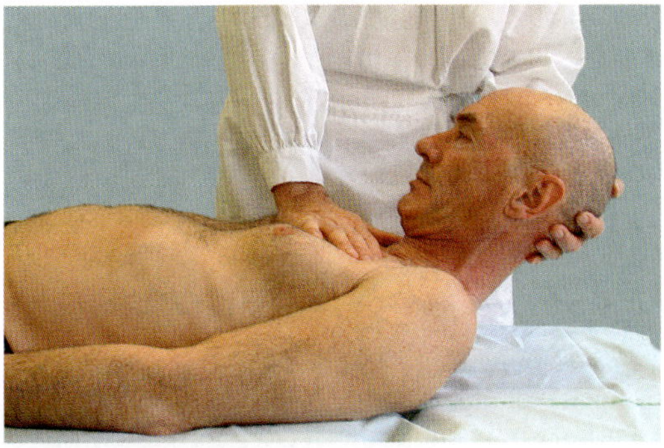

Abb. 38.1 Prüfung der Nackensteifheit

38.1.2 Physische Zeichen

Bei einem Hirnhautsyndrom bestehen starke Schmerzen beim Dehnen der paravertebralen Muskeln, sodass der Patient spontan eine Schonhaltung in Seitenlage mit Hyperextension des Kopfes und Rumpfes sowie Flexion der oberen und unteren Extremitäten *(opisthotone Haltung,* wie bei Tetanus) einnimmt.
Folgende beiden klinischen Zeichen können die Schmerzen beim Dehnen der paravertebralen Muskeln bestätigen:

Nackensteifheit
Die passive Flexion des Kopfes und der zervikalen Wirbelsäule stößt auf großen Widerstand und löst einen heftigen Wirbelsäulenschmerz aus (**Abb. 38.1**).

Kernig-Zeichen
- Bei der passiven Flexion von Kopf und Rumpf zur Sitzstellung flektiert der Patient sofort die Beine, um so dem Schmerz auszuweichen (**Abb. 38.2a**). Werden die Kniegelenke in Extension gedrückt, löst dies einen heftigen Wirbelsäulenschmerz aus.
- Die simultane passive Flexion der Beine führt zur Flexion der Kniegelenke (**Abb. 38.2b**). Werden sie in Extension gedrückt, entsteht wieder der heftige Wirbelsäulenschmerz.

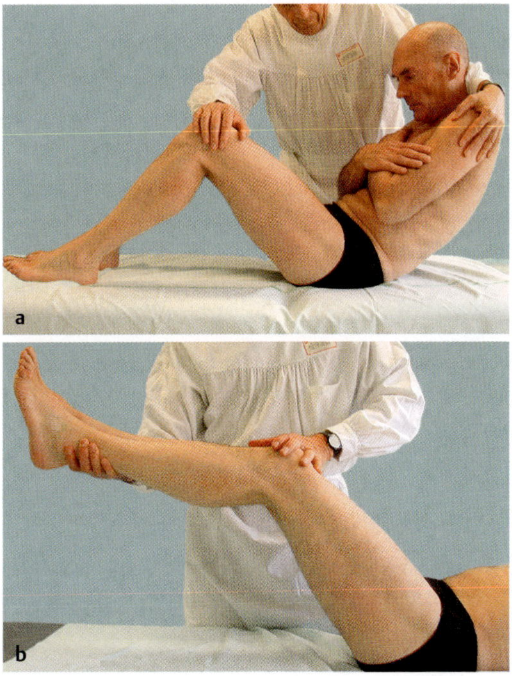

Abb. 38.2a–b a Kernig-Zeichen bei passiver Flexion des Rumpfes. **b** Kernig-Zeichen bei passiver Flexion der unteren Extremitäten.

38.2 Krankheitsbilder

Eitrige Meningitis

In den meisten Fällen wird sie von Meningokokken verursacht. Der Erreger lässt sich durch den bakteriologischen Befund im Liquor identifizieren.

Im Anfangsstadium liegt eine Rhinopharyngitis vor, gefolgt von einem schnellen Fieberanstieg (39–40° C) mit starkem Hirnhautsyndrom. Der Liquor enthält Eiter (viele segmentkernige Leukozyten). Im mikroskopischen Befund finden sich viele Zellen. Der Eiweißwert ist erhöht.

Die wirksame Behandlung der eitrigen Meningitis erfolgt durch Antibiotika.

Mögliche Komplikationen

- Sepsis (Hämokultur);
- Purpura mit dem Risiko der Zerstörung der Nebennieren durch Blutungen.

Akute lymphozytäre Meningitis

Es kommen 2 akute lymphozytäre Meningitiden vor: virale Meningitis und Meningitis tuberculosa.

Akute virale lymphozytäre Meningitis

Diese gutartige Meningitis entwickelt sich durch Virusinfektion mit akutem Hirnhautsyndrom. Der Liquor ist klar wie Quellwasser, im mikroskopischen Befund enthält er viele Lymphozyten (100–500/mm^3). Der Eiweißwert ist erhöht (0,50 g/l).

Der spontane Verlauf ist ohne Behandlung gutartig. Die Erreger sind teilweise bekannt, z. B. Herpes zoster, Mumps, infektiöse Mononukleose und Pocken.

Akute lymphozytäre Meningitis tuberculosa

Die Meningitis tuberculosa ist bösartig, da sie von einer Hirnentzündung begleitet wird. Die Erkrankung tritt heute jedoch selten auf.

Vor Aufkommen der Antibiotikabehandlung waren 2 Formen zu beobachten, und zwar bei Kindern und bei Erwachsenen. Bei Kindern folgte sie der Primärinfektion.

Der bösartige Verlauf dieser Krankheit gliedert sich in folgende 4 Phasen:

- Phase 1: Allgemeinzustand reduziert sich;
- Phase 2 Irritationsphase: Hirnhautsyndrom, geistige Störungen;
- Phase 3: kurzzeitige Besserung;
- Phase 4: Koma und Tod.

Bei Erwachsenen entwickelten sich Herdläsionen mit klinischen Lokalisationszeichen, wie z. B. fokale motorische epileptische Anfälle (Jackson-Anfälle, Kap. 36.2.1) oder psychische Störungen. Die Diagnose erfolgte anhand folgender Befunde:

- Liquor:
  - Klar wie Quellwasser;
  - 50–300 Lymphozyten/mm^3;
  - Eiweißwert erhöht: 0,80–1 g/l;
  - Zuckergehalt vermindert;
  - bakteriologische Diagnose durch Kultur und Tierversuch zur Identifikation des Koch-Bazillus.
- EEG: globale Veränderungen oder Lokalisation von Herden;
- Röntgenaufnahmen der Lunge zur Feststellung einer Miliartuberkulose;
- Prüfung der Nierenfunktion (oft assoziierte Nierentuberkulose).

Hirnhaut- oder Spinalhautblutungen

Spontane Hirnhaut- oder Spinalhautblutungen zeigen sich durch das akute Auftreten eines Hirnhautsyndroms mit Fieber vom 38–39° C. Der Liquor enthält Blut. Folgende neurologische Zeichen können auftreten:

- Irritationszeichen: z. B. lebhafte Eigenreflexe, Babinski-Zeichen, Lähmung des VI. Kranialnervs;
- Zeichen einer Herdlokalisation: z. B. akute Hemiplegie durch Blutungsläsion des Großhirns.

Es muss nach einer Gefäßmissbildung gesucht werden (Aneurysma oder andere angiomatöse Bildungen).

Glossar zu den Pathologien des zentralen Nervensystems und der Hirnhäute

Aneurysma: sack- oder spindelförmige Ausweitung eines arteriellen Blutgefäßes. Durch den verminderten Widerstand der arteriellen Wand kann es zur Ruptur kommen.

Aura: Störung die unmittelbar einem epileptischen Krampfanfall vorausgeht und die für die Lokalisation der anormalen Depolarisation der Hirnzellen von Bedeutung ist.

Autonome Harnblase (oder Mastdarm): Blasenentleerung unmöglich durch Verlust der parasympathischen Innervation des glatten Muskels (Detrusor vesicae) der Blase und zu gleicher Zeit, kompette periphere Lähmung des quer gestreiften M. sphincter urethrae.

Automatische Harnblase (oder Mastdarm): physiologische Blasenfüllung und Blasenentleerung erhalten, aber komplette zentrale Lähmung des quer gestreiften M. sphincter urethrae. Patient kann die Miktion nicht verzögern oder unterbrechen.

Augenfundus: Augenhintergrund mit Papille wird mithile der Ophthalmoskopie untersucht. Durch die Veränderung der Papille des Fundus kann ein Überdruck im Schädel festgestellt werden.

Ballismus (Hemiballismus): Schleuderbewegungen der betroffenen Extremitäten einer Körperhälfte durch Läsion des Nucleus subthalamicus (Luys).

Botulinum Toxin A: Toxine von clostridium botulinum die nach Einspritzung in den Muskel die synaptische Azetylcholinübertragung hemmt.

Claudicatio intermittens (medulläre): durch das Eintreten der zentralen Lähmung während des Gehens, muss der Patient stehen bleiben. Nach Widergewinn der motorischen Funktion durch das Ausruhen, kann er weitergehen bis zum nächsten Halt.

Diastomyelie: Spaltbildung des (lumbosakralen) Rückenmarks.

Encephalitis lethargica (Von Economo): viral bedingte akute Hirnentzündung.

Enuresis: unwillkürliche Miktion während der Nacht, z. B. durch Reifungsverzögerung der Blasenkontrolle.

Freezing: wie eingefroren.

Halluzination: Trugwahrnehmung die keiner Realität entspricht (z. B. akustische, olfaktorische, visuelle, gustatorische Halluzinationen können z. B. als Aura eines epileptischen Krampfanfalls auftreten.

Hilfsmittel: Alle Mittel die zur Autonomie des Patienten beitragen, wie z. B. Orthesen, Korsett, Rollstuhl, usw.

Hydronephrose: irreversible Erweiterung des Nierenbeckenkelchsystems durch Harnrückstau in den ableitenden Harnwegen.

Hydrozephalus internus (occlusus): Erweiterungung des Ventrikelsystems z. B. durch Obstruktion des Liquorabflusses in die äußeren Liquorräume nach Missbildung (Typ Arnold-Chiari).

Infarkt: Nekrose, Zerstörung eines Teils des zentralen Nervensystem durch Unterbrechung der arteriellen Blutversorgung.

in utero: in der Gebärmutter.

Kardiomyopathie: Herzmuskelerkrankung mit oft fortschreitender Hypertrophie der Wandschichten die zur Herzinsuffizienz führt.

Lungenembolie: Blutgerinnsel oder Thrombus das durch die venöse Blutbahn in die Lunge eindringt und ein Lungeninfarkt hervorruft.

Myelopathie: alle Arten (spontane, traumatische oder degenerative) von Krankheiten des Marks.

Neuroleptika: Psychopharmaka mit antipsychotischer, sedierender und psychomotorischer dämpfender Wirkung.

Orthese: Hilfsmittel zur Stabilisierung, Entlastung oder Korrektur der Gelenkfehlstellungen.

Osteoporose: Verminderung der Knochenmasse z. B. nach Immobilisation; Die Diagnose wird durch die Osteodensitometrie bestätigt.

Parasagittales Meningeom: Ein durch Hirnhäute gebildeter Tumor der sich im Sulcus longitudinalis zwischen den beiden zerebralen Hemisphären entwickelt (Kompression der motorischen Hirnrinde die für die Willkürmotorik der unteren Extremität bestimmt ist).

pH Wert (Harn): Messwert der die Säure des Harns angibt.

Pollakiurie: anormal häufige Miktionen

Prävalenz: Zahl der Fälle einer Krankheit in einer bestimmten Population.

Purpura: multiple Hautblutungen nach Infekt durch Miningokokken.

Raidissement: Muskelversteifung mit wechselnder Intensität durch gleichzeitige unwillkürliche Aktivierung der Agonisten und Antagonisten.

Restriktionssyndrom: Einschränkung der Lungenventilation.

Sepsis: Aussaat von Bakterien (z. B. Meningokokken) in die Blutbahn. Indentifizierung des Erregers durch Blutkultur.

Reflux (Harn): besteht ein Hinderniss zur physiologischen Miktion (z.B. bei einer zu starken Spastik oder automatischen Aktivierung des quer gestreiften M. sphincter urethrae), so wird das Harn durch die Blasenkontraktion in den Harnleiter gedrängt.

Restharn: das Harn das nach der Miktion in der Blase zurückbleibt und so Harninfektion fördert.

Spina bifida: angeborene Spaltbildung der knöchernen z. B. lumbosakralen Wirbelsäule.

Spina bifida paralytica: fehlendes Einrollen der lumsosakralen Markplatte mit Bildung eines Meningomyelozele und neurologischen Ausfällen.

Spinaler Schock: 1. Phase nach Durchtrennung des Marks. Entspricht einer globalen und schlaffen zentralen Lähmung.

Spitzen-Wellen-Entladung: weisen im EEG auf einen klonischen Krampf hin.

Transmitter(substanzen) oder Neurotransmitter: Molekule mit verschiedener Struktur die in Vesikel am präsynaptischen Nervenend gespeichert und in den synaptischen Spalt ausgeschüttet werden zur Erregungsweiterleitung.

Ultraschallkontrolle (Echographie): diagnostische Anwendung von Ultraschall Schwingungen die mit Hilfe eines Schallkopfes (piezoelektrischer Quartzkristall mit elektrischen Hochfrequenzspannungen) ausgesand werden und deren Echoimpulse empfangen und nach Verstärkung auf einem Bildschirm dargestellt werden. Dieses Verfahren erlaubt die Blasenentleerung zu kontrollieren um zu sehen ob diese vollständig ist oder ob Restharn zurückbleibt.

Übungsfragen zu den Pathologien des zentralen Nervensystems und der Hirnhäute

Wiederholen und vertiefen Sie die Inhalte und bereiten Sie sich auf das Examen vor. (Die Seitenzahlen in Klammern nennen Ihnen die Fundstellen für die Antworten.)

Definieren Sie „zentrale Lähmung" und nennen Sie die klinischen Zeichen einer dissoziierten und spastischen Lähmung. (Seite 235–239)

Nennen Sie die klinischen Zeichen und die Topographie der Spastik. Was bedeutet Intentionsspastik? (Seite 238–239)

Beschreiben Sie die klinischen Zeichen einer dissoziierten und spastischen Hemiplegie durch Infarkt im totalen Gebiet der A. cerebri media rechts (..oder links). (Seite 243–244 u. Kapitel 11)

Beschreiben Sie die klinischen Zeichen einer traumatischen Paraplegie durch Querschnitt des Marks in Höhe T8 während des spinalen Schocks und nach Rückgewinn der automatischen Funktionen. (Seite 246–247)

Nach einer Querschnittslähmung in Höhe T8, welche Störungen der Harnblasen- und Mastdarmfunktion liegen vor? (Seite 247– u. 249–250)

Beschreiben Sie die klinischen Zeichen und den Krankheitsverlauf nach einem totalen dorsalen und ventralen Infarkt des lumbosakralen Marks L1-S5. (Seite 256–257)

Beschreiben Sie die klinischen Zeichen einer traumatischen Tetraplegie auf Höhe C7 nach der Phase des spinalen Schocks. Besteht noch eine Greifmöglichkeit der Hand? (Seite 266–269)

Welche klinischen Zeichen weisen extrapyramidale Syndrome auf? (Seite 271–274)

Welche klinischen Zeichen charakterisieren Morbus Parkinson? Welche orthopädischen Komplikationen sind zu beobachten? (Seite 275–276)

Welche neurologischen Störungen behindern beim Patienten mit Multipler Sklerose die gestuelle Funktion, welche die posturale Funktion? (Seite 278–279)

Beschreiben Sie einen generalisierten Krampfanfall. (Seite 283)

Welche neurologischen Komplikationen können nach Schädel-Hirntraumen auftreten? (Seite 286–288)

Verzeichnis der Abkürzungen

A	Amplitude (mV, µV)
AEP	Akustisch evozierte Potenziale
BWS	Brustwirbelsäule
D	Dauer
DML	Distale motorische Latenz (ms)
EMG	Elektromyographie
ENG	Eleketroneurographie (m/s)
EVS	Visuellevozierte Potenziale
Fr	Fraktur
HWS	Halswirbelsäule
LWS	Lendenwirbelsäule
Lx	Luxation
ML	Motorische Latenz (ms)
MLG	Motorische Leitgeschwindigkeit (m/s)
m/s	Meter/Sekunde
ms	Millisekunde
MSP	Motorisches Summenpotenzial
mV	Millivolt
OA	Oberarm
OE	Obere Extremität
PNS	Peripheres Nervensystem
PS	Processus spinosus
SEP	Somatosensibel evozierte Potenziale
SLG	Sensible Leitgeschwindigkeit (m/s)
SSP	Sensibles Summenpotenzial
UA	Unterarm
UE	Untere Extremität
µV	Microvolt
µm	Micrometer
VEP	Visuell-evozierte Potenziale
ZNS	Zentrales Nervensystem

Literatur

Benini A. Ischias ohne Bandscheibenvorfall: Die Stenose des lumbalen Wirbelkanals. 2. völlig überarb. Aufl. Bern: Huber; 1986.

Bobath B, Bobath K. Die motorische Entwicklung bei Zerebralparesen. 2. völlig überarb. Aufl. Stuttgart: Thieme; 1983.

Bossy J. Neuroanatomie. Paris: Springer; 1990.

Brandt T, Dichgans J, Diener HC. Therapie und Verlauf neurologischer Erkrankungen. 3. völlig überarb. Aufl. Stuttgart: Kohlhammer; 1998.

Conrad B, Ceballos-Baumann AO. Bewegungsstörungen in der Neurologie. Stuttgart: Thieme; 1996.

Crock HV, Yoshizawa H. The blood supply of the vertebral column and spinal cord in man. New York: Springer; 1977.

Crock, HV, Yamagishi H, Crock MC. The conus medullaris and Cauda equina in man. An atlas of the arteries and veins. New York: Springer; 1986.

Daemgen F, Frey M, Jesel M. Bilan clinique et électrophysiologique des polyneuropathies chroniques d'origine diabétique. Poster au Congrès d'EMG. Bordeaux; 1989.

Davies PM. Hemiplegie (Rehabilitation und Prävention). Berlin: Springer; 1986.

Delisa JA, Mackensie K, Baran EM. Manual of nerve conduction velocity and somatosensory evoked potentials. 2nd. ed. New York: Raven Press; 1986.

Delmas J, Delmas A. Voies et centres nerveux. 3ième ed. Paris: Masson; 1949.

Duus P. Neurologisch-topische Diagnostik. Anatomie – Physiologie – Klinik. 6. völlig überarb. Aufl. Stuttgart: Thieme; 1995.

Eggers O. Ergotherapie bei Hemiplegie (Rehabilitation und Prävention). 2. völlig überarb. Aufl. Berlin: Springer; 1982.

Feneis H. Anatomisches Bildwörterbuch der internationalen Nomenklatur. 5. Aufl. Stuttgart: Thieme; 1982.

Gerber M. Le concept Bobath pour l'hémiparésie de l'adulte. Nouvelle approche et implications thérapeutiques. Journal d'Ergothérapie. 1997; 4: 147–155.

Gerber M. Réadaptation fonctionnelle de la main hémiparétique d'après le concept Bobath actuel. Journal d'Ergothérapie. 1999; 2: 76–81.

Gerber M. Réadaptation fonctionnelle du membre inferieur hémiparétique d'après le concept Bobath actuel. Kinésithérapie Scientifique. 2000; 401: 26–33.

Guyton AC. Neurophysiologie. Paris: Masson; 1984.

Habermann C, Kolster F. Ergotherapie im Arbeitsfeld Neurologie. Stuttgart: Thieme; 2002.

Introduction aux dysfonctionnements vésico-sphinctériens. Annales de Kinésithérapie. 1988; 7–8: 347–352.

Jerusalem F, Zierz S. Muskelerkrankungen. Klinik – Therapie – Pathologie. 2. völlig überarb. Aufl. Stuttgart: Thieme; 1991.

Jesel M. Hemispasme facial périphérique. Contribution clinique et EMG à l'étude des hémispasmes faciaux et au diagnostic différentiel des contractures et hypercinésies faciales [Thèse]. Strasbourg; 1963.

Jesel M, Isch-Treussard C, Isch F. Electromyography of striated muscle of anal and urethral sphincters. In: Desmedt JE. New Development in electromyography and clinical neurophysiology. Basel: Karger; 1973.

Jesel M. Akute und progressive lumbosakrale Myelopathien durch intervertebrale Degeneration. In: Weimann G, Willert HG. Physikalische Therapie bei Erkrankungen der Lendenwirbelsäule. Stuttgart: Hippokrates; 1984.

Jesel M. Fonctionnement vésico-sphinctérien. Bases neurophysiologiques. Interrogatoire du patient. Annales de Kinésithérapie. 1988; 7–8: 341–346.

Jesel M, Daemgen F, Wasser Ph. Myélopathies aiguës lombaires, lombo-sacrées et sacrées par ischémie centromedullaire; à propos de 54 observations dont 18 symptomatiques d'une hernie discale lombaire. Ed.: J. Cadilhac J, Dapres G. VIIèmes Journées d' électromyographie de langue française. Montpellier: 1990; 63-69.

Jesel M. Paralysies des plexus. J Réadapt Méd. 1990; 3: 152–157.

Jesel M, Daemgen F, Wasser Ph, Mahler-Wittersheim F. Myélopathies aiguës cervicales par ischémie centro-médullaire. In: Simon L, Pellisier J, Herisson Ch. Actualités en Rééducation Fonctionnelle et Réadaptation. 16e série. Paris: Masson; 1991.

Jesel M. Le concept de la myélopathie aiguë par ischémie centro-médullaire. In: Cadilhac J, Dapres G, eds. Actualités en Electromyographie. Gap: Sauramps Medical; 1991.

Jesel M, Daemgen F, Wasser Ph. Apport diagnostique de l'exploration électro-physiologique des sphincters striés. EMG 92. In: Pouget J. Acquisitions récentes en électromyographie. Marseille: Solal; 1992.

Jörg J, Hielscher H. Evozierte Potentiale in Klinik und Praxis. 2. Aufl. Berlin: Springer; 1990.

Kahle W, Frotscher M. Nervensystem und Sinnesorgane. 7. völlig überarb. Aufl. Stuttgart: Thieme; 2001.

Knupfer H, Rathke FW. Diagnostische und therapeutische Praxis bei spastischen Lähmungen. Stuttgart: Thieme; 1982.

Labouret P, Tranchant C, Jesel M, Dietemann JL, Warter JM. Myélopathie cervicale symptomatique d'une dissection de l'artère vertébrale extracrânienne. Rev. Neurol. 1993; 10: 559–561.

Lazorthes G, Gouazé A, Djindjian R. Vascularisation et circulation de la moelle épinière. Paris: Masson; 1973.

Leonhardt H, Tondury G, Killes K. Nervensystem – Sinnesorgane. Bd. III. Stuttgart: Thieme; 1987.

Löslein H, Kolster F. Posturaler Hemineglekt – Neubewertung des Pusher-Syndroms und Vorschläge für die Therapie. Krankengymnastik. 2001; 1: 17-24.

Ludin HP. Praktische Elektromyographie. 2. völlig überarb. Aufl. Stuttgart: Enke; 1981.

Ludin HP, Tackmann W. Sensory Neurography. Stuttgart: Thieme; 1981.

Maillot C. Encéphale et moelle épinière. Anatomie macroscopique et fonctionnelle. Paris: Springer; 2002.

Masur H. Skalen und Scores in der Neurologie. Stuttgart: Thieme; 1995.

Michaelis R, Niemann G. Entwicklungsneurologie und Neuropädiatrie. Grundlagen und diagnostische Strategien. Stuttgart: Thieme; 1999.

Mumenthaler M, Mattle H. Neurologie. 10. völlig überarb. Aufl. Stuttgart: Thieme; 1997.

Mumenthaler M, Schliack H, Stöhr M. Läsionen peripherer Nerven und radikuläre Syndrome. Diagnostik und Therapie. 7. völlig überarb. Aufl. Stuttgart: Thieme; 1998.

Opsomer J, Fowler CJ, Chritmas T, Van Gangh PJ. Exploration des voies motrices centrales et périphériques de la musculature striée periurétrale par potentiels moteurs. Acta Urol Belg. 1988; 56: 443–446.

Paeth Rohlfs B. Erfahrungen mit dem Bobath-Konzept. Grundlagen – Behandlung –Fallbeispiele. Stuttgart: Thieme; 1999.

Plas F, Viel E, Blanc Y. La marche humaine. Paris: Masson; 1984.

Poeck K. Neurologie. 4. völlig überarb. Aufl. Berlin: Springer; 1977.

Pschyrembel – Klinisches Wörterbuch. 259. Aufl. Berlin: de Gruyter; 2002.

Raimbault J. Les conductions nerveuses chez l'enfant normal. Paris: Expansion scientifique française; 1988.

Rey A. Test de copie d'une figure complexe. Paris: Centre de psychologie appliquée (48, Av.Victor Hugo, Paris 16e); 1959.

Rouvière H. Anatomie humaine, descriptive et topographique. Tomes I und II. 6ième ed. Paris: Masson; 1948.

Semont A, Frey G, Vitte E. Vertige positionnel paroxystique benin et manoeuvre libératoire. Ann. Oto Laryngol. 1989; 106: 473–476.

Steinlin Egli R. Physiotherapie bei Multipler Sklerose. Stuttgart: Thieme; 1998.

Stewart JD. Focal peripheral neuropathies. 2nd ed. New York: Raven Press; 1993.

Swash M, Snooks J. Electromyography in pelvic floor disorders. In: Henry MM, Swash M. Coloproctology and pelvic floor. London: Butterworths; 1985.

Teasdale G, Jennet B. Assessment of coma and impaired consciousness. Lancet. 1974; 2: 81–83.

Thom H. Elemente des normalen Gangmusters. In: Thom H. Krankengymnastik. Bd. 1. 2. völlig überarb. Aufl. Stuttgart: Thieme; 1985.

Thomas A, de Ajuriaguerra J. Etude sémiologique du tonus musculaire. Paris: Flammarion; 1949.

Thron AK. Vascular anatomy of the spinal cord. Neuroradiological investigations and clinical syndromes. New York: Springer; 1988.

Tuner JW. Akute brachial radiculitis. British Medical Journal. 1944; 2: 592-594.

Zihl J, Karnath HO. Zerebrale Sehstörungen. In: Brandt T, Dichgans J, Diener HC. Therapie und Verlauf neurologischer Erkrankungen. 3. Aufl. Stuttgart: Kohlhammer; 1998.

Sachverzeichnis

A

B

C

D

E

F

G

H

I

K

L

M